Der Baby-Guide fürs erste Jahr

Pflege • Entwicklung • Gesundheit • Alltag

Kösel

Wichtiger Hinweis

Alle Behandlungsvorschläge, Hinweise und Ratschläge in diesem Buch sind von den AutorInnen sorgfältig geprüft worden. Sie ersetzen jedoch keine ärztliche Abklärung. Im Zweifelsfall, bei akuten Schmerzen oder bei bestehender Erkrankung muss für eine korrekte Diagnose und entsprechende Behandlung stets ein Arzt aufgesucht werden. Behandlungen geschehen in eigener Verantwortung. Eine Haftung vonseiten der Autoren oder des Verlags wird hiermit ausdrücklich ausgeschlossen.

FSC
Mix
Produktgruppe aus vorbildlich bewirtschafteten Wäldern und anderen kontrollierten Herkünften

Zert.-Nr. SGS-COC-1425
www.fsc.org
© 1996 Forest Stewardship Council

Verlagsgruppe Random House FSC-DEU-0100
Das für dieses Buch verwendete FSC-zertifizierte Papier
LuxoArt silk liefert Sappi, Biberist, Schweiz.

Umschlag: fuchs_design, München
Umschlagmotiv: mauritius images/Marina Raith (Foto),
iStockphoto/Yulia Grigoryeva (Hintergrund)
Druck und Bindung: Mohn media Mohndruck, Gütersloh
Printed in Germany
ISBN 978-3-466-34533-5

Weitere Informationen zu diesem Buch und unserem gesamten
lieferbaren Programm finden Sie unter
www.koesel.de

Für unsere Kinder
Anna, Christian, Isabella,
Katharina und Max

Annette Bopp und Birgit Krohmer

Inhaltsverzeichnis

Vorwort

Suchen, das ist Ausgehen von alten Beständen, ein Findenwollen von bereits Bekanntem – im Neuen finden, das ist das völlig Neue! Das Neue auch in der Bewegung. Alle Wege sind offen, und was gefunden wird, ist unbekannt. Es ist ein Abenteuer – ein heiliges Abenteuer. Die Ungewissheit solcher Wagnisse können eigentlich nur jene auf sich nehmen, die sich im Ungeborgenen geborgen wissen – die in die Ungewissheit geführt werden – die sich im Dunkeln einem unsichtbaren Stern überlassen – die sich vom Ziele ziehen lassen und nicht menschlich beschränkt und eingeengt das Ziel bestimmen.

Pablo Picasso, Maler (1881-1973)

Diese Worte von Pablo Picasso umschreiben sehr treffend, was auf Sie zukommt, wenn Sie sich auf das Wagnis Kind einlassen. Vor Ihnen liegt ein ganz neuer Weg als Eltern, den Sie zusammen mit einem Ihnen noch völlig unbekannten Wesen – Ihrem Kind – gehen werden. Es ist eine weite Reise mit unbekanntem Ziel. Wie jede Reise, die ins Ungewisse führt, ist auch die Elternschaft von freudiger Erwartung und Neugier, aber auch von Ängsten, Unsicherheit und Selbstzweifeln begleitet.

Wir wollen Ihnen mit diesem Buch einen Reiseführer bieten, der Ihnen die Vorbereitung erleichtert und Ihnen immer dann, wenn Sie glauben, in eine Sackgasse geraten zu sein, wenn Ihnen ein Nachtquartier fehlt oder wenn Sie den Wald vor lauter Bäumen nicht mehr sehen, Orientierung und Ermutigung ist. Dieses Buch ist allerdings kein Navigationsgerät, das Ihnen – ähnlich wie die Super-Nanny im Fernsehen – präzise vorgibt, was Sie zu tun und zu lassen haben. Wir wollen Sie vielmehr bestärken, Ihren eigenen Weg zu finden, und geben Ihnen dafür Kompass und Wegweiser an die Hand. Der Kompass hilft Ihnen, Ihren Standort zu bestimmen, die Wegweiser zeigen Ihnen Richtungen, zwingen Sie aber nicht, diese auch einzuschlagen. Wir nehmen Ihnen nicht die Entscheidung ab, wohin Sie gehen – dafür sind Sie selbst verantwortlich.

Die Kindererziehung durchlief in den vergangenen hundert Jahren viele Extreme: vom militärischen Drill über preußische Tugenden mit Disziplin und Pflichterfüllung bis zur antiautoritären Welle und Laissez-faire. Heute sind viele Eltern nachhaltig verunsichert, welche Form der Erziehung für ihr Kind die richtige ist. Im Bemühen, keine Fehler zu riskieren, pendeln sie häufig zwischen verschiedenen Möglichkeiten – mit fatalen Folgen. Das Kind pendelt dann nämlich mit, und so nimmt ein heilloses Durcheinander seinen Anfang, ein Wechselbad, das für alle Beteiligten anstrengend, mühsam, ermüdend und auf lange Sicht wenig sinnvoll bis frustrierend ist.

In diesem Buch finden Sie keine »Dienstvorschriften« und Rezepte, aber klare und eindeutige Antworten zu vielen Fragen, die das Leben mit einem Kind im ersten Jahr aufwirft. Manches wird Ihnen vielleicht nicht unmittelbar einleuchten. Unser Ziel ist, Sie in Ihrer elterlichen Kompetenz zu bestärken, indem Sie sich an diesen Standpunkten Ihre eigenen bilden. Wir wollen Ihnen Möglichkeiten aufzeigen und Anregungen bieten – auf der Grundlage unserer eigenen Erfahrungen, aber auch in Zusammenfassung dessen, was Pädagogen, Ärzte, Hebammen, Wissenschaftler und andere Eltern an Erkenntnissen zusammengetragen haben.

Wir wünschen uns, dass dieses Buch Sie auf der Abenteuerreise eines Lebens mit Kindern begleitet, das immer wieder Anlass bietet, sich aufs Neue zu freuen – an den Chancen und biografischen Entwicklungsmöglichkeiten, die nur Kinder eröffnen können. Wir wünschen uns, dass wir Ihnen mit diesem Buch die nötige Gelassenheit und Zuversicht sowie den Mut vermitteln können, sich auf ein Leben mit Kindern voll und ganz einzulassen – damit Ihre Kinder zu eigenständigen und eigenwilligen Menschen heranwachsen und so die Zukunft der Gesellschaft mit gestalten.

Annette Bopp und Birgit Krohmer
im Juni 2010

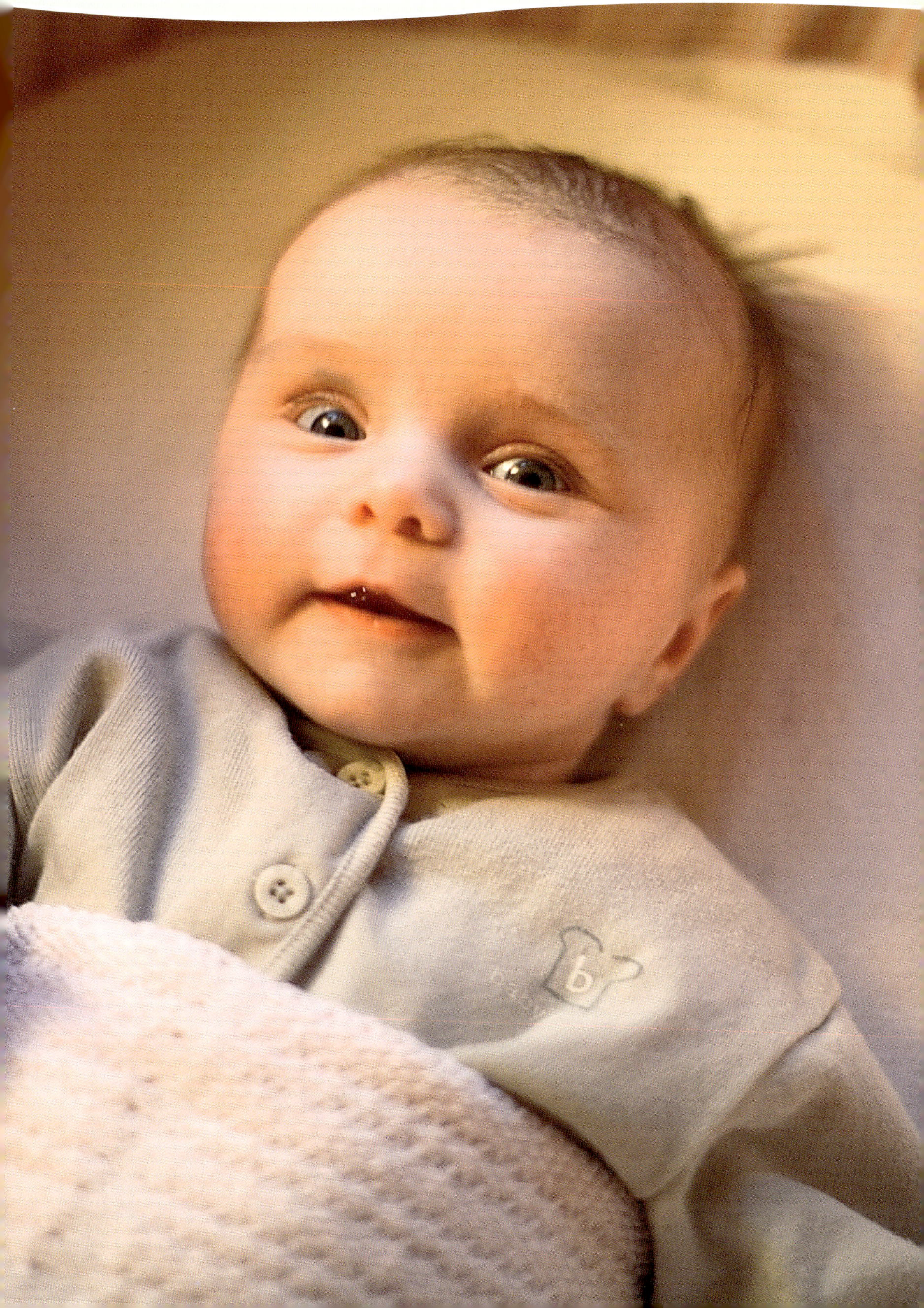

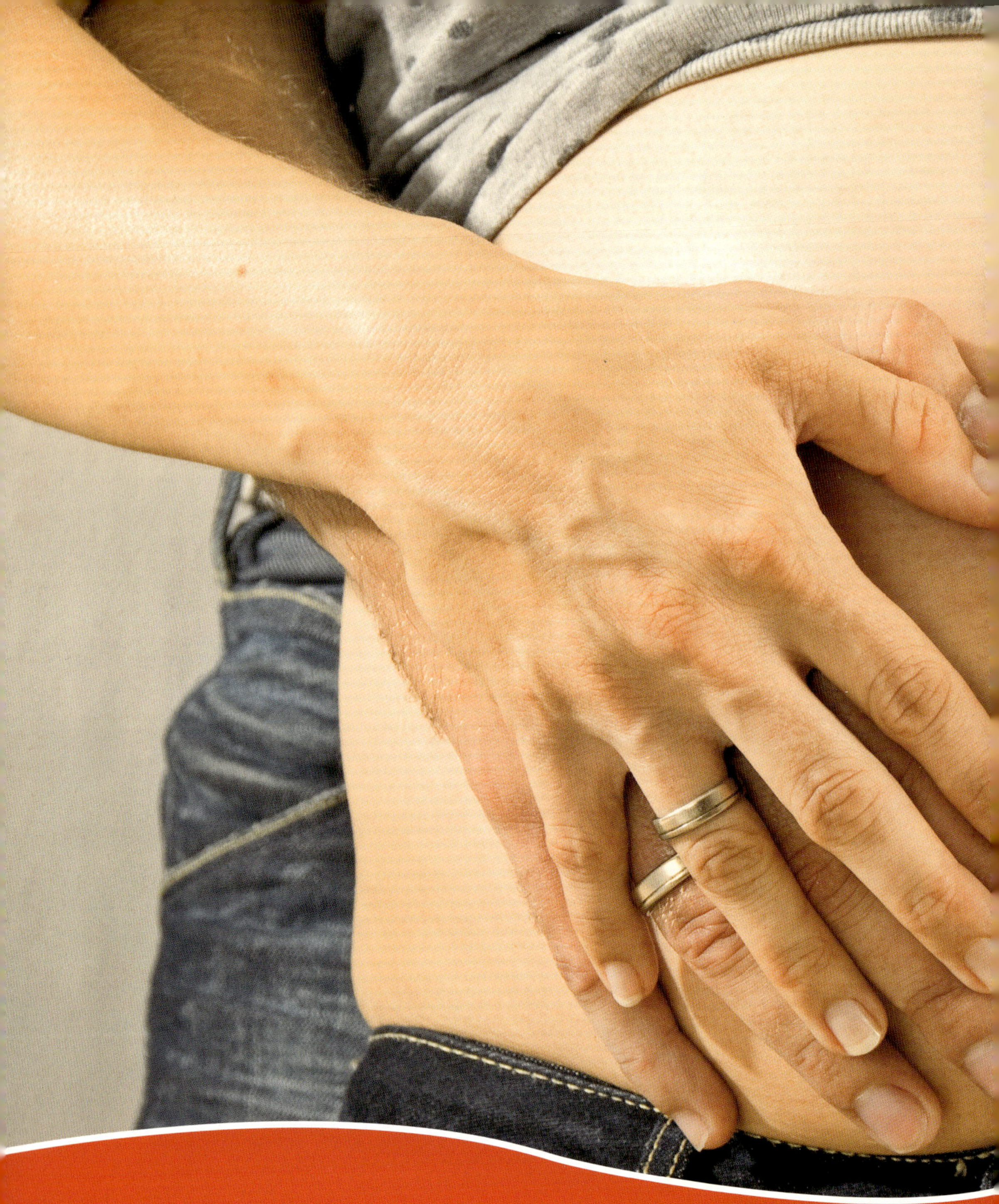

Geburt &

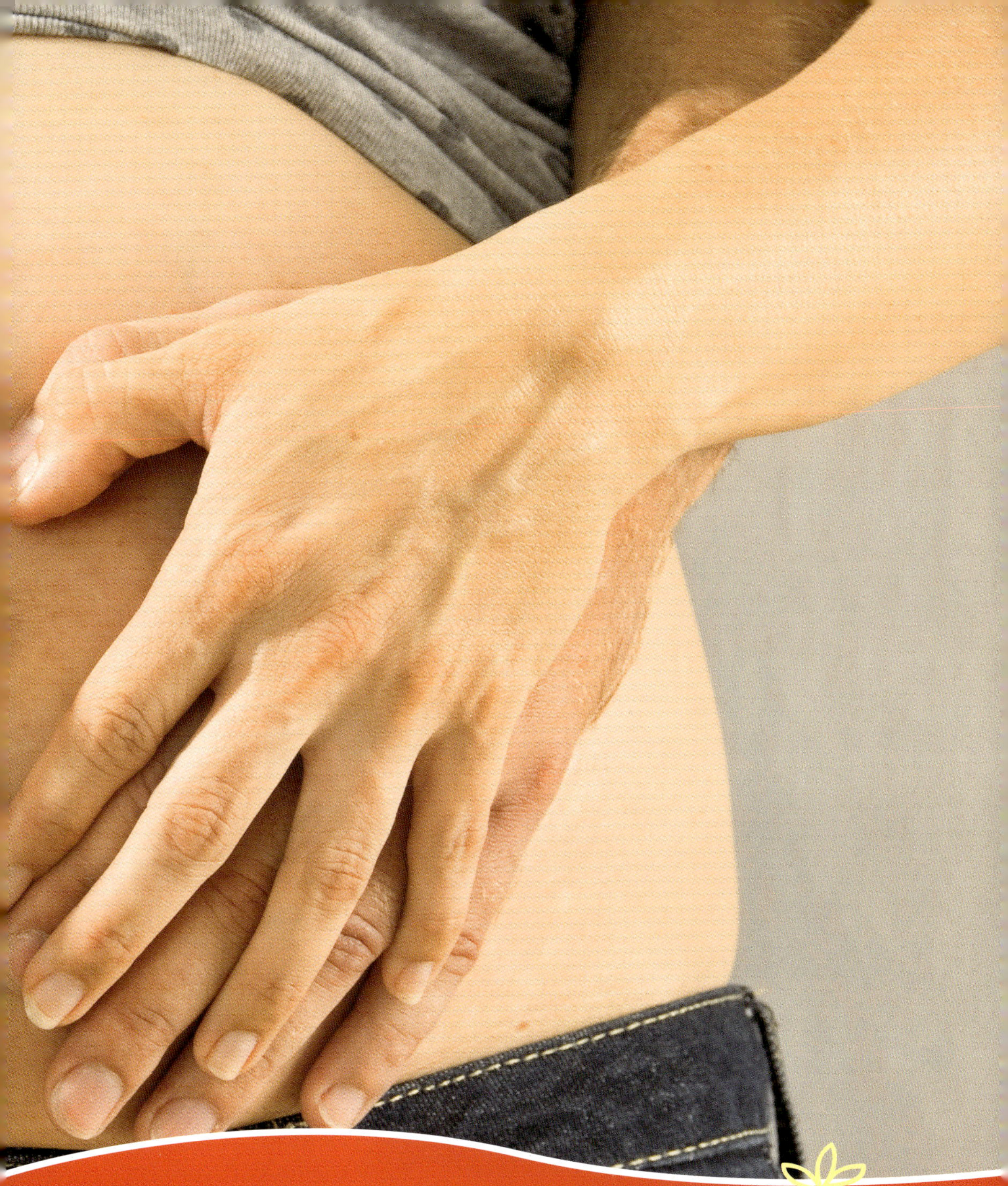

Wochenbett

Jede Geburt ist einzigartig

Annette Bopp

Es ist ferne von uns, aus euch Menschen zu machen, wie wir sind. Es ist ferne von uns, aus euch Menschen zu machen, wie die Mehrheit unserer Zeitmenschen ist. Ihr sollt an unserer Hand werden, wie eure Natur will, wie das Göttliche, das Heilige, das in eurer Natur ist, will, dass ihr Menschen werdet.

Johann Heinrich Pestalozzi, Pädagoge und Sozialreformer (1746-1827)

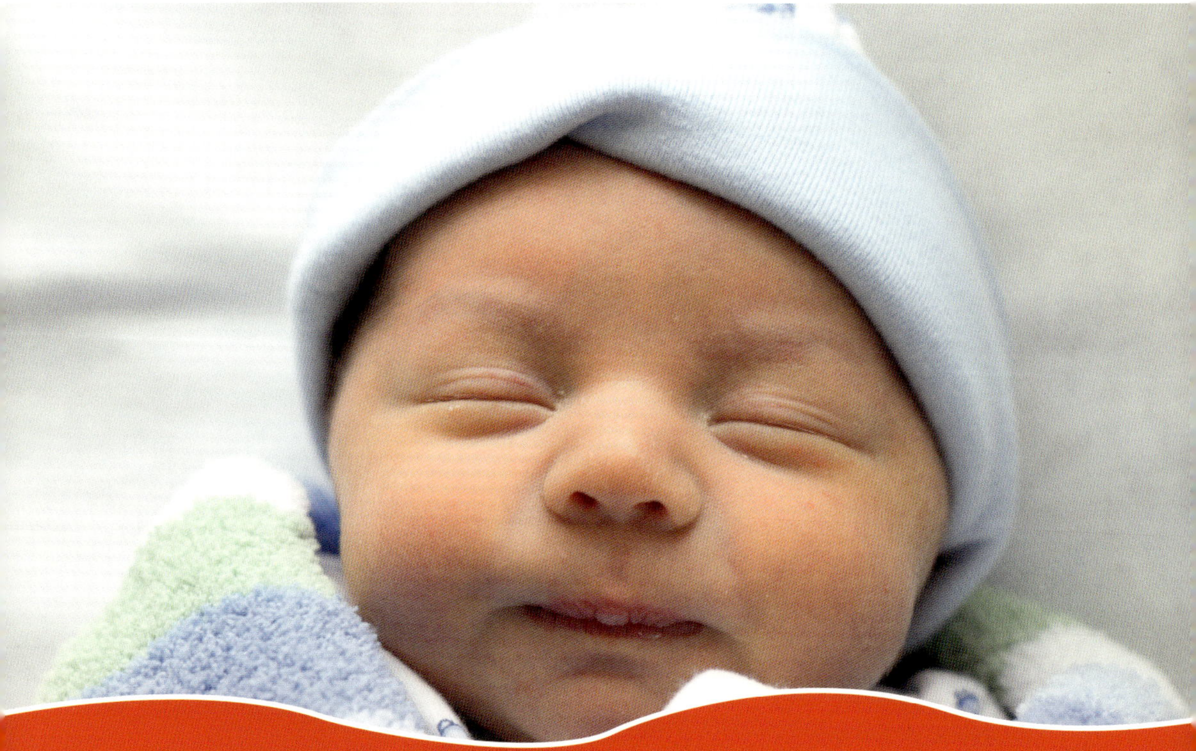

Hier wird der Grundstein zur Familie gelegt

Eine Geburt beginnt schon lange vor der ersten Wehe. Sie beginnt mit den Gedanken, die sich eine Frau macht, wenn der Schwangerschaftstest positiv ist: Was kommt jetzt auf mich zu? Von da an läuft ein Countdown, an dessen Ende das Kind in den Armen seiner Eltern liegt. Jede Frau, vor allem eine Erstgebärende, denkt in diesen acht Monaten immer wieder darüber nach, wie sie wohl sein wird, diese Geburt.

Um es vorwegzunehmen: Keine Geburt ist wie die andere, jede ist einzigartig, wie auch jedes Baby, jeder Mensch einzigartig ist. Jede Frau erlebt die Geburt auf ihre Weise. Und selbst wenn sie bereits viele Kinder hat, ist jedes dieser Babys doch auf seine Art zur Welt gekommen, und jedes Mal hatte die Frau dabei andere Erlebnisse.

Fest steht, dass eine Geburt das Elementarste und Gewaltigste ist, das eine Frau je erleben kann. Es führt sie zurück zu den Wurzeln des Seins, und es verlangt in seiner Unberechenbarkeit eine Hingabefähigkeit, die uns heute viel zu oft verloren gegangen ist.

Vergleicht man die Geburten von heute mit denen von vor 50 oder 100 Jahren, so gibt es in unserer Zeit zum Glück ein Höchstmaß an Sicherheit für Mutter und Kind, was sich an der drastisch gesunkenen Säuglings- und Müttersterblichkeit deutlich manifestiert. Aber es gibt auch die Kehrseite: die Pathologisierung der Schwangerschaft sowie den Mangel an Vertrauen in das, was geschieht, und an der Fähigkeit, sich fallen zu lassen.

Die Falle des Perfektionismus

Viele Frauen haben heute einen ausgeprägt hohen Perfektionsanspruch an sich selbst und wollen alles unter Kontrolle haben – nach einer durch Ultraschall, Bluttests und andere Untersuchungen bereits engmaschig überwachten Schwangerschaft auch die Geburt ihres Kindes. Dadurch sind sie zu viel im Kopf und zu wenig im Körper.

»Eine Frau ist heute nicht mehr nebenbei schwanger. Sie ist nicht mehr nur guter Hoffnung, sondern ebenso sehr in angespannter Erwartung. Kon-

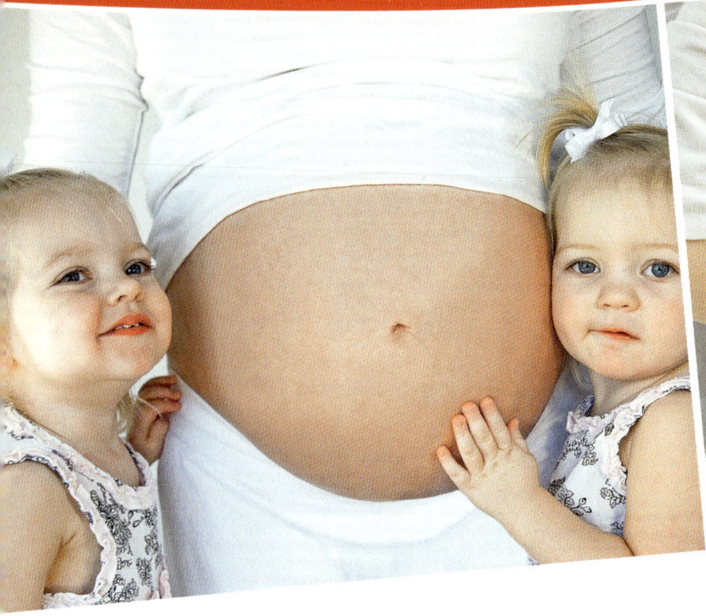

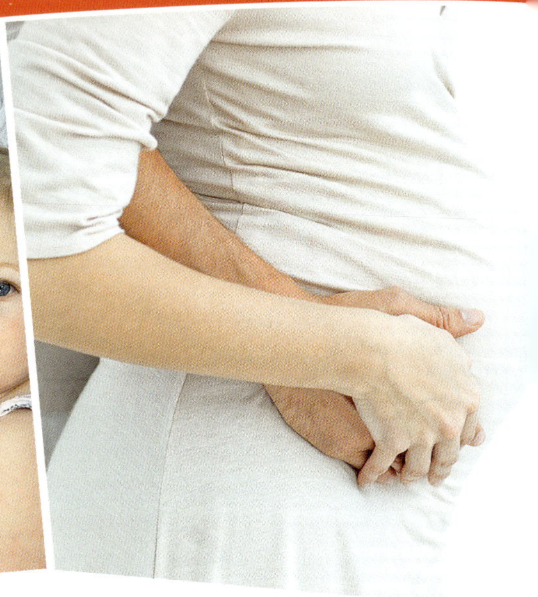

zentriert, fixiert, überinformiert.« So umreißt die 64-jährige Berliner Hebamme Luise Kaller, seit 41 Jahren im Beruf, in einem Gespräch mit der *ZEIT* die Situation[1]. »Eine Schwangerschaft ist für viele Frauen heute eine fremde Erfahrung. (...) Sie ist schlicht das Gegenteil zum Alltag. Da lässt sich so viel planen, ist jeder jederzeit zu erreichen, sind die Wege im Vorfeld klar, hat man ein Navigationsgerät – aber das Baby da im Bauch, das hat kein Handy, das schreibt auch keine Mail. Das ist ganz nah und unglaublich weit weg. (...) Früher waren sich Alltag und Schwangerschaft ähnlicher: auf ein Kind warten und auf die Ernte. Nicht genau wissen, was wird. Das macht die Frauen heute nervös. Deshalb bereiten sie sich besonders akribisch vor.«

Gerade diejenigen Frauen, die sich eine ganz bestimmte Gebärmethode in den Kopf gesetzt haben, um ihrem Kind den bestmöglichen Start ins Leben zu schenken, bekommen unter der Geburt oft die größten Schwierigkeiten. Sie sind so fixiert auf die Vorstellung, wie die Geburt ablaufen muss, dass sie völlig überrumpelt sind, wenn es ganz anders kommt – und meistens kommt es anders. Die Folge: Gefühle der Ohnmacht, der Angst. Derart an ein unkontrollierbares Geschehen ausgeliefert zu sein, erscheint unerträglich. Das gilt auch für Gefühlsausbrüche wie den Drang, wegen der Geburtsschmerzen die ganze Welt beschimpfen zu wollen oder zu schreien. Eine Frau, die beruflich und privat normalerweise alles im Griff hat, tut so etwas nicht, und sie erlaubt es sich nicht. Sie schämt sich solcher Urgewalten und hält an sich. Mit dem Erfolg, dass die Geburt ins Stocken gerät, denn wer die Zähne zusammenbeißt, kann den Beckenboden nicht öffnen.

Dazu noch einmal Luise Kaller: »Viele Frauen sind verunsichert, wenn es nicht nach dem Programm aus ihrem Kurs abläuft. Die haben richtige Versagensängste. Und nachher quälen sie sich mit Fragen: Wieso habe ich das mit der Hockstellung nicht hingekriegt? Warum habe ich eine örtliche Betäubung gebraucht? Wie schade, wenn das erste Gefühl, das sie mit der Geburt, mit ihrem Kind verbinden, Scham ist. (...) Keine Frau versagt bei der Geburt. Eine Geburt ist doch kein Selbstzweck. Das Ergebnis ist wichtig, das Kind. (...) Schlimmstenfalls wird dabei der Grundstein für eine Depression gelegt. (...) Wer vorher schon glaubt, es gebe nur richtig und falsch, und wer alles auf sich bezieht, jedes Gelingen und jedes Misslingen, der fällt schnell in ein tiefes Loch. (...) Man kommt besser damit zurecht, wenn man sich nicht zu viel vornimmt.«

Früher vertrauten sich Frauen viel selbstverständlicher dem natürlichen Vorgang von Schwangerschaft und Geburt an und nahmen es, wie es kam – sowohl das Kind, das in ihnen heranwuchs, als auch die Geburt und ihren Verlauf. Bei einer Geburt muss eine Frau nichts selbst tun oder steuern – sie muss vielmehr geschehen und kommen lassen – die Wehen und mit ihnen das Kind. Eine Geburt geht immer dann gut voran, wenn es der Frau gelingt, sich ganz und gar zu überlassen, dann bietet sie keinen Widerstand, und die Gebärmutter muss weniger Kraft aufwenden, um das Kind in den Geburtskanal hinein und durch ihn hindurchzuschieben – was dann auch weniger Schmerzen bedeutet.

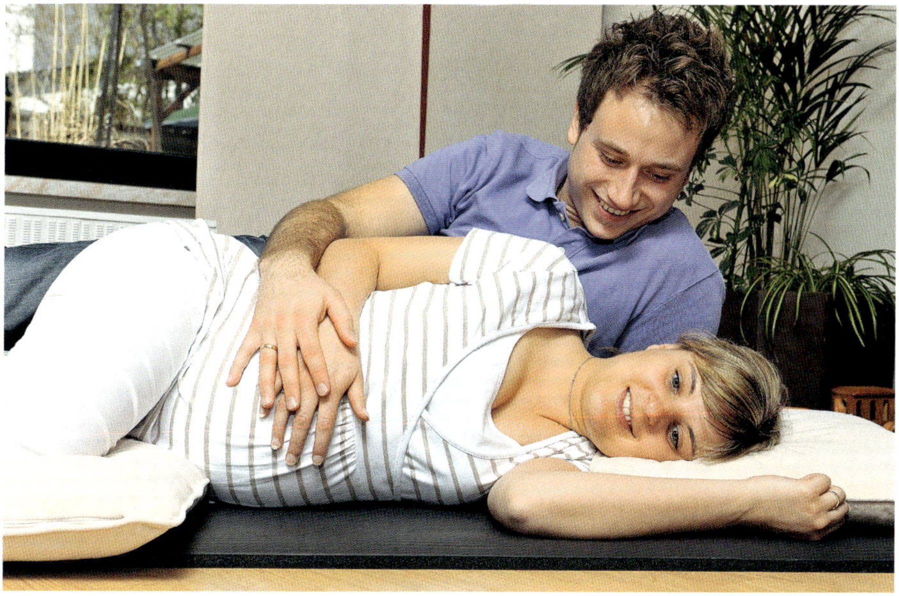

Entspannen können – eine wichtige Geburtsvorbereitung

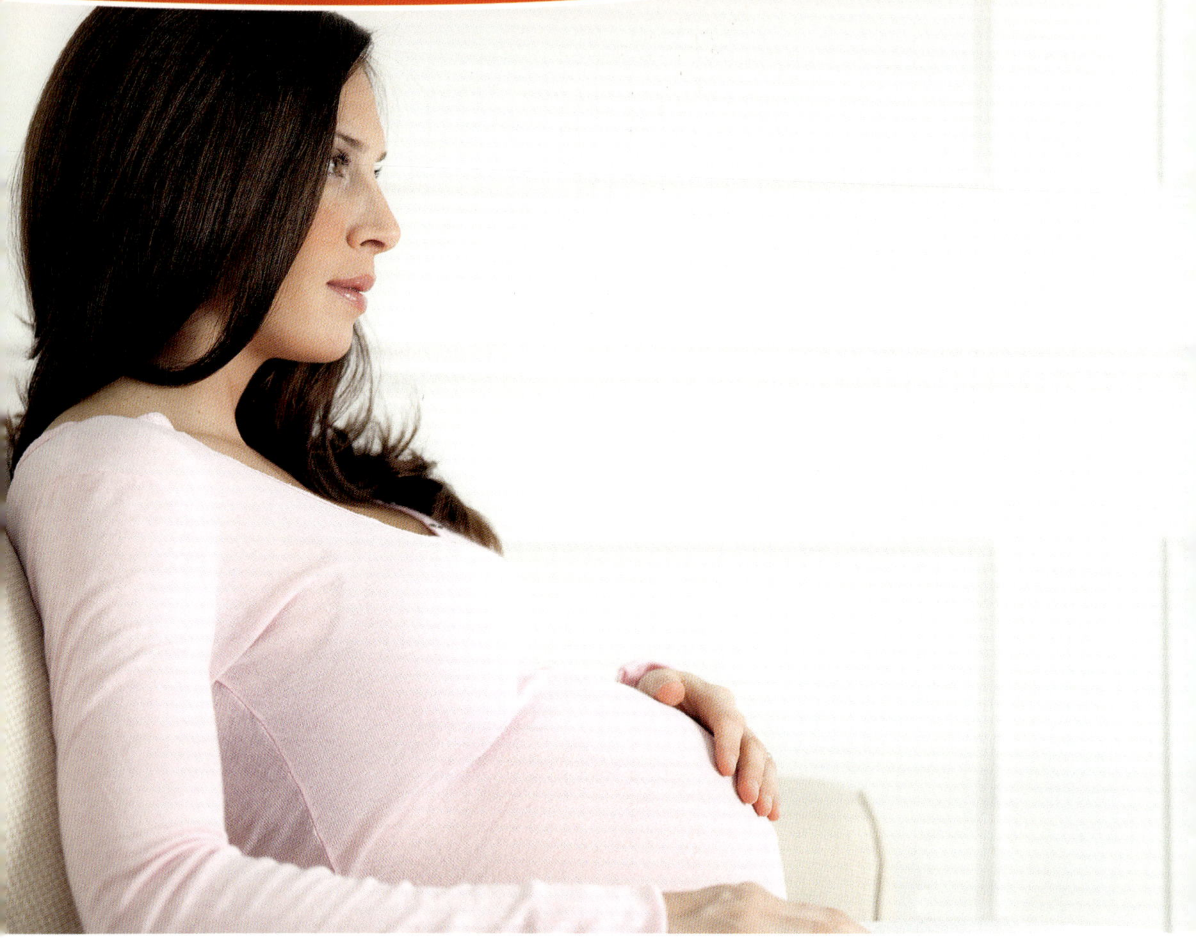

Loslassen, sich öffnen und entspannen – das sind Tugenden, die in unserer hektischen Zeit mit Termindruck, Karrieredenken und Stress nicht mehr viel Platz haben. Frauen müssen erst wieder lernen, auf ihren Bauch und ihre Intuition zu hören.

Die Geburt ist vielen Schwangeren unheimlich, besonders denen, die ihr erstes Kind erwarten, weil sie nicht einschätzen können, was auf sie zukommt, weil ihnen die Geburt als Vorgang völlig fremd ist. Sie haben kaum jemanden, an dem sie sich orientieren können, und auch Erzählungen tragen eher zu Verwirrung bei. Denn innerhalb der Bekanntschaft und Verwandtschaft reicht das Spektrum der Erlebnisse von Horrorgeschichten bis zu idealisierten Traumgeburten. Also wiederum nichts, woran eine Schwangere Halt finden könnte. Weil sie die Geburt nicht mehr als natürliches Ereignis miterlebt – Hausgeburten gibt es nur noch höchst selten –, traut sie es sich auch nicht mehr ganz selbstverständlich zu, ein Kind aus eigener Kraft zur

Welt zu bringen. Die Urgewalten der Natur sind uns fremd geworden in einer Zeit, in der alles technisch machbar und beherrschbar scheint.

Die meisten Frauen haben deshalb eine grummelnde, beunruhigende, manchmal sogar lähmende Angst vor der Geburt und den damit verbundenen Schmerzen. Sie malen sich aus, von dem Kind regelrecht »aufgerissen« zu werden. Sie fürchten, anschließend unter Inkontinenz leiden zu müssen oder für ihren Partner nicht mehr begehrenswert zu sein. Kaiserschnittraten von 35 bis 50 Prozent, wie sie an deutschen Kliniken heute üblich sind, sprechen eine deutliche Sprache. Denn die *Sectio caesarea*, wie dieser Eingriff medizinisch heißt, ist planbar, beherrschbar, vorhersehbar – jedenfalls meistens. Die Angst der Frau paart sich hier mit der Angst der Ärzte, die die Schnittentbindung häufig aus juristischen Gründen empfehlen und weil sie für die Klinik ebenso wie für die Ärzte die einfachere Methode ist. Und die lukrativere dazu.

Der Kaiserschnitt

Dass ein Kaiserschnitt schon vielfach Mutter und Kind das Leben gerettet hat, steht außer Frage. Heute dominiert er das Geburtsgeschehen jedoch in einer noch nie da gewesenen Art und Weise.

Noch bis vor rund zehn Jahren war es für Frauen selbstverständlich, ein Kind auf natürlichem Wege zur Welt zu bringen. Ein geplanter Kaiserschnitt kam nur infrage, wenn das Kind im Geburtskanal stecken geblieben war, zu wenig Sauerstoff bekam, die Herztöne schwach wurden oder wenn es erheblich zu früh auf die Welt drängte und somit für den anstrengenden Weg durch den Geburtskanal zu schwach war. Auch wenn die Mutter bei einer normalen Geburt zu verbluten drohte, weil z.B. die Plazenta vor dem Muttermund lag, oder wenn ihr Becken im Verhältnis zum Kopf des Kindes erheblich zu schmal war, oder wenn es sich um Drillinge oder gar Vierlinge handelte, war meist von vornherein ein Kaiserschnitt vorgesehen. Solche Risikogeburten bildeten allerdings die Ausnahme. Die Schwangeren wurden dafür meist an spezielle Zentren (beispielsweise Universitätskliniken) verwiesen.

Für eine normale geburtshilfliche Abteilung eines Krankenhauses war eine hohe Kaiserschnittrate noch bis vor zehn Jahren eine miserable Visitenkarte. Bedeutete sie doch, dass der zuständige Chefarzt sein Handwerk – die Geburtshilfe auf normalem Wege – nicht gut beherrschte. Geburtshilfe wurde sehr wörtlich genommen: als Hilfe bei der Geburt. Der Arzt trat immer nur dann in Aktion, wenn Hebamme und Gebärende allein nicht mehr zurechtkamen. Musste er aufgrund einer akuten medizinischen Notlage einen Kaiserschnitt machen, galt das in erster Linie als sein Versagen – dann hatten sein Wissen und Können nicht ausgereicht, um die Geburt zu einem guten Ende zu bringen. Kaiserschnittraten über 10 bis 14 Prozent riefen noch bis Ende des 20. Jahrhunderts in Fachkreisen ein Stirnrunzeln hervor und die Ärztekammer auf den Plan.

Die Angst der Ärzte vor dem Kunstfehlerprozess

Das hat sich radikal geändert. Nicht wenige Kliniken kommen heute auf Sectio-Raten um 50 Prozent, bundesweit wird heute durchschnittlich jede dritte Frau mit dem Skalpell entbunden – ohne dass jemand sich darüber aufregt. Diese Entwicklung begann mit der Jahrtausendwende und basiert auf den Kunstfehlerprozessen der 1990er-Jahre. Damals wurden Geburtshelfer zunehmend verklagt, einen Kaiserschnitt zu spät vorgenommen zu haben – mit entsprechenden Schadensersatzforderungen. »Bei jeder Geburt stehen Frauenärzte heute mit einem Bein im Gerichtssaal«, wie es ein renommierter Geburtshelfer formulierte. Bei absehbar komplizierten Geburten wird deshalb von vornherein ein Kaiserschnitt angesetzt und nicht selten auch bei einer ganz normalen Geburt – einfach nur aus Angst vor Komplikationen. Diese Angst überträgt sich auch auf die Frau – wie soll sie Vertrauen entwickeln, dass ein Arzt sie gut durch eine Geburt begleitet, wenn diesem selbst das Vertrauen dazu abgeht? Wie soll sie auf dieser Basis Sicherheit und Zuversicht entwickeln, dass sie selbst diese Geburt stemmen kann und dass alles gut gehen wird? Auf diesem Boden wächst die Kaiserschnittrate.

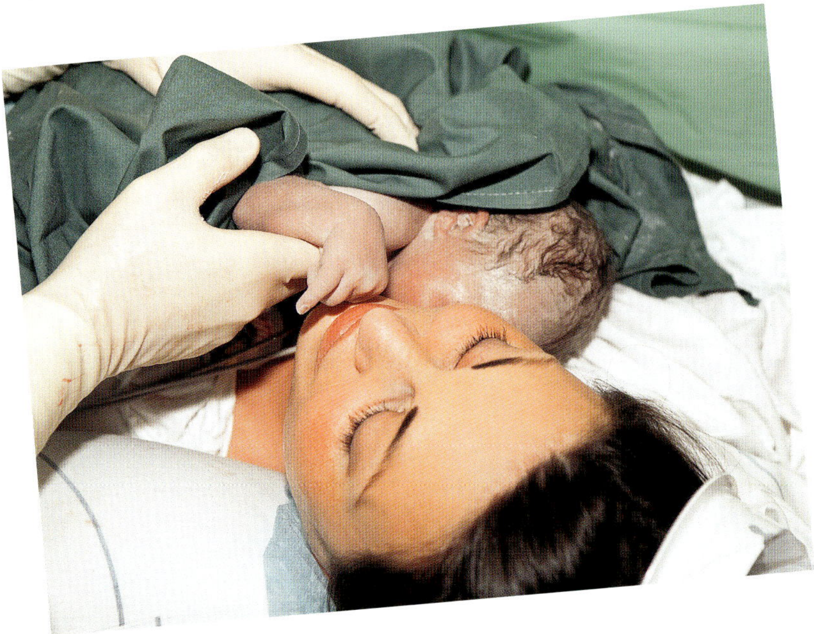

Auch bei einem Kaiserschnitt sollte das Kind so schnell wie möglich zu Mutter und Vater.

Die moderne technikorientierte Medizin ist oft janusköpfig: Einerseits ist es gut, dass es Apparate gibt, mit denen man Komplikationen rasch und früh erkennt. Andererseits zeigen Geräte häufig etwas an, was in Wirklichkeit kein Grund zur Sorge ist. Solche »falsch-positiven« Befunde ziehen dann unnötige Eingriffe nach sich, auch Kaiserschnitte. Gerade in der Geburtshilfe gibt es vielfach kein Zurück mehr, weil Ärzte sich absichern müssen, nichts versäumt zu haben. Abwarten und Geduld haben kann sich ein Arzt heute kaum noch leisten. Lässt er den Dingen ihren Lauf, könnte die Frau ihn womöglich anschließend vor den Kadi zerren. Dann also lieber Kaiserschnitt, und lieber zu früh als zu spät, lieber einmal zu viel als einmal zu wenig.

»Es gibt keinen einzigen Prozess, in dem ein Arzt verklagt wurde, **weil** er einen Kaiserschnitt gemacht hat, sondern nur, weil er ihn **nicht** oder **zu spät** vorgenommen hat«, bestätigt der Münchner Anwalt Klaus Ulsenheimer, der häufig Ärzte bei Prozessen vertritt. So betreiben viele Ärzte eine medicolegale Medizin, bei der die juristische Absicherung des Arztes im Vordergrund steht und nicht etwa das Interesse der gebärenden Frau oder des Kindes.

Hinzu kommen ökonomische Gründe. Für einen Kaiserschnitt zahlen die Kassen doppelt so viel wie für eine normale Geburt – für die Kliniken ein gutes Geschäft. Denn ein Kaiserschnitt ist planbar, erfordert wenig Personal, und er geht schnell. Dafür, dass ein Arzt Stunden um Stunden eine sich hinziehende Geburt begleitet, zahlt die Kasse nichts extra. Da ist es eben für viele verlockend, einen Kaiserschnitt zu machen und in 30 Minuten fertig zu sein, als sich stundenlang die Nacht um die Ohren zu schlagen. Von den Kostenträgern wird der Kaiserschnitt also zusätzlich gefördert.

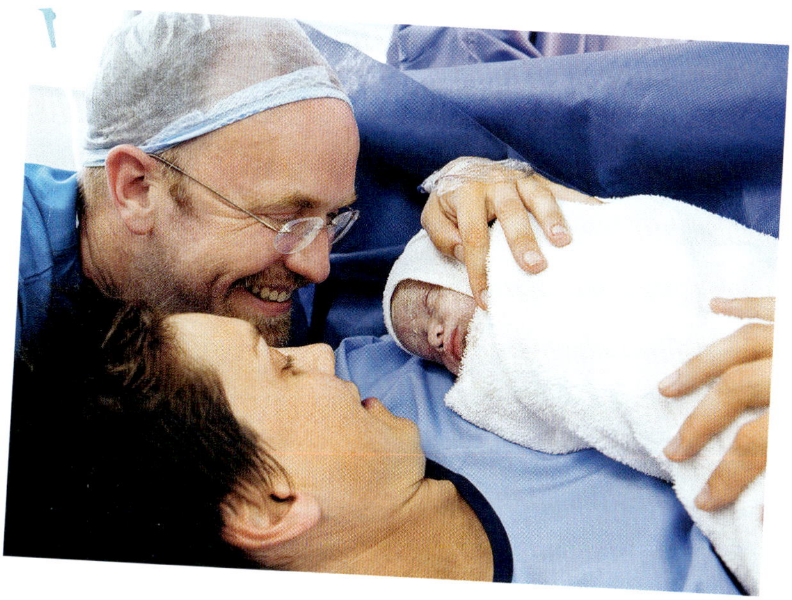

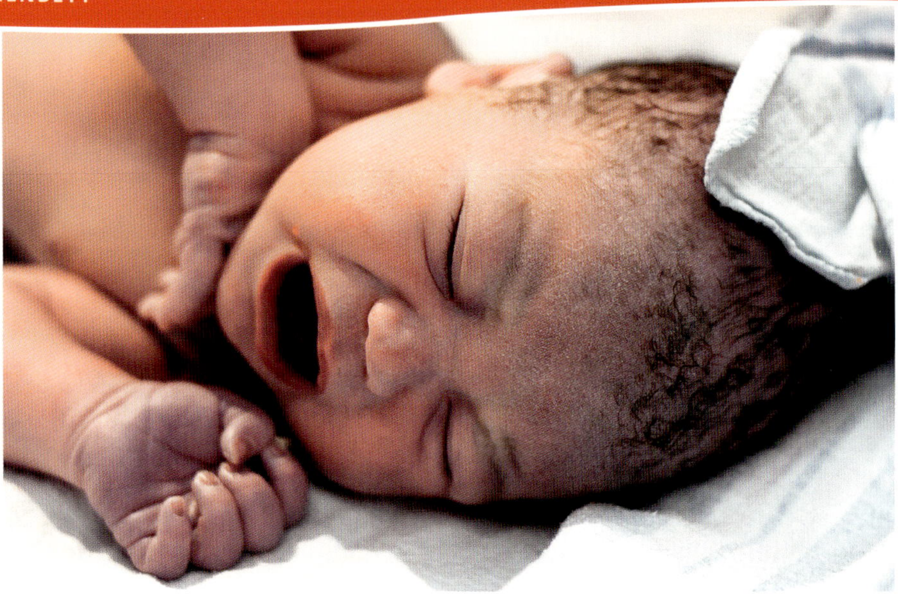

Und noch etwas: Geburtshilfe ist wissenschaftlich gesehen nichts, wonach zu streben sich für einen ehrgeizigen Gynäkologen lohnt. Dafür, dass er ein guter Geburtshelfer ist, winken ihm kaum Preis und Ehr'. An den großen Universitätskliniken profilieren sich Ärzte eher mit der Forschung an Krebserkrankungen, die auch von der Pharmaindustrie mit viel, viel Geld gefördert wird. Studien zur Geburtshilfe sind dagegen Mangelware. Kurzum: Es fehlt aufseiten der Geburtshelfer vielerorts an Erfahrung, an Interesse und am Willen, ein Kind vaginal zur Welt zu bringen.

Die Angst der Frauen vor der Geburt

Wünscht eine Frau einen Kaiserschnitt, dominieren ebenfalls in erster Linie Ängste: die Angst vor Schmerzen, vor Komplikationen, vor Schäden am Beckenboden. Oder eine Frau hat bei der ersten Geburt so schlechte Erfahrungen gemacht, dass sie beim zweiten Kind von vornherein ausschließen will, dass diese sich wiederholen. Hin und wieder kommt es auch vor, dass die Geburt bestmöglich in den Terminkalender eingepasst werden oder das Kind ein bestimmtes Sternzeichen erhalten und deshalb zu einem bestimmten Zeitpunkt geboren werden soll – aber das sind eher die Ausnahmen. Die Angst ist sicher der Hauptfaktor, wenn Frauen von sich aus nach einem Kaiserschnitt fragen.

Angst ist jedoch immer ein schlechter Ratgeber und die Medizin heute in der Lage, eine vaginale Geburt so zu gestalten, dass die Frau nicht unnötig Schmerzen aushalten muss. Sie kann mit dem geburtshilflichen Team beispielsweise verabreden, dass bei einem Stillstand der Geburt nicht lange zugewartet und alles bis zum Letzten ausgereizt wird. Sie kann verabreden, dass sie eine Periduralanästhesie bekommt, und zwar dann, wenn sie sich nicht mehr in der Lage fühlt, die Schmerzen wirklich auszuhalten, und nicht erst dann, wenn der Arzt es für geboten erachtet.

Meistens reicht diese Garantie bereits aus, dass ein Gutteil der Angst verfliegt und dass eine Frau dann unter der Geburt viel mehr Schmerzen aushält, als sie sich vorher zugetraut hätte. Denn dieser Schmerz ist zwar da, aber er zerstört nicht, er ist nicht sinnlos. Bei keinem Ereignis im Leben wird das Aushalten von Schmerzen so sehr belohnt wie bei einer Geburt – zumal von vornherein klar ist, dass diese Schmerzen von begrenzter Dauer sind. Deshalb haben die meisten Frauen all die Quälerei auch innerhalb kurzer Zeit vollkommen vergessen – dann nämlich, wenn sie ihr Kind im Arm halten. Dieses Ziel lässt vieles ertragen.

Dies umso mehr, wenn eine Frau von vornherein dafür sorgt, dass sie während der Geburt gut begleitet wird – am besten von einer Beleghebamme, der sie vertraut, die genügend Erfahrung hat und die sie im Zweifelsfall auch gut berät. Die meisten Kliniken arbeiten heute mit solchen Hebammen zu-

Ein neues Menschlein ist geboren – die Strapazen der Geburt werden schon bald in den Hintergrund treten.

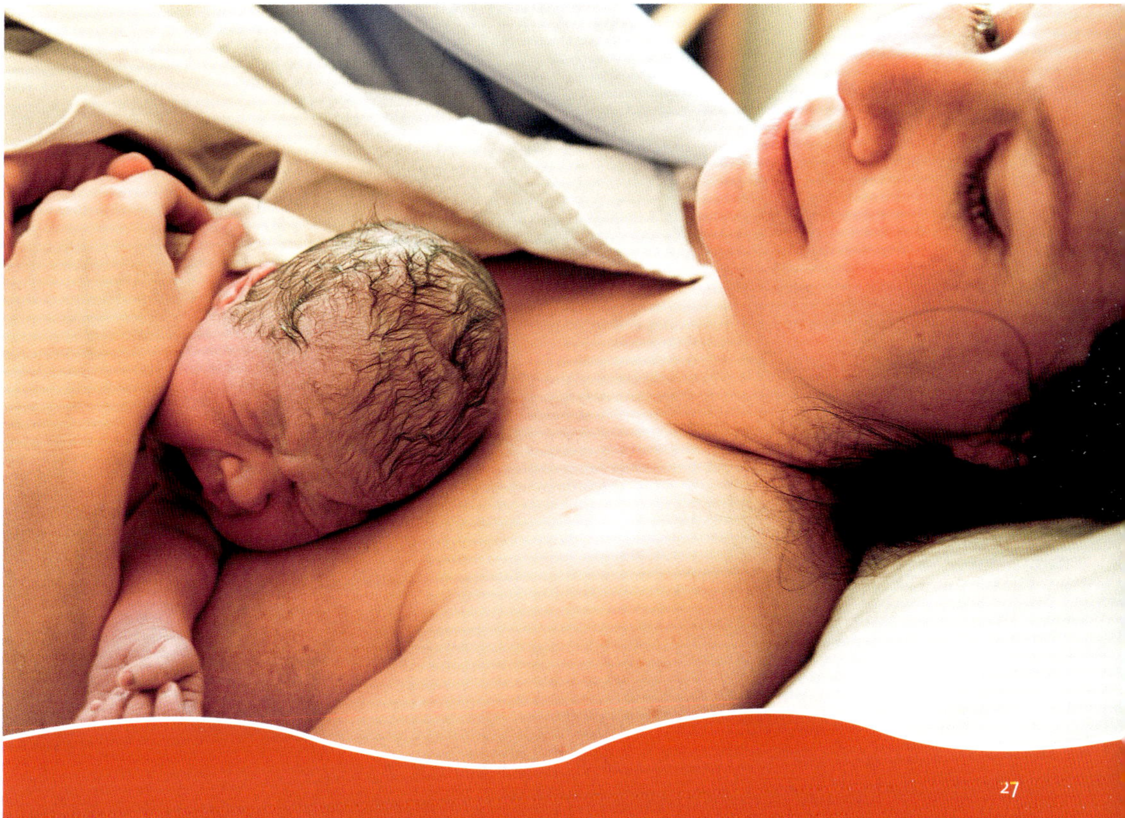

sammen. Sie bleiben für die gesamte Zeit der Geburt bei der Frau und müssen sich nicht nach einem Schichtdienstplan richten. Präsenz, Zuwendung und Berührung sind immer noch die besten Mittel gegen Schmerzen und Angst – und weitaus wirksamer als jedes Medikament. Eines steht jedenfalls fest: Unnötig leiden muss heute bei der Geburt keine Frau mehr.

Im Übrigen: Schmerzhaft ist auch ein Kaiserschnitt. Zwar ist der Bauch im Moment der Geburt betäubt, aber in den Tagen danach schmerzt die Wunde, und zwar anhaltend. Das Aufstehen ist schwierig, jede Bewegung, jedes Lachen, jedes Husten tut weh. Das Baby selbst versorgen zu können, ist meist tagelang nicht möglich. Die Schmerzen mit Medikamenten zu betäuben, gestaltet sich problematisch – zumindest wenn das Baby gestillt wird –, weil die meisten Wirkstoffe in die Muttermilch übertreten. So werden die Schmerzen der Geburt auf die Tage danach verlagert. Ist das wirklich besser oder angenehmer?

Die Angst vor Komplikationen unter der Geburt, bei denen das Kind Schaden nehmen könnte, relativiert sich, wenn man bedenkt, dass auch der Kaiserschnitt Risiken birgt, und zwar erhebliche – für die Mutter wie für das Kind. Die Sterblichkeit der Babys ist bei einem Kaiserschnitt doppelt so hoch wie bei einer normalen Geburt – das zeigen jüngste internationale Studien. Sie werden nur so wenig beachtet, weil die Quote – zum Glück – insgesamt im Promille-Bereich liegt und damit extrem niedrig. Überdies müssen Babys nach einem Kaiserschnitt häufiger auf die Neugeborenen-Station verlegt werden – bei einer normalen Geburt sind es 1,9 Prozent, bei einem geplanten Kaiserschnitt 3,2 Prozent. Die Gründe liegen vor allem in einer Sauerstoffunterversorgung und im Atemstillstand – absurderweise genau die Faktoren, mit denen ein Kaiserschnitt oft gerechtfertigt wird.

Für die Mutter ist der Kaiserschnitt keineswegs die leichtere, bessere und sicherere Alternative, die Risiken sind im Gegenteil eher größer: Thrombosen, Embolien, Entzündungen, Infektionen und Blutungen kommen bei einem Kaiserschnitt deutlich häufiger vor. Harnblase, Nerven, Darm oder Blutgefäße können verletzt werden. Nicht selten gerät der Darm in eine Art »Schockzustand«, weil der Druck aus der großen Gebärmutter schlagartig nachlässt und nicht über viele Stunden hinweg abnimmt wie bei einer normalen Geburt. Häufig kommt es deshalb zu starken Blähungen oder Verstopfung, was gerade nach einem Bauchschnitt sehr schmerzhaft und unangenehm ist.

Das Risiko, nach der Geburt an einer Harninkontinenz zu leiden, ist nach wiederholtem Kaiserschnitt keineswegs geringer. Abgesehen davon gewinnt ein unter der Geburt strapazierter und gedehnter Beckenboden mit einer entsprechenden Gymnastik gut und schnell seine Kraft und Elastizität wieder zurück (siehe Seite 55), sodass die Inkontinenz nach einer vaginalen Geburt allenfalls von kurzer Dauer ist. Umso zynischer ist es, wenn Ärzte Frauen einen Kaiserschnitt mit den Worten nahelegen: »Save your love channel!«

Aber offenbar verfangen solche Parolen, denn die Kaiserschnitt-Quote steigt nach wie vor. Nicht nur, weil Frauen es sich so wünschen, sondern auch, weil es für Ärzte und Kliniken einfacher und lukrativer ist.

Ob bei einer Geburt alles glattgeht – mit oder ohne Kaiserschnitt –, lässt sich nie vorhersagen. Risiken sind nur bis zu einem bestimmten Punkt steuerbar.

Zwingend erforderlich ist ein Kaiserschnitt nur in wenigen Ausnahmefällen:

- wenn die Plazenta vor dem Muttermund liegt und dem Baby den Weg durch die Scheide versperrt (Placenta praevia)
- wenn das Kind für den Beckenausgang der Mutter erkennbar zu groß ist
- wenn sich die Herztöne des Kindes unter den Wehen massiv verschlechtern
- wenn das Kind zu schwach und zu klein ist, um sich durch den Geburtskanal auf die Welt zu zwängen (z.B. bei einer Frühgeburt)
- wenn die Sauerstoffsättigung im Blut des Kindes während der Geburt bedrohlich absinkt und das Baby mit Zange oder Saugglocke nicht erreicht werden kann
- wenn die Mutter Diabetes, Gestose, Herzschwäche oder eine Herpes-Infektion im Vaginalbereich hat
- wenn die Mutter HIV-infiziert ist

Ein ganz normaler Kaiserschnitt

Annette Bopp protokolliert eine geplante Sectio.

Irgendwo in dieser Stadt macht sich jetzt gerade eine hochschwangere Frau auf den Weg in die Klinik. Nennen wir sie Anja und ihren Mann, der sie begleitet, Martin. Um 7.30 Uhr soll sie da sein. Heute wird sie ihr Kind bekommen. Per Kaiserschnitt. Wie ihr wohl jetzt zumute ist?

7.15 Uhr. Das Ambiente der Entbindungsstation ist ansprechend gestaltet: Möbel aus hellem Holz, viele Grünpflanzen, cremefarbener Linoleumfußboden, zartgelber Wandanstrich, farbenfrohe Blumenfotos leuchten von den Wänden. Die Räume der gesamten Station, auch der Kreißsäle, wurden unter Einbeziehung einer Farbpsychologin gestaltet, erzählt einer der Ärzte ganz stolz. Von zwei Foto-Tableaus lächeln die in den Kreißsälen zuständigen ÄrztInnen und Hebammen. Teamgeist und persönlicher Bezug sind spürbar. Hier weiß man gleich, wen man vor sich hat.

Ich setze mich in die Wartezone vor dem CTG-Raum. CTG ist die Abkürzung für »Cardiotokogramm«. Das ist ein Gerät, mit dem die Herztöne des Kindes in den letzten Wochen der Schwangerschaft und bei der Geburt überwacht werden. Außerdem registriert es die Wehentätigkeit der Gebärmutter.

Frauen kommen und gehen. Sie stehen kurz vor der Geburt oder haben bereits Wehen, aber noch in großen Abständen. Es herrscht eine fast intime Stimmung. Alle Frauen, die hierher kommen, haben das gleiche Ziel: ihr Kind zur Welt zu bringen und dieses Erlebnis möglichst angenehm zu gestalten. Das ist spürbar – auch aufseiten der Hebammen, für die all das tägliche Routine ist. Trotzdem betreuen sie jede Frau aufmerksam und zugewandt. Sie geben jeder das Gefühl, auf ihre Art wichtig und etwas Besonderes zu sein, so kurz vor der Geburt. In einer so großen Klinik mit mehr als 2500 Geburten jährlich mutet das schon fast verwunderlich an.

8.00 Uhr. Der zuständige Oberarzt kommt. Es wird noch ein wenig dauern mit dem Kaiserschnitt. Eine andere Frau ist vorher dran. Sie hat Brustkrebs. Der Tumor wird mitsamt den Lymphknoten in der Achselhöhle herausgenommen. Das dauert mindestens 30 bis 45 Minuten. Also noch genügend

Zeit für einen Kaffee für Martin, der mit Anja inzwischen in der Klinik eingetroffen ist.

Dass sich so viele Frauen heute einen Kaiserschnitt wünschen, macht den Hebammen Sorgen. »Wenn die Frauen wüssten, was sie sich dadurch nehmen ...«, meint eine. Traurigkeit schwingt mit, Resignation auch, aber kein Vorwurf. Den Frauen sei das Vertrauen in die eigenen Fähigkeiten abhandengekommen, sagt sie, und sie versteht nicht so recht, warum.

9.00 Uhr. Wir warten immer noch. Aus einem der Kreißsäle hört man gedämpft den lang gezogenen Schrei einer Frau. Wenige Minuten später ertönt das beleidigte Quäken eines Babys. Willkommen auf der Welt!

9.05 Uhr. Es geht los. Anja wird aus dem Kreißsaal geholt, wo sie bisher mit ihrem Mann gewartet hat. »Ist viel los?«, fragt Martin. »Es geht«, meint Susanne, die Hebamme, die das Paar in den Operationsbereich begleiten wird. Anja ist schon OP-gerecht »präpariert«. Die weißen Kompressionsstrümpfe zur Thromboseprophylaxe reichen bis zum Oberschenkel. Der nackte Körper ist mit Tüchern bedeckt. Sie ist nervös, klopft aber tapfer ein paar lockere Sprüche. Wir schieben sie im Bett über zwei Flure zum OP-Trakt. Das Kinderbettchen fährt gleich mit.

9.20 Uhr. Ich schleuse mich mit Martin in den OP-Bereich ein, wir haben unsere Straßenkleidung ab- und die grüne OP-Tracht mit Haube und Mundschutz angelegt. Anja liegt im Vorraum zum OP. Die Narkoseschwester ist schon bei ihr, hat die Elektroden des EKG-Monitors und die Blutdruckmanschette angelegt. Anja erhält eine Infusion mit einer eiweißhaltigen Lösung, damit ihr Blutdruck auch während der Narkose stabil bleibt.

Susanne legt noch einmal das CTG an. Das Baby strampelt, sein Herz schlägt schnell. »Sie weiß offenbar auch, was ihr bevorsteht«, meint Martin. »Hoffentlich bekommt sie nicht einen so großen Schock, wenn sie rausgezogen wird.« Offenbar wissen die Eltern schon, dass es ein Mädchen ist.

Anja fragt, ob sie heute Nachmittag schon wieder aufstehen kann. Susanne zögert etwas mit der Antwort, will sich nicht festlegen. »Kann schon sein«, murmelt sie schließlich und erklärt erst einmal den Ablauf des Tages: Nach dem Kaiserschnitt kommt Anja für zwei Stunden in den Aufwachraum zur Nachbeobachtung, anschließend auf die Wöchnerinnenstation. Der Blasenkatheter wird gleich nach der Operation wieder gezogen, wenn die Betäubung nachlässt. Dann spürt Anja selbst wieder, wann sie zur Toilette muss – vorher merkt sie das aufgrund der Rückenmarksspritze nicht.

Anja fummelt ein wenig an ihrer Hand herum. Ob der Verweilkatheter, die Braunüle, dort liegen bleiben muss? »Die liegt sogar noch einige Stunden länger«, erklärt Susanne. Denn darüber bekommt Anja nach der Operation Infusionen, damit der Körper genug Flüssigkeit erhält. Seit gestern Abend durfte Anja nichts mehr essen und trinken. Schon jetzt freut sie sich auf den ersten Schluck Wasser, der ihr später wieder erlaubt wird. Und Hunger hat sie auch. Es entspinnt sich eine längere Diskussion, wo solche Zugänge für venöse Infusionen am besten liegen. In der Armbeuge würden sie stören, vor allem, wenn später das Baby angelegt werden soll. An der Hand verlaufen die Adern direkt an der Oberfläche, da lässt sich die Nadel leicht einstechen und man sieht sofort, ob die Plastikkanüle richtig liegt. Das Palaver lenkt Anja wunderbar ab.

Susanne erklärt noch einmal, dass sie das Baby in einem Tuch übernimmt, wenn die Ärzte es aus dem Bauch geholt haben. Sie trägt es dann in einen Nebenraum, wo die Kinderärztin es untersuchen wird. Da kann auch der Vater dabei sein. Erst danach kommt es zur Mutter zurück.

9.45 Uhr. Wir warten immer noch. Die Infusion mit der Eiweißlösung ist fast durchgelaufen.

9.50 Uhr. Der Anästhesist kommt. Nun ist es bald so weit. Die rückenmarksnahe Betäubung wird eingeleitet. Anja muss sich aufsetzen. Susanne hilft ihr, den dicken Bauch etwas abzustützen und Anja ein einigermaßen bequemes Sitzen zu ermöglichen. Sie soll die Schultern hängen lassen und das Kinn auf die Brust drücken. Der Oberarzt tastet sorgfältig die Wirbelsäule ab. »Es wird nass und kalt«, warnt er, da zuckt Anja schon zusammen. Er hat den Rücken mit Desinfektionslösung eingepinselt. Der Arzt sticht die Nadel mit dem Betäubungsmittel in die Haut zwischen zwei Lendenwirbeln, schiebt sie vor, zieht sie etwas zurück. »Sitzt«, kommentiert er, mehr für sich als für andere. Dann drückt er die Flüssigkeit aus der Spritze in Anjas Rückenmarkskanal. Spinalanästhesie nennt sich das, heute die gebräuchlichste

Form der Betäubung bei einem geplanten Kaiserschnitt. Er zieht die Nadel wieder raus, die Einstichstelle wird mit einem Pflaster überklebt. Fertig. Das war‘s. Anja kann sich wieder hinlegen. »Hat er gut gemacht«, loben die Anästhesieschwester und Susanne übereinstimmend.

Mit einem Alkoholspray testet der Arzt, wann Anja im Unterkörper nichts mehr fühlt und bis wohin die Betäubung am Oberkörper reicht. Höher als bis unter die Rippenbogen darf die Lösung nicht aufsteigen. Aber sie muss auch tief genug absinken, damit alle den Unterleib versorgenden Nervenwurzeln erreicht werden. Drei Minuten später nimmt Anja die Kälte des Sprays unterhalb des Bauchnabels nicht mehr wahr. Wieder heißt der knappe und zufriedene Kommentar des Arztes: »Sitzt.«

Er schiebt die Tür zum OP auf. Gähnende Leere. »Da ist ja gar niemand. Ja, will denn hier keiner mitspielen?«, ruft der Anästhesist in den leeren Raum. Hinter einer Glasscheibe feixen die Gynäkologen, waschen sich ausgiebig Hände und Arme. Die Anästhesieschwester schiebt Anja in den OP. Auf dem OP-Tisch wird sie leicht nach links gekippt und mit Tüchern abgedeckt. Die Beine lagern festgeschnallt auf Stützen, ebenso der linke Arm. Damit sie am nackten Oberkörper nicht friert, wird ihr ein wärmendes Luftpolster aufgelegt. Es ist kühl im OP.

10.10 Uhr. Die Gynäkologen sind so weit, haben ihre sterilen Kittel angelegt, die Handschuhe übergestreift, Mundschutz und Haube tragen sie sowieso. Der Oberarzt pinselt Anjas sich hoch vorwölbenden Bauch großflächig mit Desinfektionslösung ein. Die OP-Lampe wird gerichtet, der Blasenkatheter gelegt. Anja spürt nichts, die Betäubung wirkt gut. Sie unterhält sich leise mit Martin, der auf einem Stuhl am Kopfende sitzt. Die Spannung steigt. Anjas Bauch wird mit sterilen Tüchern abgedeckt. Nur ein kleiner brauner Hügel schaut noch hervor.

10.17 Uhr. »Können wir?«, fragt der Gynäkologe. Ja, es kann losgehen. Schnitt in die Bauchhaut. Gelbliches Fettgewebe kommt zum Vorschein. Der Arzt schiebt es mit den Fingern zur Seite. Die Assistenten ziehen den Schlitz im Bauch mit zwei großen schaufelförmigen Haken kräftig auseinander. Mit dem Skalpell öffnet der Arzt die unter dem Fettgewebe liegende Hülle, die die Bauchmuskeln abdeckt, Faszie genannt. »Es heißt immer ›sanfter‹ Kaiserschnitt«, unkt der Oberarzt. »Aber das hier ist alles andere als sanft.« Er zieht und schiebt, weit lehnen sich die Assistenten zurück, um die Stelle aufzudehnen. Mit den Fingern schiebt der Arzt die Muskeln zur Seite, öffnet das Bauchfell. »Stumpf« geschieht das, ohne Messer. Rotblau wölbt sich die Gebärmutter vor. Wieder ein Schnitt mit dem Skalpell. Fruchtwasser quillt im Schwall heraus. Die Hand des Arztes tastet den Babykopf, der sich schon aus dem Schnitt herausschiebt. Der Assistent legt sich auf Anjas Bauch, schiebt von oben.

10.19 Uhr. Das Baby wird mehr herausgedrückt als gezogen. »Oh, was hast du denn da gemacht?«, staunt der Oberarzt plötzlich und wickelt mit der Hand die Nabelschnur vom Babyköpfchen. Dreimal hatte sie sich um den kleinen Hals gelegt. Das Kind ist von Kopf bis Fuß weißgrau, völlig bedeckt mit Käseschmiere, diesem einzigartigen Hautschutz der Ungeborenen vor der Feuchtigkeit des Fruchtwassers. »Bäh«, macht das Kind, wie ein kleines Lämmchen. Als ob es sagen wollte: »Was fällt euch ein, mich so zu stören?« »Na, du bist doch noch gar nicht dran mit Quäken«, meint der Oberarzt. Er klemmt die Nabelschnur ab, der Assistent schneidet sie durch. Die Hebamme übernimmt das Kind in einem vorgewärmten sterilen Tuch und saust damit in den Nebenraum. »Ich komme gleich wieder«, sagt sie noch kurz zu Anja, die gar nicht weiß, wie ihr geschieht. Auch Martin ist völlig stumm geworden. Hilflos wirken sie beide.

Die Kinderärztin untersucht das Neugeborene. Es liegt auf einem vorgewärmten Frotteetuch, wird davon schützend umhüllt. Über einen Schlauch wird Sauerstoff in sein Gesicht geblasen. Was das wohl für ein Gefühl ist? So plötzlich raus aus dem dunklen, warmen Mutterleib und dann gleich helles Licht und Wind um die Nase? Es schreit. »Das wäre wohl gern noch ein bisschen dringeblieben«, meint die Kinderärztin. Aber im Großen und Ganzen ist sie zufrieden. Martin kommt dazu. Sie zeigt ihm, dass alles in Ordnung ist. Susanne wickelt das Kind in ein großes warmes Tuch und geht damit zu Anja.

10.28 Uhr. Anja sieht ihr Kind zum ersten Mal. Susanne versucht, es möglichst nah an Anjas Gesicht zu schieben, damit sich die beiden begrüßen und berühren können. Aber das Gestänge für die Tücher und die Wärmemanschette sind im Weg. Nur mit Mühe kann Anja ihr Kind ansehen. Es ist alles viel zu eng hinter dem grünen Vorhang, der das Operationsfeld abtrennt.

Vorsichtig streichelt sie mit der freien Hand über den kleinen Kopf. Kurz darauf geht Martin mit Susanne weg, um das Baby zu versorgen.

Die ersten Minuten mit dem Neugeborenen gehören bei einem Kaiserschnitt nicht der Mutter. Sie gehören dem Geburtshelfer, der Hebamme, dem Kinderarzt und dem Vater. Erst später, wenn die Wunde wieder verschlossen ist und die Frau in den Aufwachraum kommt, kann sie ihr Kind erstmals in Ruhe betrachten, Bekanntschaft mit ihm schließen und es zum ersten Mal an die Brust legen. Manchmal – nach einer Vollnarkose oder wenn im Aufwachraum zu viel los ist – dauert es Stunden, bis die Frau ihr Kind ungestört im Arm halten kann.

Inzwischen hat der Oberarzt die Nachgeburt herausgelöst, Blut zu Untersuchungszwecken aus der Nabelschnur entnommen und näht nun die Gebärmutter wieder zu. Dick wölbt sich die Naht nach außen. Das Organ ist schlagartig auf die Größe einer Männerfaust geschrumpft. Kaum vorstellbar, dass da drin vorher ein Baby Platz hatte.

Kleine Blutungen werden gestillt, Fruchtwasser und Blut mit sterilen Tüchern aus dem Bauch gewischt. Der Arzt schiebt das Bauchfell über die nun wieder verschlossene Gebärmutter. Es fügt sich von allein wieder zusammen. Früher wurden alle Schichten einzeln vernäht, heute überlässt man das der Natur. Sie heilt solche Wunden besser als jeder Chirurg. Nur die Schnitte in der Gebärmutter, in der Faszie und in der Bauchhaut werden mit Nadel und Faden verschlossen.

Per Kaiserschnitt entbunden wurden diese Zwillinge. Bis die Mutter versorgt ist, ruhen die Kinder auf der Brust des Vaters – auch das ist Bonding!

10.44 Uhr. Der Bauch ist wieder zu. Anja wird aus dem OP in den Aufwachraum geschoben. Ein ganz normaler Kaiserschnitt ist abgeschlossen. Auf dem Plan steht schon der nächste.

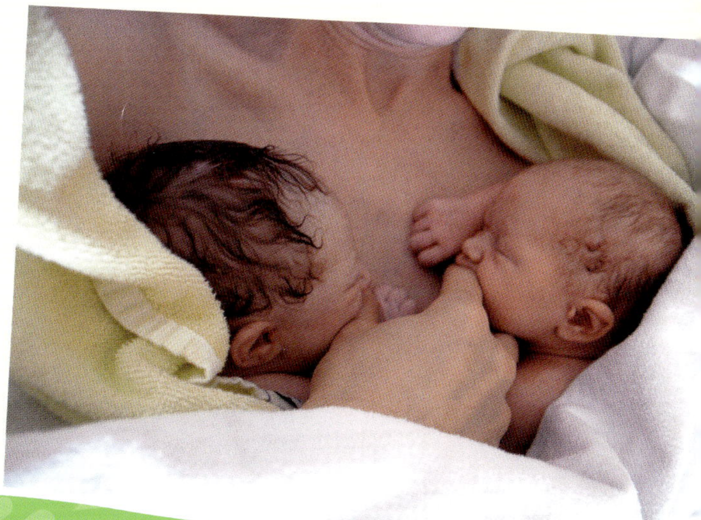

Die Geburt in der Klinik

Von den knapp 685.000 in Deutschland im Jahr 2008 geborenen Babys kamen 98,5 Prozent in einem Krankenhaus zur Welt, 10.175 zu Hause oder in einem Geburtshaus. Die Klinikentbindung ist heute also nach wie vor am weitesten verbreitet. Nicht ohne Grund: haben sich doch die technik-dominierten Kreißsäle mittlerweile zu wahren Geburtstempeln gemausert.

Der Grund liegt auf der Hand: Mit den Geburtshäusern, die Mitte der 1980er-Jahre gegründet wurden, erwuchs den geburtshilflichen Abteilungen der Krankenhäuser eine starke Konkurrenz. Frauen stimmten einfach mit den Füßen ab, wenn sie sich in einer Klinik nicht gut aufgehoben fühlten. Mittlerweile gibt es in Deutschland rund 100 Geburtshäuser in allen Bundesländern.

Heute kann es sich keine Klinik mehr leisten, nicht das gesamte Spektrum der Gebärmöglichkeiten anzubieten und den Kreißsaal »wohnlich« zu gestalten: mit Bambusholzparkett und eigenem Farbkonzept. Das Hamburger Universitäts-Krankenhaus Eppendorf hat sogar seine gesamte Entbindungsstation einschließlich der Kreißsäle nach Feng-Shui-Konzept gestalten lassen. Im Robert-Bosch-Krankenhaus in Stuttgart können Frauen nach Wahl im runden Kreißsaal mit »warmen Farben« oder in der rechtwinkligen Version mit »frischen Farben« gebären, ebenso sind die Entbindungsbetten rund oder rechteckig. Geburtshilfe und Neonatologie (Neugeborenenmedizin) sind ein nicht zu unterschätzender Wirtschaftsfaktor für ein Krankenhaus.

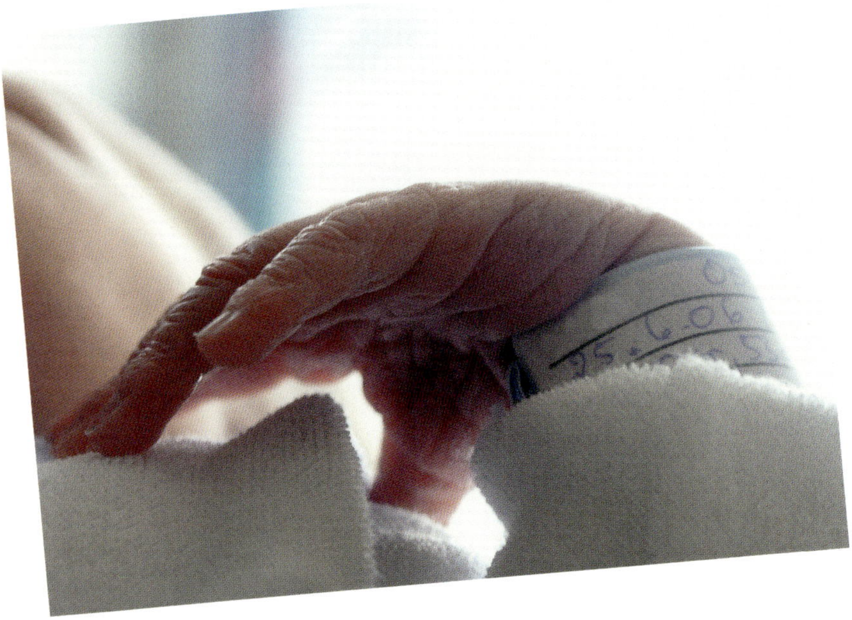

Mittlerweile gibt es sogar zahlreiche Extra-Kurse für werdende und frischgebackene Mütter, die die Frauen von vornherein an das Haus binden sollen: von der Babymassage bis zur Wellness-Einheit, von Yoga und Akupunktur bis zu »Geschwisterkursen«, Stillberatung und Kursen zum Erlernen der »Baby-Zeichensprache«. Frauen werden – noch vor 20 Jahren undenkbar! – ausdrücklich ermutigt, verschiedene Gebärhaltungen einzunehmen – aufrecht, liegend, kniend, hockend, auf dem Trockenen oder im Wasser. Deshalb darf im Kreißsaal heute der Gebärstuhl ebenso wenig fehlen wie Halteseil, Sprossenwand, Maya-Hocker, Roma-Rad, Pezziball, Bodenmatte, XXL-Gebärbett (mit Platz für den werdenden Vater) und natürlich die (übrigens sündhaft teure) Gebärwanne. Eine Stereoanlage im Kreißsaal ist ebenfalls üblich – schließlich bringen viele Schwangere ihre eigene Gebärmusik mit. Selbst Aromatherapie, Homöopathie und Akupunktur – in der Schulmedizin sonst geächtet und abqualifiziert – sind im Kreißsaal nicht verpönt, eine Periduralanästhesie gilt als »Serviceangebot für werdende Mütter«, und nach der Geburt geht's ins »Familienzimmer«, damit die kleine, neugeborene Familie beisammen bleiben kann.

»Wohnzimmer-Atmosphäre« im Kreißsaal einer Klinik

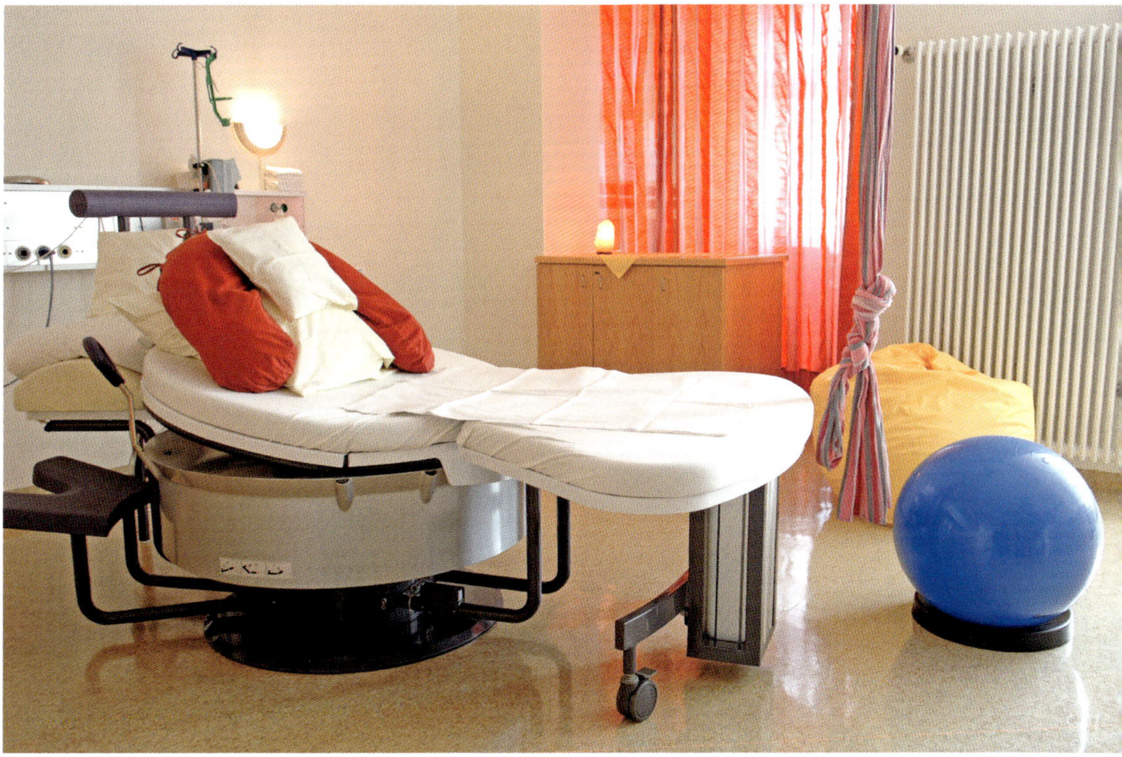

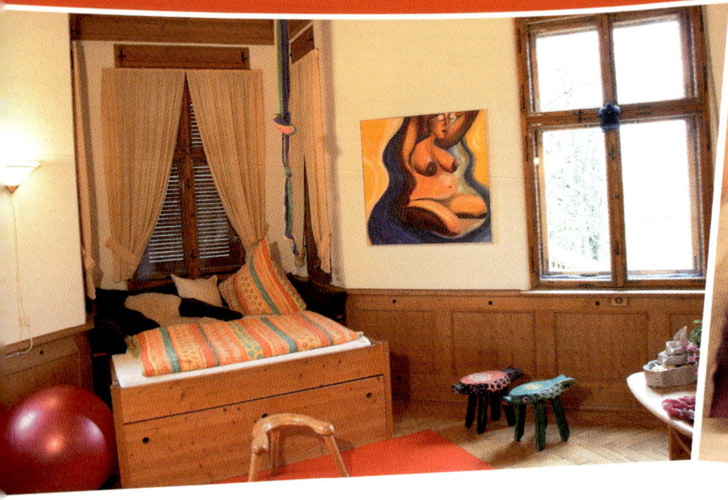
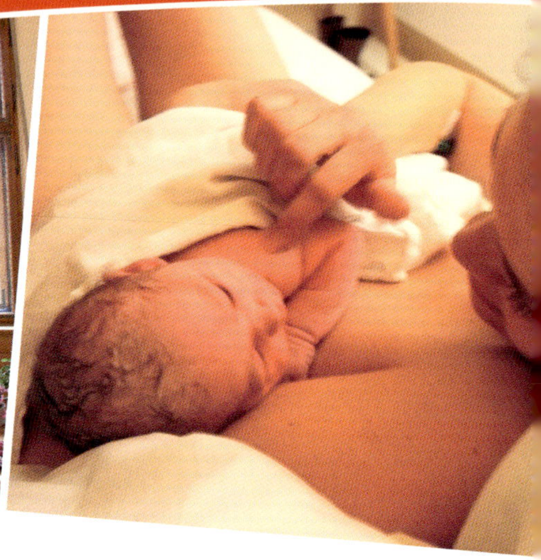

Fast wie zu Hause: Gebärzimmer im Geburtshaus

Mancherorts werben die Kliniken sogar bereits wieder mit ihrer geburtshilflichen Kompetenz: »vaginale Zwillings- und Steißgeburt möglich« oder »äußere Wendung in 136 Fällen, zu 69 Prozent erfolgreich«. Die Frau soll »individuell betreut« werden, das »Geburtshilfe-Team« geht gern »auf ihre persönlichen Wünsche« ein. Wird ein Kaiserschnitt gewählt oder ist er medizinisch erforderlich, wird selbstverständlich eine Periduralanästhesie angewandt, damit die Frau das Geschehen »aktiv und wach miterleben« kann. Und später, auf der Wöchnerinnenstation, bieten die Häuser alles, was »der Einheit von Eltern und Kind« dienlich ist, damit diese den »richtigen Umgang« mit dem Kind erlernen können. Dabei ist eine »ganzheitliche Betreuung rund um die Uhr« gewährleistet, ganz nach dem Motto: »schonend, natürlich, sicher, persönlich«. Alle Achtung!

Glaubt man diesen für Krankenhäuser erstaunlich werblich aufgemachten Filmen, Flyern und Texten, müssten die Kreißsäle heute geradezu ideale Plätze sein, um Kindern den Weg in die Welt zu erleichtern. Es sei dahingestellt, ob die blumigen Darstellungen in der Praxis tatsächlich halten, was sie versprechen. Frauen sind jedenfalls gut beraten, wenn sie sich nicht nur auf Prospekte und Homepages verlassen, sondern sich in Stillgruppen oder bei niedergelassenen Hebammen erkundigen, welche Erfahrungen Frauen mit den jeweiligen Häusern gemacht haben. Auch sollten sie sich selbst vor Ort ein Bild machen und anhand der Antworten auf ihre kritischen Fragen erspüren, wie ernst es den Ärzten und Hebammen mit den schönen Parolen denn wirklich ist. Die eigene innere Stimme gibt da immer noch die beste Orientierung – wenn das Bauchgefühl sagt: Hier bist du richtig, ist eine Frau auch meist in guten Händen.

Geburtshaus und Hausgeburt

Sicherheit, Kompetenz und familiäre Atmosphäre werden bis heute in den von Hebammen geführten rund 100 Geburtshäusern in Deutschland großgeschrieben und sind ihr wichtigstes Charakteristikum. Fast überall besteht eine gute Kooperation mit den umliegenden Kliniken, in die eine Frau notfalls innerhalb kürzester Zeit verlegt werden kann. Viele Frauen entscheiden sich für ein Geburtshaus als Entbindungsort, weil dort ihr Vertrauen in die eigene Kraft massiv unterstützt und ihnen die Möglichkeit gegeben wird, die Geburt nach ihren persönlichen Vorstellungen bewusst und selbstbestimmt zu erleben.

Dass dabei die Sicherheit nicht leiden muss, zeigen die Zahlen der Gesellschaft für Qualitätssicherung in der außerklinischen Geburtshilfe (www.quag.de). Demnach haben rund 70 Prozent der Erstgebärenden, die in einem Geburtshaus entbinden, weder einen Dammriss noch einen -schnitt. Nur bei 4 Prozent ist ein Dammschnitt erforderlich. Rund 13 Prozent werden in eine Klinik verlegt. Nur 4 Prozent aller außerklinisch begonnenen Geburten enden mit einem Kaiserschnitt.

In den Niederlanden, wo sich die Hausgeburt immer noch großer Beliebtheit erfreut – jede dritte Frau bekommt dort ihr Kind im eigenen Bett –, zeigte jüngst eine Studie, dass die Sicherheit zu Hause eher noch größer ist als in einer Klinik, weil Komplikationen häufig ausbleiben. Die Studie verglich 530.000 Haus- und Klinikgeburten über einen Zeitraum von sieben Jahren. Dabei lag das Hauptaugenmerk auf der Todesrate und ernsthaften Erkrankungen von Mutter und Kind bei der Geburt sowie in der Zeit davor und

Gut gewärmt und umhüllt schläft das Neugeborene seinem zweiten Lebenstag entgegen.

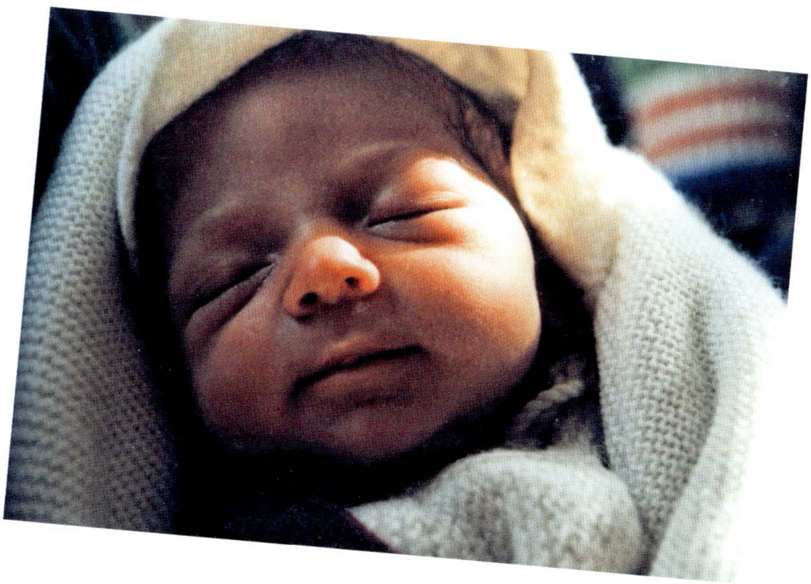

danach (29. Schwangerschaftswoche bis siebter Lebenstag des Babys). In beiden Gruppen lag die Sterblichkeit innerhalb der ersten 24 Stunden nach der Geburt bei 0,05 Prozent. Lediglich sieben von 10.000 Neugeborenen mussten in eine Abteilung für Neonatologie verlegt werden. In die Studie aufgenommen wurden allerdings nur Frauen mit einem geringen Risiko für Komplikationen, die zwischen der 37. und 42. Schwangerschaftswoche entbunden hatten. Frühgeburten, vorzeitige Wehen und eingeleitete Geburten wurden ebenso ausgeschlossen wie Geburten nach früherem Kaiserschnitt oder Mehrlingsgeburten. Außerdem musste die Frau während der gesamten Geburt durch eine Hebamme betreut worden sein.

Ob eine Hausgeburt erfolgreich verläuft, hängt – so die Erkenntnis aus der Studie – maßgeblich davon ab, dass die Frau während der Schwangerschaft gut betreut wird, eine gut ausgebildete Hebamme die Geburt begleitet und die Frau im Notfall rasch in ein Krankenhaus gebracht werden kann. Bei absehbaren Risiken sollte sicherheitshalber eine Klinikgeburt erfolgen. Deutlich wurde auch, dass die vergleichsweise hohe Geburtssterblichkeit in den Niederlanden nicht mit dem hohen Prozentsatz der Hausgeburten zusammenhängt. Insgesamt ein ermutigendes Ergebnis und eine Bestätigung dafür, dass eine Hausgeburt unter bestimmten Voraussetzungen eine echte Alternative zur Klinikgeburt darstellt.

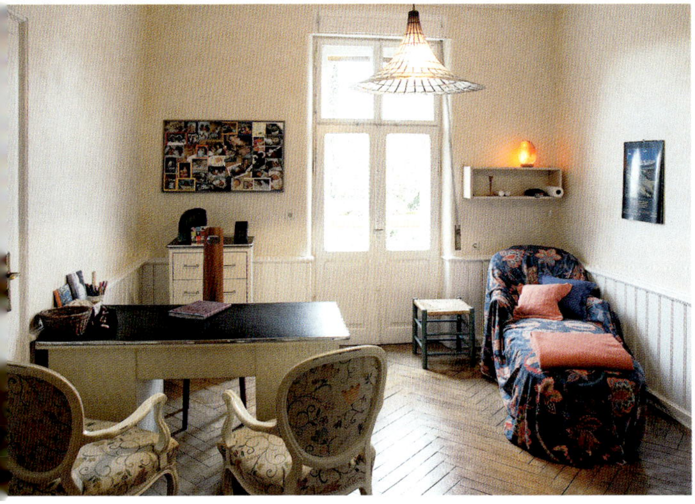

Untersuchungsraum in einem Geburtshaus

Für viele Frauen ist das Geburtshaus der Kompromiss zwischen Haus- und Klinikgeburt. Sie können in einer Wohnzimmer-Atmosphäre entbinden, die authentischer ist als das oft sehr kühl und nach Marketing-Gesichtspunkten gestylte Ambiente des Krankenhaus-Kreißsaals. Sie können bereits die gesamte Schwangerschaft hindurch von den im Geburtshaus tätigen Hebammen betreut werden, das Kursangebot nutzen und so mit allem vertraut werden. Kommt die Frau dann zum Gebären ins Geburtshaus, fühlt sie sich dort bereits heimisch. Auch kann sie sich ausreichend lange vor der Niederkunft davon überzeugen, ob das Geburtshaus und die dort praktizierte Betreuung ihren Wünschen und Vorstellungen entsprechen.

Empfehlungen der Weltgesundheitsorganisation

Die Weltgesundheitsorganisation (WHO) hat für die Geburt 16 Empfehlungen ausgesprochen, die weltweit Gültigkeit haben. Es ist interessant, diese Hinweise mit der Realität zu vergleichen. Für manche Frau kann diese Aufstellung eine gute Hilfe sein, ihre Interessen und Wünsche im Krankenhaus ihrer Wahl durchzusetzen.

Geburt ist keine Krankheit

1. Die gesamte Öffentlichkeit sollte über die verschiedenen Verfahren der Geburtshilfe informiert sein, damit es jeder Frau möglich ist, die für sie richtige Art und Weise der Geburtshilfe zu finden.
2. Die Ausbildung der Hebammen und aller Berufsgruppen, die die Frau und das Kind rund um die Geburt betreuen, muss gefördert werden. Die Betreuung einer normalen Schwangerschaft, bei der Geburt und im Wochenbett gehört zum Aufgabenbereich der Hebammen und der angrenzenden Berufe.
3. Alle Krankenhäuser sollten den schwangeren Frauen Informationen über die von ihnen praktizierte Geburtshilfe (z.B. die Höhe ihrer Kaiserschnittrate) frei zugänglich machen.
4. Es gibt keinerlei Rechtfertigung für eine Kaiserschnittrate über 10 bis 15 Prozent.
5. Einmal Kaiserschnitt muss nicht für alle folgenden Geburten auch Kaiserschnitt bedeuten. Nach einer solchen Operation, bei der die Gebärmutter an einer tief liegenden Stelle geöffnet wurde, kann eine vaginale Entbindung angestrebt werden, wenn im Notfall schnell ein Eingriff durchgeführt werden kann.
6. Es gibt keine Beweise dafür, dass routinemäßige elektronische Dauerüberwachung der kindlichen Herztöne einen positiven Einfluss auf den Ausgang der Geburt hat.
7. Für eine Rasur der Schamhaare oder einen Einlauf vor der Geburt besteht kein Anlass.
8. Während der Wehentätigkeit sollten schwangere Frauen nicht auf dem Rücken liegen. Sie sollten angeregt werden, während der Wehen herumzulaufen und sich frei zu entscheiden, in welcher Position sie gebären möchten.
9. Routinemäßige Dammschnitte sind nicht zu rechtfertigen.

10. Geburtseinleitungen sollten nicht aus Bequemlichkeit stattfinden. Verabreichung von Wehenmitteln sollte nur nach strenger medizinischer Indikation erfolgen.
11. Schmerzstillende und betäubende Medikamente sollten nicht routinemäßig, sondern nur zur Behandlung oder Verhütung einer Geburtskomplikation eingesetzt werden.
12. Für eine frühzeitige Eröffnung der Fruchtblase als Routineeingriff gibt es keine wissenschaftliche Begründung.
13. Das gesunde Neugeborene gehört zu seiner Mutter, wenn es der Zustand von beiden erlaubt. Die Beobachtung des Kindes rechtfertigt nicht die Trennung von der Mutter.
14. Nach der Geburt sollte der Mutter möglichst bald Gelegenheit zum Stillen gegeben werden.
15. Geburtshilfliche Einrichtungen, die mit dem Einsatz von Technik kritisch umgehen und emotionale, psychische und soziale Aspekte in den Vordergrund stellen, sollten bekannt gemacht werden. Diese Projekte sollten gefördert werden, um als Modelle für andere geburtshilfliche Einrichtungen zu dienen und die Einstellung zur Geburtshilfe in der Öffentlichkeit zu verändern.
16. Regierungen sollten über die Schaffung von Bestimmungen nachdenken, die den Einsatz neuer Geburtstechnologien nur nach angemessener Prüfung erlauben.

Muss der Mann mit in den Kreißsaal?

Für viele Männer ist es heute selbstverständlich, ihre Frau in den Kreißsaal zu begleiten – auch diesbezüglich hat sich vieles geändert in den vergangenen Jahrzehnten. Männer wollen sich das Geburtsgeschehen nicht entgehen lassen, wollen mithelfen und beteiligt sein beim Elternwerden.

Aber es gibt auch Männer, die der Geburt nichts abgewinnen können, die Angst haben vor den Urgewalten, denen die Frau in diesen Stunden ausgesetzt ist. Die völlig schockiert sind, wenn sie erleben, wie laut ihre Frau stöhnen und schreien und wie unflätig sie fluchen kann. Denen es nahe geht, untätig aushalten zu müssen, wie sehr die geliebte Partnerin hier leiden muss.

Es gibt Männer, die der Anblick des aus dem Geburtskanal austretenden Babys so nachhaltig verstört, dass sie noch monatelang danach ihre Frau nicht mehr körperlich begehren.

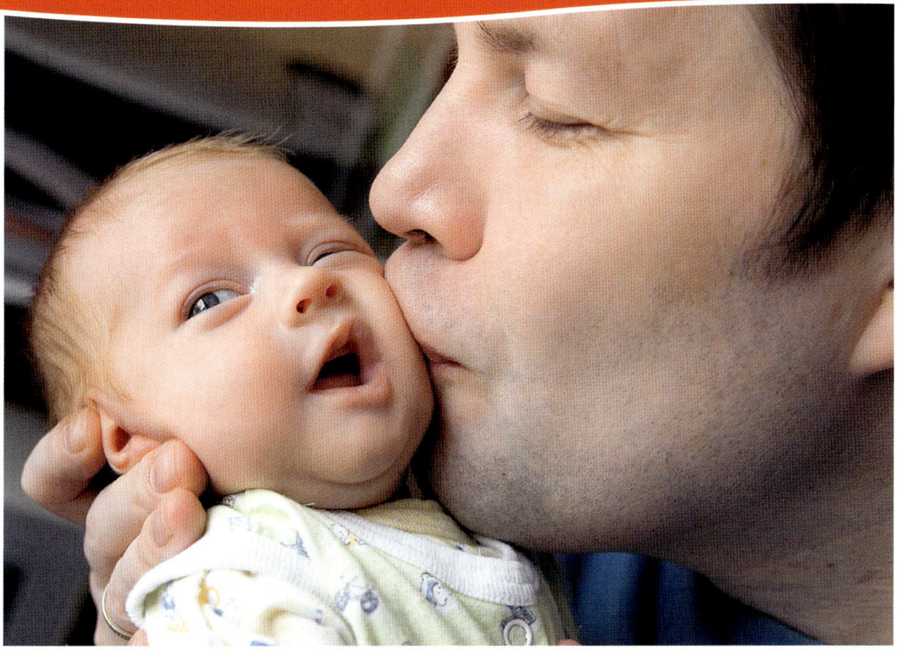

Der Vater muss nicht unbedingt bei der Geburt im Kreißsaal dabei sein, um anschließend eine gute Beziehung zu seinem Kind aufbauen zu können.

Es gibt Männer, die kein Blut sehen können – und jede Geburt ist nun einmal blutig.

Es gibt auch Männer, die vor lauter Fotografieren und Filmen gar nichts mehr erleben können, sondern alles nur noch durch das Objektiv ihrer Kamera sehen, sogar den ersten Augenblick mit ihrem Kind.

Und es gibt Männer, denen der gesamte Geburtsvorgang eher lästig ist und die währenddessen ihre E-Mails checken und im Internet surfen – Laptop und Handy sind heutzutage auch im Kreißsaal nicht mehr tabu.

Es ist also durchaus eine Überlegung wert, ob ein Mann seine Frau zur Geburt wirklich begleiten soll oder nicht. Denn ein Mann, der sich nicht wie die Frau dem Geschehen anvertrauen kann, der womöglich alles besser weiß und nicht akzeptiert, dass bei der Geburt nur die Gebärende und die Hebamme sowie allenfalls noch die Geburtshelferin oder der Geburtshelfer das Sagen hat, wird im Kreißsaal stören und die Geburt eher behindern als voranbringen.

Vielleicht ist es an der Zeit, dass Frauen nicht von ihrem Mann verlangen oder stillschweigend voraussetzen, dass er sie in den Kreißsaal begleitet. Dass sie die Frage, ob er mitkommt, auch nicht suggestiv formulieren im Sinne von »Du lässt mich doch in dieser Situation nicht im Stich?!« oder »Du willst doch auch, dass wir das Kind zusammen bekommen?« Es ist vielleicht auch an der Zeit, dass Männer zu ihrer Angst stehen und sich nicht zwingen, die Geburt mitzuerleben, wenn es sie so viel Überwindung kostet.

Herausfinden lässt sich das nur in einem offenen Gespräch, bei dem sowohl die werdende Mutter als auch der Vater ihre jeweiligen Ängste und Befürchtungen aussprechen dürfen, ohne die Wertschätzung des anderen zu verlieren. Vielleicht fasst ein Mann dann den Mut, sich dem Unbekannten und Unvorstellbaren auszusetzen – und gemeinsam mit seiner Frau etwas zu erleben, was ganz einzigartig ist, was er in dieser Dimension nie wieder erleben wird und was keine Kamera und kein Handy wiedergeben kann: das Wunder, dass aus Liebe Leben wird. Ein Kind.

Wenn der Vater die Bonding-Phase miterlebt hat, wird er eine intensivere Beziehung zu seinem Kind entwickeln können – und das Kind zu ihm.

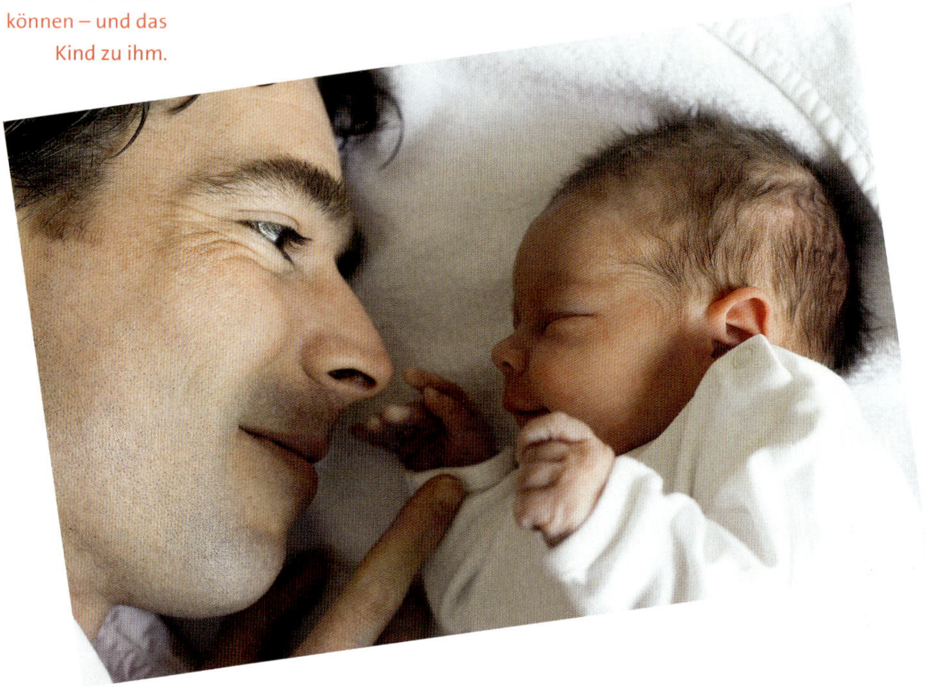

Die prägenden ersten Stunden – das Bonding

Wichtige Weichen für die Bindungsfähigkeit des Kindes werden in den ersten zwei Stunden nach der Geburt gestellt, weitere in den ersten drei Lebensjahren. Unmittelbar nachdem es die schützende Hülle des Mutterleibs verlassen hat, sollte das Baby warm umfangen werden, das leise Murmeln der vertrauten Stimmen von Mutter und Vater hören, die es begrüßen und nach der großen Anstrengung tröstend beruhigen. Von warmen Händen gestreichelt und gut gehalten, findet sein Mund die feinste Düfte verströmende

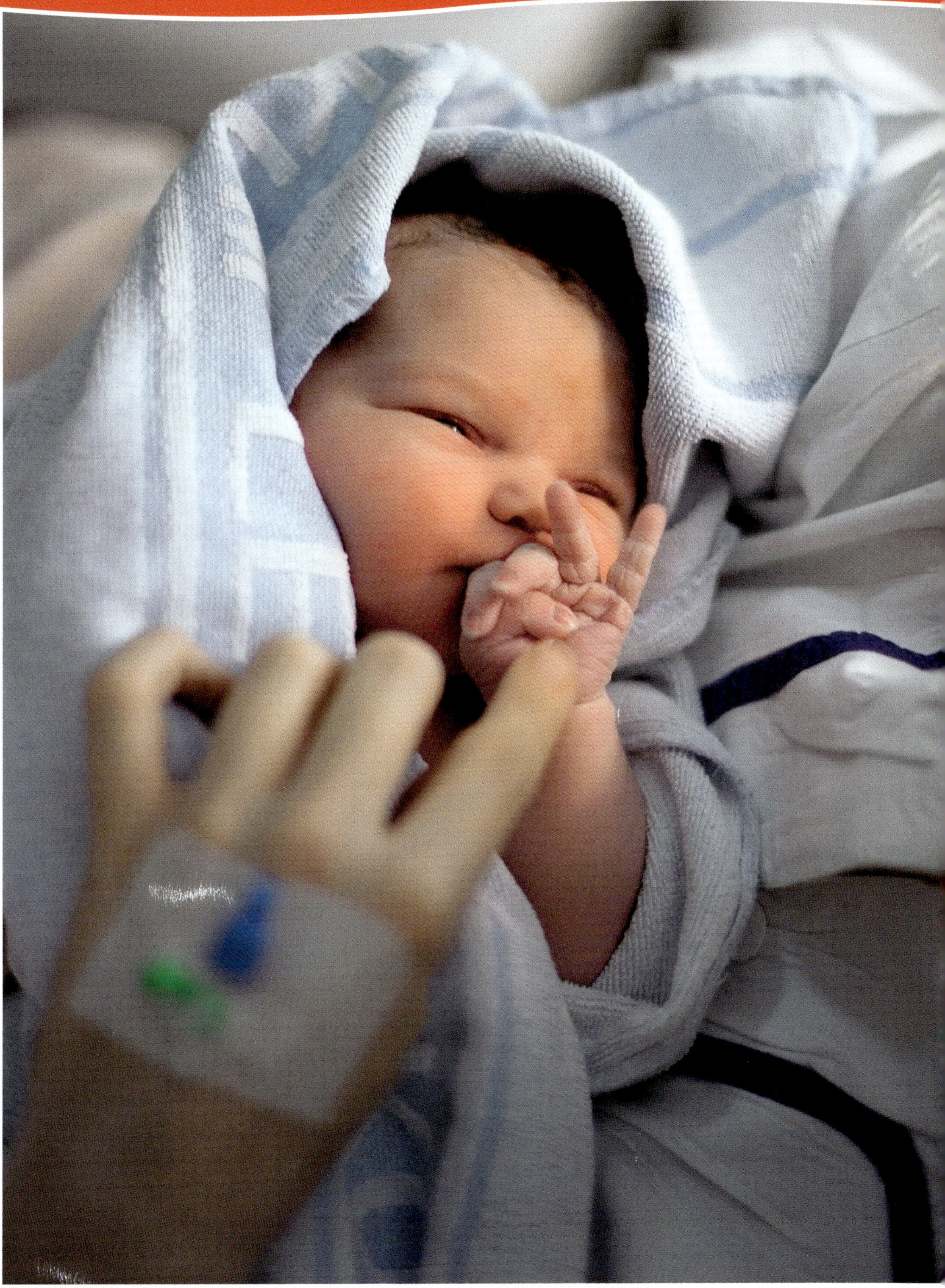

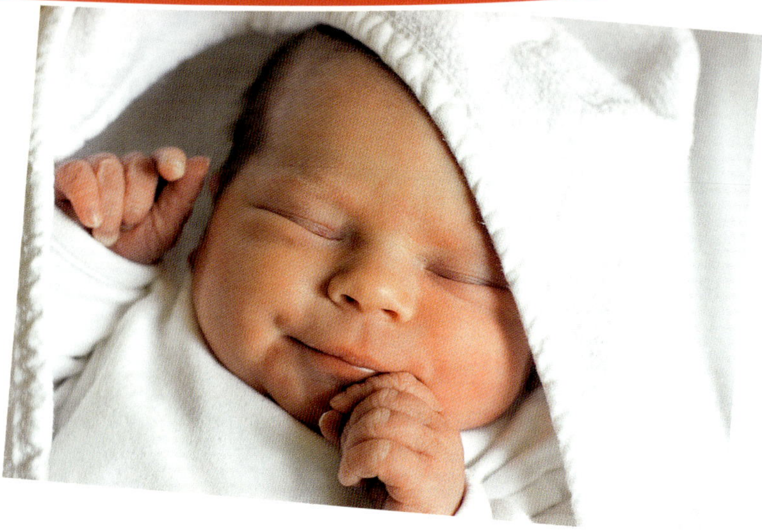

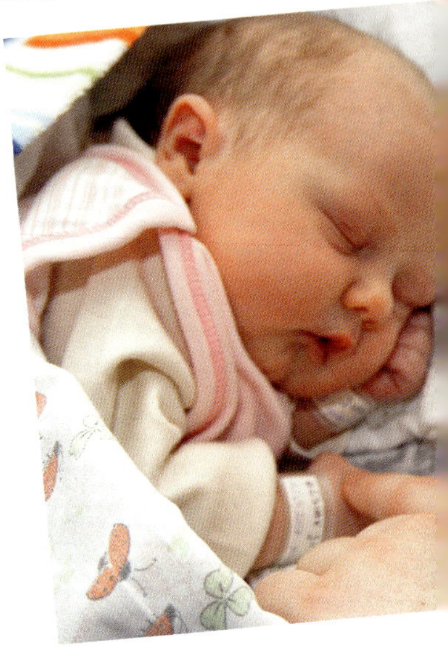

Drei zufriedene Babys – wohl behütet und umsorgt

Brust. Dort saugt es die für sein Gedeihen so wichtige Vormilch, erfährt es Verlässlichkeit, Schutz, Geborgenheit. All das sind mit die wichtigsten Voraussetzungen dafür, dass das Kind ein Urvertrauen aufbauen kann (siehe auch Seite 113).

Ganz andere Erfahrungen werden ein Baby prägen, wenn es nur kurz oder gar nicht bei der Mutter verweilen darf, und anstatt sich ausruhen zu dürfen, erst einmal mit weiteren Reizen überschüttet wird – beim Wiegen, Waschen, Wickeln und Anziehen. Wenn es gerade in der Zeit, in der sein Saugreflex am ausgeprägtesten ist, nicht angelegt wird, sondern erst später, wenn die Hebamme alle Formalitäten erledigt hat und Mutter und Kind an ihre Nachfolgerin oder die Kolleginnen der Wöchnerinnen-Station übergeben kann. Meist ist das Kind dann bereits so müde, dass es sofort einschläft und das erste Stillen misslingt.

Eltern sind deshalb gut beraten, wenn sie schon bei der Anmeldung zur Geburt in der Klinik darauf bestehen, dass das Kind in diesen ersten zwei Stunden nach der Geburt konsequent bei ihnen bleibt – im Arm der Mutter und an ihrer Brust. Das kostet manchmal etwas Mut und vor allem Hartnäckigkeit, aber es lohnt sich. Viele Eltern berichten, dass ihre Kinder keine Schlaf- oder Trinkprobleme hatten und zufriedene Babys waren, wenn sie diese Prägephase in Ruhe erleben durften. Der Geburtshelfer oder Kinderarzt kann die nötige Untersuchung des Kindes für die U 1 (siehe Seite 281) auch auf dem Bauch der Mutter vornehmen.

Viele Eltern machen sich darüber vorher keine Gedanken und sind dann – noch überwältigt vom Erlebnis der Geburt – nicht in der Lage, der Klinikroutine etwas entgegenzusetzen. Die entbindende Hebamme darf nämlich

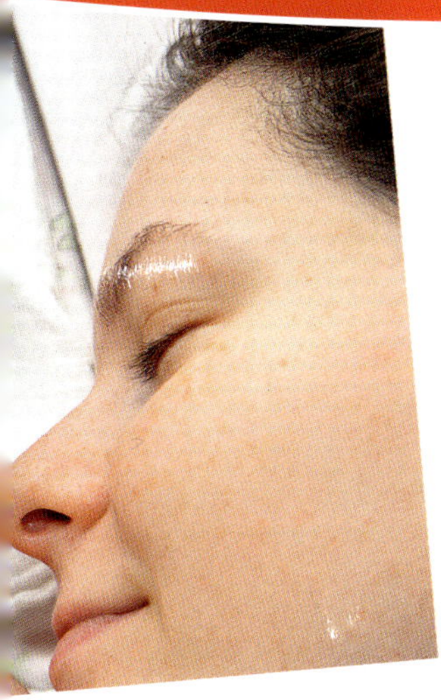

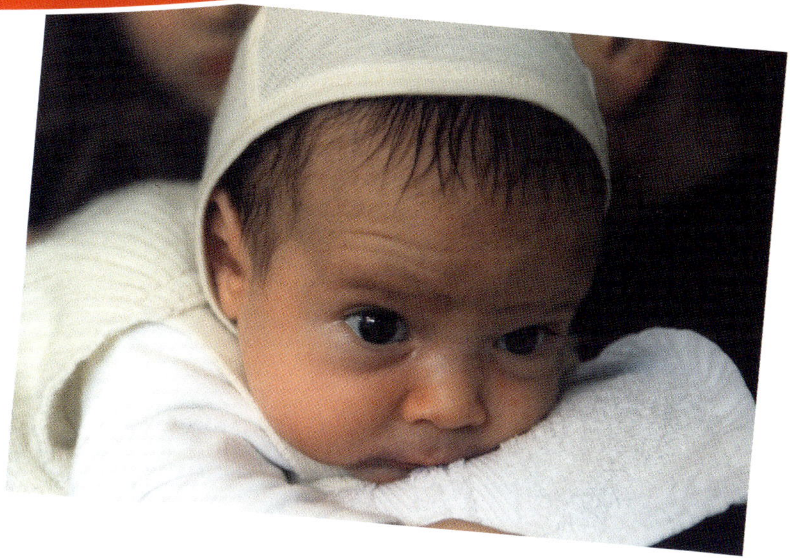

erst gehen, wenn sie die nötigen Eintragungen im Mutterpass erledigt hat. Dazu gehört, das Kind zu wiegen und zu messen. Beides ist aber erst möglich, wenn das Kind von der Mutter weg ist. Eine Hebamme im Schichtdienst wird deshalb bemüht sein, möglichst rasch diese Daten zu erhalten – und die Prägephase entsprechend stören.

Eltern und Kind gehören in dieser wichtigen Zeit zusammen. Danach kann das Kind in Ruhe gewaschen, gemessen, gewogen, gewickelt und angezogen werden, um dann wiederum im Bettchen neben der Mutter oder in ihrem Arm satt, trocken, warm und zufrieden einzuschlafen. Rooming-in ist glücklicherweise heute auf allen Entbindungsstationen üblich. Sofern es dem Kind gut geht, braucht es zu keiner Zeit von der Mutter getrennt zu werden – auch nicht, um ihr Ruhe oder Schlaf zu verschaffen. Die Mutter ist nach der Geburt sowieso dank der zuvor verstärkt abgegebenen »Glückshormone«, den Endorphinen, hellwach und wird noch lange Zeit ihr Baby betrachten, seinen Schlaf bewachen und das Erlebte verarbeiten. Auch wird sie – selbst wenn sie einschläft – schon beim ersten Mucks des Kindes wach sein und es zu sich holen wollen, um es ihrer Nähe zu versichern oder es erneut anzulegen, wenn es wieder Hunger spürt.

Säuglingszimmer sind auf Wochenbettstationen deshalb ebenso überflüssig wie unsinnig – keine Kinderkrankenschwester achtet besser auf ein Kind als die Mutter selbst. Dies umso mehr, als in so einem Kinderzimmer viele Babys liegen und die Schwester kaum allen zugleich gerecht werden kann.

Frauen sollten deshalb bei der Wahl des Krankenhauses von vornherein darauf achten, dass diese Grundbedürfnisse von Kind und Mutter respektiert werden.

Eine Handvoll Mensch – »Frühchen«

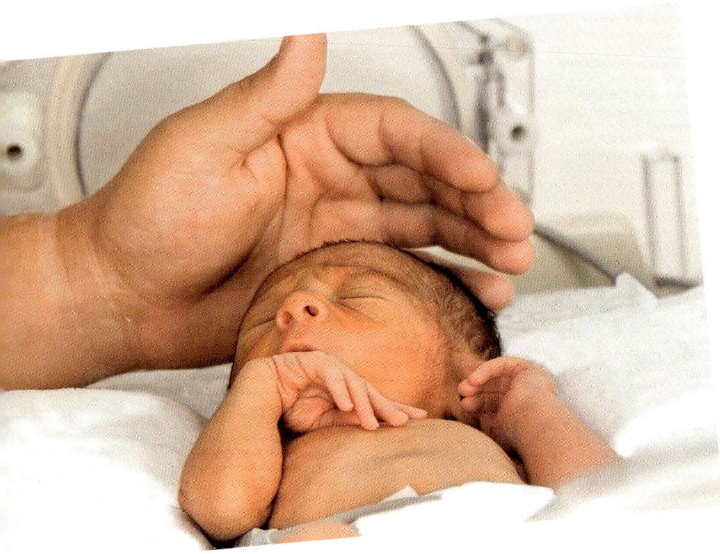

Jedes Jahr werden weltweit mehr als 130 Millionen Babys zu früh geboren – also vor Vollendung der 37. Schwangerschaftswoche, das ist jedes zehnte Neugeborene. In Deutschland sind es rund 60.000 Babys. Tendenz: steigend.

Die moderne Neonatologie hat es geschafft, dass selbst kleinste Frühgeborene eine Überlebenschance bekommen. Bei der 23. Schwangerschaftswoche liegt heute die Grenze – die Kinder sind dann oft nur 500 bis 700 Gramm schwer und kaum mehr als eine Handvoll Mensch. Entscheidend für die Lebensfähigkeit ist die Ausbildung der Lunge – sie ist das Organ, das als letztes ausreift, lange nach Herz, Darm oder Nieren. Die Lunge braucht das Baby, um außerhalb des Mutterleibs existieren zu können – nur damit kann es atmen. Bei Kindern, die vor der 30. Schwangerschaftswoche geboren werden, haben sich die Lungenbläschen noch nicht entfaltet. Sie verfügen noch nicht über *Surfactant*, eine Flüssigkeit, die verhindert, dass die Lungenbläschen zusammenfallen. Seit sich Surfactant künstlich über die Beatmungsschläuche in die Lunge blasen lässt, wodurch die Lunge schneller reift, haben extrem Frühgeborene bessere Überlebenschancen.

Die durchschnittliche Überlebensrate für Frühgeborene liegt heute bei 80 bis 90 Prozent. Je früher und unreifer das Kind jedoch geboren wird, desto wahrscheinlicher ist es, dass es bleibende Schäden davontragen wird. Am gefürchtetsten sind auch heute noch Hirnblutungen, die nicht selten Lähmungen oder Krampfanfälle nach sich ziehen. Und immer noch können Frühchen erblinden oder ertauben.

Das Wichtigste, was Frühgeborene brauchen – außer einer guten medizinischen Versorgung –, ist die Nähe der Eltern. Und zwar die unmittelbare, körperliche Nähe, Hautkontakt. *Känguruhen* nennt man das, weil die Kinder wie ein Känguruh-Junges im Beutel seiner Mutter an der nackten Brust Körpernähe spüren dürfen. Den Mut dazu hatte in den 1980er-Jahren erstmals

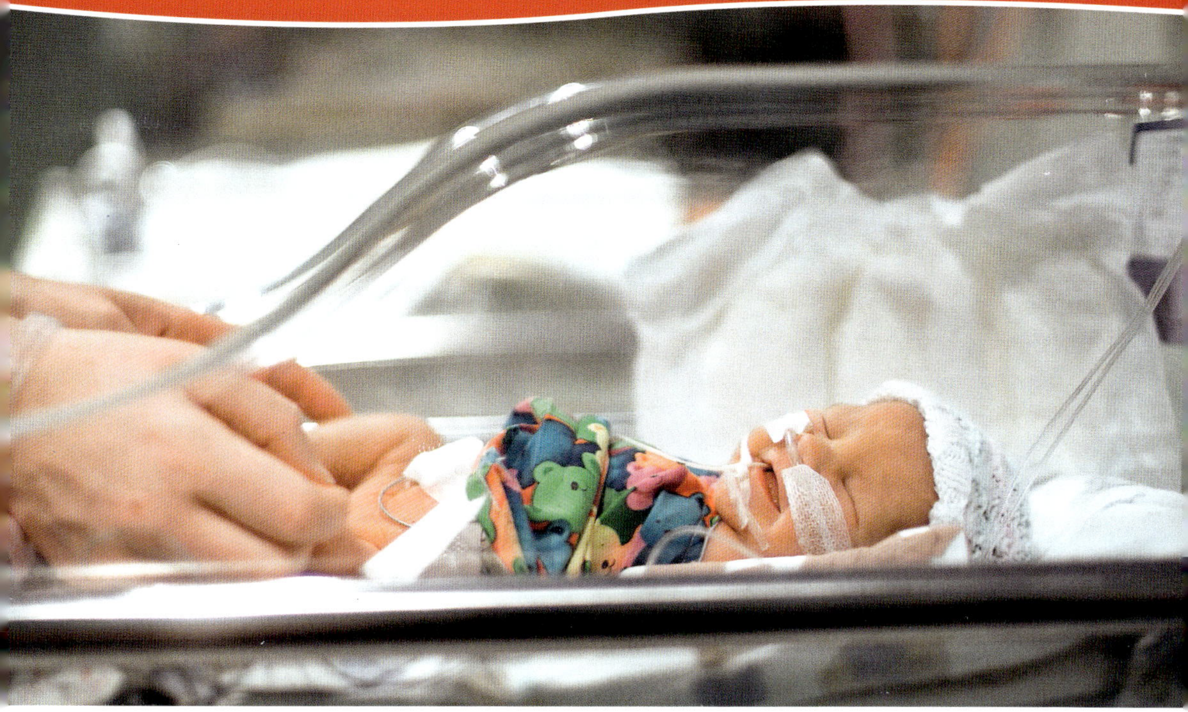

Lebensrettende Technik: ein Frühgeborenes im Inkubator, dem »Brutkasten«.

die Wiener Neonatologin Dr. Marina Marcovich – sie fand es einfach unerträglich, dass Eltern ihr Kind wochen- und monatelang nur durch Glasscheiben hindurch sehen durften. Als sie erstmals auf Ärztekongressen von ihren positiven Erfahrungen mit dem Känguruhen berichtete, wurde sie ausgebuht und -gepfiffen. Zehn Jahre später hatten alle, die sie so massiv angegriffen hatten, das Känguruhen eingeführt. Die Fakten waren nicht mehr länger zu ignorieren: Die Babys entwickelten sich besser, waren ruhiger, konnten früher von der Beatmung genommen werden.

Das Wochenbett – in der Klinik oder zu Hause?

Wie lange eine Frau nach der Geburt noch in der Klinik bleibt, hängt davon ab, wie gut sie zu Hause betreut werden kann. Idealerweise wird die frischgebackene Mutter in den ersten vier Wochen nach der Geburt komplett von allen Aufgaben in Haushalt und Familie entlastet und braucht nur das zu tun, was sie selbst will und wonach ihr der Sinn steht.

In der vertrauten Umgebung zu Hause kann sie sich meist am schnellsten erholen. Das eigene Schlafzimmer ist garantiert ein Einzelzimmer, in dem sie sich nicht mit anderen Wöchnerinnen auseinandersetzen oder deren Besucher ertragen muss – meist just in dem Moment, wenn sie das Baby stillen möchte. Keine Putzfrau stört den Schlaf in den frühen Morgenstunden, und zu essen gibt es das, was sie sich wünscht, und nicht das, was die Kantine gerade im Angebot hat. Besuch kann sie zulassen oder sich vom Leib halten – ganz wie es passt.

Auch das Baby kann sich in der häuslichen Umgebung, deren Geräusche es schon aus dem Mutterleib kennt, besser eingewöhnen und wird weniger gestört.

In den ersten zehn Tagen nach der Geburt kann die Hebamme täglich ins Haus kommen, um das Abheilen eines Dammschnitts und die Rückbildung der Gebärmutter zu überwachen. Sie schaut, ob das Kind gut gedeiht, und gibt wichtige Tipps und Informationen zum Stillen und Wickeln. Auch in den Monaten danach kann sie die Frau noch weiterbetreuen.

Was viele Frauen nicht wissen: Stellt der Kinderarzt bei einer der Vorsorgeuntersuchungen (siehe Seite 282) fest, dass Mutter und Kind hilfebedürftig sind, kann er Hausbesuche einer Gesundheits- und Kinderkrankenschwester

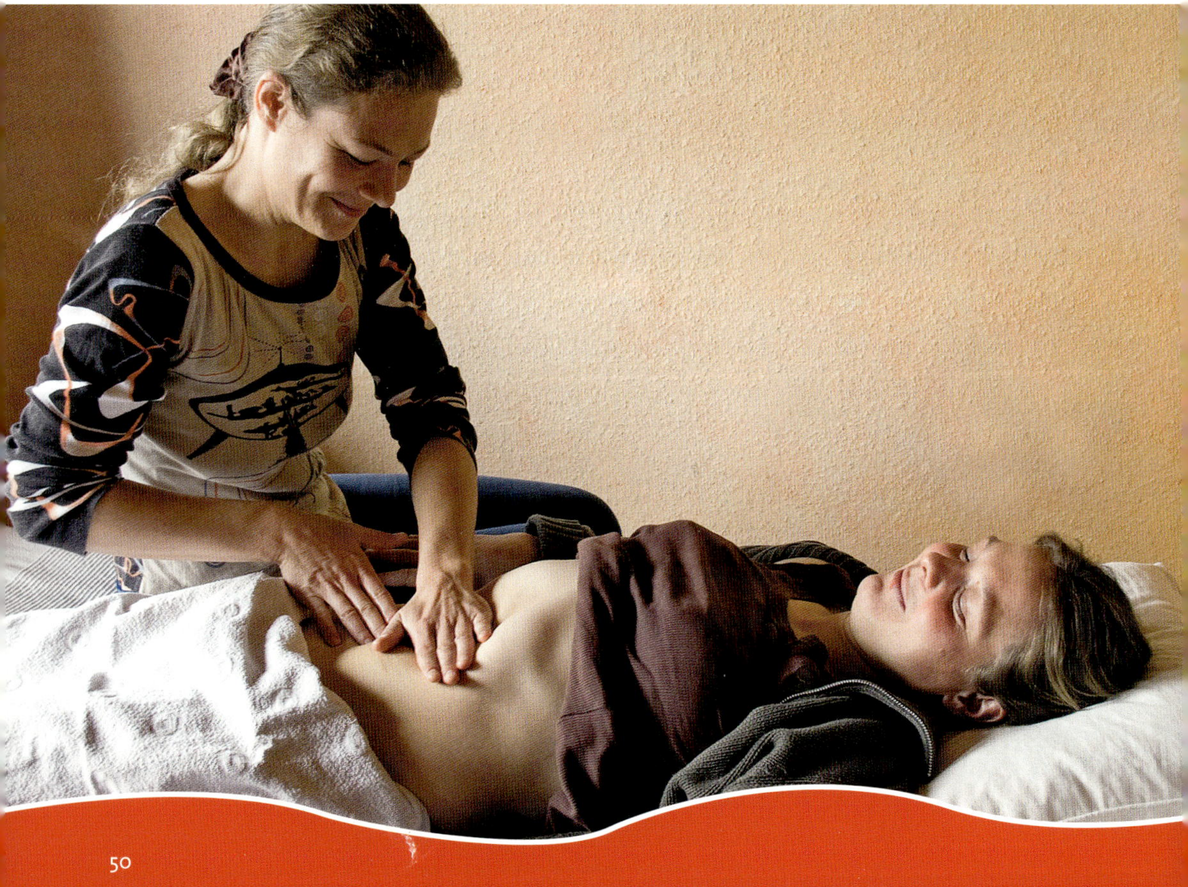

Die Hebamme gibt der Mutter beim Hausbesuch eine rückbildungsfördernde Bauchmassage.

veranlassen. Sie kann den Eltern in der vertrauten häuslichen Atmosphäre zeigen, wie sie ihr Kind wickeln, baden oder pflegen können, welche Kleidung günstig ist, wie das Kind zum Stillen richtig angelegt wird, wie das Schlafzimmer oder das Bettchen gestaltet sein sollte, wie sich Zahnungsprobleme lösen lassen, wie ein Schreikind beruhigt werden kann, oder was an Fragen in den ersten Lebensmonaten noch auftauchen kann. Insgesamt zehn Hausbesuche kann die Kinderkrankenschwester machen – und den Eltern damit mehr Sicherheit im Umgang mit dem Kind vermitteln.

Ist ein Kind chronisch krank, können Eltern über eine »zeitintensive Behandlungspflege« unterstützt werden, die der Kinderarzt beantragt. Dabei bleiben die Kinderkrankenschwestern länger im Haus, um die Eltern bei der Betreuung des Kindes zu entlasten.

Web-Tipps

www.quag.de
Homepage der Gesellschaft für Qualitätssicherung in der außerklinischen Geburtshilfe e.V.

www.geburtshaus.de
Das Netzwerk der Geburtshäuser in Deutschland

www.hebammen.de
Homepage der Hebammen mit Informationen zur Betreuung während Schwangerschaft, Geburt und Wochenbett sowie bundesweiter Hebammen-Suchmaschine

www.kinderkrankenpflege-netz.de
Adressen von Kinderkrankenpflegediensten in Wohnortnähe

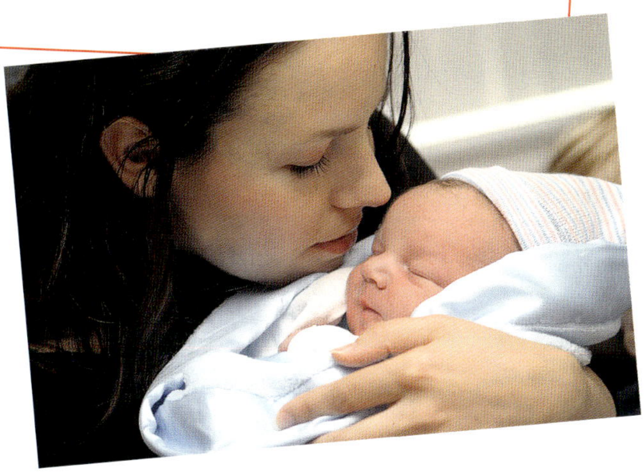

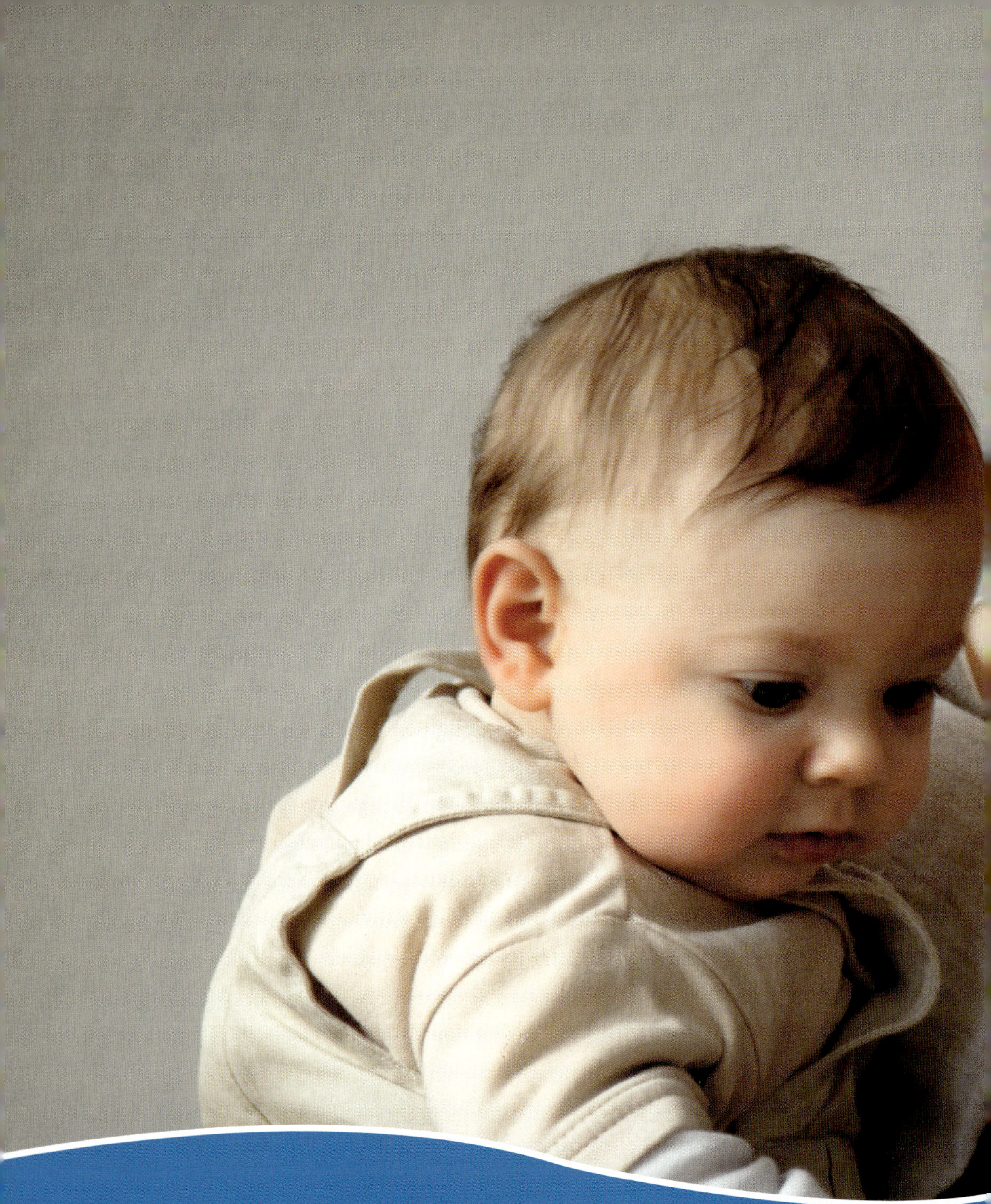

Rückbildung &

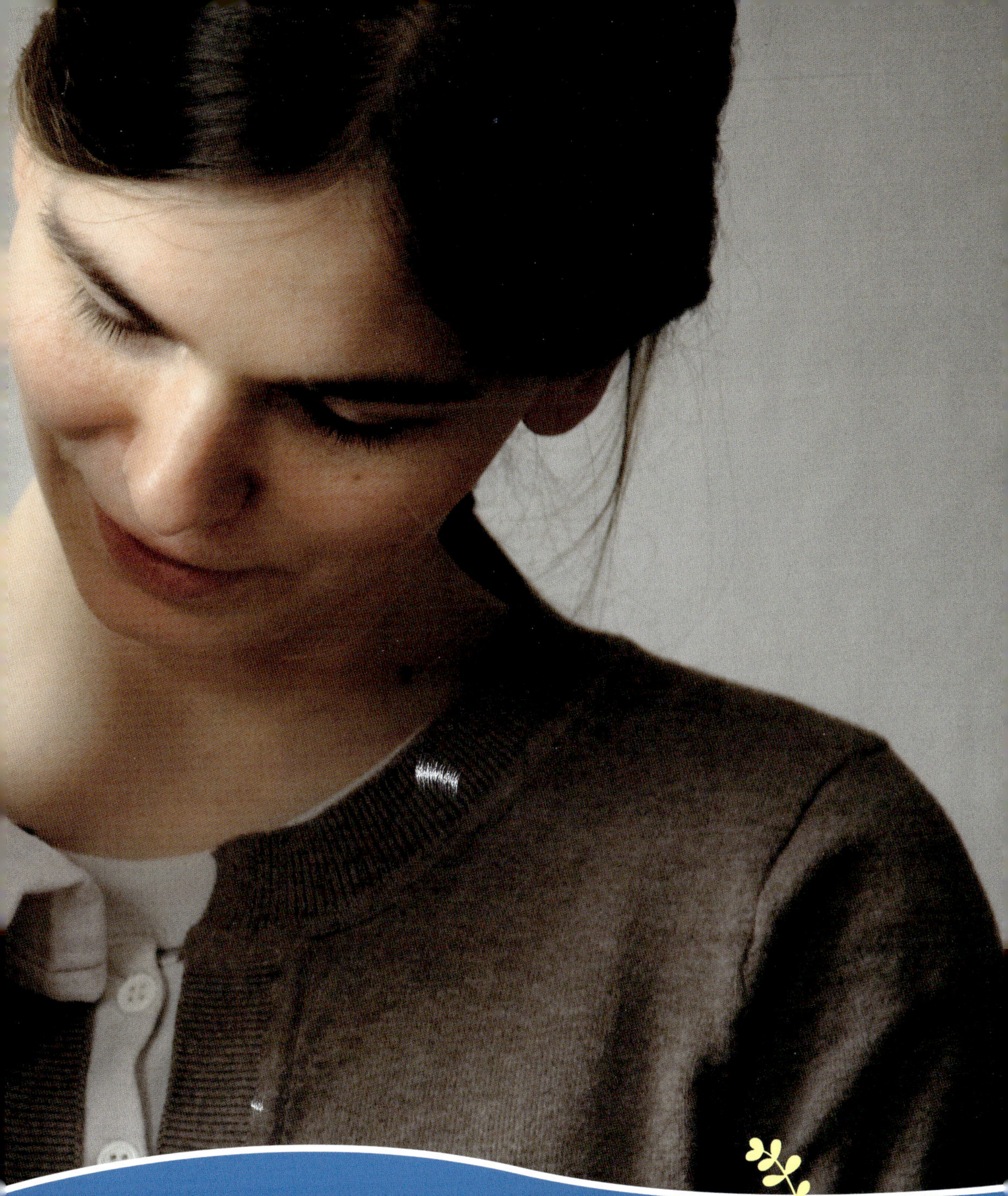

Baby-Blues

Die Muskeln wieder straffen

Susanne Kitchenham

Tue deinem Leib Gutes, damit deine Seele Lust hat, darin zu wohnen.

Teresa von Avila, Kirchenlehrerin und Heilige (1515-1582)

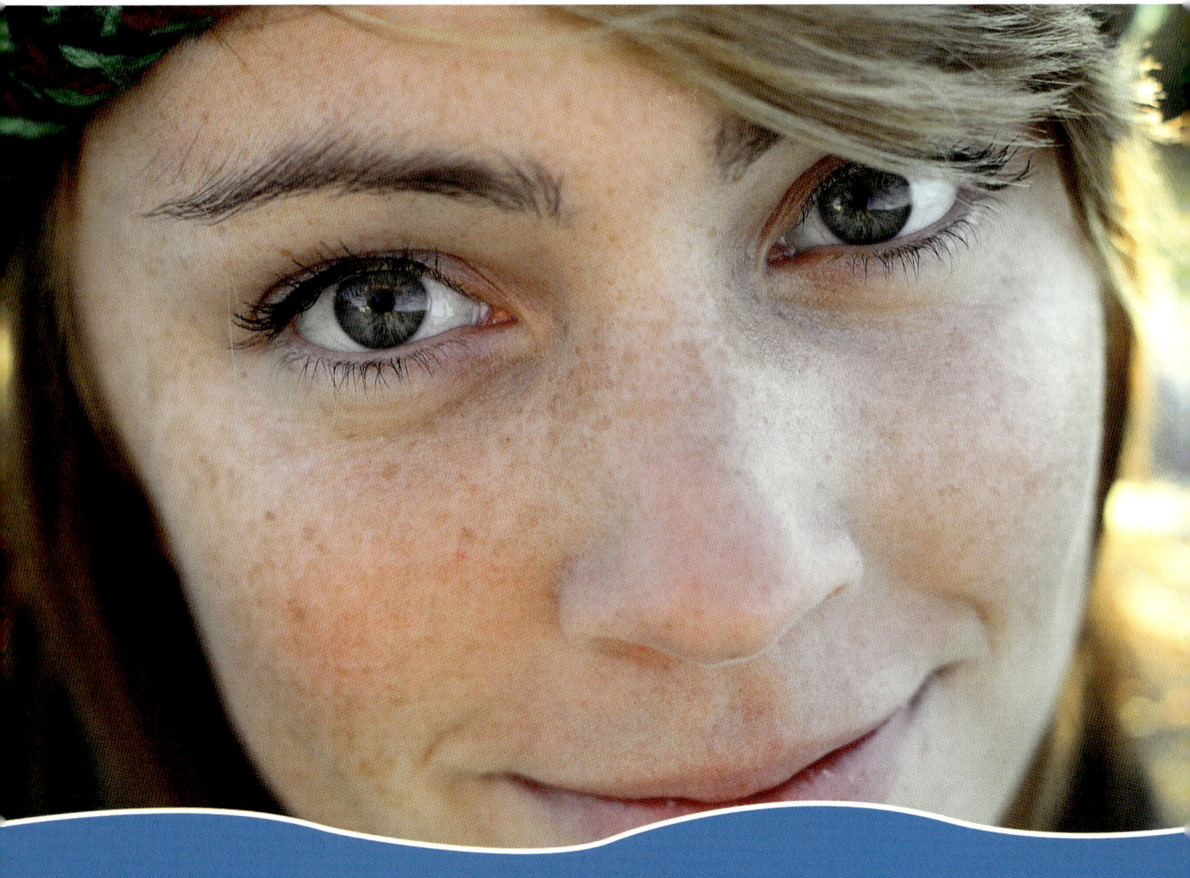

Die richtige Rückbildungsgymnastik

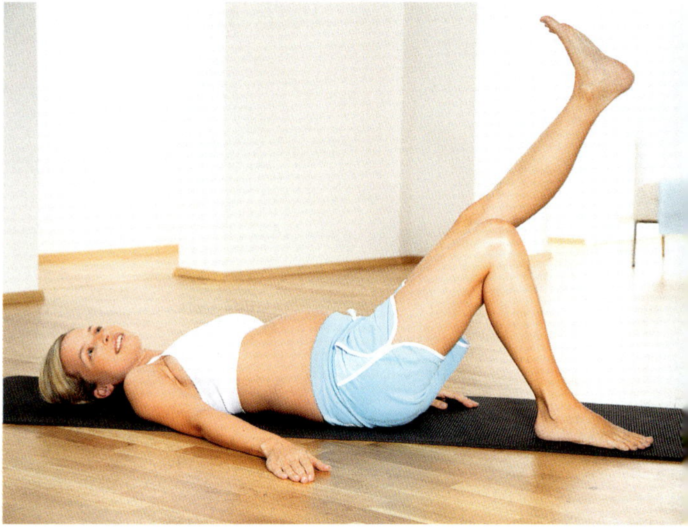

Die Rückbildungsgymnastik sollte zu Beginn in erster Linie ein Training für den Beckenboden sein, weniger für die Bauchmuskeln.

Nach einer Geburt will jede Frau körperlich so schnell wie möglich wieder so aussehen wie vor der Schwangerschaft. Der Bauch soll weg, und zwar rasch. Für die meisten ist der Wunsch, wieder rank und schlank zu sein, der stärkste Motor, an einer Rückbildungsgymnastik teilzunehmen. Jedes Krankenhaus bietet heute entsprechende Kurse für Wöchnerinnen an. Aber Vorsicht: Stehen dabei vor allem Übungen im Vordergrund, die die Bauchmuskeln kräftigen, belastet dies den noch schwachen Beckenboden zu sehr. Die Folge: Harnblase, Gebärmutter und Enddarm können sich verschieben. Auch die Wirbelsäule wird bei einigen dieser Übungen zu stark belastet. So klagen viele Mütter mit Babys und Kleinkindern häufig über Rückenschmerzen, Beckenboden- und Blasenprobleme.

Eine Rückbildungsgymnastik muss erst einmal den Beckenboden stärken, der aufgrund der Geburt stark gedehnt worden ist, vor allem bei Frauen, die lange und intensiv pressen mussten. Anschließend kann sich das als Inkontinenz von Blase und Enddarm bemerkbar machen: Wenn die Beckenbodenmuskeln sehr schwach sind, können beide nicht mehr kontrolliert entleert werden.

Deshalb ist es so wichtig, erst einmal die Beckenbodenmuskulatur zu stärken – die Bauchmuskulatur ist erst viel später an der Reihe. Wird sie trainiert, bevor der Beckenboden wieder in Form ist, bekommt die Gebärmutter nicht genügend Halt von unten und wird durch den Druck aus dem Bauchraum nach hinten und unten gedrückt. Nur ein kräftiger Beckenboden stützt die Gebärmutter gut genug ab, wenn sie beim Bauchmuskeltraining Druck von oben bekommt. Senkungen haben ihre Ursache deshalb sehr häufig in einer falschen Rückbildungsgymnastik.

Der Beckenboden

Der Beckenboden besteht aus drei verschiedenen Muskelpaketen, die wie eine Hängematte die inneren Bauchorgane am unteren knöchernen Beckenausgang tragen und abstützen. Die Muskelschichten sind gitterähnlich miteinander vernetzt. Harnröhre, Enddarm und Scheide durchbrechen die Muskulatur an drei Stellen.

Der Beckenboden spielt auch bei der Sexualität eine wichtige Rolle. Einige Muskelschichten umgeben die Scheide, und viele Frauen empfinden einen Orgasmus besonders intensiv, wenn sie diese Muskeln gezielt entspannen oder zusammenziehen. In Amerika heißt die Beckenbodengymnastik deshalb auch scherzhaft »sexercises«. Der Beckenboden bestimmt außerdem maßgeblich die Körperhaltung. Ein hoheitsvoller, aufrechter Gang basiert immer auch auf einem lebendigen, aktiven Beckenboden!

Sie können den Beckenboden bewusst fühlen, indem Sie versuchen, ein oder zwei Finger innerhalb der Scheide festzuhalten. Der Widerstand, den Sie dabei an den Scheidenwänden spüren, wird von den Muskeln des Beckenbodens ausgelöst. Eine andere Möglichkeit besteht darin, zu versuchen, beim Wasserlassen den Harnstrahl einzuhalten. Mit einem kräftigen Beckenboden gelingt das verhältnismäßig gut. Es gibt allerdings Frauen, die diese Übung beherrschen, aber dennoch Probleme mit dem Beckenboden haben. Denn beim Anhalten des Urinstrahls wird nur ein Teil der Muskulatur eingesetzt. Insofern sagt dieser »Test« nicht besonders viel aus über Stärke oder Schwäche des gesamten Beckenbodens.

Die drei Schichten des Beckenbodens

Das erste Beckenbodenpaket liegt direkt unter der Hautoberfläche. Es besteht aus drei Muskeln. Einer verläuft in U-Form vom Schambein um die Scheide, ein anderer um den After herum. Der U-Muskel unterstützt den Blasenschließmuskel und hält den Scheideneingang leicht geschlossen, der andere Muskel bildet den Afterschließmuskel. Beide sind durch ein Muskelkreuz, dessen Stränge vom Schambein zum unteren Ende des Kreuzbeins verlaufen und sich zwischen Scheide und After kreuzen, direkt miteinander verbunden (»Haltekreuz«). Von unten betrachtet sieht das Ganze aus wie eine liegende Acht (siehe Abbildung 1).

Durch die verbindenden Muskelfasern des Haltekreuzes können wir dieses Muskelpaket nur im Ganzen bewegen, auch wenn wir vielleicht mehr den U-Muskel nach vorne ziehen oder weiter hinten den Afterschließmuskel stärker zusammenziehen wollen.

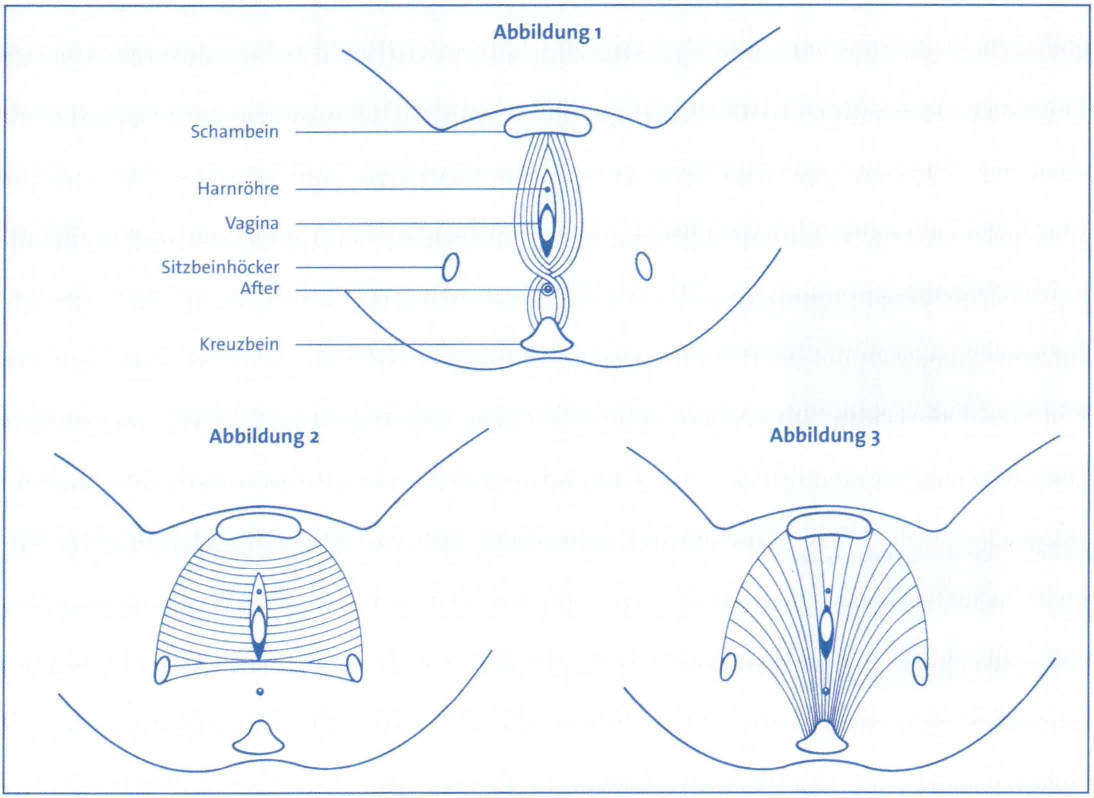

Die Schichten des Beckenbodens: *Abbildung 1:* die äußerste Schicht; *Abbildung 2:* die mittlere Schicht; *Abbildung 3:* die innerste Schicht

Das zweite Muskelpaket liegt mehr im Körperinneren und verläuft von rechts nach links. Wir spannen diese Muskeln häufig an, wenn wir etwas Schweres heben müssen (siehe Abbildung 2).

Das dritte Muskelpaket bildet die dem Körperinneren zugewandte Schicht des Beckenbodens. Sein Hauptmuskel verläuft vom Schambein zum unteren Ende des Kreuzbeins (siehe Abbildung 3). Die Muskelfasern setzen fächerförmig an der ganzen vorderen Breite des Beckenknochens an und bündeln sich zum Kreuzbein hin.

Diese Beckenbodenschicht ist am schwierigsten zu spüren. Sie können sie wahrnehmen, wenn Sie sich rittlings auf einen Stuhl setzen und sich vorstellen, Sie seien ein Känguruh und würden den langen, dicken Schwanz ganz tief auf den Boden hängen lassen. In dieser Haltung ist die innerste Beckenbodenschicht ganz entspannt. Sobald Sie sich vorstellen, Sie würden den Känguruhschwanz nach hinten hochheben, um im nächsten Moment in großen Sprüngen das Weite zu suchen, spannt sich die innerste Beckenbodenmuskulatur und richtet auch den Rücken von unten her auf.

Beckenboden-Entspannungstraining bei der Geburtsvorbereitung

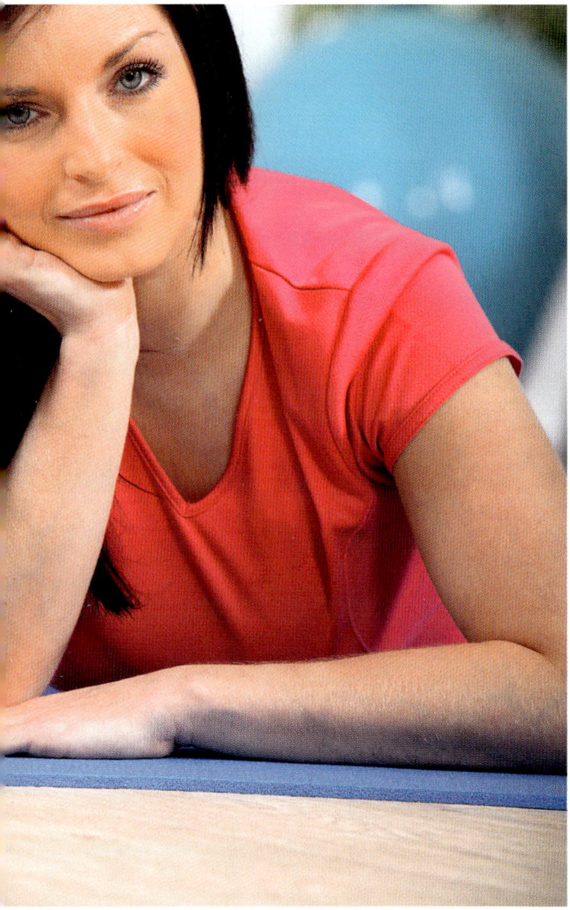

Genauso wichtig, wie den Beckenboden gut anspannen zu können, ist es, ihn bewusst zu entspannen – vor allem für die Geburt.

Während sich das Baby bei der Geburt durch die Scheide nach außen schiebt, muss sich der Beckenboden sehr stark dehnen. Der Druck des Babyköpfchens presst das knöcherne Becken der Mutter von innen auseinander. Frauen spüren dies oft sehr genau. Für Beckenbodenmuskeln ist da absolut kein Platz mehr: Die von vorne nach hinten verlaufenden Muskeln werden nach vorne und zu den Seiten verschoben, die von links nach rechts verlaufenden Fasern nach außen vor das Schambein und vor den Steiß.

Damit der Beckenboden die Geburt unbeschädigt übersteht, ist es wichtig, dass die Frau die Beckenbodenmuskeln gut entspannen kann.

Das zu üben und den Beckenboden bewusst öffnen und locker lassen zu können, gehört unbedingt zu jedem Geburtsvorbereitungskurs. Da die meisten Kurse jedoch nur sieben Termine zu je zwei Stunden umfassen, kann das Entspannen des Beckenbodens oft nicht ausreichend geübt werden.

Dies kann durchaus mit ein Grund dafür sein, dass manche Frauen ihren Beckenboden während der Geburt zu sehr festhalten. Sie verspannen sich aus Angst oder vor Schmerz, anstatt sich dem nach außen drängenden Kindsköpfchen zu öffnen.

Lassen Sie sich deshalb von der Hebamme Entspannungsübungen für den Beckenboden zeigen.

Beckenbodentraining im Wochenbett

Alle Übungen in den ersten Tagen des Wochenbetts sollen die Durchblutung des Beckens sanft anregen, um Schwellungen zügig abklingen zu lassen. Es ist falsch, aber leider gängige Praxis, Frauen mit geschwollenem und verletztem Gewebe an Scheide und Becken, mit Dammriss oder -schnitt, im Bett halb sitzend zu betreuen. Ein unter den Po geschobener Schwimmring lindert zwar den Schmerz beim Sitzen, behindert jedoch die Durchblutung und fördert einen Lymphstau. Sinnvoller wäre es, entspannt auf der Seite oder auf dem Rücken zu liegen.

Wichtig sind außerdem Übungen, die den Beckenboden kräftigen und entlasten, beispielsweise beim Aufstehen vom Liegen oder Sitzen. Drei davon stellen wir Ihnen hier vor.

Übungen im Wochenbett

Die Marilyn-Übung

Legen Sie sich im Bett auf die Seite und schieben Sie beide Beine über die Bettkante, bis diese nach unten baumeln können. Richten Sie sich seitlich zum Sitzen auf und stellen Sie die Füße in Schrittstellung auf den Boden: den vorderen Fuß unter das Knie, den hinteren Fuß unter das Bett. Jetzt stützen Sie den Oberkörper mit Armen und Händen nach hinten ab und strecken den Rücken mit erhobenem Kopf gerade nach oben. Ziehen Sie die Sitzbeinhöcker stramm zusammen, geben Sie sich einen leichten Schubs und stehen Sie erst dann mit etwas Schwung auf. Halten Sie sich danach gleich möglichst gerade. Gehen Sie die ersten Schritte zehenbetont, mit leichtem Hüftschwung und »Knackpopo«, wie Marilyn Monroe in einem sehr engen Rock.

Baumstamm-Übung

Etwa drei bis vier Tage nach der Geburt können Sie die »Baumstamm-Übung« machen. Dann hat sich die Gebärmutter so weit zurückgebildet, dass Sie wieder auf dem Bauch liegen können, ohne dass es drückt. Machen Sie diese Übung bevorzugt dann, wenn Sie das Baby gerade gestillt haben, sonst schmerzen die Brüste.

Legen Sie sich im Bett auf den Bauch und schieben Sie sich ein oder zwei dicke Kissen unter den Bauch. Die Kissen sollten vom Rippenbogen unterhalb der Brüste bis zum Schambein reichen und so dick sein, dass das Rückgrat waagerecht verläuft. Der Po soll nicht erhöht liegen. So sind Brüste und Rückgrat optimal entlastet und Sie können nicht ins Hohlkreuz rutschen. Schwellungen und Dammverletzungen heilen in dieser Haltung übrigens besonders gut. Decken Sie sich zu, damit Sie nicht frieren. Legen Sie die Stirn auf die flachen Fingerspitzen und spreizen Sie die Ellenbogen so weit wie möglich auseinander. Überkreuzen Sie die Füße und stemmen Sie die Zehen des unteren Fußes fest in die Matratze. Schlingen Sie dabei die Beine so fest umeinander, wie Sie nur können, als seien Sie ein dicker Baumstamm. Halten Sie diese Stellung fünf Atemzüge lang, und lassen Sie dann die Beine wieder locker, als wollten Sie »zerfließen« wie ein reifer Camembert. Diese »Baumstamm-Übung« sollten Sie drei- bis viermal täglich ausführen.

Baumstamm-Übung mit angespanntem Beckenboden

Etwa eine Woche nach der Geburt können Sie während der »Baumstamm-Übung« zusätzlich den Beckenboden anspannen. Ziehen Sie ihn beim Einatmen in sich hinein – als ob Sie etwas tief in die Scheide hineinsaugen wollten. Halten Sie die Spannung beim Ausatmen! Atmen Sie dreimal ein und aus, ohne die Spannung loszulassen. Zwei Wochen nach der Geburt können Sie auf zehn Atemzüge steigern. Der Beckenboden wird bei dieser Übung weit ins Kreuzbein hochgezogen und lenkt die Gebärmutter in die richtige Richtung. Mit dieser Übung beugen Sie einer Senkung effektiv vor.

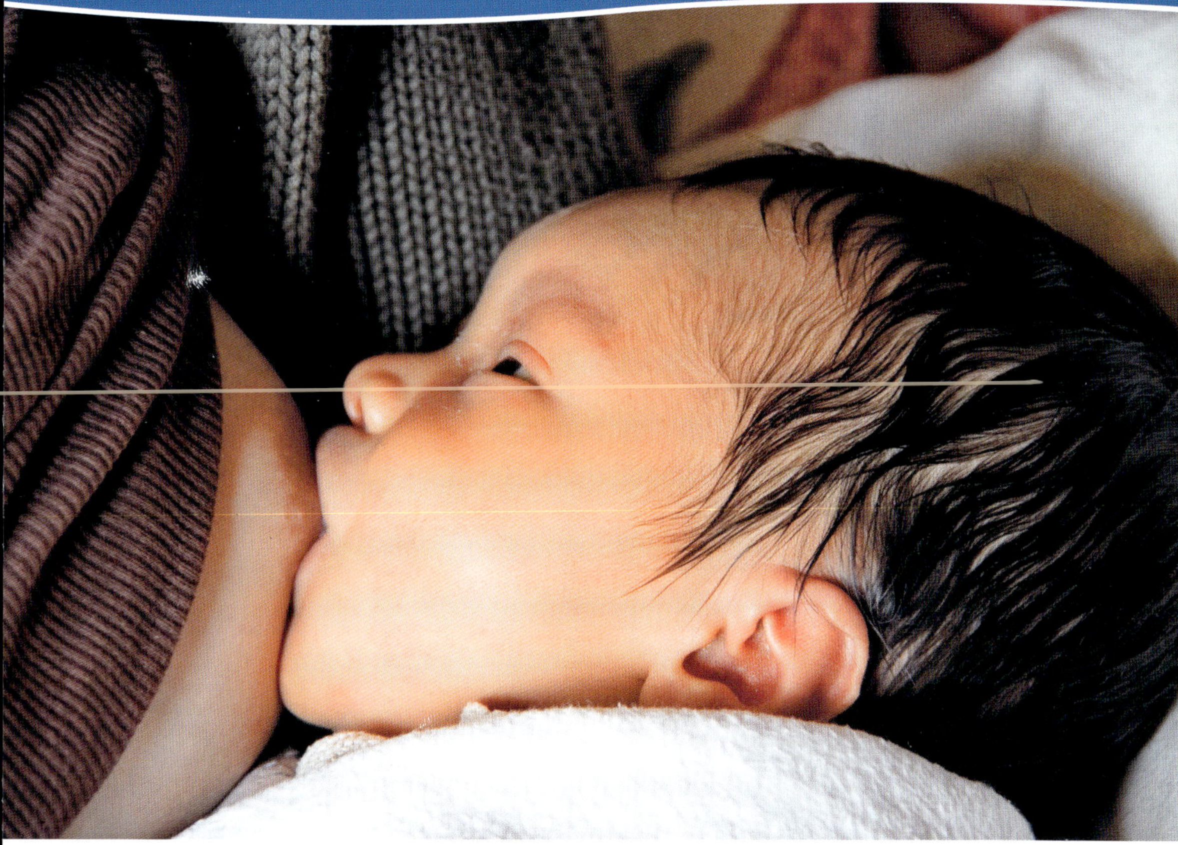

In den ersten Monaten der Stillzeit sollten Sie keine Rückbildungsgymnastik machen, damit der Milchfluss nicht gestört wird.

Der beste Zeitpunkt für die Rückbildungsgymnastik

In den ersten drei Monaten nach der Geburt lebt jede Mutter in einer körperlich-seelischen Verfassung, in der sie für das Kind tief aufnahmefähig ist. Es ist eine einmalige Totalpartnerschaft zwischen Mutter und Kind, wie sie später nie wiederkehrt. Diese Offenheit für ein anderes Wesen ist letztendlich auch Folge der Geburt. Ein Kind zu gebären, ist der körperoffenste Vorgang im Leben überhaupt. Dieses Öffnen des Beckens, des Beckenbodens, das Herauslassen des Kindes aus dem Schoß, weckt bei der Mutter archaische Instinkte, die sie befähigen, alle vom Baby ausgesandten Signale wahrzunehmen und zu verstehen. So ist sie beispielsweise aus tiefstem Schlaf schlagartig hellwach, wenn ihr Baby nur einen leisen Mucks macht.

In dieser Zeit empfindet eine Frau alles in nie zuvor gekannter Intensität. Oft kann sie sich dabei selbst nicht mehr verstehen oder fühlt sich unverstanden von ihrer Umwelt. Solche Empfindungen tragen zu den berüchtigten »Heultagen« oder Baby-Blues mit bei (siehe Seite 66). Die positive Seite dieser Phase macht aber alle traurigen Stunden wieder wett. Ein sattes Baby, das zufrieden von der Mutterbrust ablässt und selig vor sich hindöst, lässt die Mutter überwältigende Glücksgefühle erfahren. Das Stillen unterstützt dies noch. Die Milch fließt frei und problemlos, wenn die Mutter in runder, geöffneter Körperhaltung ihr Kind nährt, und auch der Beckenboden ist dabei weich und offen.

In dieser Zeit eine Rückbildungsgymnastik zu beginnen, ist deshalb ziemlich unsinnig. Sie würde diese kurzen und für Mutter und Kind gleichermaßen so wichtigen Wochen der intensiven Bindung stören. Die Übungen würden überdies nutzlos verpuffen, weil die Mutter sich sofort körperlich und seelisch weit öffnet, sobald ihr Kind nach ihr verlangt. Für die Rückbildungsgymnastik muss sie sich aber ständig verschließen, sie muss die Beckenbodenmuskeln anspannen und zusammenziehen. Dieses ständige Hin und Her mindert die Effizienz der Übungen und oftmals stören sie auch den Milchfluss – was Brustentzündungen Vorschub leistet (siehe Seite 245). Außerdem bedeutet es meistens Stress und Mühe, den Terminplan des Kurses mit dem Babyalltag zu koordinieren. Sie finden selten so statt, dass eine voll stillende Mutter sich zeitlich gut darauf einstellen könnte.

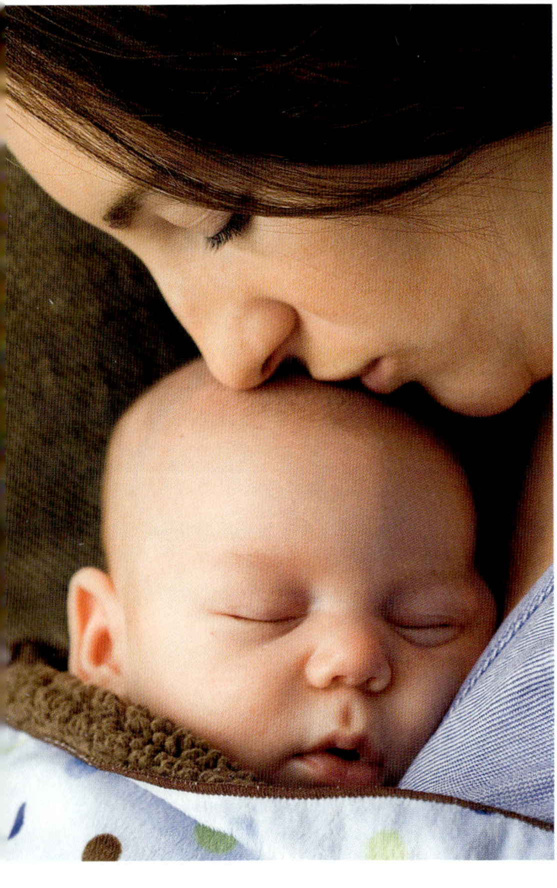

Lassen Sie sich also ruhig Zeit mit der Rückbildungsgymnastik. Allenfalls sinnvoll sind lockere Müttergruppen oder Still-Cafés mit Babys, in denen Sie unter Anleitung einer erfahrenen Hebamme oder Krankengymnastin üben, wie Sie Ihr Kind am besten halten und tragen, wo Sie Probleme beim Stillen besprechen können und womöglich eine leichte Streck- und Bewegungsgymnastik machen. Für den Anfang reicht das völlig.

Erst wenn die Phase der mütterlich-kindlichen Totalpartnerschaft vorbei ist, also drei bis vier Monate nach der Geburt, ist der richtige Zeitpunkt für einen Rückbildungskurs gekommen. Dann haben die meisten Frauen auch von selbst ein großes Bedürfnis, wieder etwas für sich zu tun, und das Baby kann problemlos für einige Stunden von jemand anderem betreut werden, weil die Stillzeiten sich in einem weitgehend gleichbleibenden Rhythmus eingependelt haben.

Auch nach dem Abstillen ist eine Rückbildungs- und Beckenbodengymnastik sinnvoll. Die Übungen sind – unbeeinflusst durch das Stillen – dann noch wirksamer. Die Rückbildungsgymnastik sollte das vordringliche Ziel haben, Beckenboden- und Rückenmuskulatur zu kräftigen. Das vermittelt neue Kraft – Sie werden Freude daran haben, mit Ihrem Körper aktiv zu arbeiten. Die Kurse tragen auch dazu bei, dass Sie wieder zu einem positiven Selbstbild finden. Jede Frau verändert sich durch die Mutterschaft, und viele verlieren ihr früheres Selbstbewusstsein eine Zeit lang – vor allem, wenn der Bauch noch weich und schlaff ist. Sie müssen sich erst einmal an den neuen Zustand, an die neuen Aufgaben und auch an das neue Körpergefühl gewöhnen. Es fällt leichter, wenn Sie sich klarmachen, dass der Organismus neun Monate gebraucht hat, um sich auf das Kind vorzubereiten, und er braucht ebenfalls rund neun Monate, bis er wieder in den Zustand vor der Schwangerschaft zurückgefunden hat. Lassen Sie ihm diese Zeit – Gewalt-Trainings, mit denen Sie innerhalb von vier bis acht Wochen nach der Geburt wieder aussehen wie ein Model auf dem Catwalk, setzen Sie unnötig unter Druck und sind ein nicht zu unterschätzender Stress – für die gesamte Familie.

Der Beckenboden bestimmt das Körpergefühl mit

Es gibt wenige Lebensphasen, in denen eine Frau ihre Weiblichkeit so stark und tief empfinden kann wie im ersten Jahr mit einem Baby. Sie stillt noch, wenngleich mit der Zeit nicht mehr voll, sie hat wieder ein aktives Liebesverhältnis zu ihrem Partner, das Baby lebt und gedeiht durch sie. Der Beckenboden spielt bei diesem Körpergefühl eine zentrale Rolle. Er ist entspannt und offen beim Stillen und Schmusen, er arbeitet kraftvoll bei körperlichen Bewegungen, bei der Arbeit, im Stand, beim Gehen. Den Beckenboden bewusst spannen und entspannen zu können, zu wissen, wie Sie ihn und den Rücken bei schwerer körperlicher Arbeit schützen können, trägt erheblich zum positiven Selbstwertgefühl bei.

Wir haben Ihnen hier keine konkreten Übungen für eine Beckenbodengymnastik beschrieben. Wer noch nie mit dem Beckenboden gearbeitet hat, würde Mühe haben, das Training korrekt auszuführen. Falsch zu üben ist aber meist schlimmer, als gar nicht zu üben. Deshalb empfehlen wir Ihnen, für das Beckenbodentraining einen speziellen Kurs bei einer Hebamme oder Krankengymnastin zu belegen. Sie sollte möglichst speziell darin ausgebildet sein. Der Kurs sollte zwei bis drei Monate dauern, und die aufeinander aufbauenden Übungen sollten sich im Schwierigkeitsgrad langsam steigern, sowohl bei den Beckenboden entspannenden als auch bei den kraftaufbauenden Übungen.

Gewusst, wie – Beckenbodenschutz im Alltag

Der Beckenboden wird im Alltag vielfach belastet: wenn Sie das Kind aufnehmen und tragen, wenn Sie es in die Wiege oder ins Bett legen, wenn Sie staubsaugen, zur S-Bahn laufen, Einkaufstaschen tragen, Wäschekörbe bewegen oder was sonst anliegt.

In den ersten Monaten nach der Geburt ist der Beckenboden noch weich und nachgiebig, er kann Belastungen nicht so gut standhalten. Umso wichtiger ist es, diese Muskelschicht mit in die alltäglichen Verrichtungen einzubeziehen, ohne sie jedoch zu stark zu belasten. Einige Tipps und Hinweise helfen Ihnen dabei.

Babys sollten immer auf Brusthöhe und mit geradem Rücken getragen werden – das stärkt den Beckenboden.

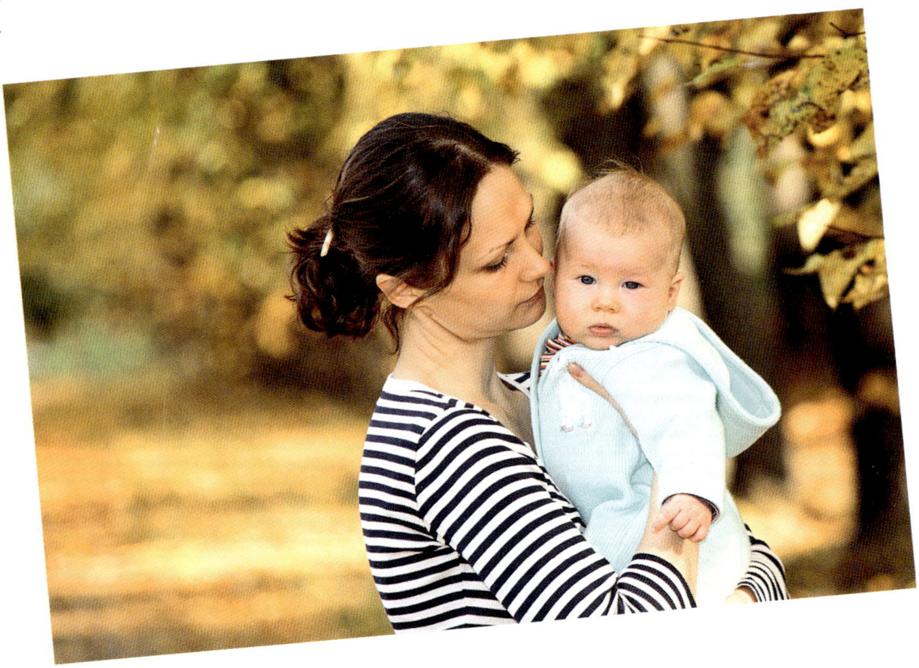

Tipps für den Alltag

- Achten Sie grundsätzlich darauf, dass Ihr Rücken möglichst häufig gerade ist, nicht gebeugt. Jedes Nachgeben im Rücken öffnet den Beckenboden, jede Aufrichtung strafft ihn.
- Betonen Sie beim Gehen nicht das Aufsetzen des Fußes, sondern das Abdrücken. Sie können sich das bewusst machen, indem Sie es zur Probe übertreiben: Drücken Sie bei jedem Schritt den Fuß gleich wieder nach oben, und zwar so, dass Sie auf Ballen und Zehen stehen – mit der Ferse in der Luft. Machen Sie sich dieses Prinzip bei allem, was Sie gehend erledigen, bewusst – vor allem, wenn Sie den Kinderwagen schieben! Dabei müssen Sie unweigerlich den Beckenboden etwas anspannen, Ihr Gang wird aufrechter, elastischer, eleganter.
- Besonders gut üben können Sie das Nach-oben-Abdrücken beim Treppensteigen. Nutzen Sie jede sich dafür bietende Gelegenheit!
- Volle Wasserkisten, beladene Kinderwagen an Steigungen oder Schubkarren (bei der Gartenarbeit) sollten Sie nicht schieben (extrem belastend für die zweite Schicht des Beckenbodens!), sondern ziehen. Dabei können Sie aufrecht bleiben.
- Bücken Sie sich nicht mit rundem Rücken, wenn Sie etwas vom Boden aufheben müssen, sondern gehen Sie dafür in die Hocke, so können Sie den Rücken dabei gerade halten.
- Wenn Sie das Baby wickeln, Gemüse schneiden, Staub saugen oder bügeln, stellen Sie die Füße nicht parallel, sondern gehen Sie in die Schrittstellung (ein Fuß vor dem anderen) und belasten Sie dabei den vorderen Fuß mehr als den hinteren.
- Nehmen Sie das Baby auch immer in Schrittstellung aus der Wiege oder dem Bettchen hoch und tragen Sie es – ebenso andere schwere Dinge – grundsätzlich oberhalb des Bauchnabels. So bleibt auch hierbei der Rücken stets gerade.

Wie der Absturz in ein tiefes, schwarzes Loch

Annette Bopp

Stille ist mehr als Lautlosigkeit auf Erden, über ihr und unter ihr. Stille ist wie ein Mantel, den die Seele über die Sinne des Menschen wirft, Stille ist eine Weitung des Herzens ins Unendliche hinein, eine Kraft, auch das flüchtige Geräusch zu vergessen und dem Ewigen offen zu sein.

Edzard Schaper, Schriftsteller (1908-1984)

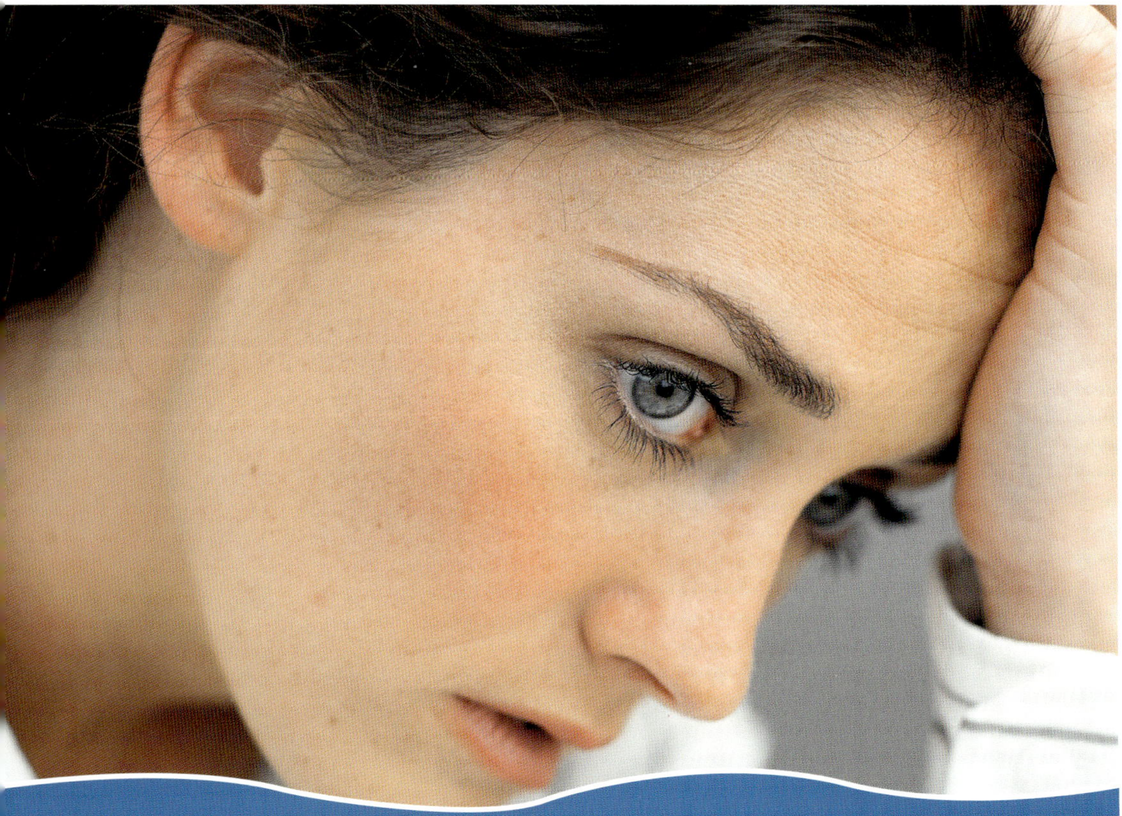

Baby-Blues und Depression nach der Geburt

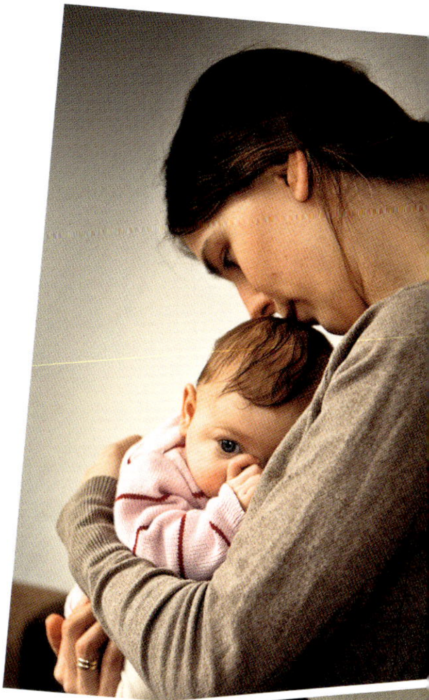

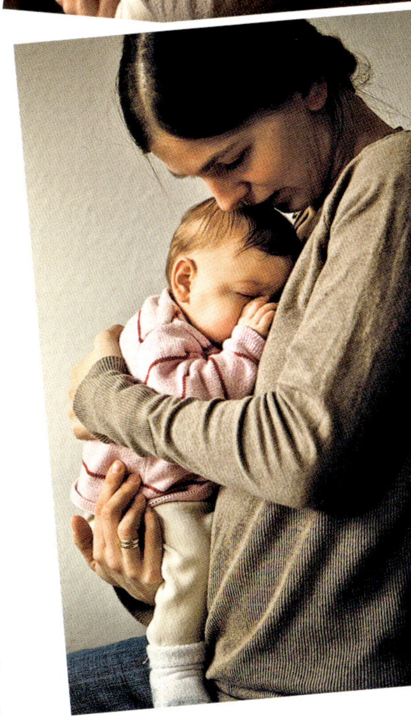

Mutter zu sein ist vor allem in den ersten Wochen nach der Geburt eine häufig mühsame Angelegenheit mit vielen Höhen und Tiefen. Nicht selten fahren die Gefühle Achterbahn und schwanken zwischen grenzenlosen Glücksmomenten und tiefster Verzweiflung über ein kleines schreiendes Bündel Mensch. Hilflosigkeit macht sich breit, Ohnmacht, und das Gefühl heilloser Überforderung.

Viele Frauen setzt zusätzlich unter Druck, dass sie als frischgebackene Mutter vor Glück aus allen Nähten platzen müssten, was wiederum ein schlechtes Gewissen und noch größere Minderwertigkeitsgefühle auslöst. So verdrängen und verschweigen die meisten Frauen, was sie wirklich fühlen – vor ihrer Umwelt, vor ihrem Partner, vor sich selbst. Die amerikanische Schriftstellerin Carol Dix drückte es einmal so aus: »Emotional gestörte Mütter? Innerhalb unserer Denknormen ist die bloße Vorstellung ein Gräuel. Mit der Mutterschaft verbinden sich in unserer Gesellschaft nur liebliche und positive Vorstellungen; eine Mutter gibt Sicherheit, sie hält unerschütterlich durch, wenn andere aufgeben (…) Mütter können gar nicht durch die Mutterschaft selbst depressiv werden, denken wir.«

Wie weit dies von der Wirklichkeit entfernt ist, zeigen ein paar Zahlen aus der – bezeichnenderweise noch immer spärlichen – Forschung zu diesem Thema: Mindestens die Hälfte aller Wöchnerinnen durchlebt am dritten oder vierten Tag nach der Entbindung – also genau zu der Zeit, in der sich die Hormonspiegel wieder normalen Werten nähern – eine oft nur Stunden, seltener auch Tage andauernde depressive Verstimmung, eine Art emotionales Einknicken. Sie sind sehr verletzlich, ihre Stimmung schwankt stark und schon eine negative Nachricht aus der Zeitung reicht aus, um sie in Tränen schwimmen zu lassen.

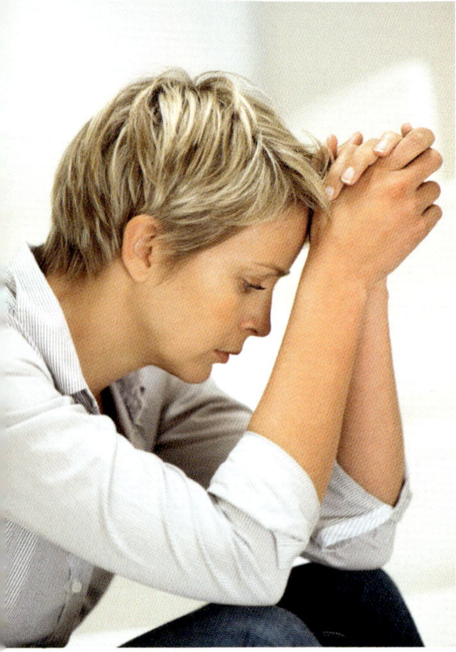

Ärzte und Hebammen sprechen von »Heultagen« oder vom »Baby-Blues«.

Etwa 10 bis 15 Prozent der Mütter leiden in den ersten sechs Monaten unter länger anhaltenden nachgeburtlichen Depressionen. Diese können über Wochen andauern und es den betroffenen Frauen manchmal fast unmöglich machen, mit sich, dem Baby, dem Partner und der neuen Situation zurechtzukommen. Sie fühlen sich leer, wie ausgepumpt, können weder Freude noch Trauer empfinden, nicht mehr lachen oder weinen. Oftmals schwindet auch der Appetit rapide, nicht wenige Frauen nehmen drastisch ab und fühlen sich innerlich wie abgestorben. Nichts macht mehr Sinn, das Selbstwertgefühl geht verloren, und oft fehlt den Müttern die Kraft, ihr Kind zu lieben – obwohl sie sich darauf gefreut haben. Die meisten Frauen verschweigen diese Gefühle – vor allem aus Scham. Was die Depression nur noch weiter vertieft.

Bei einer bis zwei von 1000 Müttern zeigen sich bereits in den ersten Tagen nach der Entbindung psychotische Erscheinungen, also nicht nachvollziehbare Wahnvorstellungen und/oder Halluzinationen, begleitet von dem zwanghaften Verlangen, sich selbst und dem Kind etwas anzutun.

Insgesamt ist das Risiko für solche seelischen Störungen in den ersten drei Monaten nach einer Geburt etwa vier- bis fünfmal so groß wie zu jedem anderen Zeitpunkt des Lebens.

Sind's nur die Hormone?

Über die Ursachen für nachgeburtliche seelische Probleme sind im Laufe der letzten Jahrzehnte viele verschiedene Hypothesen aufgestellt worden. »Das sind die Hormone«, lautete bis vor Kurzem eine der gängigsten Theorien. Der Hintergrund: Etwa am vierten bis fünften Tag nach der Geburt ändert sich der weibliche Hormonhaushalt gravierend. Die Konzentration der Sexualhormone Östrogen und Progesteron im Blut lässt drastisch nach. Während der ganzen Schwangerschaft waren die Blutspiegel relativ hoch, weil die Hormone für die Erhaltung der Schwangerschaft wichtig waren. Allein das Hormon Östriol aus der Gruppe der Östrogene nimmt bis zur Geburt um das Tausendfache zu. Ähnliches gilt für die Endorphine, das sind körpereigene, morphiumähnliche Substanzen, auch »Glückshormone« genannt. Sie wirken beruhigend und schmerzdämpfend.

Die hormonelle Umstellung nach der Geburt, die durch Stress erheblich gestört werden kann, spielt also sicher eine wichtige Rolle. Hormonschwankungen beeinflussen nun einmal die Gefühle positiv und negativ. Außerdem verändert sich unter Stress die empfindliche Balance der Botenstoffe im Gehirn (»Neurotransmitter«), die für eine reibungslose Verständigung der Hirnzellen untereinander notwendig und an unserer Stimmungslage maßgeblich beteiligt sind. Möglicherweise sind manche Frauen von Natur aus besonders anfällig für den Baby-Blues. Auch scheinen Frauen, die unter prämenstruellen Beschwerden leiden, eher zu nachgeburtlichen seelischen Problemen zu neigen.

Manche Forscher sehen in dem schlagartigen Rückgang der Hormonkonzentration nach der Geburt so etwas wie einen natürlichen Entzug. Denn die Hauptsymptome des Baby-Blues (depressive Gefühle, Schlafstörungen und Reizbarkeit) gleichen denen, die auch bei einem Drogenentzug auftreten.

So schlüssig diese Theorie ist, so leicht lässt sie sich erschüttern:

- Alle Mütter machen die hormonellen Umstellungen durch, aber nicht jede bekommt Depressionen und noch viel weniger werden gar psychotisch.
- Bei manchen Frauen setzen die seelischen Probleme sofort nach der Entbindung, bei anderen aber erst viele Wochen später ein, also dann, wenn die großen Hormonschwankungen noch gar nicht begonnen haben oder bereits vorüber sind.
- Auch Adoptivmütter und etwa 14 Prozent der Väter werden vorübergehend depressiv, wenn die Familie sich vergrößert.
- Viele Frauen empfinden bereits während der Schwangerschaft ernst zu nehmende seelische Belastungen. Schließlich sind nicht alle Babys Wunschkinder, und nicht alle Frauen fühlen sich der neuen Verantwortung gewachsen und freuen sich auf das Leben mit einem Säugling. Ebenso wenig sind alle Männer bereit, Väter zu werden. Und nicht jede Familie hat ein ausreichendes soziales und finanzielles Polster, dass sie ein (weiteres) Kind als Bereicherung ansehen kann.

Wenn zu viel zusammenkommt

Ausschließlich auf hormonelle Veränderungen sind die nachgeburtlichen seelischen Probleme also nicht zurückzuführen. Der Hormonspiegel ist nur ein Teilaspekt in einem umfassenden Ineinandergreifen von verschiedensten Auslösern für seelische Störungen. Frauenärzte, Psychologen und Psychiater sprechen deshalb von einem »multifaktoriellen Geschehen«. Sie meinen damit, dass mehrere körperliche, seelische, familiäre und andere aus der Umwelt stammende Belastungsfaktoren zusammentreffen müssen, die sich für die Frau zu einem Übermaß an Stress und nachfolgender Erschöpfung addieren. Erst wenn dieser Punkt erreicht ist, treten psychische Probleme auf. Das zeigt auch der Bericht dieser jungen Frau:

»Wenn ich heute mit etwas Abstand darüber nachdenke, wie schlecht es mir nach der Geburt meiner Tochter ging, weiß ich genau: Ein Teil meiner Probleme hatte seinen Ursprung schon in der Zeit vor der Schwangerschaft. Ich war immer ganz zwiespältig, ob ich überhaupt ein Kind wollte. Mein Kopf sagte entschieden Nein – und mein Bauch sagte ebenso entschieden Ja. Trotz dieser inneren Widersprüche wurde ich schwanger, und die neun Monate waren für mich überraschenderweise eine sehr schöne, harmonische Zeit. Auch die Geburt ließ sich zuerst sehr gut an. Aber dann zog sich alles doch mächtig in die Länge. Und als ich dann schon zwei Stunden Presswehen gehabt hatte, musste eine Saugglockenentbindung gemacht werden. Das war furchtbar: Ein tiefer Bruch gegenüber der ruhigen Atmosphäre vorher, eine große eisige Kälte, die in mir wuchs.

Noch schlimmer als die Geburt war das Nähen hinterher. Ich bekam dabei zunächst keine Betäubung. Da habe ich vor Schmerz geschrien und getreten. Der Arzt hat zurückgebrüllt, ich solle mich zusammenreißen, und hat mir dann die Beine festbinden lassen. Nach all dem, was schon vorausgegangen war, habe ich das als reine Quälerei empfunden, wie eine schlimme Strafe. Diese Momente waren so schrecklich, dass sie später immer wieder kurz vor dem Einschlafen als albtraumartige Bilder in mir aufstiegen.

Leider ist mir meine Tochter nach der Geburt nicht gleich nackt auf den Bauch gelegt worden, obwohl es ihr gut ging. Ich denke heute, dass das ein großer Fehler war. Sicher hätte ich gleich ein ganz anderes Verhältnis zu ihr bekommen und wäre auch etwas von mir selbst abgelenkt worden. Als sie mir dann später, schon angezogen, gebracht wurde, war da nur noch ein Gefühl großer Leere in mir.

Einige Tage später bekam ich schwere Depressionen. Das war wie ein Absturz in ein tiefes, schwarzes Loch, in dem ich fast verschwand. Ich war zwar in wenigen Momenten durchaus stolz darauf, dass ich es ohne Kaiserschnitt geschafft hatte, das Kind zur Welt zu bringen, andererseits fragte ich mich immer wieder, was die ganze Quälerei sollte. Der ablehnende Teil meiner Zwiespältigkeit dem Kind gegenüber kam nun wieder ganz stark hervor! Schon in der Klinik und auch später hatte ich regelrechte Anfälle von hilflosem Hass gegen meine Tochter, zum Beispiel, wenn sie nicht aufhören wollte zu schreien. Und manchmal, wenn ich mit ihr spazieren ging, dachte ich: ›Am besten lässt du sie irgendwo einfach stehen.‹ Ich hätte mich am liebsten weggestohlen. Diesen Wunsch habe ich manchmal noch heute.

Natürlich liebe ich mein Kind und halte es kaum aus, längere Zeit von ihm getrennt zu sein. Aber trotzdem wird mir immer wieder – und mit großen Schuldgefühlen – klar, dass ich dieses Leben mit einem Kind eigentlich gar nicht gewollt habe. Ich glaube, ich wollte nur schwanger werden – aber nicht Mutter sein.«

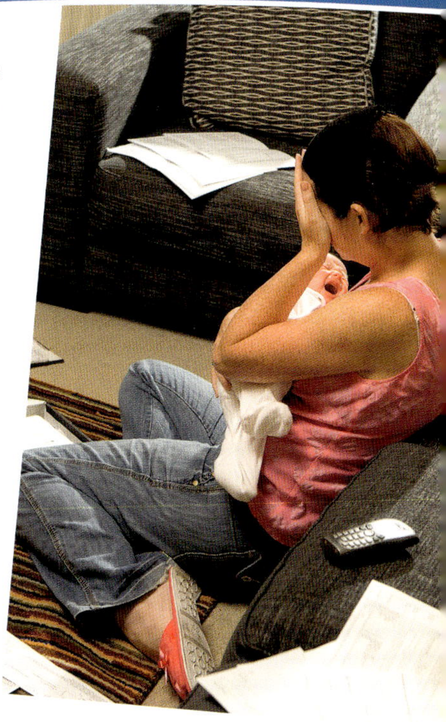

Nicht wenige Mütter fühlen sich in der ersten Zeit nach der Geburt heillos überfordert.

Der Einfluss des Geburtserlebnisses

Ein anderer Auslöser für depressive Gefühle können auch die Erlebnisse im Kreißsaal bzw. die Art sein, wie eine Frau die Entbindung erlebt. Eine Geburt, die aus der Perspektive der Hebammen und Ärzte völlig normal und komplikationslos gelaufen ist, kann für die Mutter ein lange nachwirkendes traumatisches Erlebnis sein. Manche Frauen fühlen sich dem Geschehen hilflos ausgeliefert und verhalten sich deshalb eher passiv. Andere werden aggressiv gegen Partner und Mitarbeiter der Klinik oder wehren sich gegen jede Hilfe. Die wenigsten Frauen kennen solche Verhaltensweisen von sich, und auch die Geburtshelfer zeigen oft deutlich, dass sie sich Gebärende etwas pflegeleichter wünschen. Im Nachhinein schämen sich die Frauen dafür, machen sich Vorwürfe und zweifeln an ihren natürlichsten Fähigkeiten, wie der Bericht dieser Frau zeigt:

»Ich hatte mir die Geburt unserer Tochter so schön vorgestellt und mich auch gut darauf vorbereitet. Aber dann wurde es der reine Horror. Drei Tage lang hatte ich starke Wehen. Dann schob man mich aus dem Kreißsaal auf den Flur, und irgendwie haben sie mich da vergessen. Jedenfalls musste schließlich in aller Eile ein Notkaiserschnitt gemacht werden. Schlimmer als die Angst, die ich hatte, war das Gefühl, nichts mehr selbst entscheiden und auch nichts mehr für mein Kind tun zu können.

Bis zu diesem Punkt hatte ich während der ganzen Schwangerschaft eine ganz unmittelbare, lebendige Beziehung zu meinem Kind gehabt. Aber dieses Gefühl versank in mir wie in einem Nebel. Als ich nach dem Kaiserschnitt wieder aufwachte und man mir meine Tochter zeigte, dachte ich immer nur: ›Dieses Kind hat nichts, aber auch gar nichts mit mir zu tun. Es ist niedlich, aber es ist mir ebenso fremd, wie ich jetzt selbst fremd für mich bin.‹ Innerlich fühlte ich mich völlig aufgezehrt, unendlich erschöpft und so, als hätte ich mein ganzes Leben an mein Kind abgegeben.

Als dieses Gefühl der Erschöpfung in den folgenden Tagen nicht nachließ, habe ich die Ärzte immer wieder gefragt: ›Was ist mit mir los? Es kann doch nicht sein, dass ich so runter bin, dass ich keine Kraft mehr habe und kein Gefühl für dieses Kind.‹ Als Antwort hörte ich immer nur Beschwichtigungen. Mutterwerden sei nun mal nicht einfach.

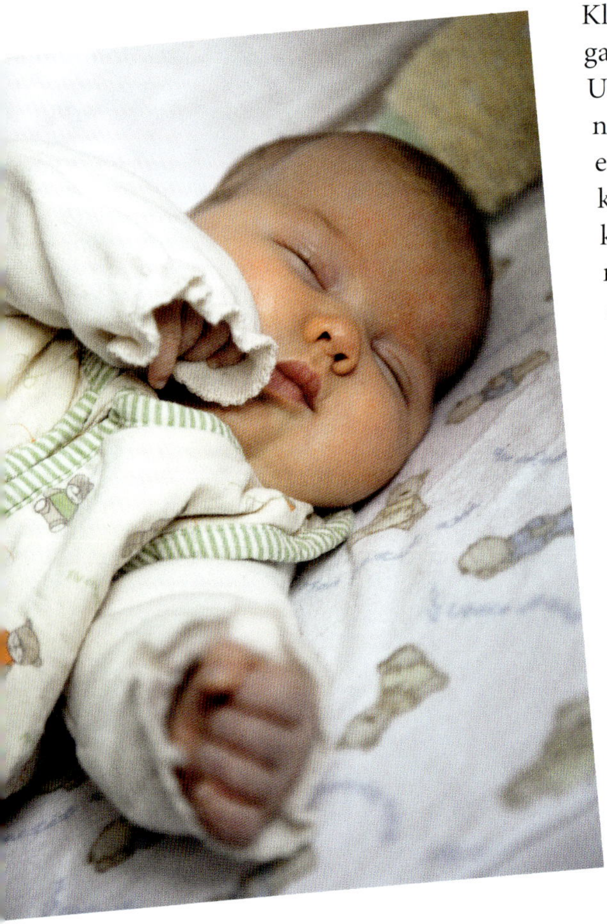

Als ich nach drei Wochen endlich aus der Klinik entlassen wurde, war dieses Gefühl, ganz aufgebraucht zu sein, immer noch da. Und auch diese merkwürdige Distanz zu meiner Tochter war geblieben. Ich war maßlos enttäuscht von mir und meiner Kraftlosigkeit. Gleichzeitig krochen in mir immer stärkere Angstvorstellungen hoch, ich könnte meiner Tochter aus Unvorsichtigkeit – aber auch aus Mutwillen – etwas antun. Diese Fantasien haben mich damals fast erdrückt. Trotzdem habe ich mit niemandem darüber gesprochen. Mein Erschrecken über all das, was da offenbar an Unergründlichem in mir schlummerte, war viel zu groß. Ich hatte Angst vor mir selbst, vor dem, wozu ich womöglich fähig war – und wusste doch, dass ich alle diese Fantasien nie in die Tat umsetzen würde. Aber wie soll man das einem anderen klarmachen?

Einige Monate später waren meine Ängste und Depressionen dann mit einem Schlag beseitigt. In der Mütterberatungsstelle erfuhr ich eher beiläufig und zufällig, dass ich bei der Geburt eine sehr seltene und lebensgefährliche Komplikation gehabt hatte. Meine Gebärmutter war unter den heftigen Wehen eingerissen. Deshalb also die Bluttransfusionen und die drei Wochen Klinikaufenthalt. Und deshalb auch diese völlige Erschöpfung. Ich hatte ja wirklich am Rande des Abgrundes gestanden.

Hätte ich das alles eher gewusst, hätte ich mir bestimmt das Recht zugestanden, so erschöpft zu sein, so leer und so hilfsbedürftig. Und ich hätte bestimmt nicht so verzweifelt und so allein dagegen angekämpft.«

Der Mutter-Mythos

Einen unmittelbaren Zusammenhang zwischen dem Kind und dem mütterlichen Seelenschmerz hat die amerikanische Ärztin Carolyn Cutora von der *University of Iowa* herausgefunden. Sie richtete ihr Augenmerk auf Verhalten und Temperament der Kinder und kam zu dem Schluss, dass Mütter mit sehr schwierigen Sprösslingen eher zu Depressionen neigen als Mütter »pflege-

Nicht immer ist es so idyllisch, Mutter zu sein.

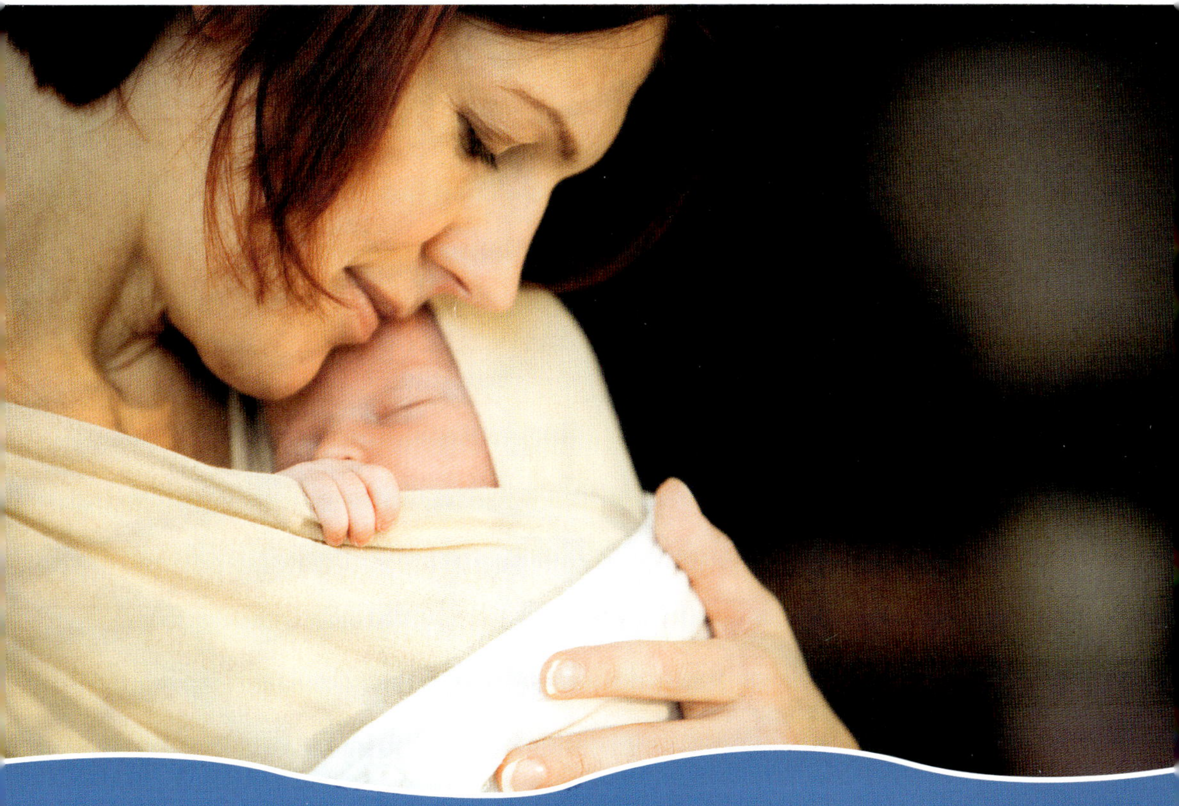

leichter« Babys. Schreit ein Kind immer wieder stundenlang, ohne dass die Mutter es zu trösten und zu beruhigen vermag, zweifelt sie bald an sich selbst. Ihre Gefühle werden zwiespältig – bis hin zu dem Wunsch, aus Wut das Kind aus dem Fenster werfen zu wollen, mit der Folge, sich solch rabenschwarzer Gedanken schuldig zu fühlen und ständig in Angst zu leben, als Mutter zu versagen. Das wird noch genährt durch ein Mutterbild in der Werbung, das mit stets ausgeglichen lächelnden, bildhübschen Menschen im idyllischen Häuschen im Grünen das Bild einer heilen Familie zeichnet, was in keiner Weise der Realität entspricht.

Auch sind die meisten Frauen nicht auf das Körpergefühl vorbereitet, das sie nach der Geburt normalerweise erleben: Der Bauch ist noch seltsam weich und formlos – jedenfalls überhaupt nicht flach! Die Dammnaht tut weh und erschwert das Sitzen oder Gehen. Und mit dem Milcheinschuss entwickelt sich oft auch noch die Brust für einige Tage zur schmerzenden Problemzone. In diesem Zustand fühlen sich viele Frauen nur noch unattraktiv und können sich selbst nicht leiden. So haben sie sich schließlich noch nie erlebt – auch konterkariert dieser Zustand das Bild der erfolgreichen Selfmade-Woman oder Karriere-Frau ganz erheblich. Und stand nicht Heidi Klum acht Wochen nach der Geburt ihres Kindes rank und schlank mit superflachem Bauch in höchst reizvollen Dessous wieder auf dem Catwalk? Abgesehen davon, dass so etwas weder für die Mutter noch für das Kind besonders erstrebenswert ist, sind solche »Vorbilder« gerade dazu angetan, die depressiven Gefühle der Frauen, denen solche Kunststückchen nicht gelingen, noch zu vertiefen.

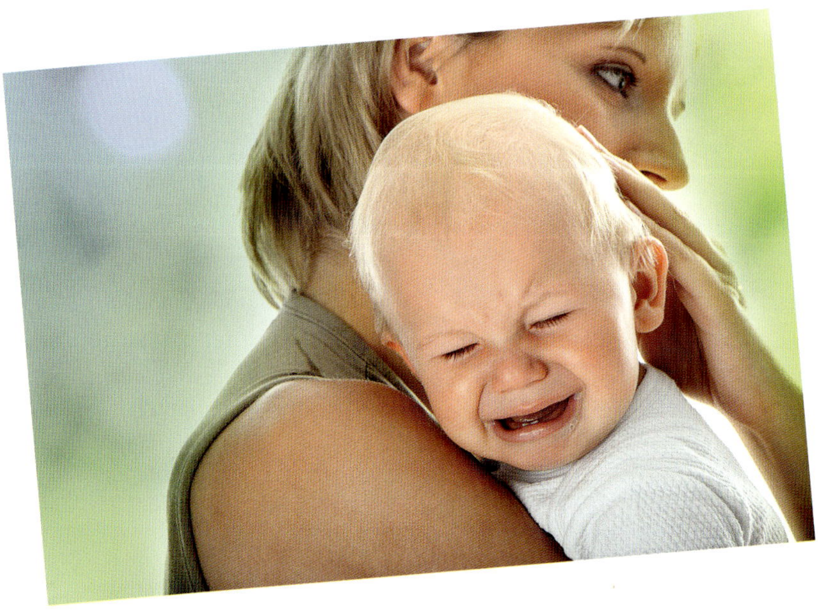

Abschied von der bisherigen Identität

Frauen, die ihr erstes Kind bekommen, müssen einen tief greifenden Wandel ihrer Identität verkraften und sich von ihrem alten, ungebundenen Leben verabschieden. Das kann Mütter, auch wenn sie ihre Kinder noch so hinreißend finden, wehmütig stimmen oder sogar Angst und Panik auslösen. Denn spätestens jetzt wird ihnen bewusst, dass sie eine unwiderrufliche Entscheidung getroffen haben und dass es nun jemanden gibt, der für die nächsten Jahre unendlich abhängig von ihnen ist. Einmal Mutter – immer Mutter, bis zum Lebensende. Das muss eine Frau erst mal verdauen, sich damit anfreunden und die Verantwortung tragen lernen. So zeigte eine Studie der Psychologin Corinna Reck von der Heidelberger Universitätsklinik, an der seit Jahren zum Thema postpartale (nachgeburtliche) Depression geforscht wird, dass Frauen unter 30 Jahren mit Abitur oder abgeschlossenem Studium besonders gefährdet sind, nach der Geburt depressiv zu werden – ihr Selbstbild wird durch das Kind nachhaltig erschüttert, und sie müssen sich als Mütter erst einmal ganz neu finden.

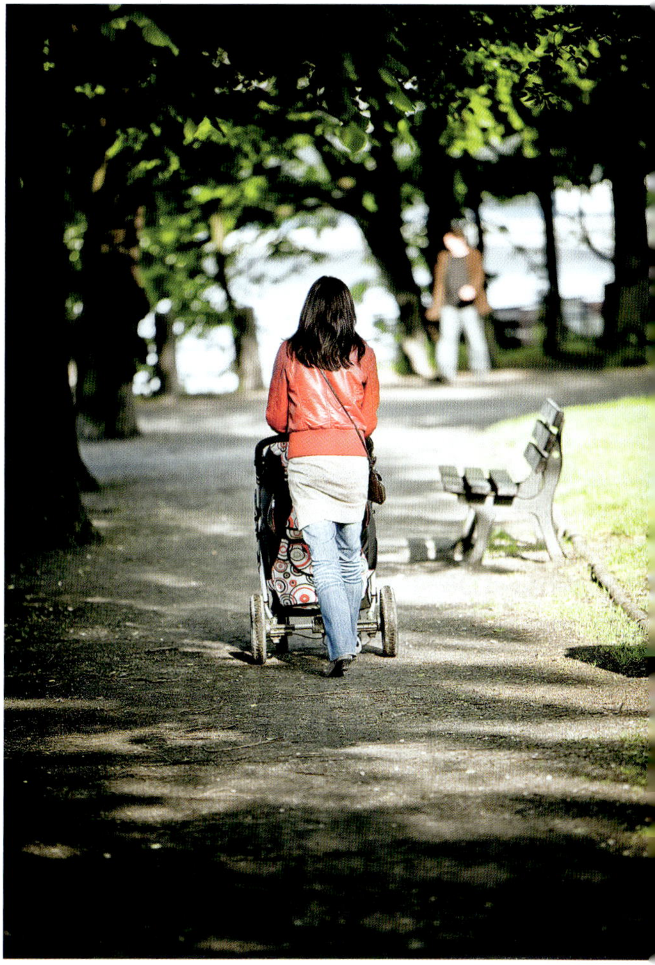

Außerdem werden keineswegs alle Frauen sofort nach der Geburt von Mutterliebe überflutet. Die Gesellschaft erwartet jedoch von Müttern solche starken Gefühle, und viele Frauen sind unglücklich, wenn sie sich nicht auf Knopfdruck einstellen. Dabei ist es vollkommen normal und verständlich, wenn frischgebackene Mütter sich schwertun, ihr Baby sofort und aus dem Stand aus tiefstem Herzen zu lieben.

Das Kind, das der Frau nach der Geburt auf den Bauch gelegt wird, ist schließlich ein fremdes menschliches Wesen, das sie mit all seinen Eigenheiten erst kennenlernen muss. Und: Nicht alle Babys sind schön. Manche sehen anfangs noch ziemlich mitgenommen aus oder haben nach einer schweren Geburt eine große Beule am Hinterkopf. Wieder andere sind vielleicht ungeliebten Verwandten wie aus dem Gesicht geschnitten. All das muss eine Frau erst einmal verarbeiten. Meistens dauert es dann ein paar Tage, bis Frauen sich an ihr Kind gewöhnt haben und auch das Liebenswerte und Schöne an ihm entdecken.

Zurück in den Alltag

Der Aufenthalt auf der Wochenstation und die Atmosphäre, die dort herrscht, wirken sich stark darauf aus, wie eine Frau die Geburt verarbeiten und ihr Kind annehmen kann. Viele Frauen sind stark verunsichert und wissen nicht, wie sie das Neugeborene halten sollen, wie es gewickelt oder beim Stillen richtig angelegt wird.

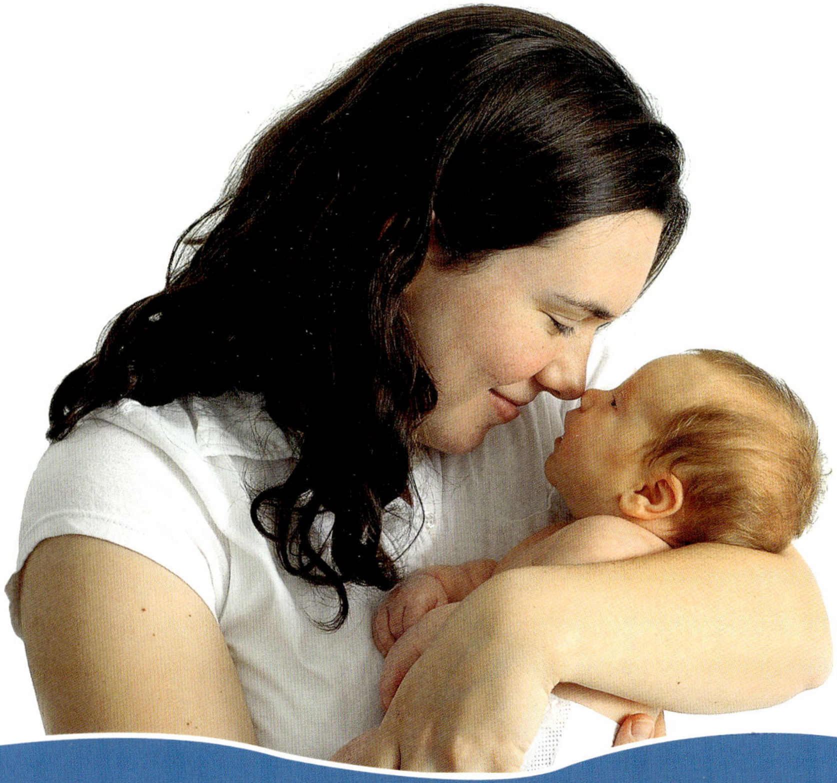

In dieser Situation brauchen Frauen vor allem Menschen, die ihnen Mut machen, sich die neue Aufgabe zuzutrauen, sich auf ihre innere Stimme und ihre natürliche Weisheit zu verlassen und ganz intuitiv zu handeln. Was sie nicht brauchen, sind Verwandte, Bekannte oder Fachleute, die sie bevormunden und sich aufführen, als seien sie die »besseren Mütter«. Unsicherheit und Unzulänglichkeit wachsen so bei den Frauen ins Uferlose, und es wächst auch die Angst vor dem Moment, in dem sie mit dem Baby allein zu Hause sind. Dass bei vielen Frauen der Beginn der Depression mit dem Tag der Klinikentlassung zusammenfällt, ist deshalb sicher auch kein Zufall. Sie wurden entbunden, in den ersten Tagen entlastet, dann aber entlassen und schließlich allein gelassen. Aus dieser Passivität heraus sollen sie dann von einem Tag zum anderen zur perfekten, alles wissenden und alles könnenden Mutter werden. Dass einer Frau nach der Geburt Hebammenhilfe auch zu Hause gesetzlich zusteht, ist vielen Müttern nicht bekannt oder sie denken nicht daran.

Wieder zu Hause, müssen sich Frauen zudem oft mit unerwarteten Konflikten in ihrer Partnerschaft auseinandersetzen. Dann sind die Belastungsgrenzen, hinter denen Erschöpfung und Depression warten, schneller erreicht als in einer gut funktionierenden Beziehung. Dies konnte in verschiedensten Studien immer wieder nachgewiesen werden.

Zu den zentralen Krisenpunkten in der Partnerschaft zählt die Sexualität. Viele Frauen haben noch lange nach der Entbindung kein Interesse daran. Einer schwedischen Studie zufolge ist bei knapp der Hälfte der Frauen das Verlangen drei Monate nach der Geburt noch nicht zurückgekehrt. Nicht alle Männer reagieren darauf gelassen und verständnisvoll. Aber auch manche Frauen können damit nicht gut umgehen und machen sich ihre Unlust selbst zum Vorwurf (siehe Seite 84).

Wie sich mit einer guten Unterstützung, die eine junge Mutter in den ersten Wochen nach der Geburt zu Hause erlebt, seelische Probleme vermeiden lassen, zeigt das Beispiel dieser jungen Frau:

»In den Tagen nach meiner ersten Entbindung, als ich noch in der Klinik lag, ging es mir seelisch eigentlich ganz gut. Ich war einfach nur froh, die Geburt überstanden zu haben. Dieses Gefühl überlagerte alles. Schwierig wurde es erst, als ich wieder nach Hause kam. Wir waren kurz vor der Geburt umgezogen, und ich fühlte mich in der neuen Umgebung noch sehr fremd und verlassen.

Körperlich ging es mir auch noch nicht wieder so gut, denn ich hatte eine sehr lange und schwere Zangengeburt, und der Schnitt tat ganz schön weh. Mein Sohn war von der Geburt auch ziemlich mitgenommen und über Wochen total unruhig. Keine Nacht schlief er mehr als ein bis zwei Stunden am

Stück. Für mich war in dieser Zeit an Schlaf kaum zu denken. Ich kämpfte damals immer gegen eine große Schwäche und das deprimierende Gefühl, der Situation völlig ausgeliefert zu sein. Anstatt mir das aber zuzugestehen, vielleicht auch einmal zu weinen und mich mit meinem Mann oder einer Freundin auszusprechen, schwieg ich und verkrampfte mich immer mehr. Es hat Monate gedauert, bis dieses Gefühl ungeheurer Anspannung sich langsam auflöste.

Besser ging es mir erst, als ich wieder anfangen konnte zu arbeiten und nicht mehr so sehr den Eindruck hatte, in diesem Leben zwischen Kind und Küche eingesperrt zu sein und von meinem Sohn vollkommen aufgesogen zu werden.

Beim zweiten Kind lief alles anders. Ich hatte mich besser vorbereitet und war durch den Kurs und das, was uns die Hebamme erzählte, richtig neugierig auf die Geburt. Sie wurde dann eine echte Überraschung. Denn unsere Tochter kam auf dem Weg in die Klinik im Auto zur Welt. Gottlob war die Hebamme, die uns zur Geburt ins Krankenhaus begleiten durfte, bei uns. Es mag vielleicht merkwürdig klingen, aber eine schönere und leichtere Geburt als diese, nachts in unserem Auto, hätte ich mir nicht vorstellen können. Danach ging es mir so gut, dass wir gleich wieder nach Hause fahren konnten. Das Wochenbett habe ich in meinem eigenen Schlafzimmer verbracht, das war eine schöne Erfahrung. Die Hebamme, die ich ja schon aus der Vorbereitung und von der Geburt kannte, kam jeden Tag, und meine Schwiegermutter nahm mir den Haushalt und das ältere Kind ab. Ich hatte also wirklich Zeit, mich körperlich und seelisch zu erholen und auch mal für eine Stunde spazieren oder einkaufen zu gehen. Das war für mich schon die ganz große Freiheit. Als dann zwei Tage kamen, in denen ich oft das Bedürfnis hatte zu weinen, konnte ich diesen Gefühlsabschwung nach der hohen Aufmerksamkeit während der Geburt und der Euphorie danach gut kommen und auch wieder gehen lassen.«

Tatkräftige Hilfe von Freunden, Bekannten und Verwandten kann eine junge Familie enorm entlasten.

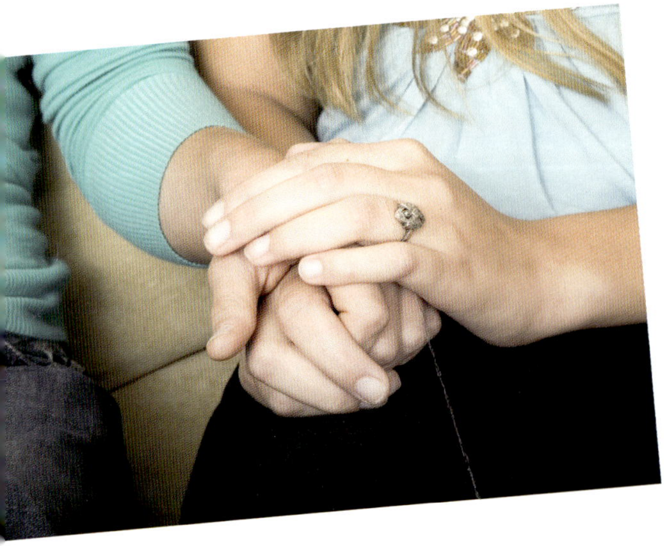

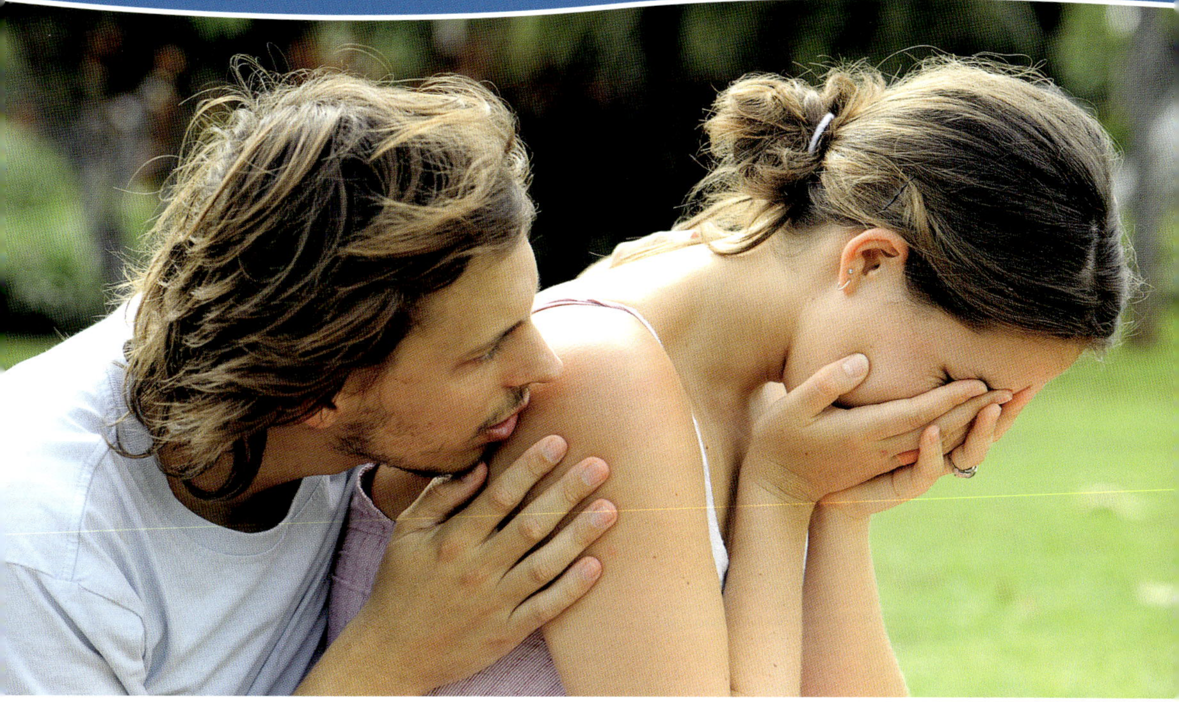

Ebenso wichtig ist das Verständnis des Partners für Momente der Erschöpfung und Hilflosigkeit.

Du bist nicht allein

Mittlerweile ist das Thema »postpartale Depression« durchaus gesellschaftsfähig geworden – die Regisseurin Emily Atef hat darüber sogar einen viel beachteten, mit diversen Preisen ausgezeichneten Film gedreht, der sich an der wahren Geschichte einer jungen Mutter orientierte: *Das Fremde in mir*.

Auch gibt es Selbsthilfegruppen, die das Tabu durchbrechen und Frauen ermutigen, sich ihrer Gefühle nicht zu schämen (siehe Web-Tipp). Bestimmte Kliniken verfügen über Spezialeinheiten zur Behandlung postpartaler Depressionen, damit die Frauen nicht in die gewöhnliche Psychiatrie aufgenommen werden müssen, was für viele eine zusätzliche und überflüssige Belastung darstellt. Häufig bildet sich in Geburtsvorbereitungskursen eine eingeschworene Gemeinschaft mehrerer Paare, die sich auch nach der Geburt der Kinder weiterhin treffen. Mütter und Väter können sich darin gegenseitig die Sicherheit geben, dass ihre Anfangsschwierigkeiten zwar bedrückend, aber dennoch ganz normal sind. Frauen lernen, sich von ihren oft viel zu hohen – und letztlich zu Erschöpfung und Depression führenden – Ansprüchen an sich selbst zu verabschieden. Ähnliche Hilfen und Unterstützung finden Frauen außerdem in Mütterzentren, Beratungsstellen, Elternschulen, Familienkliniken und Stillgruppen, die es inzwischen vielerorts gibt.

Für manche Frauen ist es auch der richtige Weg, nach dem Mutterschutz oder Erziehungsurlaub rasch wieder in den Beruf zurückzukehren. Nicht selten verschwinden die Depressionen bereits nach ein paar Arbeitstagen. Andere deprimiert wiederum schon der Gedanke, ihr Kind in eine Krippe oder zu einer Tagesmutter geben zu müssen. Berufstätigkeit kann zwar die Isolation der Mütter aufbrechen, aber sie ist kein Allheilmittel für jede Frau.

Lassen sich die seelischen Probleme nicht durch das soziale Netzwerk und/oder berufliche Aktivität auffangen und lösen, kann professionelle Hilfe bei Psychotherapeuten sinnvoll sein. Frauen mit schwersten Depressionen oder Psychosen sind in einer Klinik besser aufgehoben.

Am wichtigsten ist es jedoch, depressive Stimmungen und Gefühle nicht aus Scham zu verschweigen. Dazu noch einmal Carol Dix: »Wenn wir fähig sind, offener zu sprechen, weniger mit Schuldgefühlen zu reagieren, Ambivalenz und negative Gefühle besser zu ertragen, werden wir vielleicht für unsere Töchter eine bessere Situation schaffen. Wir bemühen uns, offen über die Menstruation, die Sexualität, die sexuellen Bedürfnisse von Frauen zu sprechen; wir versuchen, liebevoll, menschlich und ehrlich über unsere eigenen Gefühle und die unserer Kinder zu reden. Vielleicht sollten wir uns darauf vorbereiten, mit unseren Töchtern und Söhnen auch über unsere Reaktionen auf die Mutterschaft zu sprechen – nicht, indem wir uns negativ äußern, sondern indem wir ehrlich sind.«

Praktische Hilfen

Ob die Spirale aus Isolation, Überforderung, Erschöpfung und Depression immer enger wird oder ob Sie aus ihr ausbrechen können, hängt manchmal von Kleinigkeiten ab. Scheinbar banale Hinweise können helfen, die ersten Monate mit dem Baby besser zu überstehen und problemloser in die neue Rolle und Verantwortung hineinzuwachsen. Dazu müssen Sie allerdings et-

Web-Tipp

www.schatten-und-licht.de
Homepage der 1996 gegründeten gleichnamigen Selbsthilfegruppe mit moderiertem Forum zum Erfahrungsaustausch. Mit einer ausführlichen Adressliste von Fachleuten, wichtigen Infos, Literaturhinweisen und einem Fragebogen, der hilft, die postpartale Depression rascher zu diagnostizieren.

was tun, was viele Erwachsene auch außerhalb solcher Krisenzeiten kaum können und in Stresssituationen meist gänzlich vergessen: gut für sich sorgen und die eigenen Bedürfnisse ebenso respektieren wie die der anderen.

Hier ein paar Beispiele, was zu diesem liebevollen Umgang gehören könnte:

- ✔ Verschaffen Sie sich Bewegung. Gehen Sie an die frische Luft – auch bei schlechtem Wetter. Körperliche Aktivität hebt die Stimmung und hilft dem Körper, Stresshormone abzubauen.
- ✔ Überlegen Sie sich, wie Ihnen Freunde und Verwandte in einer Weise, die *Ihnen* angemessen ist, im Alltag Arbeit abnehmen können. Oft versiegen die Hilfsangebote, die kurz nach der Geburt noch spontan und freiwillig kommen, nämlich nur, weil die Hilfsbereiten zu oft gehört haben: »Ach lass nur, ich mach das schon.« Das gilt auch für Ehemänner und Lebensgefährten.
- ✔ Trauen Sie sich, Ihre Freundinnen und Freunde aktiv aufzufordern, Ihnen zu helfen. Und lassen Sie sich nicht von einer Absage entmutigen.
- ✔ Vertrauen Sie Ihr Baby ab und zu einer anderen Person an, und gehen Sie unter Menschen. Ob allein oder mit Ihrem Partner – je nachdem, was Ihnen guttut.
- ✔ Nehmen Sie sich Zeit, um zu entspannen.
- ✔ Achten Sie auf Ihre Ernährung – und geben Sie ruhig Ihren Gelüsten nach.
- ✔ Gönnen Sie sich etwas Schönes, das nichts mit Mutterpflichten zu tun hat – eine Massage, einen Friseurbesuch, einen Film, eine Kosmetikbehandlung.
- ✔ Vergessen Sie über dem Elternsein nicht Ihre Partnerschaft. Sie können das Baby ohne Weiteres einen Abend einem Babysitter überlassen.
- ✔ Sprechen Sie mit anderen Eltern. Sie werden sehen: Niemand ist perfekt, und die Probleme anderer gleichen den eigenen verblüffend.

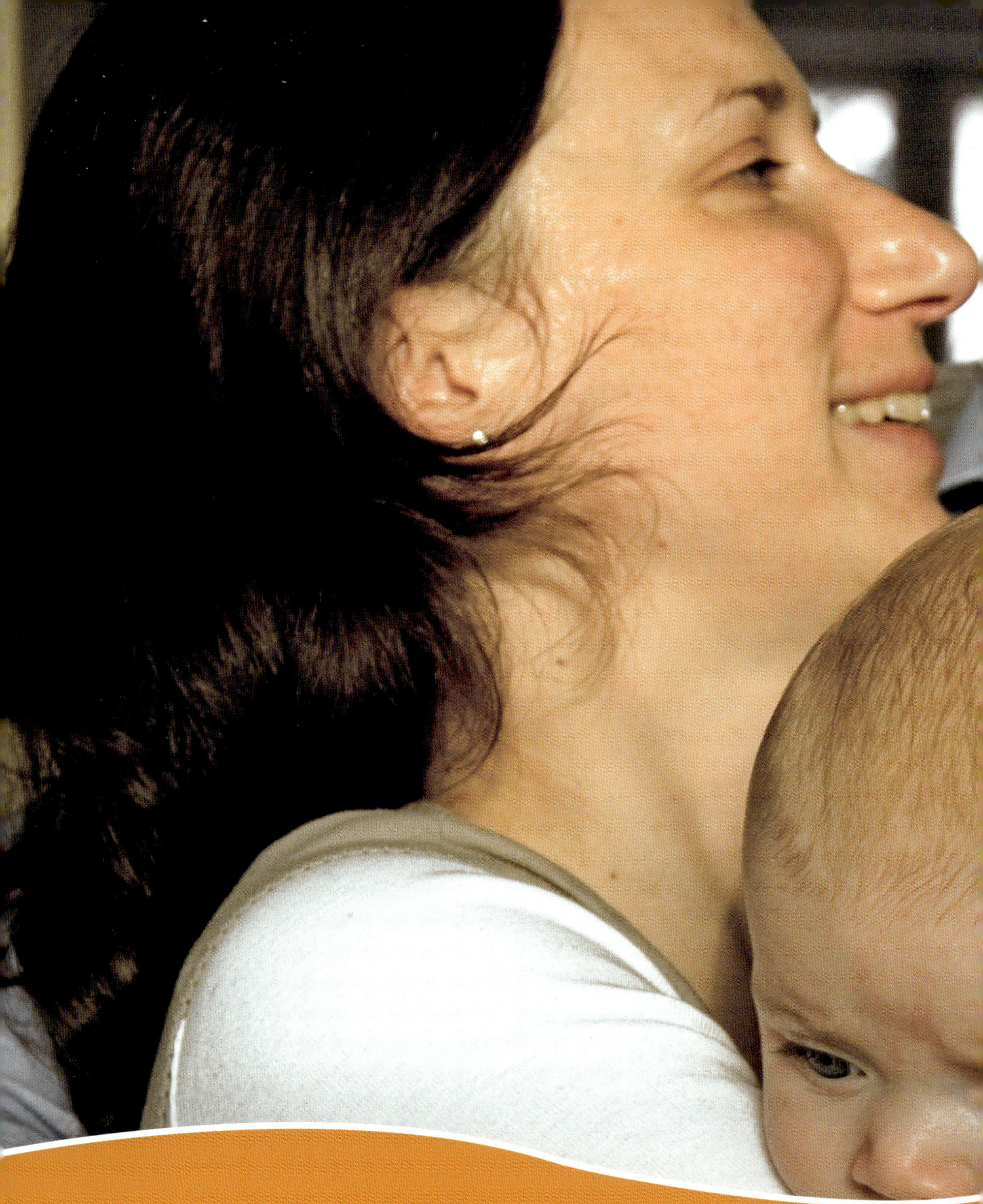

Eltern werden,

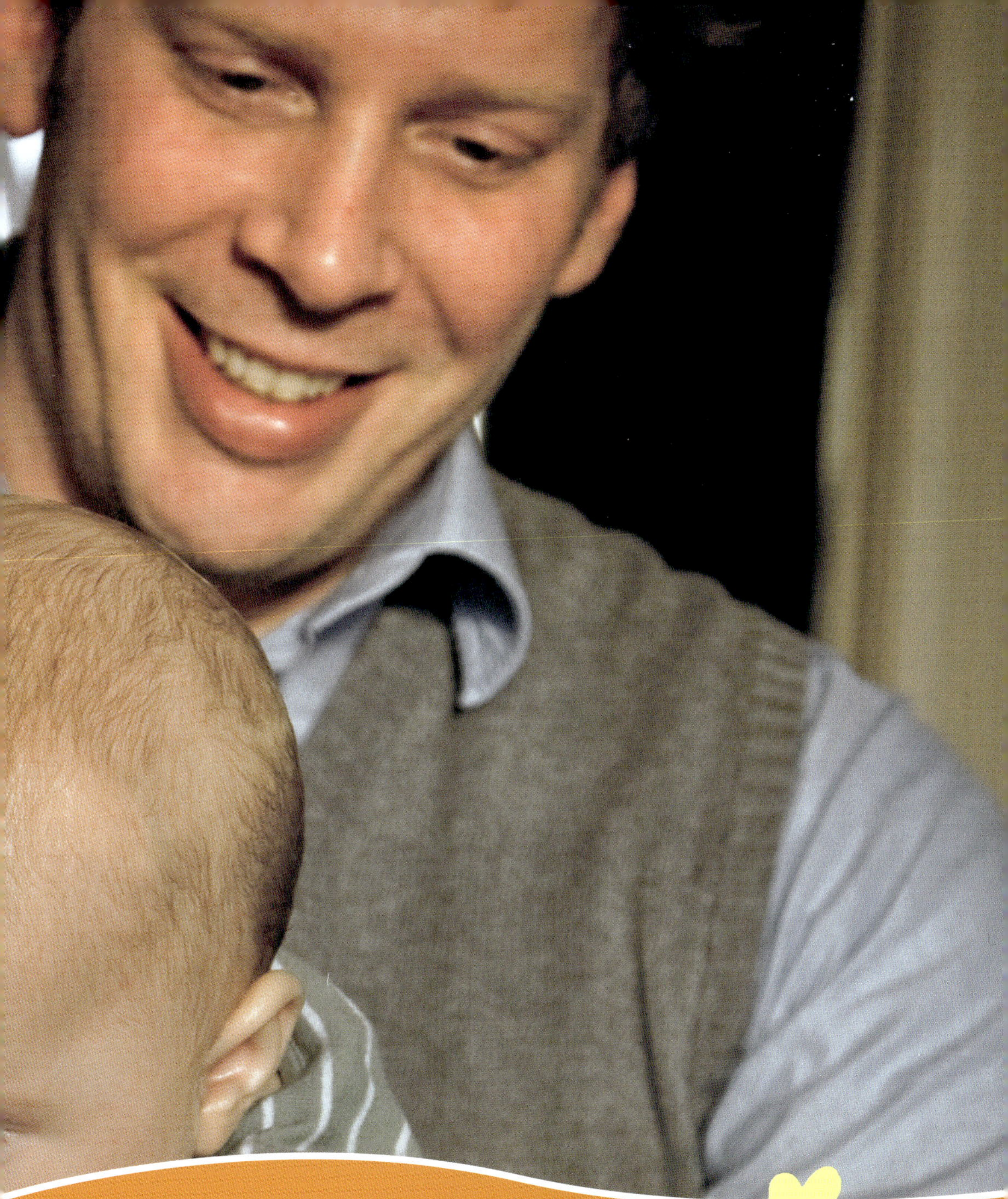

Partner bleiben

Das Baby – ein Lustkiller?

Annette Bopp

Es gibt nur eine einzige Kraft, die das Ich vor der Selbstisolation und dem Selbstverlust bewahrt. Es ist jene Kraft, die das Ich des Menschen mit dem eines anderen so verbindet, dass es sich, wenn es sich an diesen anderen verliert, von ihm als Geschenk zurückerhält. Diese Kraft ist die Liebe. Geschützt von der Liebe können wir uns im anderen verlieren, ohne dass uns dieser verschlingt, denn er verliert sich auch in uns, ohne dass wir ihn verschlingen. Die Liebe achtet und ehrt die Andersartigkeit und Freiheit des anderen, denn gerade diese Andersartigkeit ist es, die sie entzündet und die uns von uns selbst befreit.

Lorenzo Ravagli, Philosoph und Publizist (geb. 1957)

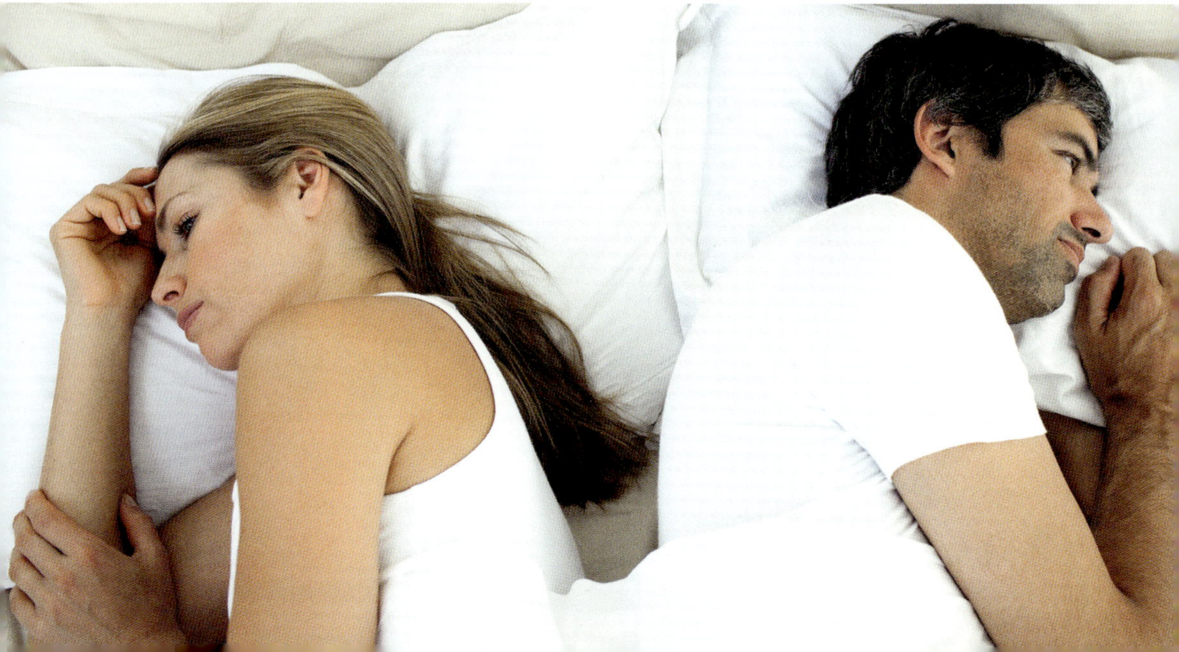

Sexualität nach der Geburt

Wenige Ereignisse im Leben verändern die Sexualität so nachhaltig wie die Geburt eines Kindes. Danach ist nichts mehr, wie es vorher war – in jeder Hinsicht. Die meisten Beziehungen mutieren dann – zumindest vorübergehend – zu kameradschaftlichen Partnerschaften, in denen Sex keine oder nur noch eine untergeordnete Rolle spielt. Allerdings geht die Abstinenz durchaus nicht immer von der Frau aus – offenbar sind auch einige Männer mit den Umstellungen, die eine Elternschaft mit sich bringt, überfordert. So ergab beispielsweise Anfang 2010 eine Umfrage des Gesundheitsmagazins *Apotheken-Umschau*, dass sich jeder vierte Mann und jede sechste Frau in der ersten Zeit mit dem Baby beschwert, dass der Sex zu kurz kommt.

Auf die meisten wirkt es schon sehr beruhigend, wenn sie wissen, dass sie mit dem Problem nicht alleine sind. Viele sind vorgewarnt – ein Kind ändert fast alles im Leben eines Paares, die Anpassung an die neuen Gegebenheiten braucht schlicht Zeit, auch in der Sexualität. Allerdings gar nicht so lange: Schon wenige Monate nach der Geburt kehrt die Lust zurück. Eine Studie an der Berliner Charité zeigte: Ein halbes Jahr nach der Geburt haben 90 Prozent der befragten Mütter wieder schmerzfreien, lustvollen Sex, viele auch schon früher. Zwar verringert sich dieser Studie zufolge die Häufigkeit des Geschlechtsverkehrs nach der Geburt von durchschnittlich 2,4-mal pro Woche auf 1,4-mal pro Woche – aber ebenfalls nur in den ersten Monaten. Später haben die meisten Paare nicht seltener, sondern eher sogar häufiger und lustvolleren Sex als kinderlose Paare.

Dennoch: Die Umstellung der gesamten Lebenssituation, die ein Kind mit sich bringt, verändert die Sexualität nachhaltig:

- *Zeitlich:* Spontaner Sex ist eher selten möglich, zu kurz sind die Pausen zwischen zwei Stillmahlzeiten und dem meist damit verbundenen Wickeln. Wenn das Baby häufig schreit, sind auch die Nächte kein Vergnügen – und die Eltern entsprechend unausgeschlafen.

- *Körperlich:* Die Schwangerschaft hat den Körper der Frau verändert, ihn runder und weicher gemacht. Auch war die Geburt ein elementares Erlebnis, das erst einmal verarbeitet sein will. Das Stillen und die Versorgung des Babys zehrt an den Kräften, viele Frauen sinken früh am Abend ins Bett und wollen nur noch eines: schlafen.

- *Seelisch:* das Kind dominiert nicht nur den äußeren Alltag, sondern auch den der Gefühle. Nahm früher der Partner/die Partnerin den wichtigsten Platz im Herzen ein, ist es jetzt das Kind. Für dieses verantwortlich zu sein, der Mutter- und Vaterrolle gerecht zu werden, ist ein Prozess, der Zeit braucht und Geduld. Auch absorbiert er einen Gutteil der Gefühle und Gedanken. Mann und Frau sind dann nicht mehr so offen für Sexualität wie früher.

Die Autorin Barbara Sichtermann – selbst Mutter – schreibt dazu in ihrem Buch *Vorsicht Kind*:

»Auch diese besondere Beziehung (zwischen Mann und Frau, Anmerkung der Herausgeberin) verwandelt sich – beileibe: nicht nur zum Guten. Elterndasein tritt, zumindest partiell, an die Stelle eines sorglosen oder auch sorgenreichen, jedenfalls sich selbst genügenden Liebeslebens. Das Kind drängelt sich zwischen euch (die Eltern). Nicht nur morgens im Bett, auch in euren Fantasien, Hoffnungen, Ängsten. Es schneidet aus der Zeit, die ihr füreinander hättet, das größte Stück für sich heraus. Es nimmt euch die Nächte weg. Es stiehlt euch die Augenblicke der Lautlosigkeit zwischen Nacht und Morgen, zwischen Abend und Nacht. Es macht aus eurem gemeinsamen Essen ein Happening mit Scherben. Seine Existenz raut euer Leben auf: Wo sein Vater früher deine verborgenen Wünsche erriet und erfüllte, tut er jetzt viel für dich, wenn er einmal mehr nachts aufsteht. Und wo du ihm Gedichte vorlasest, reicht's jetzt nur noch für *Schlaf, Kindchen, schlaf.*«

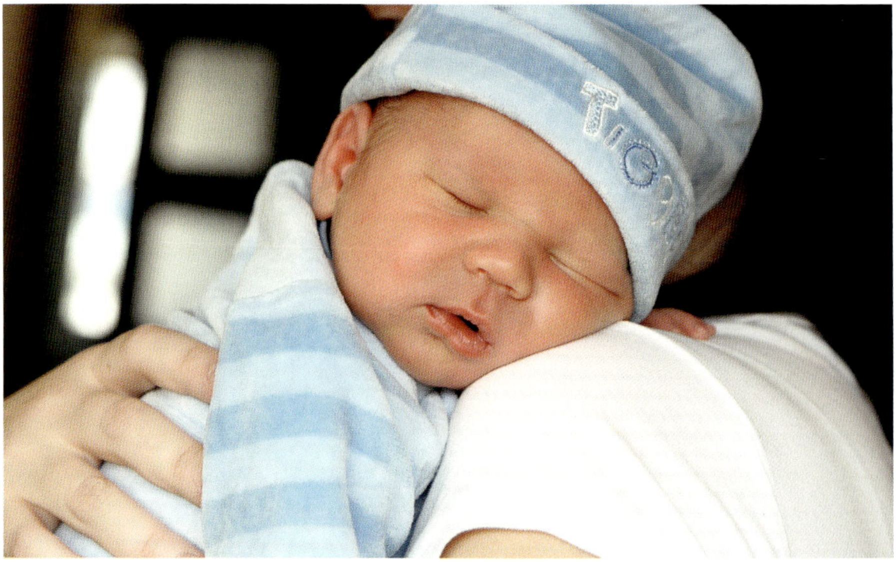

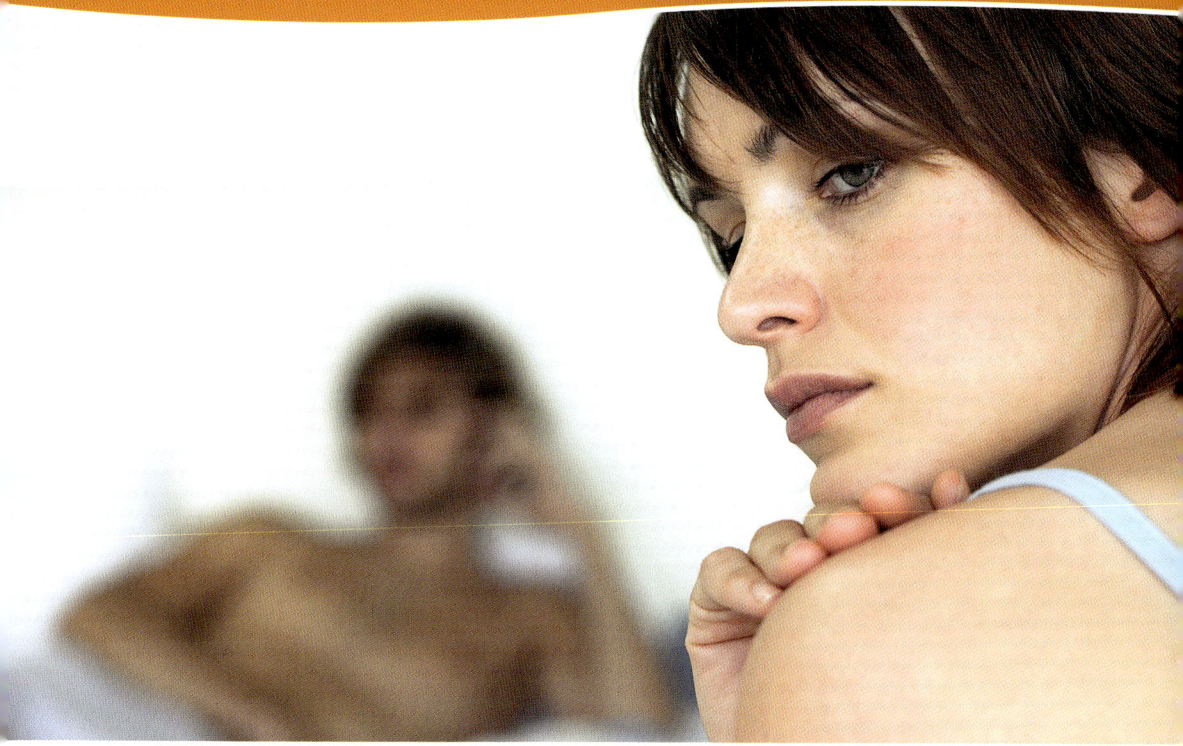

Für Erotik und Sex haben Frauen in den ersten Wochen nach der Geburt meist nichts übrig.

Ein Baby rund um die Uhr zu betreuen, ist gerade in den ersten Monaten nach der Geburt ein ziemlicher Knochenjob – und ein fremdbestimmter noch dazu. Denn es ist ja nicht die Mutter, die den Tagesablauf bestimmt, sondern in erster Linie das Kind – jedenfalls in den Anfangsmonaten. Danach hat sich das Ganze meist auf einen bestimmten Rhythmus eingespielt, der auch wieder mehr Freiraum erlaubt.

Wegen des Stillens bleibt diese Aufgabe vorwiegend Frauen vorbehalten – Männer sind meist spätestens drei Wochen nach der Geburt wieder im Beruf. Eine Frau, die vorher ebenfalls mit beiden Beinen im Job stand, tut sich entsprechend schwer, den Tag mit Stillen, Wickeln, Trösten, Kochen, Saubermachen und Kinderwagen-Schieben zu verbringen. Auch läuft das alles nicht so glatt und problemlos, wie die meisten sich das vor der Geburt vorgestellt haben. Eltern und Kind müssen sich erst richtig aneinander gewöhnen und Vater und Mutter Sicherheit im Umgang mit dem Kind gewinnen.

Wenn Eltern davon ausgehen, gerade in den ersten Wochen noch sehr viel nebenher machen zu können, werden sie meist rasch eines Besseren belehrt. Einen Säugling zu betreuen ist ein Rund-um-die-Uhr-Job, Mußestunden bleiben einem da kaum. Die meisten stehen abends staunend vor der Tatsache, dass der Tag schon wieder vorbei ist – und sie noch keine Minute Zeit für sich selbst hatten. Nicht wenige Frauen empfinden sich dann als Totalversagerinnen, die noch nicht mal »das bisschen Kinderpflege und Haushalt« gebacken kriegen – womit sie sich natürlich nur noch mehr in Frust und Selbstentwertung hineinsteigern. Ein gutes Selbstwert- und Körpergefühl ist jedoch Voraussetzung für guten Sex.

Weil heutzutage alles immer schneller geschehen muss und weil die Ansprüche der Frauen an sich selbst oft völlig überzogen sind, können dieses Selbstbewusstsein und das gute Gefühl für sich selbst aber häufig gar nicht entstehen. Die meisten Frauen fordern von sich, sofort nach der Rückkehr aus der Klinik wieder alles in einer Person sein zu können: Haushalts-Managerin, Mutter, Geliebte, Gastgeberin, Köchin, Gattin. Und zwar perfekt. Das kann nicht funktionieren, das muss im Chaos enden, im zwischenmenschlichen Desaster – auch und gerade in der Sexualität.

Nimmt eine Frau nach einigen Monaten ihren Beruf wieder auf, wird der Stress eher noch größer. Und die Lust bleibt weiterhin auf der Strecke. Nicht selten sogar die Partnerschaft bzw. Ehe: Viele Trennungen erfolgen zwischen dem ersten und dritten Lebensjahr des Kindes.

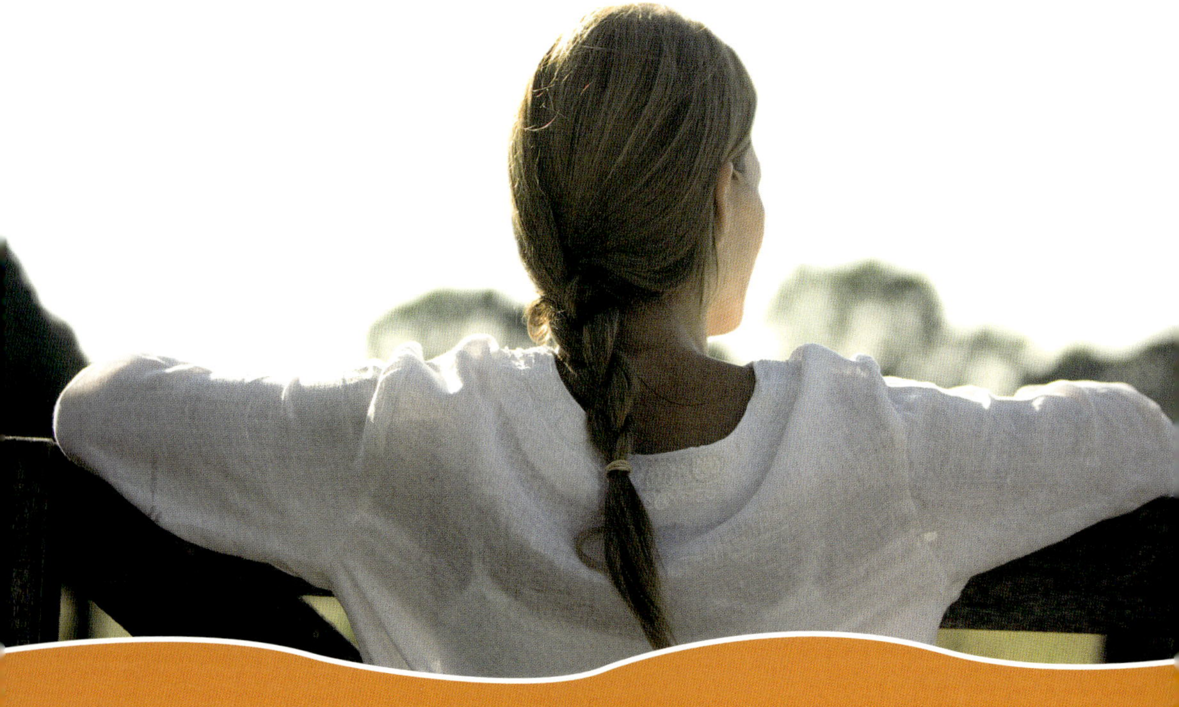

Um der Lust wieder mehr Raum zu verschaffen, ist es nötig, dass Frauen die Erwartungen an die eigene Leistungsfähigkeit drastisch zurückschrauben, dass sie sich erlauben, eine Zeit lang wirklich nur Mutter zu sein und sonst nichts. Es ist außerdem erforderlich, dass das Paar Verständnis für die jeweilige Alltagssituation des anderen aufbringt und sich auf eine Aufgabenteilung einigt, die die jeweiligen Interessen mit berücksichtigt und vor allem die Situation desjenigen, der gerade zu Hause bleibt, respektiert, seine Leistung anerkennt und wertschätzt. Keiner von beiden sollte das Gefühl haben, immer und ständig nur für das Kind da sein zu müssen – es sei denn, er oder sie möchte das ausdrücklich so. Je intensiver ein Paar seine Elternschaft gemeinsam lebt, desto eher kann sich auch eine Art von Normalität einstellen, in der sich sowohl das Paar als auch das Kind wohlfühlen können und in der auch die Lust irgendwann wieder neu erwacht.

Null Bock – und das ist gut so!

Fast jede Frau hat in den ersten Monaten nach der Geburt überhaupt keine Lust auf Sex. Und das ist gut so. Denn die Abstinenz erlaubt ihr, sich voll und ganz auf ihr Baby zu konzentrieren. Es ist die Zeit der körperlichen und seelischen Totalpartnerschaft zwischen Mutter und Kind, und diesen Zustand gibt es bei jedem Kind nur ein einziges Mal: in den drei Monaten nach der Geburt. In dieser Zeit ist das Kind noch ganz und gar mit der Mutter verbunden, erst nach dem zweiten Wachstumsschub, also etwa zwölf Wochen nach der Geburt, beginnt es, sich für seine Umwelt zu interessieren – was daran erkennbar ist, dass es beim Stillen die Brustwarze loslässt und den Kopf wendet, wenn jemand den Raum betritt. Vorher war es ausschließlich auf das Saugen und die Mutter konzentriert, jetzt werden auch andere Dinge und andere Menschen spannend. Von diesem Zeitpunkt an entwickelt sich das Kind nur noch von der Mutter weg – es wird mit jedem Tag ein wenig selbstständiger und autonomer.

Diese ersten drei Monate mit dem Baby sind für eine Frau deshalb besonders kostbar. Es ist gut und sinnvoll, wenn sie diese Zeit in vollen Zügen genießen kann und sich um nichts anderes kümmern muss – auch nicht um die sexuellen Bedürfnisse ihres Mannes (es sei denn, sie wünscht das selbst).

Der weibliche Körper stellt sich auf diese Zeit auf seine Weise ein: Wenn eine Frau ihr Kind voll stillt, ruhen die Eierstöcke meist, und damit weitgehend auch die Produktion weiblicher Geschlechtshormone, der Östrogene. Bei vielen Frauen ruht dann auch die Lust. Nicht ohne Grund leben frisch

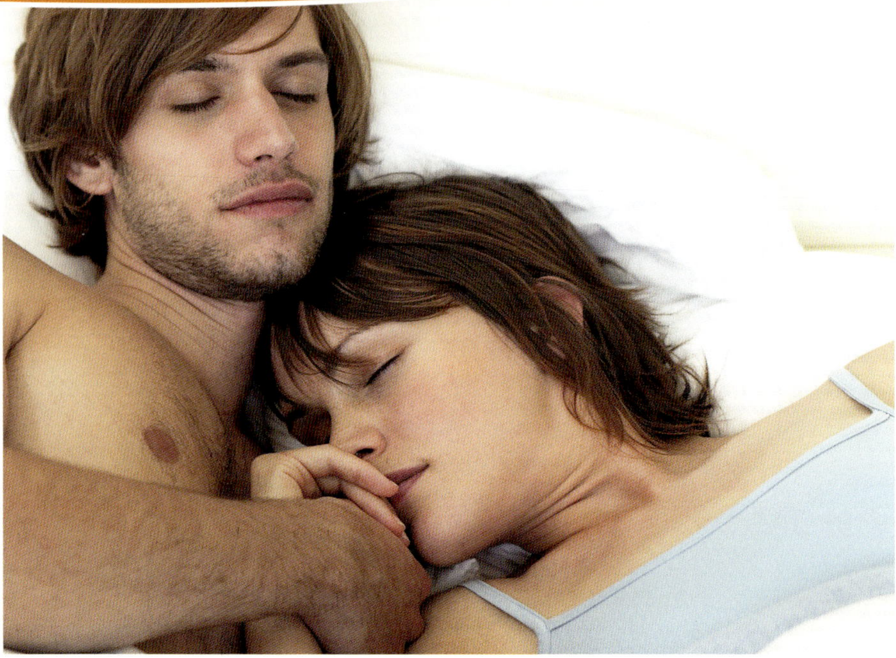

Zärtlichkeit und das Gefühl, sich beieinander geborgen zu fühlen, helfen über eine »Durststrecke« mit weniger Sex gut hinweg.

entbundene Frauen bei Naturvölkern sechs Wochen lang mit dem Baby in einer eigenen Hütte, getrennt vom Mann und dem Rest der Familie, betreut von älteren, erfahrenen Müttern. Diese vermitteln Sicherheit und Vertrauen im Umgang mit dem Neugeborenen, während die Mutter in Ruhe die Umstellung verkraften kann. Sie kann alle körperlichen und seelischen Veränderungen in Ruhe geschehen lassen und muss keinem Schönheitsideal entsprechen, keinem Anspruch genügen, sie darf einfach das sein, was sie jetzt ist: Mutter.

Eine Auszeit nach einem so elementaren Ereignis wie der Geburt eines Kindes ist wohltuend – für die Mutter, den Vater, das Paar. Heute müssen wir dafür nicht mehr in eine andere »Hütte« umziehen, es genügt schon, wenn die junge Mutter von allem entlastet wird und sich wirklich voll und ganz ihrem Baby widmen kann. Derart rundumversorgt ist sie körperlich wie seelisch stabiler und kann dann später ihrem Mann neu und selbstbewusst begegnen – auch im Bett.

Viele Männer stehen in dieser Zeit jedoch oft verständnislos vor ihrer Frau, die sich – nach einer oft als besonders lustvoll erlebten Sexualität während der Schwangerschaft – plötzlich radikal verweigert und kein Interesse mehr für den vorher so Begehrten aufbringen kann. Alles, was der Mann vorher für sich hatte, wird nun nur noch dem Kind zuteil: Liebe, Aufmerksamkeit, Zuwendung, sogar die Brust! Die meisten Männer fühlen sich davon zurückgesetzt und gekränkt, in ihrem männlichen Stolz und ihrer Eitelkeit tief verletzt – auch wenn sie es nicht zugeben.

Frauen müssen in dieser Zeit oft viel Selbstbewusstsein aufbringen, um ihren Männern klarzumachen, dass sie nur für einige Zeit, nicht aber grundsätzlich sexuell auf Tauchstation gehen – sie sind nun mal vollauf damit beschäftigt, sich in dem neuen Leben als Mutter zurechtzufinden. In ihrer Unsicherheit, mit der neuen Situation umzugehen, sind viele Frauen aber gerade dazu nicht in der Lage. Sie erwarten vielmehr, dass der Mann sie von sich aus, ohne lange Erklärungen und Treueschwüre, versteht, unterstützt, anerkennt. Wenn beide ihre Gefühle verdrängen, wenn sie sich dafür schämen und nicht darüber sprechen, sind schwere Beziehungskonflikte vorprogrammiert.

Der einzige Ausweg und die einzige Möglichkeit, solche Krisen zu vermeiden, besteht in einer schrankenlosen Offenheit. Wenn beide ihre Schwäche eingestehen, auch Gefühle und Gedanken, die verwirrend und bislang ungekannt sind, können im wachsenden Verständnis füreinander auch wieder Zärtlichkeit und Liebe wachsen.

Ich bin schön

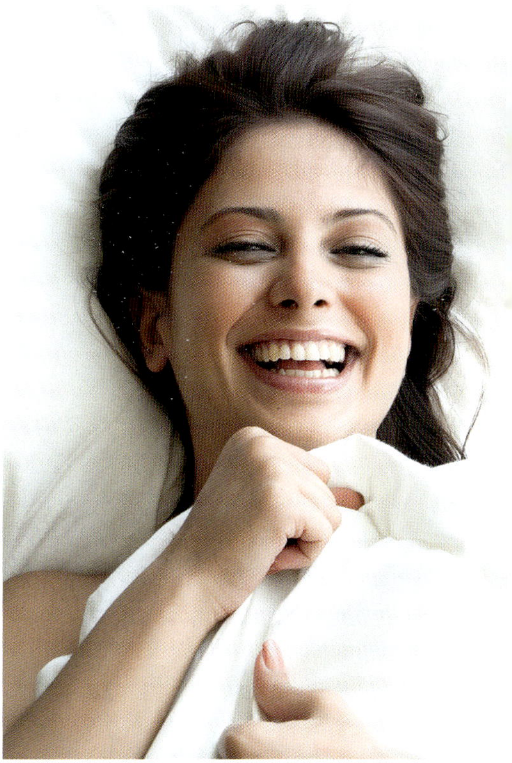

Ein nicht zu unterschätzender Lustkiller ist für viele Frauen der Blick in den Spiegel. Sie finden sich dick und unförmig, den noch etwas wabbeligen Bauch »zieren« womöglich einige Schwangerschaftsstreifen, die Brüste haben eine marmorierte Haut und sind durchzogen von breiten blauen Adern, die Brustwarze ist breitflächiger und dunkler als sonst – nicht jede mag sich so leiden.

Es ist aber nun mal ein ganz normaler Vorgang, dass eine Frau schon in der Schwangerschaft viel runder und weicher wird – alles muss sich dehnen und den anderen Umständen anpassen. Auch in der Stillzeit sind Nachgiebigkeit und Fülle nötig, damit die Milch gut fließen kann.

Warum also darin nicht eine besondere Qualität sehen, Stärke, Kraft, eine ureigene weibliche Potenz? Warum nicht stolz sein auf diese Wunderwerke von Brüsten, die in der Lage sind, ein Baby satt zu machen, die in ihrer Wärme und Weichheit auch die Seele füttern, Zärtlichkeit und Liebe verströmen? Einem neuen Menschen das Leben geschenkt zu haben, ist doch eine unglaubliche Leistung, die ungleich schwerer wiegt als zweifelhafte Schönheitsideale.

Die weiblichen, weichen, runden Formen bei sich selbst zu akzeptieren, zu schätzen und lieb zu gewinnen, ist der erste Schritt, auch wieder Lust empfinden zu können. Wer sich selbst nicht liebt, kann auch andere nicht lieben, und wer sich selbst nicht für begehrenswert hält, kann auch andere nicht begehren – das bewahrheitet sich auch und gerade nach der Geburt eines Kindes.

Sexualität neu gestalten

Viele Frauen haben Angst vor dem ersten Sex nach der Geburt. Sie sind nicht mehr dieselbe wie vorher. Das archaische Erlebnis, ein Kind zur Welt gebracht zu haben, rüttelt eine Frau emotional gewaltig durcheinander. Wenn der Mann bei der Entbindung dabei war, hat er seine Frau in einer Extremsituation erlebt, er hat sie womöglich schreien und stöhnen gehört wie noch nie zuvor. Er hat auch die Körperregion, die ihm so viel Lust bereitet, in einem gänzlich anderen Zustand gesehen – aufgedehnt, geweitet, geöffnet, um das Kind hindurchzulassen.

Eine Geburt ist ein mindestens so intimer Vorgang wie ein Geschlechtsakt, noch dazu mit meist wildfremden Zuschauern in Person der Hebamme und des Geburtshelfers. Nicht wenige Frauen schämen sich im Nachhinein für ihre Schamlosigkeit und Hemmungslosigkeit unter der Geburt – auch wenn das ganz und gar überflüssig ist. Es ist ihnen peinlich, dass ihr Mann sie »so« gesehen hat. Und sie befürchten, dass sie jetzt für ihn nicht mehr so attraktiv sind, dass die Bilder der Geburt die Erotik überdecken könnten.

Wenn das so ist, gibt's nur eins: offen darüber sprechen. Indem das, was als »unanständig«, »peinlich« oder schambesetzt empfunden wird, zur Sprache kommt, kann eine neue Nähe entstehen und auch ein Stolz darauf, dieses gewaltige Ereignis gemeinsam erlebt und durchgestanden zu haben. Das verbindet. Und auf der Basis dieser Offenheit kann Intimität neu wachsen, und auch die Lust aneinander und aufeinander.

Allerdings kann diese Lust anders aussehen als früher, vor der Geburt des Kindes. Draufgängertum weicht einer neu gewonnenen Innigkeit. Und oft ist Zärtlichkeit in dieser Phase viel wichtiger als der eigentliche Geschlechtsakt. Sie bietet die Chance, eine neue Sinnlichkeit zu entdecken, die viel mehr ist

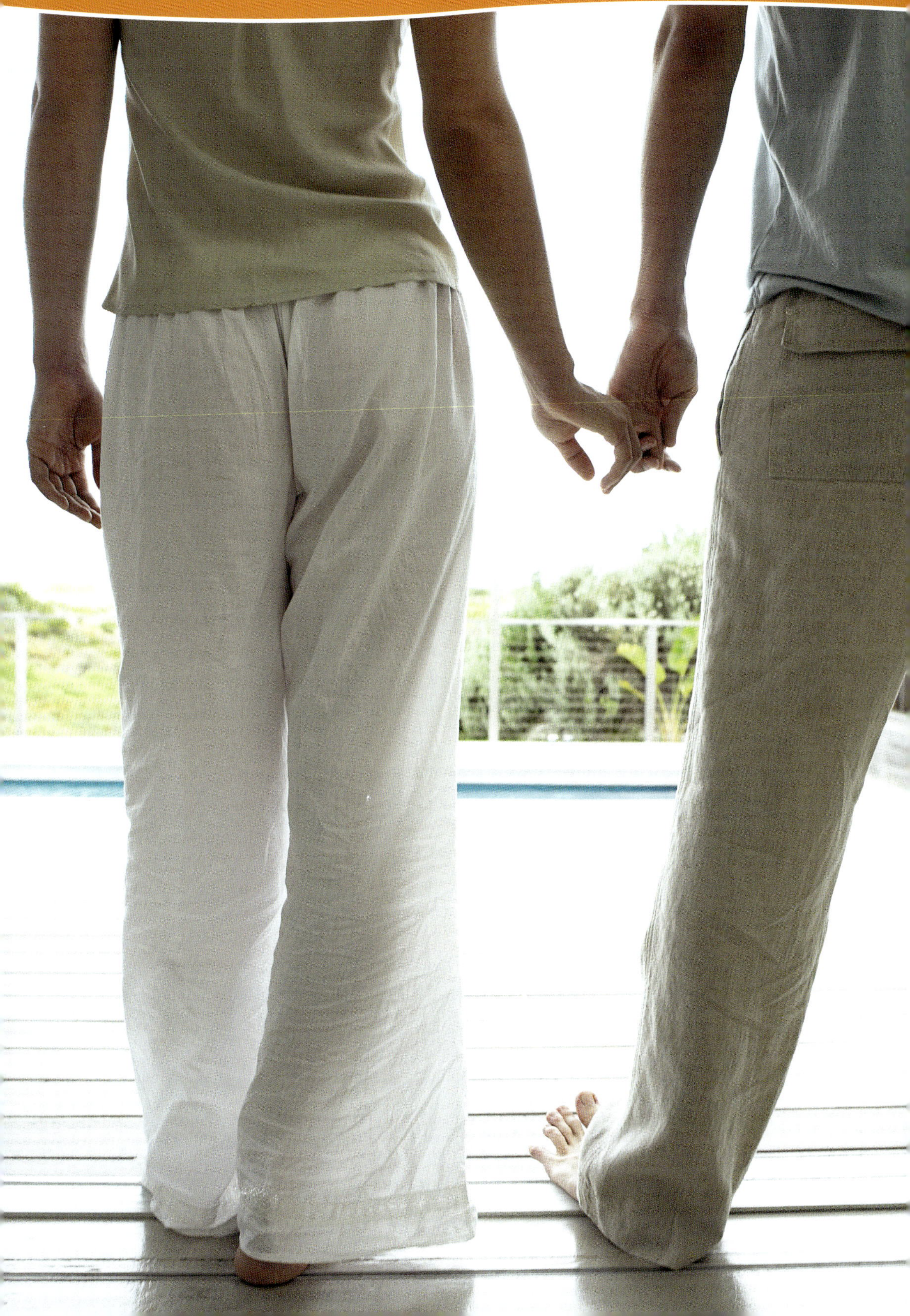

als Erotik. Sex beschränkt sich schließlich nicht darauf, dass der Penis in die Scheide eindringt. Warum nicht in dieser Zeit mal wieder auf das gute alte Petting zurückkommen? Sich gegenseitig Lust machen auf eine Art und Weise, die ganz anders ist als der gewohnte Sex. Sich fallen lassen in die Zärtlichkeit des Partners. Nicht mehr denken, nur fühlen.

Das alles kann übrigens problemlos neben dem Kind stattfinden. Babys haben einen gesegneten Schlaf. Und ein Säugling nimmt keineswegs seelischen Schaden, wenn Mama und Papa neben der Wiege Sex miteinander haben – auch wenn Ihnen das anfangs etwas seltsam vorkommen mag. Wenn sich irgendetwas im Schlaf auf das Kind überträgt, dann allenfalls das Gefühl, dass es Mama und Papa gerade sehr gut geht.

Nach einigen Monaten schläft das Kind meist sowieso im eigenen Bett und nicht mehr im Schlafzimmer der Eltern. Und selbst wenn – Sie werden es gut abspüren können, wann der Zeitpunkt gekommen ist, die Intimität wieder voll und ganz auf Sie als Paar zu begrenzen.

Bin ich »zu weit«?

Viele Frauen fürchten, dass die Scheide durch den Geburtsvorgang so sehr gedehnt wird, dass sie anschließend »zu weit« sind. Sie glauben, den Penis des Partners nicht mehr fest genug umschließen zu können und damit an Attraktivität zu verlieren. Nicht wenige haben auch das Gefühl, den Orgasmus nicht mehr so intensiv empfinden zu können wie früher.

Tatsächlich ist die Scheide in den ersten Wochen nach der Geburt weiter und gedehnter als zuvor. Sie verengt sich jedoch im Rahmen der körperlichen Rückbildungsprozesse wieder und nimmt die alte Form und Größe an. Wenn sie sich dennoch weiter und größer anfühlt, liegt das meistens daran, dass der Beckenboden noch nicht wieder so kräftig ist wie vor der Geburt. Seine Muskeln umschließen auch die Scheide. Ein durch die Geburt stark gedehnter Beckenboden beeinträchtigt also meistens auch die sexuellen Empfindungen.

Konsequente Beckenbodengymnastik (siehe Seite 54) nach der Stillzeit trägt dazu bei, dass die Scheide auch nach einer schweren und langen Geburt oder nach der Entbindung des zweiten, dritten oder vierten Kindes wieder so elastisch wird wie gewohnt. Manche Frauen entdecken dabei erstmals den Beckenboden als lustvolle Körperzone, was sich wiederum positiv auf ihre Sexualität und Partnerschaft auswirkt.

Selbst wenn ein Dammriss oder -schnitt schon gut verheilt ist, kann es sein, dass das Eindringen des Penis beim Geschlechtsverkehr Beschwerden bereitet. Meist ist das nur ein kleiner Moment, wenn der Damm gedehnt wird, aber er stört dennoch die sexuelle Lust. Es hilft, den Damm täglich mit etwas Mandelöl zwischen Daumen und Mittelfinger zu massieren und zu dehnen. Das Gewebe wird dabei elastischer. Möglicherweise ist es auch angebracht, eine wulstige Dammnaht operativ korrigieren zu lassen.

Der Neid des Vaters auf das Kind

Nicht selten ist das Kernproblem in einer Partnerschaft nach der Geburt eines Kindes die Eifersucht des Mannes auf den Störenfried, der sich da zwischen ihn und »seine« Frau drängt. Er ist schlicht und einfach neidisch auf das Kind. Darauf, dass es an der Brust nuckeln darf, wann immer es will, dass es gewiegt, geherzt, geküsst wird, dass ihm alle Aufmerksamkeit und Fürsorge zuteilwird, während er am Abend nur hört, wie anstrengend der Tag mit dem Baby gewesen ist.

Für viele Männer ist es gewöhnungsbedürftig, dass die Brust der Frau jetzt jemand anderem »gehört«. Stillende Mütter mögen es oft nicht gern, wenn sie an der Brust berührt werden – beginnt dann doch sofort die Milch zu fließen. Spricht eine Frau nicht mit ihrem Mann darüber und sagt lediglich »Lass das!«, fühlt er sich in seiner zärtlichen Zuwendung unverstanden und abgewiesen. Erotik beschränkt sich ja aber nicht nur auf die Brust – und manchmal ist es einfach nötig, auch so etwas offen auszusprechen. Jede wortlose Zurückweisung birgt den Keim für eine ganze Reihe von Missverständnissen und mündet meist in Frust, Kränkung und Rückzug.

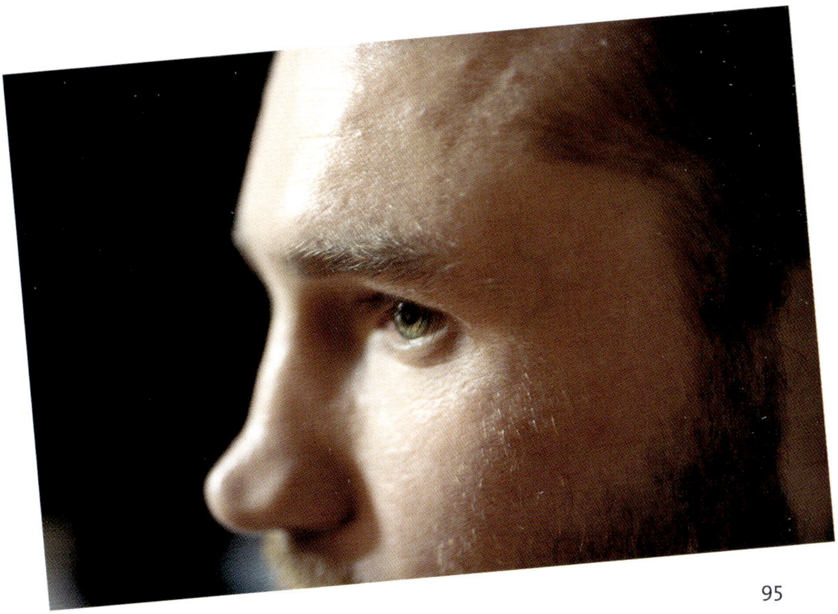

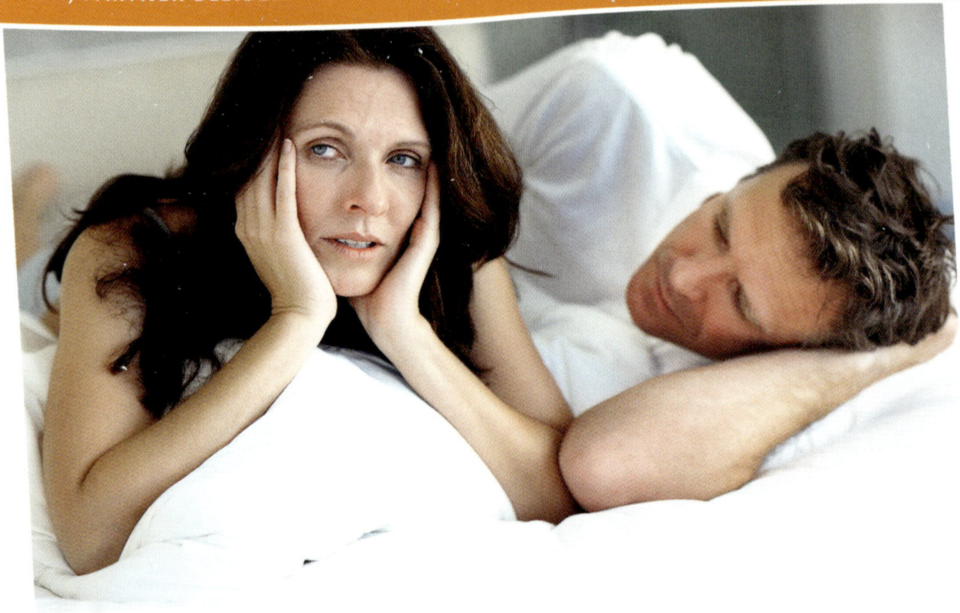

Das beste Mittel, um wieder zueinander zu finden: miteinander reden – auch über Ängste und das Gefühl, nicht mehr attraktiv zu sein.

Auch Männer, die gerne und mit Inbrunst Vater sind, haben mit dem Gefühl von Neid und Eifersucht zu kämpfen. Die meisten verdrängen das jedoch und toben ihren Frust auf anderen Ebenen aus, werden gereizt und ungeduldig, sie beginnen zu nörgeln, gehen alleine aus oder nehmen Einladungen an, zu denen die Frau garantiert nicht mitkommen kann, weil sie stillt und sich um das Baby kümmern muss. Auf diese Weise »rächen« sie sich für den Zuwendungs- und Liebesentzug – oftmals gänzlich unbewusst. Es ist ihnen einfach gar nicht klar, was sie da tun.

Es wäre viel gewonnen, wenn Männer sich dazu durchringen könnten, über ihre Gefühle offen zu sprechen. Allein die Tatsache, solche »schlechten« Gedanken und Empfindungen auszusprechen, nimmt dem Frust den Wind aus den Segeln. Eifersüchteleien zerplatzen wie Seifenblasen.

Freiräume schaffen

Eine der Möglichkeiten, damit sich die Lust wieder Bahn brechen kann, besteht darin, sich im Alltag Freiräume zu organisieren. In den ersten Monaten, wenn die Frau noch stillt, genügen schon zwei Stunden, in denen jemand anderes den Schlaf des Kindes bewacht oder den Haushalt versorgt. Stunden, in denen kein Kleinkind die Arme nach der Mutter ausstreckt, in denen sie ungestört lesen, einen Einkaufsbummel machen oder sich die Fingernägel lackieren kann. Stunden, die ihr ganz allein gehören.

Loslassen, zur Ruhe kommen, abschalten können – das sind die Voraussetzungen für eine genussvolle Sexualität. Für Mütter gilt das mehr als für alle anderen. Sie brauchen die Ruhepause auch, um wieder Kraft zu schöpfen. Denn Liebe, gerade körperliche, fordert Kraft. Sie fordert Hingabebereitschaft und Zuwendungsfähigkeit. Wer rund um die Uhr von anderen physisch und psychisch »ausgelutscht« wird – und bei Säuglingen ist das durchaus im Wortsinne zu verstehen –, kann abends nur noch erschöpft in die Kissen sinken. Wenn zusätzlich ein Kind nachts viel weint, unruhig schläft, wenn andere Rotznasen geputzt und Krokodilstränen getrocknet, wenn Gutenachtgeschichten vorgelesen oder Kinderkrankheiten durchgestanden werden müssen – woher soll ein Paar dann noch Zeit, Muße und Kraft für Sex nehmen?

Es hilft ungemein, wenn Mann und/oder Frau in ihren häuslichen Aufgaben durch Freunde oder Verwandte entlastet werden und wenn sie das auch füreinander tun, ohne dies gegeneinander aufzurechnen. Ein häuslicher Alltag stresst nicht minder als ein beruflicher, nur anders. Und oft genügt schon das Gefühl, nicht ständig rund um die Uhr für alles verantwortlich sein zu müssen, damit die Tore von Körper, Herz und Seele wieder aufgehen können für eine lustvolle erotische Paarbeziehung.

Verabreden Sie sich für die Stunden zu zweit anfangs nicht unbedingt in den eigenen vier Wänden – gehen Sie dafür in eine andere Umgebung. Sie sind sonst mit Ihren Gedanken und Gefühlen ständig beim Kind.

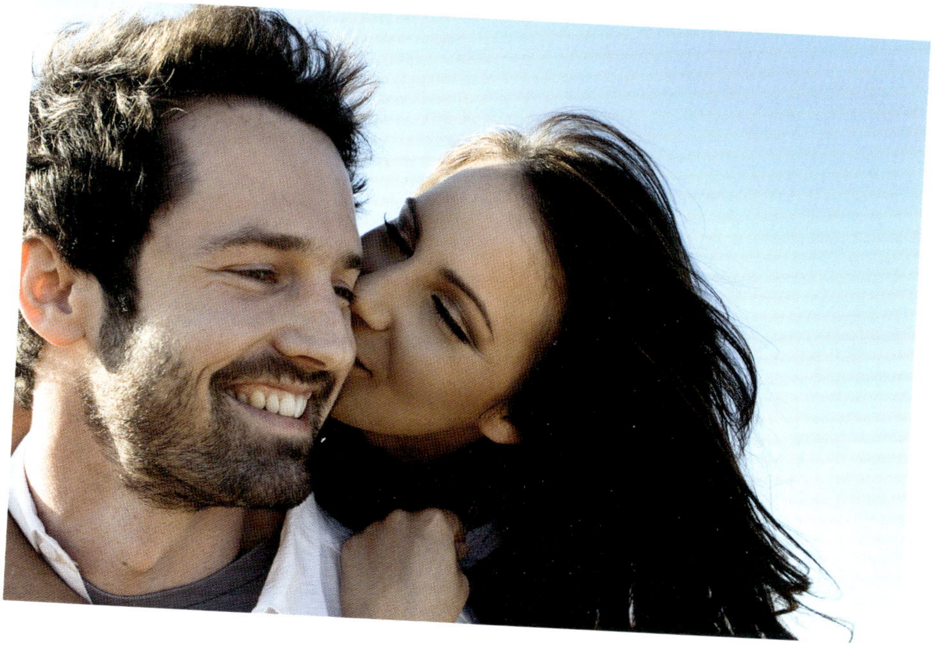

Mit Humor geht alles leichter

Ein weiterer, nicht zu unterschätzender Faktor für eine entspannte Sexualität ist der Humor. Je mehr Sie gemeinsam über bestimmte Situationen lachen können, desto besser. Wenn beispielsweise das mühsam erkämpfte Schäferstündchen dann doch keines wird, weil Sie beide oder einer von Ihnen vorher schon einschläft. Wenn ausgerechnet zur vereinbarten Freizeit ein Kind fiebert und Sie braucht. Wenn die neuen Dessous nicht auf Gegenliebe stoßen. Es gibt Tausende von Situationen, in denen Sie zwei Möglichkeiten haben: grantig werden, sich ärgern, dem anderen böse sein, sich selbst und die Welt nur noch doof finden – oder einfach lachen und die Dinge nehmen, wie sie sind, der komischen Komponente mehr Gewicht geben als der ärgerlichen. Sie werden sehen – mit Humor meistert sich vieles fast von selbst. Und plötzlich wächst aus dem gemeinsamen Lachen die Lust … überraschend, kaum bemerkt, einfach da.

Im Bett miteinander lachen können – nicht selten erwacht die Lust dabei von ganz allein.

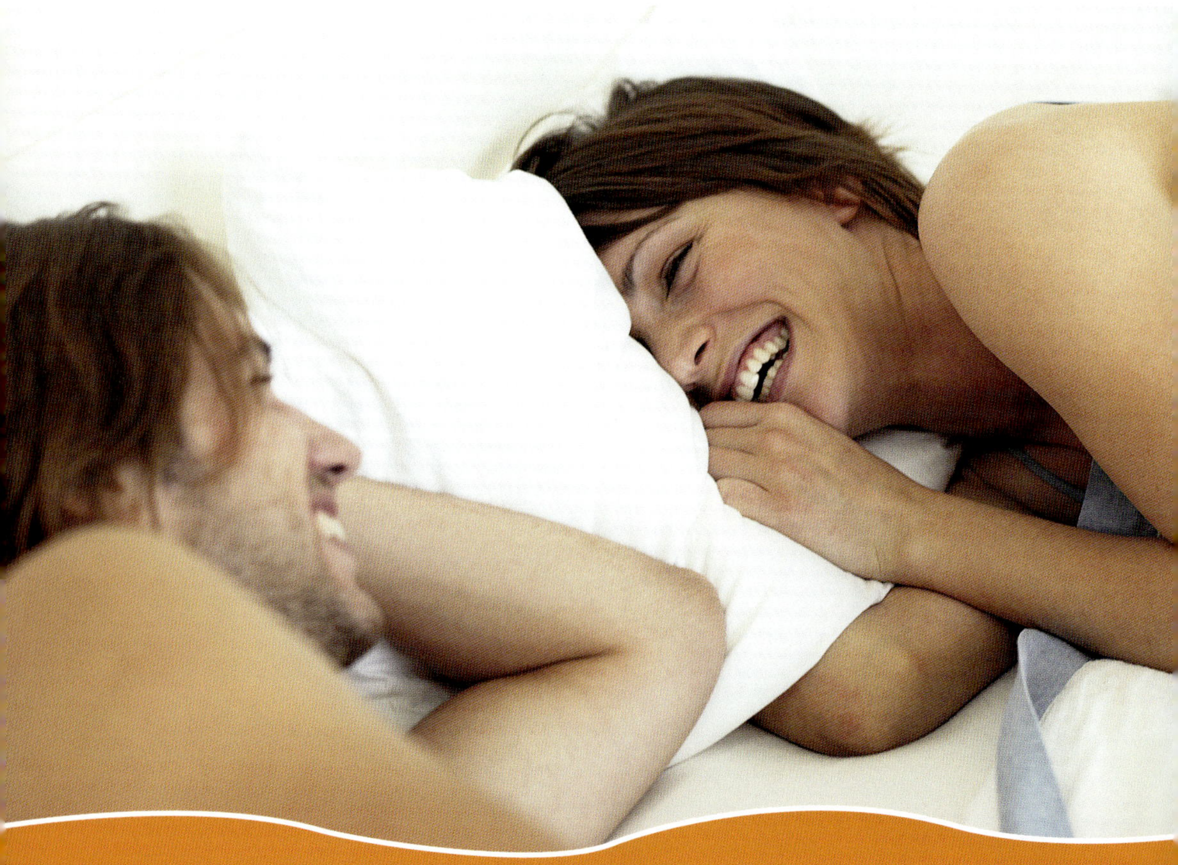

Verhütung nach der Geburt

Neun Monate lang mussten Sie sich nicht mit Verhütung beschäftigen, und auch in den ersten Wochen nach der Geburt Ihres Kindes kümmert Sie das Problem wegen des Wochenflusses noch herzlich wenig. Spätestens danach jedoch kommt dieses lästige Thema unweigerlich erneut auf die Tagesordnung. Irgendwann überfällt Sie nämlich wieder die Lust, mit Ihrem Partner zu schlafen, und nicht erst dann sollten Sie darüber nachdenken, womit Sie fürs Erste verhindern wollen, dass sich erneut Nachwuchs ankündigt.

Nach der Geburt reinigt die Gebärmutter das »Nest«, in dem das Baby herangewachsen ist – was sich in Form des Wochenflusses zeigt, der etwa vier Wochen nach der Geburt anhält. Die Wunde, die die Ablösung der Plazenta in der Gebärmutter verursacht hat, muss sich erst schließen. Danach hat die Gebärmutter ihre alte Größe zurück, und auch die Schleimhaut im Inneren ist wieder so, wie sie zu Beginn eines jeden Zyklus ist.

Wenn in der Zeit des Wochenflusses Geschlechtsverkehr stattfindet, sollte der Mann besser ein Kondom benutzen, denn aufgrund der noch »offenen« Gebärmutter besteht eine erhöhte Infektionsgefahr für die Frau. Die meisten Frauen brauchen jedoch eine vierwöchige Sex-Pause, um sich an das Leben mit dem Baby zu gewöhnen und die Geburt zu verarbeiten. Oft ist der Intimbereich noch eine Zeit lang geschwollen, ein Dammschnitt oder -riss muss heilen. War ein Kaiserschnitt erforderlich, dauert es ebenfalls rund vier Wochen oder sogar länger, bis die Narbe nicht mehr schmerzt.

Die meisten »Unfälle« ungewollter Schwangerschaften passieren in der Stillzeit, weil Frauen davon ausgehen, keinen Eisprung zu haben und demnach auch nicht schwanger werden zu können, wenn sie ihr Kind voll stillen. Sie können aber doch. Etwa jede fünfte Frau hat ihren ersten Eisprung bereits vier bis sechs Wochen nach der Geburt. Zwar verhindert das während des Stillens von der Hirnanhangdrüse ins Blut ausgeschüttete Hormon Prolaktin, dass in den Eierstöcken Eizellen reifen. Voraussetzung dafür ist, dass eine Frau ihr Baby häufig anlegt, und selbst dann bleibt ein Rest von Unsicherheit. Es kann immer mal vorkommen, dass zu wenig Prolaktin im Blut ist, sodass die Eierstöcke wieder weibliche Geschlechtshormone produzieren und somit auch wieder eine Eizelle heranreift. Sie kann befruchtet werden, bevor die erste Menstruation nach der Geburt eingesetzt hat. Wenige Wochen später wundert sich dann die Frau, warum ihr morgens wieder so oft übel ist …

Vertrauen Sie also nicht darauf, dass bei Ihnen schon nichts passieren wird. Es kann für eine Frau ein recht quälender Seelenzwiespalt sein, ein noch sehr kleines Baby im Arm zu halten und zu wissen, dass in ihrem Bauch schon wieder eines wächst, obwohl sie es doch jetzt noch gar nicht gewollt hat.

Verhütungsmethoden

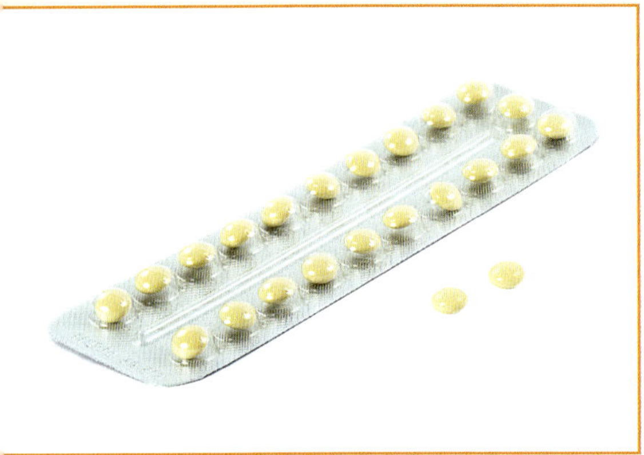

Die Pille

Sie ist zwar eines der sichersten Verhütungsmittel, für stillende Mütter kommt sie jedoch nicht infrage. Östrogene und Gestagene gehen durch die Muttermilch auch aufs Kind über. Das gilt auch für den Verhütungsring, der in die Scheide eingelegt wird und drei Wochen lang kontinuierlich Hormone abgibt, gefolgt von einer Woche Pause, in der die Regelblutung einsetzt.

Bei Neugeborenen kann das Brustdrüsen-Schwellungen oder eine Gelbsucht hervorrufen. Außerdem ist der Organismus eines Säuglings in keiner Weise darauf eingestellt, synthetische Hormone zu verarbeiten. Auch für die stillende Mutter hat die Pille Nachteile. Sie mindert den Fett- und Kalziumanteil der Milch und stört den Milchfluss. Selbst die Mini-Pille, die nur Gestagen enthält, halten manche Frauenärzte für problematisch.

Die Spirale

Viele Frauen vertragen sie nicht, solange sie noch kein Kind bekommen haben. Nach der Geburt hingegen schwören viele auf dieses Verhütungsmittel. Sie klagen nur selten über Schmerzen, starke Blutungen oder Bauchkrämpfe – Beschwerden, die bei kinderlosen Frauen häufig vorkommen. Die Spirale verhindert auf mechanische Weise, dass sich eine befruchtete Eizelle in die Schleimhaut einnisten kann. Das in winzig kleinen Mengen kontinuierlich abgegebene Kupfer (aus Fäden, mit denen die Spirale umwickelt ist) wehrt eine Schwangerschaft zusätzlich ab. Eine Hormonspirale, die Gestagene freisetzt, ist erst nach der Stillzeit eine Alternative.

Frauenarzt oder -ärztin legen die Spirale idealerweise etwa sechs Wochen nach der Geburt, wenn der Wochenfluss vollständig versiegt ist. Dann ist der Muttermund noch weich und lässt sich leicht und schmerzlos dehnen, um die Spirale in die Gebärmutter einzulegen.

Für viele Frauen ist die Spirale ein sehr angenehmes Verhütungsmittel. Sie können sich auf ihre Wirkung verlassen, sie stört nicht beim Geschlechtsverkehr, sie muss nur alle drei bis fünf Jahre erneuert werden, und sie ist kaum zu spüren. Allenfalls der Mann fühlt manchmal einen kleinen Pieks, wenn der Penis tief in die Scheide eindringt. Das liegt dann am Rückholfädchen, an dem die Spirale später herausgezogen werden kann und das einige Millimeter aus dem Muttermund herausragt. Gegebenenfalls kann das Fädchen von der Frauenärztin oder dem Frauenarzt gekürzt werden. Der richtige Sitz der Spirale sollte ein- bis zweimal jährlich mit Ultraschall überprüft werden.

Für manche Frauen ist es jedoch ein unangenehmes Gefühl, mit einem Fremdkörper im Bauch herumzulaufen. Dann ist zu überlegen, ob der sichere Empfängnisschutz dieses Gefühl wettmachen kann. Eine Frau, die sich ständig verkrampft, weil ihr die Vorstellung, eine Spirale zu tragen, zuwider ist, sollte lieber ein anderes Verhütungsmittel wählen.

Kondome

Sie sind nach der Geburt das einzige Verhütungsmittel, das mit Sicherheit unschädlich ist. Es beeinflusst in keiner Weise den weiblichen Organismus, es schützt die Frau vor Infektionen, es wird nur bei Bedarf angewandt, und wenn es richtig benutzt wird, ist es ziemlich sicher.
Die Nachteile sind genau diejenigen, die auch sonst ein Paar davon abhalten können, Kondome als ständiges Verhütungsmittel zu wählen: Es stört nun mal, wenn man mitten im schönsten leidenschaftlichsten Liebesspiel den Kopf einschalten und daran denken muss, ein Kondom überzustreifen.

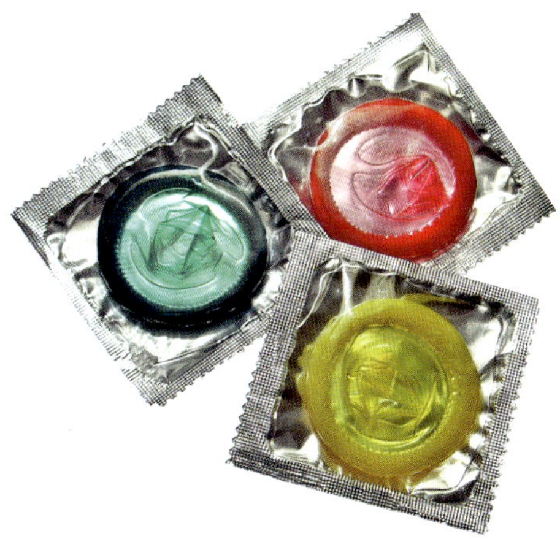

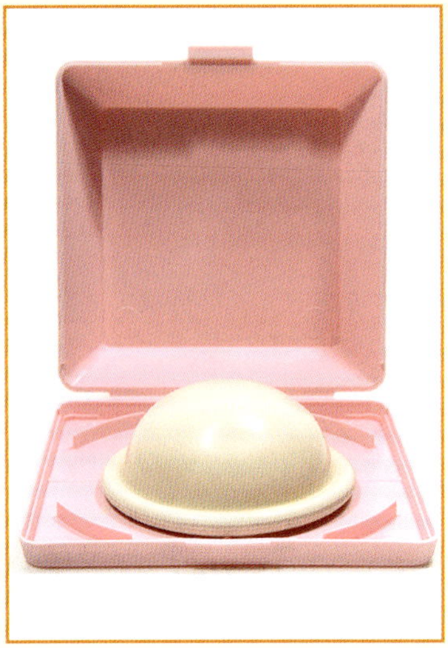

Diaphragma

Nach einer Geburt dauert es mehrere Wochen, bis sich der Muttermund wieder vollständig geschlossen hat. Bei fast allen Frauen liegt er anders als vor der Schwangerschaft, und auch das Scheideninnere fühlt sich anders an – weiter, lockerer, gedehnt. Erst nach Monaten ist der Rückbildungsprozess abgeschlossen.

Ein Diaphragma muss also den »neuen« anatomischen Verhältnissen entsprechend angepasst werden, um richtig zu sitzen. Solange diese sich noch verändern, hat das keinen Sinn.

Lassen Sie es frühestens ein halbes Jahr nach der Geburt von Ihrem Frauenarzt oder Ihrer Frauenärztin neu anpassen. Die meisten Paare beginnen jedoch schon früher, wieder miteinander zu schlafen. Das Diaphragma kommt deshalb in der ersten Zeit nach einer Geburt als Verhütungsmittel nicht infrage, danach schon. Dass es nur benutzt wird, wenn es wirklich gebraucht wird, finden viele Frauen sehr angenehm. Auch sind sie mit ihrem Körper so vertraut, dass das Einführen und Überprüfen des richtigen Sitzes kein Problem darstellt.

Schaum- oder Gelzäpfchen

Sie enthalten spermientötende Substanzen und verhindern damit, dass befruchtungsfähige Samenfädchen durch den Muttermund in Gebärmutter und Eileiter vordringen. Schaum- und Gelzäpfchen sind in den ersten Monaten nach einer Geburt nicht ratsam, weil sie das Milieu innerhalb der Scheide nachhaltig verändern. Viele Frauen klagen über Infektionen und Ausfluss, weil die Zäpfchen die schützenden Milchsäure-Bakterien beseitigt. Außerdem verursachen die chemischen Substanzen häufig ein unangenehmes Brennen oder Wärmegefühl bei Frau und Mann.

Natürliche Familienplanung

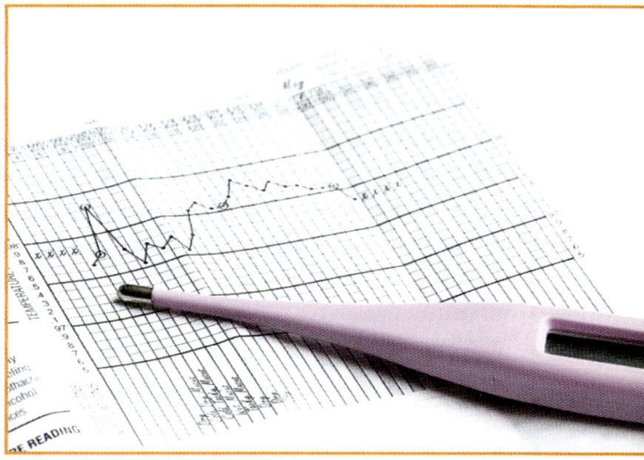

Bei dieser Verhütungsmethode sollte die Frau schon möglichst kurze Zeit nach der Geburt damit beginnen, ihre morgendliche Basaltemperatur zu messen. Solange sie stillt, hat sie meistens noch nicht wieder ihren gewohnten monatlichen Zyklus. Sie muss deshalb erst einmal herausfinden, ob und wann sie einen Eisprung hat. Erst wenn die Eierstöcke nach dem Stillen erneut das weibliche Geschlechtshormon Östrogen produzieren, ist die Scheidenschleimhaut wieder stärker durchblutet und sondert mehr Flüssigkeit ab. Erst dann ist es möglich, die Veränderungen des Schleims als Anzeichen für einen bevorstehenden Eisprung zu beobachten und damit die fruchtbaren Tage zu bestimmen. Solange sich der Zyklus noch nicht wieder richtig eingependelt hat, sollte ein anderes Verhütungsmittel gewählt werden.

Überlegen Sie sich am besten schon vor der Geburt, wie Sie danach verhüten wollen. Körper und Seele brauchen eine Pause, um sowohl die Schwangerschaft als auch die Geburt und die Stillphase richtig zu verarbeiten. Nur sehr wenige Frauen wollen tatsächlich so schnell wie möglich wieder schwanger werden.

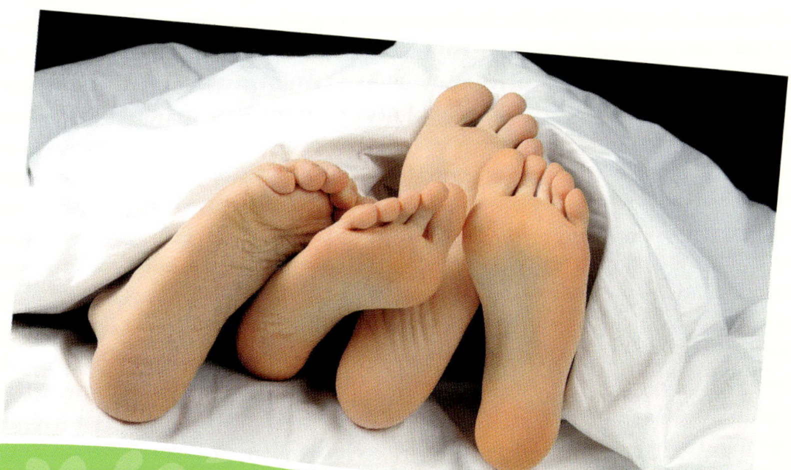

Sich neu aufeinander einlassen

Je intensiver und gleichberechtigter ein Paar die Elternschaft teilt und lebt, desto verständnisvoller können beide auf die neue Situation eingehen. Oft verändern sich die Bedürfnisse – in welche Richtung, ist individuell verschieden. Wenn Sie es schaffen, Schwächen zuzugeben, Ängste offen auszusprechen und miteinander im Dialog zu sein, kann sich eine für beide Partner zufriedenstellende Sexualität entwickeln.

Von Männern ist in dieser Zeit oft besonders viel Rücksichtnahme und Einfühlungsvermögen gefordert – gerade in den ersten Monaten mit einem Baby ändert sich die Gefühlslage einer Frau häufig. Auch dann ist Offenheit der Schlüssel zum Verständnis und zu gegenseitiger Wertschätzung.

Es gibt kein Patentrezept, wie sich die Sex-Probleme im ersten Jahr nach der Geburt eines Kindes lösen lassen. Für manche Paare sind sie auch gar kein Problem. Sie nehmen sich so, wie sie sind. Mal mit mehr, mal mit weniger Lust aufeinander. Sie betten sich ein in die Gewissheit, dass die Erotik neu zündet, sobald sie ihr Raum dafür geben.

Web-Tipps

www.profamilia.de
Homepage des Bundesverbandes von pro familia mit Links zu allen Beratungsstellen im Bundesgebiet. Auch Online-Beratung möglich.

www.familienplanung.de
Homepage der Bundeszentrale für gesundheitliche Aufklärung zum Thema Familienplanung mit vielen guten Informationen zu Schwangerschaft, Kinderwunsch und Verhütung. Links zu Beratungsstellen in Wohnortnähe.

Auch kirchliche Organisationen wie Caritas (www.caritas.de) und Diakonisches Werk (www.diakonie.de) bieten Beratungen für Paare und Familien an.

Darüber hinaus finden Sie Rat und Hilfe bei Elternschulen, Familienkliniken und Familienforen an diversen Krankenhäusern.

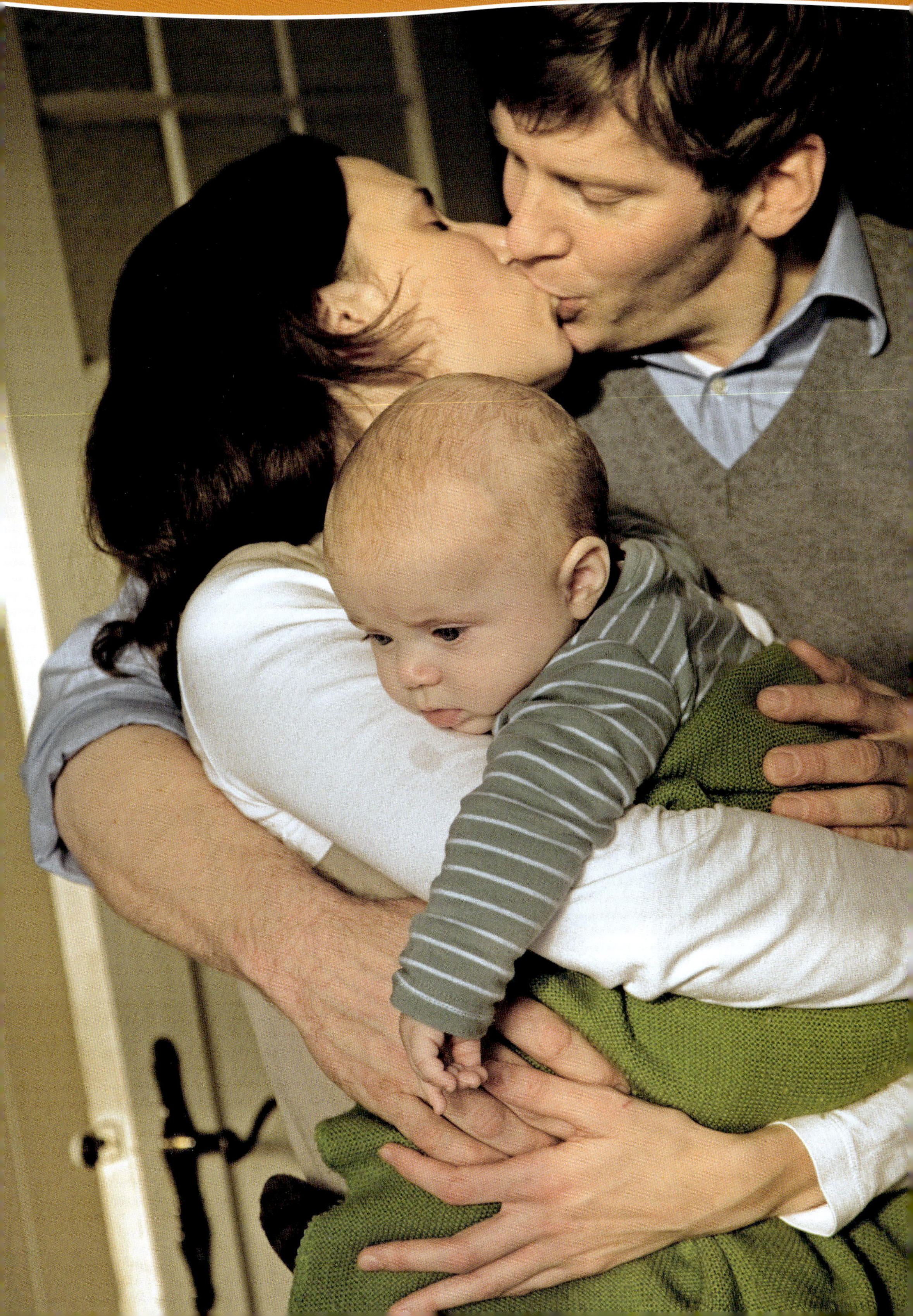

Kind oder Beruf?

Annette Bopp

Sie reden immer von Selbstverwirklichung. Ich finde das schwierig. Ich habe noch nie daran gedacht, mich selbst zu verwirklichen, offen gestanden. Weil ich gar nicht wüsste, was ich selber bin. Ich werde doch durch das Leben gebildet, durch das, was ich tun muss, und durch die Menschen, mit denen ich zusammen bin.

Marion Gräfin Dönhoff, Publizistin (1909-2002)

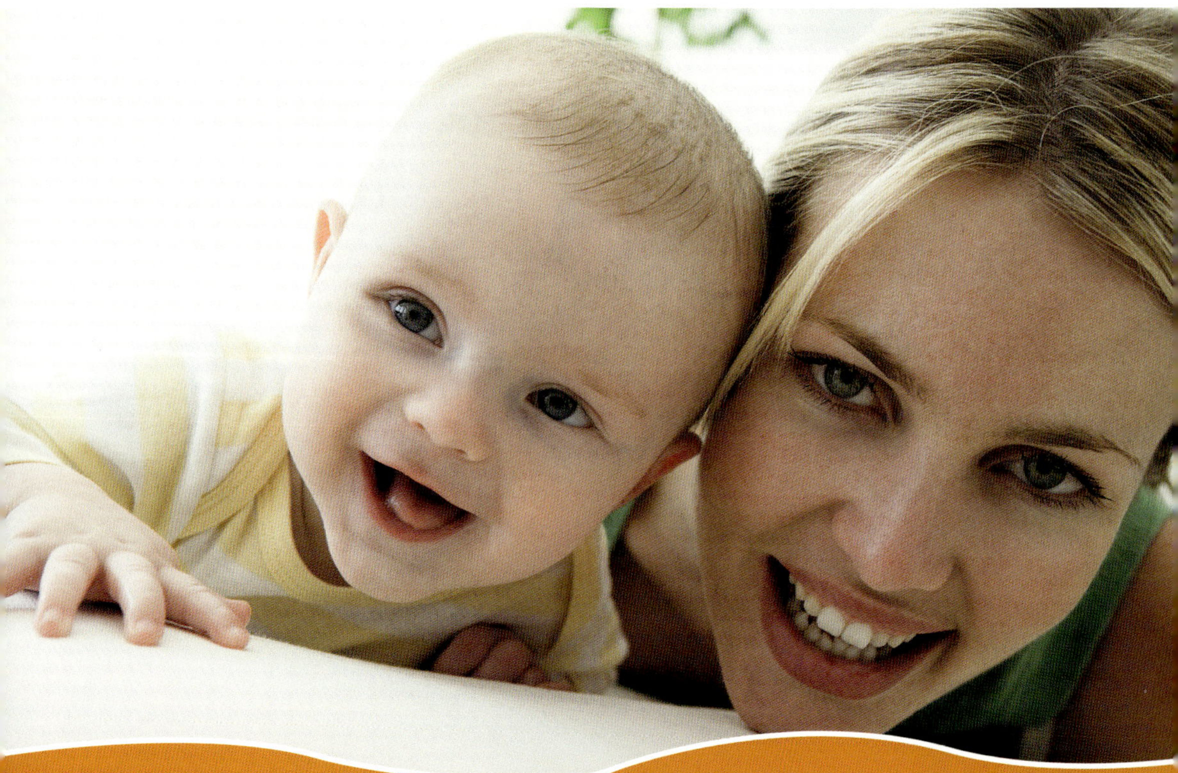

Frauen und Männer im Zwiespalt

Die Statistik spricht eine deutliche Sprache:

- Deutschland ist weltweit das Land mit der höchsten Kinderlosigkeit. Bekam um 1900 noch jede Frau durchschnittlich 4,7 Kinder, waren es Mitte 1970 nur noch 1,3 Kinder. Das hat sich bis heute nicht nennenswert verändert.[2]
- Dabei gibt es deutliche Unterschiede zwischen alten und neuen Bundesländern: In Westdeutschland sind 16 Prozent der 40- bis 75-jährigen Frauen kinderlos, in Ostdeutschland dagegen nur 8 Prozent. Das gilt auch für jüngere Frauen: Von den 35- bis 39-Jährigen (geb. 1969-1973) haben in Westdeutschland 28 Prozent, in Ostdeutschland nur 16 Prozent keine Kinder.[3]
- Akademikerinnen verzichten besonders häufig auf Nachwuchs: Fast jede zweite westdeutsche Frau mit Hochschulabschluss (43 Prozent) ist kinderlos, in Ostdeutschland ist es jede vierte.[4]
- Allein im Bankensektor haben 77 Prozent der weiblichen Führungskräfte keine Kinder.[5]
- Innerhalb der ersten drei Lebensjahre des Kindes ist etwa jede vierte Mutter berufstätig.[6]
- Bis zum zehnten Lebensjahr des Kindes geht jede zweite Mutter einem Beruf nach, bei 75 Prozent der Anstellungen handelt es sich um Teilzeitbeschäftigungen.[7] Bei den Vätern ist das Verhältnis genau umgekehrt: 4 Prozent von ihnen arbeiten in Teilzeit, 88 Prozent in Vollzeit.[8]
- Die Anzahl der Väter, die Elternzeit beantragen, ist zwar von 3 Prozent im Jahr 2006 auf 10 Prozent im Jahr 2008 gestiegen, aber die meisten widmen dem Kind maximal zwei bis drei Monate.[9]
- Nur extrem wenige Väter gehen selbst in Elternzeit und überlassen den Familienunterhalt ihrer Frau: Die Anzahl der von Vätern geführten Haushalte lag 2005 bei 0,2 Prozent. Meist sind dafür finanzielle Gründe ausschlaggebend, denn die Unterschiede zwischen Mann und Frau sind bei den Gehältern gerade in Akademikerkreisen beschämend groß. Eine 40-jährige Ingenieurin verdient ein Viertel, eine Unternehmensberaterin sogar ein Drittel weniger als ihr männlicher Kollege. Ein männlicher Angestellter erhält etwa 25 bis 30 Prozent mehr Gehalt als seine Kollegin.[10]

- Hat der Partner ein hohes Einkommen, sind in den alten Bundesländern Frauen deutlich seltener berufstätig (40 Prozent) als Frauen mit niedrigerem Familieneinkommen (60 Prozent).[13]
- Die wenigsten Doppelverdiener-Haushalte in Europa gibt es deshalb in Deutschland, die meisten in Schweden.[14]
- Bis zur Einschulung des Kindes arbeiten deutsche Mütter acht Stunden weniger pro Woche als zuvor, Frauen in Italien dagegen nur eine Stunde, Mütter in Frankreich oder Schweden reduzieren ihre Berufstätigkeit gar nicht.[11]
- In Italien liegt das daran, dass sich häufig Großmütter um den Nachwuchs kümmern: 13 Prozent der Omas sind täglich damit beschäftigt.[12] In Frankreich und Schweden ist eine ganztägige Betreuung in Kindergarten und Schule üblich.
- Zwei Drittel der Mütter in Deutschland würden gerne mehr arbeiten, können es aber nicht, weil die Schulen überwiegend keine Ganztagsschulen sind und Kindergärten die normalen Schulferien mitmachen, mithin also zwölf Wochen im Jahr geschlossen sind. Hinzu kommt, dass 2006 in Westdeutschland nur 2,7 Krippenplätze für 100 Kinder zur Verfügung standen.[15] Das ändert sich zwar zurzeit zum Positiven, aber es ist immer noch schwierig, für einen Säugling oder ein Kleinkind eine Ganztagsbetreuung zu finden.
- Gelingt es doch, voll berufstätig zu sein, bleibt bei vielen ein ungutes Gefühl zurück: 43 Prozent der Eltern mit Kindern unter 18 Jahren haben oft oder sehr oft und 26 Prozent gelegentlich ein schlechtes Gewissen, aufgrund der Berufstätigkeit zu wenig Zeit für ihr Kind zu haben. Nur jedes dritte Elternpaar plagt dieses Problem fast nie oder nie.[16]

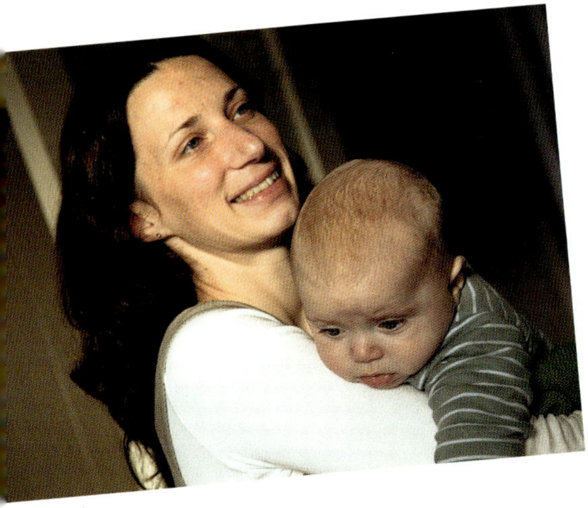

Der Zwiespalt zwischen Kind und Karriere beschäftigt Frauen nach wie vor. Nicht wenige hält er sogar davon ab, ein Kind zu bekommen. Im Gegensatz zu früher gibt es heute jedoch einen ganzen Strauß von Möglichkeiten, eine individuell passende Betreuung für das Kind zu finden, um weiterhin berufstätig sein zu können. Nie zuvor war die Fremdbetreuung in Krippen oder Kindertagesstätten so akzeptiert, und nie zuvor gab es so viele verschiedene öffentliche und private Betreuungsmodelle.

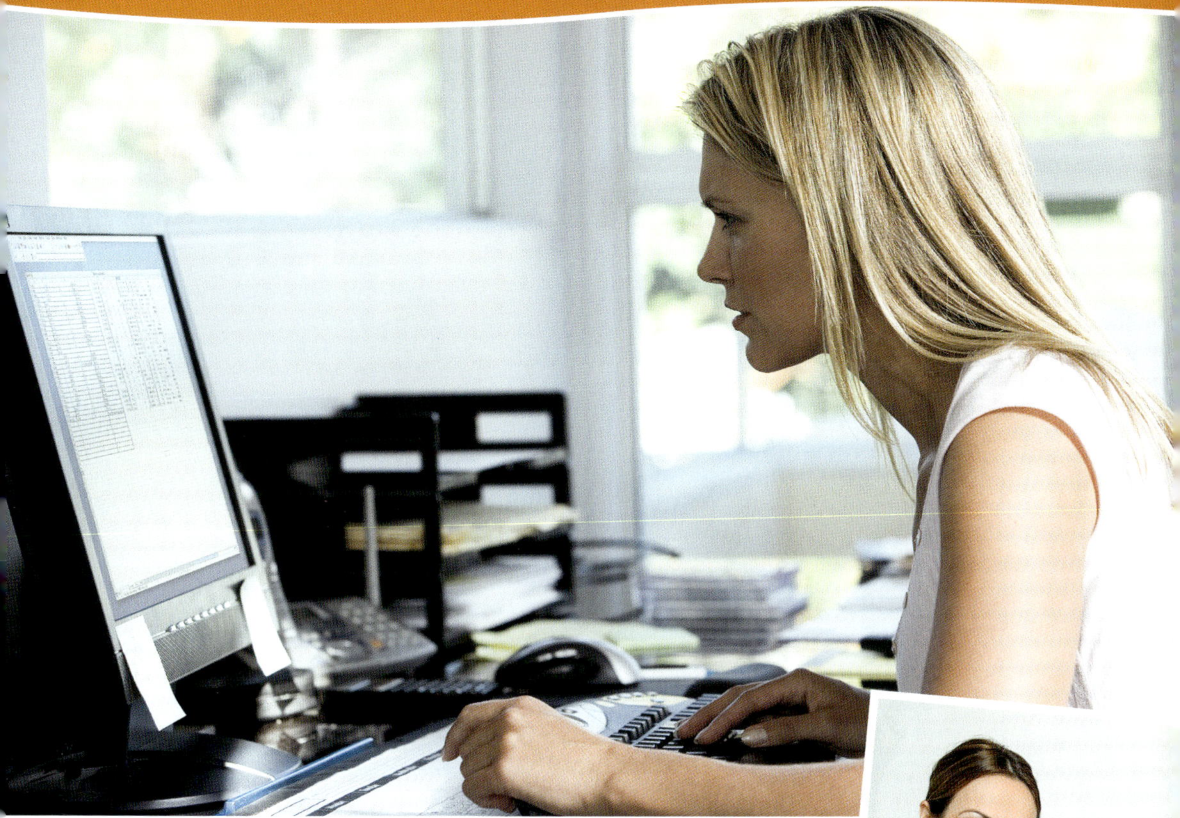

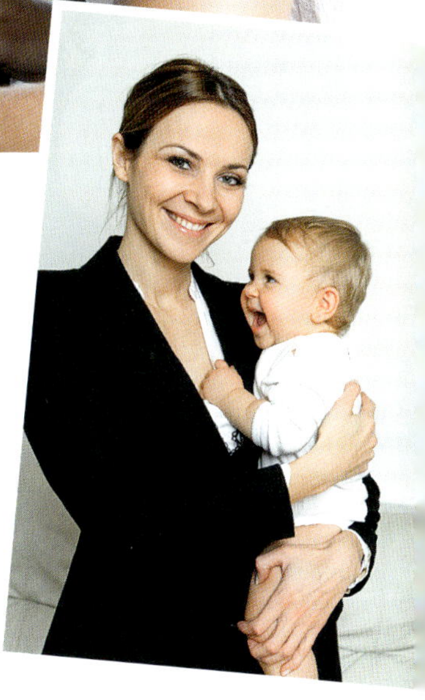

Anders als früher ist es heute auch nicht mehr anstößig, wenn Frauen in Führungspositionen schwanger werden – es gibt bereits zu viele Vorbilder, die solche Herausforderungen gut gemanagt haben, allen voran die ehemalige Familienministerin Ursula von der Leyen persönlich: Sie bekam sieben Kinder und war als Ärztin tätig, bevor sie sich voll und ganz der Politik widmete. Und nicht wenige Arbeitgeber wissen inzwischen sehr genau, dass berufstätige Mütter besonders fit im Multitasking sind – Organisieren, Managen und Delegieren sind Eigenschaften, ohne die Beruf und Kind nur schwer zu vereinbaren sind. Umgekehrt ist es aber ebenso akzeptiert, wenn eine Frau nur für die Familie da sein will.

Arbeit und Beruf unter einen Hut zu bringen – immer noch eine Gratwanderung für die meisten Frauen.

Diese Freiheit und Gestaltungsmöglichkeiten bei der Familiengründung sind Frucht der Debatten und Kämpfe der Frauen in den vergangenen Jahrzehnten – keine schlechte Grundlage für die jetzige Müttergeneration. Diese muss sie nur noch besser nutzen. Machen wir uns klar: Auch in früheren

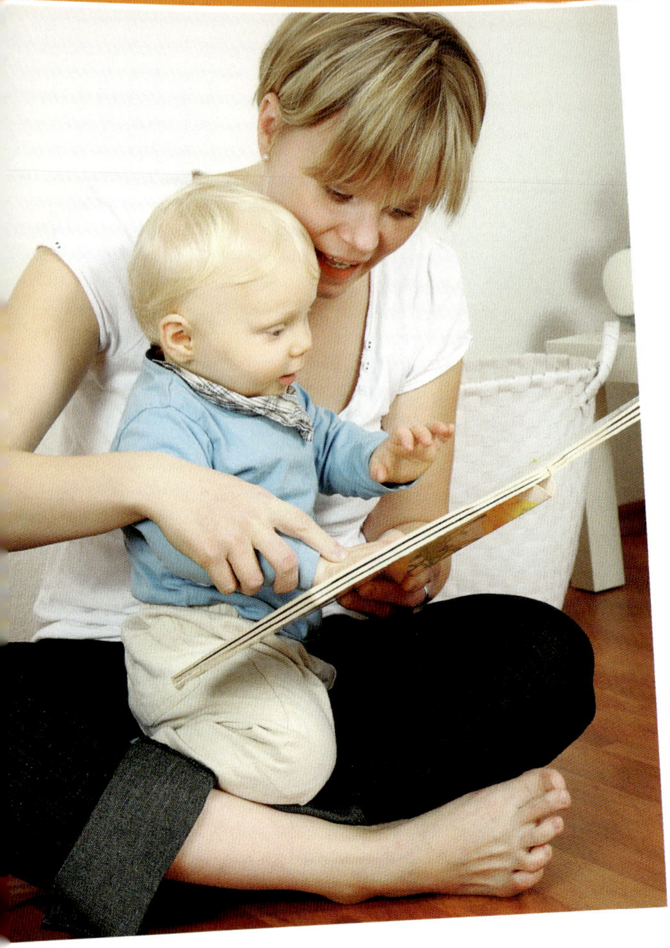

Zeiten wurden Kinder eher selten ausschließlich von der Mutter betreut – das Frauenbild des »Heimchens am Herd«, das sich hingebungsvoll um die Kinder kümmert, ist ein Produkt des 20. Jahrhunderts. In den Zeiten davor verbrachte eine Bäuerin die meiste Zeit auf dem Feld – die Kinder waren sich selbst überlassen oder wurden allenfalls von Mägden oder Großeltern betreut. Eine Frau aus der Arbeiterklasse des beginnenden Industriezeitalters war kaum in der Lage, ihrer oft zahlreichen Kinderschar ein behütetes Heim zu bescheren – meist musste sie selbst in die Fabrik, und wenn nicht, waren die häuslichen Verhältnisse so beengt, dass sich die Kinder mehr im Hof, auf der Straße oder sonst wo aufhielten als zu Hause. Im Großbürgertum oder Adel war es schon gar nicht Sitte, dass sich die Herrin des Hauses selbst um die Kinder kümmerte – dafür war das Personal zuständig.

Wenn sie das Baby gut betreut weiß, kann die Mutter auch getrost ihrem Beruf nachgehen.

Erst die Herausbildung des bürgerlichen Mittelstands und Kleinbürgertums schuf die Möglichkeit, dass eine Frau sich ausschließlich der Aufgabe zuwenden konnte, der Familie ein schönes Heim zu bereiten – und dem Gatten eine steile Karriere zu ermöglichen, indem sie ihn von allem befreite, was mit Kinderaufzucht zu tun hatte. Aber natürlich behielt er zu Hause das Szepter in der Hand, und der Muff von tausend Jahren sammelte sich beileibe nicht nur unter den Talaren, sondern vor allem auch unter den Sakkos der Ehemänner. »Die Frau führt den Haushalt in eigener Verantwortung. Sie ist berechtigt, erwerbstätig zu sein, soweit dies mit ihren Pflichten in Ehe und Familie vereinbar ist«, verkündete das Bürgerliche Gesetzbuch (BGB) noch Mitte der 1950er-Jahre. Bis 1963 bedurfte es sogar der schriftlichen Einwilligung des Ehemannes, wenn eine Frau berufstätig sein wollte. Auch war es vollkommen selbstverständlich, dass sie ihren Beruf spätestens mit der Hochzeit an den Nagel hing, wenn sie denn überhaupt einen hatte. Den Satz

»Wieso willst du studieren – du heiratest ja doch!« bekamen junge Frauen noch Anfang der 1970er-Jahre zu hören, wenn sie mit dem Wunsch nach einer akademischen Ausbildung an ihre Väter herantraten. Wie mit so vielem, so hat auch damit erst die 68er-Revolte bzw. die Frauenbewegung nachhaltig aufgeräumt.

Heute ist kaum noch jemand entsetzt, wenn eine Frau mit Kind(ern) berufstätig bleiben will. Heftig umstritten ist jedoch die Frage, ob die Kinder darunter leiden oder nicht, und ebenso, was ein Kind in unserer Zeit braucht, um sich zu einem gesunden und selbstbewussten Erwachsenen entwickeln zu können. Fest steht: Die Weichen dafür werden in hohem Maße bereits in den ersten drei Lebensjahren gestellt. »Wir wissen, dass diese Zeit in körperlicher und seelischer Hinsicht überdurchschnittlich und langfristig prägend wirkt«, sagt die Hamburger Psychoanalytikerin Ann-Kathrin Scheerer, die sich schwerpunktmäßig mit den Auswirkungen der Trennung von Eltern und Kindern befasst, in einem Gespräch mit der Badischen Zeitung.[17] Bislang sei es weitgehend Konsens gewesen, »dass sich das Kind in dieser Zeit in Ruhe und unter dem Schutz der Familie, die bei Bedarf in ihrem privaten Umfeld Betreuungslösungen suchte«, entwickeln kann. Kleinkinder brauchen ihrer Ansicht nach »exklusive Beziehungen«, weshalb Psychoanalytiker Kinderkrippen sehr skeptisch gegenüberstehen. Es wirke wie »ein Angriff auf diese Schutzzone«, wenn jetzt »staatliche Regelungen oder Angebote hauptsächlich unter demografischen, arbeitsmarktpolitischen oder ideologischen Gesichtspunkten vorgebracht« werden. Nicht ohne Grund: Wenn die Kinderlosigkeit so drastisch zunimmt, wie die Statistiken zeigen, ist der Staat in Sorge, wie in Zukunft nicht nur die Renten, sondern das Staatswesen insgesamt finanziert werden sollen.

Der Bedarf an Krippen wächst aber nicht nur aus Staatsraison, sondern ist ein grundlegendes Bedürfnis vieler Familien: Nicht wenige Eltern sind aus wirtschaftlichen Notwendigkeiten gezwungen, dass beide Partner arbeiten gehen. Alleinerziehende Mütter oder Väter sind auf ihre Erwerbstätigkeit und somit auf den Erhalt ihres Arbeitsplatzes sogar existenziell angewiesen und brauchen eine zuverlässige Ganztagsbetreuung für den Nachwuchs.

Nicht zuletzt deshalb startete die damalige Familienministerin Ursula von der Leyen 2007 eine ehrgeizige Initiative: Bis 2013 soll in Deutschland mehr als ein Drittel aller Kinder im zweiten und dritten Lebensjahr, das sind insgesamt 750.000 Kleinkinder, professionell in Krippen und von Tagesmüttern betreut werden. Mit anderen Worten: Nach dem ersten Geburtstag soll es für jedes Kind einen Rechtsanspruch auf einen Krippenplatz geben. 2007 standen erst ca. 250.000 Krippenplätze zur Verfügung – das heißt, die Anzahl der Krippen- und Tagesmütter-Plätze sollte sich innerhalb von sechs Jahren ver-

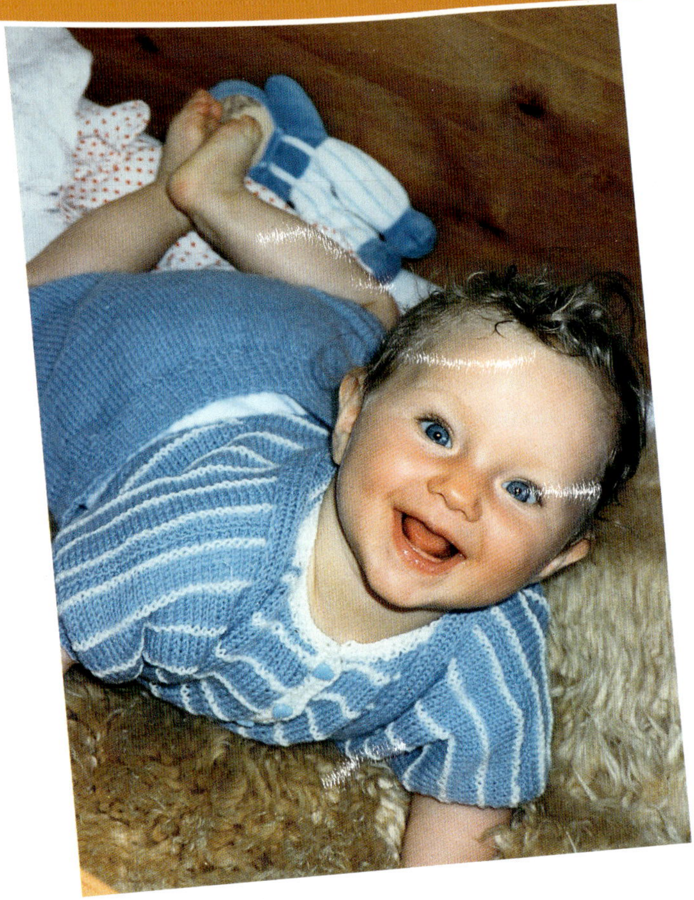

Ein durch und durch zufriedenes Baby!

dreifachen. Die Initiative zeigte Wirkung: Im November 2009 wurden bereits 417.000 Kleinkinder bei Tagesmüttern und in Kindertagesstätten versorgt, die Quote ist damit von knapp 14 Prozent 2006 auf gut 20 Prozent gestiegen. Dennoch sind immer noch mehr als 275.000 Betreuungsplätze neu zu schaffen – ob dieses Ziel angesichts der sinkenden Einnahmen der Gemeinden tatsächlich erreicht wird, bleibt offen. Hamburg ist zurzeit das einzige Bundesland, das ein Betreuungsangebot für mehr als ein Fünftel der Kleinkinder aufweist[18] – neben den neuen Bundesländern, in denen fast 60 Prozent der Einjährigen eine Kindertagesstätte besuchen.[19]

Die Anzahl der Krippen und Tagesmütter sagt jedoch nichts über deren Qualität aus. Viele Mütter und Väter sind unzufrieden mit den Zuständen in Kindertagesstätten. Die Krippen erinnern aufgrund des ungenügenden Personalschlüssels häufig an eine Massenabfertigung, und es ist fraglich, ob Kinder dort wirklich das bekommen, was sie brauchen, um zu tatkräftigen, frohen und in sich selbst ruhenden Menschen zu werden.

Urvertrauen ermöglichen

Kinder, so warnen Psychiater und Psychoanalytiker, seien in den ersten drei Lebensjahren vor allem auf die zuverlässige Präsenz und Zuwendung ihrer Mütter und Väter angewiesen, wenn sie das für die gesamte menschliche Entwicklung so entscheidende Urvertrauen ausbilden sollen, dieses durch nichts zu erschütternde Gefühl: Die Welt ist gut, ich bin bei dir beschützt und geborgen. Dass ein Kind Wertschätzung, Liebe und Sicherheit erfährt, ist die Voraussetzung dafür, dass es in der Kindheit, vor allem aber später als Erwachsener mit Krisen und Rückschlägen gut fertig werden und gekräftigt daraus hervorgehen, kurzum: eine starke Persönlichkeit werden kann.

Ob ein Kind dieses Urvertrauen – das ihm nicht mit in die Wiege gelegt wird – aufbauen kann, hängt zum einen davon ab, ob es in den ersten zwei Stunden nach der Geburt in Ruhe bei Mutter und Vater ankommen durfte (»Bonding«, siehe auch Seite 44). Zum anderen ist entscheidend, ob es zu seinen Bezugspersonen, die es in den ersten drei Lebensjahren betreuen, eine zuverlässige Bindung entwickeln kann, weil diese Personen dafür sorgen, dass das Kind bekommt, was es braucht, es davor beschützen, dass etwas geschieht, was ihm schadet, und es nicht im Stich lassen, wenn es in Not gerät – wie auch immer diese Not aussieht. Jedes Baby bringt die Liebe zu diesen Betreuungspersonen mit auf die Welt. Das Vertrauen, dass diese Liebe erwidert wird und sich als belastbar erweist, muss sich erst heranbilden.

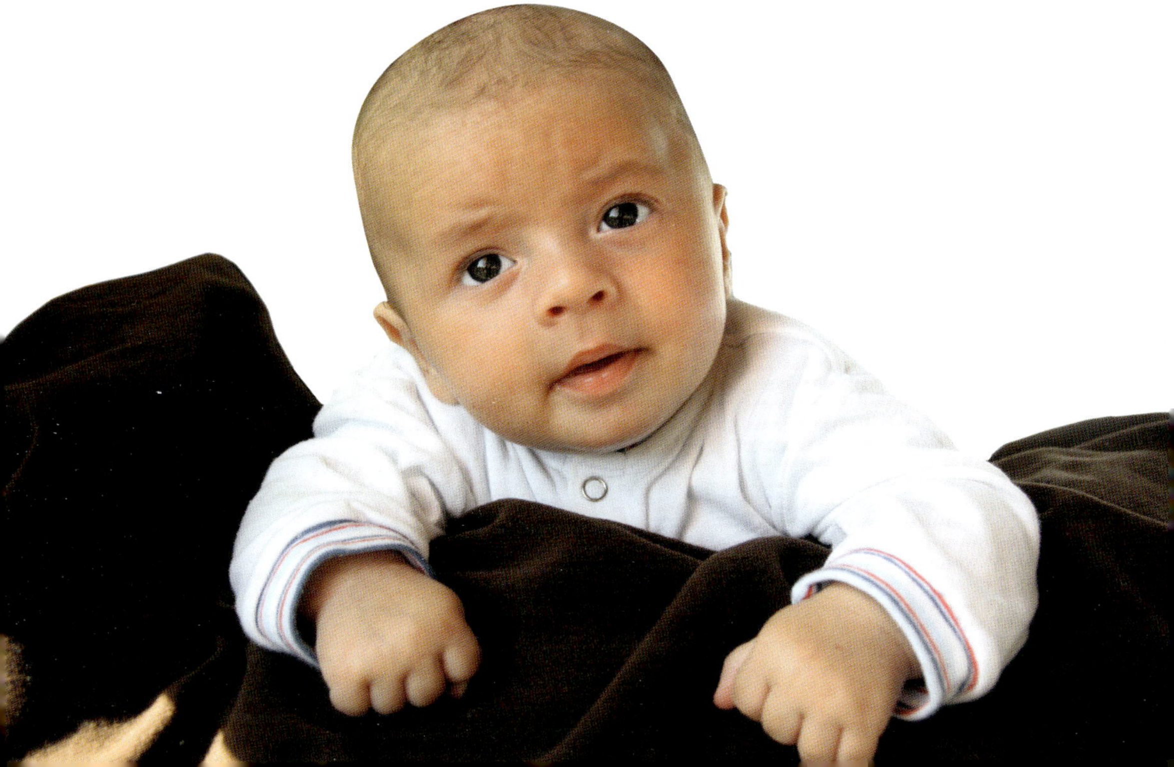

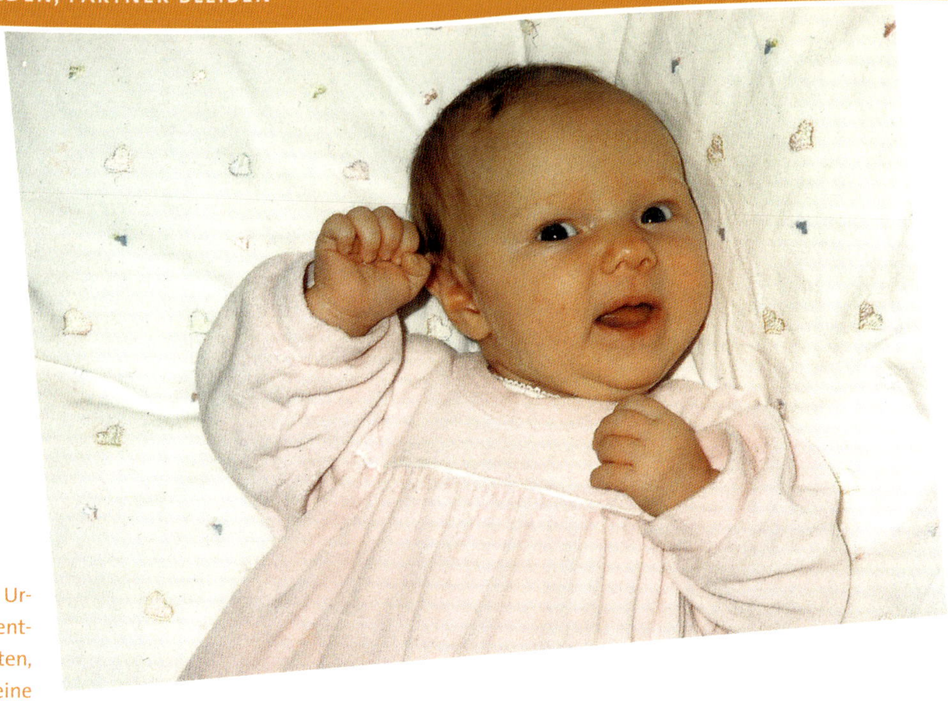

Kinder, die Urvertrauen entwickeln durften, sind auch alleine zufrieden und brauchen nicht »bespaßt« zu werden.

Fehlendes Urvertrauen zeigt sich in Unsicherheit, Misstrauen, Selbstzweifeln, Aggressivität, Unruhe, Konzentrationsschwäche. All das sind übrigens auch Zeichen eines Hyperaktivitätssyndroms, das zunehmend bei Kindern diagnostiziert und viel zu oft mit Psychopharmaka behandelt wird.

Ideale Bedingungen dafür, dass sich dieses Urvertrauen bei einem Kind ausbilden kann, sind heute nicht pauschal zu definieren. Eine global angelegte Welt, die von der Vernetzung lebt und in der die Menschen einen so hohen Grad an Freiheit haben wie nie zuvor, braucht zwangsläufig eine Vielfalt an Modellen – auch für die Kinderbetreuung. Es ist für das Kind sicher nicht einfach, ein Urvertrauen zu einer Mutter oder einem Vater aufzubauen, die/der unzufrieden ihre/seine häuslichen Pflichten erfüllt, gedanklich und seelisch jedoch kaum beim Kind, sondern mehr bei ihren/seinen versäumten beruflichen Gelegenheiten verweilt. Es ist umgekehrt ebenso schwierig, wenn berufstätige Eltern das Kind in der Zeit, die sie mit ihm verbringen, aus lauter schlechtem Gewissen nach Strich und Faden verwöhnen und ihm keine Grenzen aufzeigen.

Die große Chance, die sich Eltern heute bietet, besteht darin, individuell passende Betreuungsmodelle zu entwickeln, die den eigenen Lebensbedingungen am ehesten entsprechen. Ein fast vier Jahre währender Kündigungsschutz in Schwangerschaft und Elternzeit, die Möglichkeit, dass nicht nur

Frauen, sondern auch Väter die Kinderbetreuung übernehmen können, ein Erziehungsgeld in Höhe von fast 70 Prozent des letzten Monatslohns (mit einer Höchstgrenze bei 1800 Euro) – all das sind gute Voraussetzungen dafür, dass Mütter oder Väter eine ein- bis dreijährige Auszeit für die Kinder nehmen oder Betreuungsverhältnisse schaffen können, die ihren Überzeugungen, Bedürfnissen und Lebenssituationen entsprechen. Zwar sind wir in Deutschland von idealen Bedingungen immer noch weit entfernt, und vieles gilt es noch zu verbessern (z.B. in den Schulen), aber so schlecht sind die Verhältnisse nun auch wieder nicht.

Eltern, die ihr Kind zufrieden am Nachmittag aus einer Kinderkrippe abholen, in der es nicht wie in einer Massenabfertigung betreut, sondern in der seine Persönlichkeit respektiert und gestärkt wurde, können ihrem Kind ebenso ein gesundes Urvertrauen ermöglichen wie eine Mutter, die gerne zu Hause bleibt und sich am Heranwachsen des Nachwuchses erfreut. Oder Eltern, die sich die dreijährige Erziehungs-Auszeit teilen – die ersten anderthalb Jahre die Mutter (was wegen des Stillens meist praktischer ist), die zweiten der Vater. Oder Eltern, die nach dem Mutterschutz oder einem Jahr Elternzeit vertrauenswürdige Au-pair-Mädchen, eine Kinderfrau oder Haus-

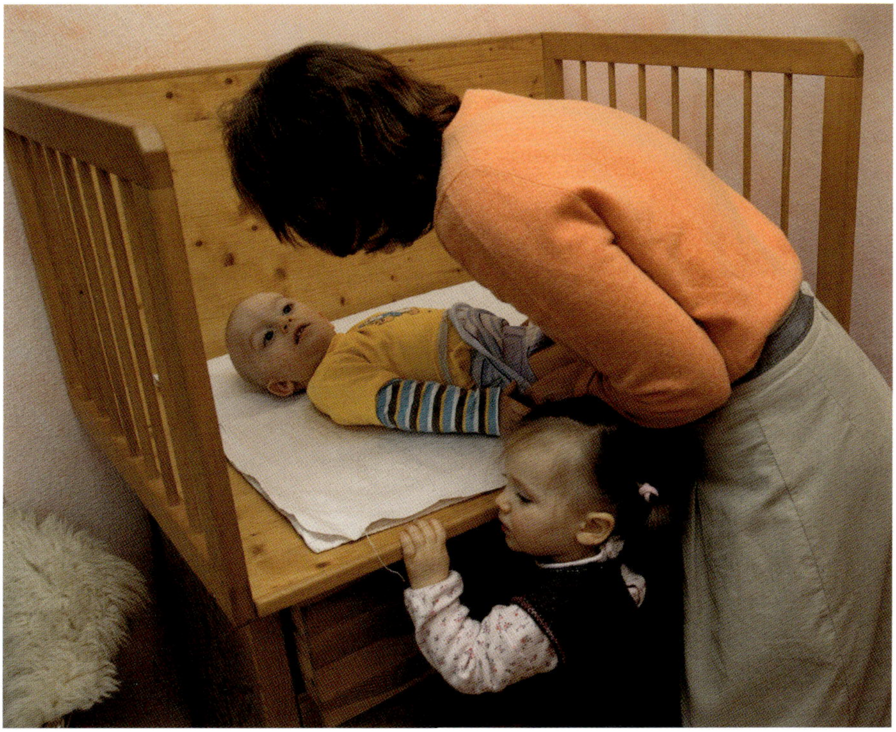

Zuwendung von Anfang an, auch in der Krippe: Während die Erzieherin das Baby wickelt, bleibt das ältere Kind dicht bei ihr – in der Eingewöhnungszeit braucht es ihre Nähe.

hälterin engagieren, sodass die Kinder in der heimischen Umgebung aufwachsen, in die Mutter und Vater jeweils zuverlässig zurückkehren. Oder Eltern, die sich mit anderen Familien, Bekannten und Freunden zusammenschließen und so ein generationenübergreifendes Netzwerk der Nachbarschaftshilfe knüpfen, das auch die Betreuung von Kindern mit einschließt. In solchen Strukturen können Kinder nicht nur Vertrauen in die eigene Kraft und ihre Umwelt gewinnen, sondern auch vielseitige Anregungen erfahren – Voraussetzungen für Charakterqualitäten, die unsere Welt heute so dringend braucht: Toleranz, Mitgefühl, Kreativität, Zuversicht.

Im Folgenden zeigen wir vier verschiedene Kinderbetreuungsmodelle anhand von vier Erfahrungsberichten. Die Aussagen sind authentisch, die Namen wurden – mit einer Ausnahme – anonymisiert.

Verschiedene Betreuungsmodelle

Modell Kinderfrau: »Meine Kinder entbehren nichts.«

Veronika M. (39) ist Geschäftsführerin eines großen Unternehmens, verheiratet und hat zwei Kinder: Moritz, geb. 2003, und Jonathan, geb. 2008.

Schon als ich mit meinem ersten Sohn schwanger war, wusste ich: Gleich nach dem Mutterschutz bin ich wieder am Arbeitsplatz. Damals arbeitete ich als Verwaltungsleiterin, und es war klar: Würde ich jetzt eine längere Auszeit nehmen, könnte ich meine Karrierepläne vergessen. Deshalb habe ich mich schon früh um eine Kinderfrau gekümmert.

Das Modell Tagesmutter kam für mich nicht infrage – Moritz kam Ende November zur Welt, ich hätte ihn also ab Februar frühmorgens aus dem Bett holen, in den Schneeanzug stecken und zur Tagesmutter verfrachten müssen – eine Zumutung für das Baby und tagtäglicher Stress für mich. Er sollte in seiner gewohnten Umgebung bleiben, wo eine zuverlässige Kontinuität gewährleistet war, ohne störende Einflüsse.

Au-pair-Mädchen stellten für mich auch keine Alternative dar, weil mir das zu viel Wechsel bedeutete – sie bleiben ja höchstens ein Jahr. Für eine zuverlässige Kinderbetreuung war mir das zu unsicher, das sind junge Menschen, die wollen etwas erleben – ich brauchte aber jemanden, auf den ich mich hundertprozentig verlassen konnte.

Mein Mann hat mich in diesem Vorhaben immer unterstützt, er selbst hätte nicht zu Hause bleiben wollen – wir führen eine Wochenend-Ehe, er arbeitet in einer anderen Stadt. Ihm lag daran, dass ich berufstätig bleibe – er weiß, dass ich dann ausgeglichener bin. Ich bin schon gerne häuslich, koche gerne, habe es in meinen vier Wänden gern picobello aufgeräumt – aber jeden Tag Hausfrau und Mutter sein, das ist nichts für mich. Ich beziehe meine Motivation daraus, dass ich etwas bewegen kann, dass ich mit meinen Mitarbeitern im Dialog bin. Ich wäre zu Hause auf Dauer einfach nicht zufrieden. Ich kenne es auch aus meinem eigenen Elternhaus nicht anders: Mein Vater war Unternehmer, meine Mutter Latein-Lehrerin mit Leib und Seele und zeitlebens berufstätig, allerdings war sie nachmittags immer daheim.

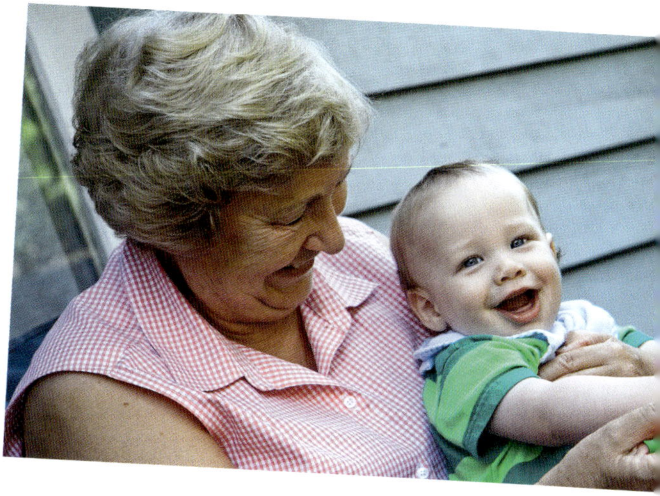

Ein Generationenmix ist gerade bei der Kinderbetreuung für alle Beteiligten von Vorteil.

Wir haben dann relativ rasch eine Kinderfrau gefunden – über Freunde. Sie ist uns bis heute treu geblieben, das ist natürlich ein Glücksfall. Damals war sie schon 62 Jahre, hatte 30 Jahre in Frankreich gelebt, mit einer Tochter und einem Ziehsohn, und dort bereits als Tagesmutter gearbeitet. Es war mir sehr recht, dass sie nicht mehr die Jüngste war – das stand für eine gewisse Souveränität und Erfahrung. Man muss ja schon gut hinschauen, wen man sich da aussucht – diese Frau hat schließlich einen entscheidenden Einfluss auf unser Kind! Da muss man in den Grundansichten über Erziehungsfragen einig sein oder auch in Fragen der Esskultur. In diesen Punkten hatten wir mit unserer Kinderfrau großes Glück – alles passte gut zusammen.

Wir haben sie richtig fest angestellt, mit allem, was dazugehört. Das muss man sich natürlich leisten können – aber dafür durfte ich arbeiten gehen! Es hat mir nichts ausgemacht, dass eine anfangs fremde Person im Haushalt war – meine Eltern hatten eine Haushälterin, ich war das so gewohnt. Allerdings war es in der ersten Zeit für mich noch gewöhnungsbedürftig, wirklich loszulassen. Ich hatte da schon noch das Bedürfnis zu kontrollieren, ob alles so läuft, wie ich es will. Ich wusste, dass es Moritz gut ging – das war auch unschwer festzustellen. Es war eher die Frage, wer das Sagen hat. Da musste ich lernen, mich nicht so diktatorisch aufzuführen. Aber wir haben das gut hingekriegt, unsere Kinderfrau und ich!

Ich habe insgesamt sechs Monate voll gestillt. Wir wohnen nah an meinem Arbeitsplatz, mit dem Auto brauche ich sieben Minuten, das war Präzisions-

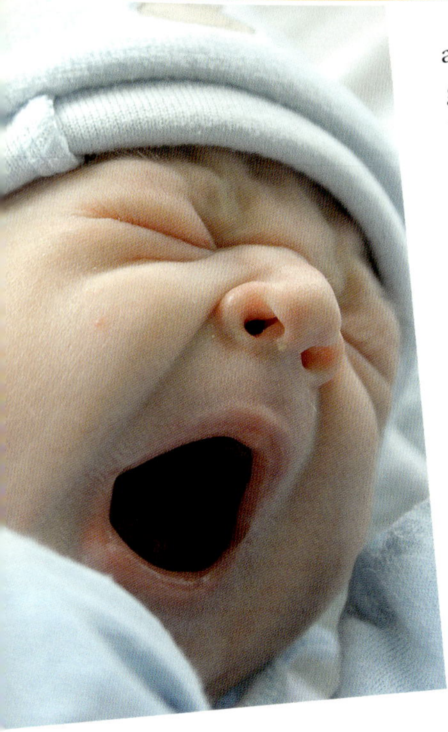

arbeit: Das Kind an einer Brust, an der anderen wurde abgepumpt für später, nebenher habe ich selbst gegessen, was die Kinderfrau gekocht hatte. Und dann wieder ab in die Firma. Das ging zwar alles immer ziemlich flott, aber ich kann ganz gut im Augenblick verweilen, ich bin dann wirklich ganz bei meinem Kind. Nachmittags habe ich im Betrieb abgepumpt, immer zu der Uhrzeit, zu der ich normalerweise gestillt hätte, so hatte ich immer genug Milch, und Moritz bekam dann jeweils die Fläschchen mit der Milch, die ich am Tag zuvor abgepumpt hatte. Moritz hatte so recht schnell einen festen Rhythmus, in dem er gestillt wurde – morgens, mittags und abends von mir – und zwischendurch die Milch übers Fläschchen. Das ging prima. Es ist alles eine Frage der Logistik!

Mit zwei Jahren kam Moritz in die Kita, weil wir gemerkt hatten, dass er zu Hause doch zu sehr zum Prinzen wurde – er brauchte Gleichaltrige. Ich habe dann eine regelrechte Marktanalyse betrieben: Welche Kitas gibt es, haben sie einen Garten, wie arbeiten sie, wie viele Kinder werden betreut, wie ist der Stellenschlüssel, wie weit sind sie weg? Die Kinderfrau wollte, dass sie alle Wege zu Fuß machen kann, weil sie ungern Auto fährt. Und Kinder können ja ruhig ein bisschen laufen. Wir haben dann rasch eine gute Kita gefunden, nicht so groß, mit 37 Kindern in einer Krippen- und zwei Elementargruppen, mit schönem Garten. Da wir nur einen großen Balkon haben, war mir wichtig, dass Moritz draußen richtig spielen kann, ohne auf Spielplätze gehen zu müssen, die sind mir weniger sympathisch. Ich hatte einen 12-Stunden-Gutschein – also die längste Betreuung. Diese Sicherheit brauchte ich, weil ich in meiner Position nie weiß, wann ich wegkomme, ich musste mich darauf verlassen können, dass Moritz gegebenenfalls auch mal länger bleiben konnte. Zuerst hat ihn die Kinderfrau nach dem Mittagsschlaf wieder abgeholt, später dann um 16 Uhr. Als sie aus familiären Gründen eine Zeit lang ausfiel, blieb er sogar bis 18.30 Uhr, bis ich ihn selbst holen konnte. Die Kita ist wie eine zweite Familie für ihn geworden und hat ihm und seiner persönlichen Entwicklung sehr gut getan.

Als ich 2008 mit dem zweiten Kind schwanger wurde, war ich schon Geschäftsführerin – da ist die Situation rechtlich etwas anders. Man hat keinen Anspruch auf Mutterschutz – das ist eine Forderung, die noch nicht erfüllt ist. Ich könnte mir denken, dass es deshalb auch viele Frauen vermeiden,

Mutter zu werden, solange sie Geschäftsführerin sind oder umgekehrt. Ich habe mir dann zur Geburt einfach meinen kompletten Jahresurlaub genommen. Der Vorstandsvorsitzende hat die Schwangerschaft positiv aufgenommen, er hat selbst vier Kinder, seine Frau ist Unternehmensberaterin. Er weiß, was ich leiste, und hat mir das schlechte Gefühl genommen, dass ich die Firma eine Zeit lang im Stich lasse. Gerade um die Geburt von Jonathan herum war im Betrieb nämlich Chaos – wir hatten neue Gebäude gebaut und die gesamte Verwaltung restrukturiert, das waren sehr bewegte Zeiten. Kurz nach der Geburt stand die Behörde vor der Tür, da bekam ich dann einen Anruf vom Vorstand: Kannst du nicht kommen ... Ja sicher, im Nachthemd ... Ich bin dann zwei Stunden später hingefahren, mit Babykörbchen ... Wo ein Wille ist, ist auch ein Weg!

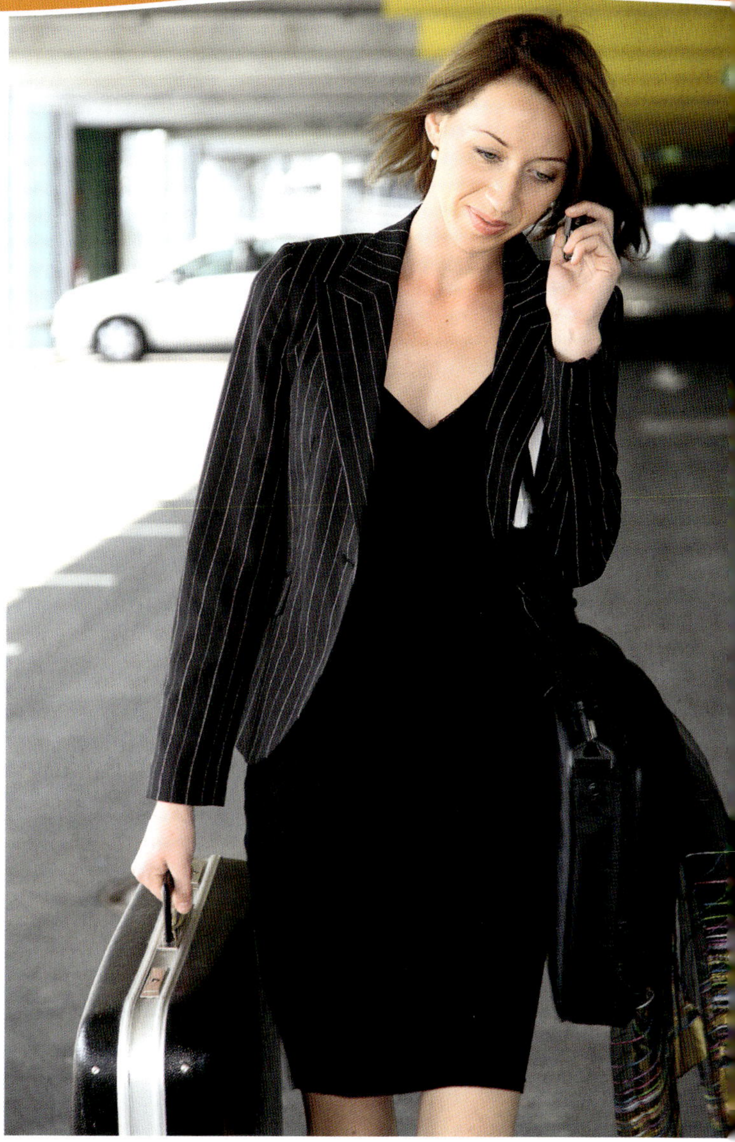

Mit beiden Beinen im Job – und die Kinder sind gut versorgt.

Zwei Wochen nach der Geburt habe ich wirklich gar nichts gemacht, danach habe ich mir die wichtigsten Unterlagen nach Hause bringen lassen, als Geschäftsführerin ist man auch Unternehmerin, da schaltet man nicht so einfach ab. Und vier Wochen nach der Geburt habe ich wieder voll gearbeitet. Mit dem Stillen haben wir's genauso gemacht wie bei Moritz, auch für sechs Monate – ich wusste da aber natürlich schon vorher, was auf mich zukam, wir fanden sehr viel schneller in einen guten Rhythmus. Das hat alles

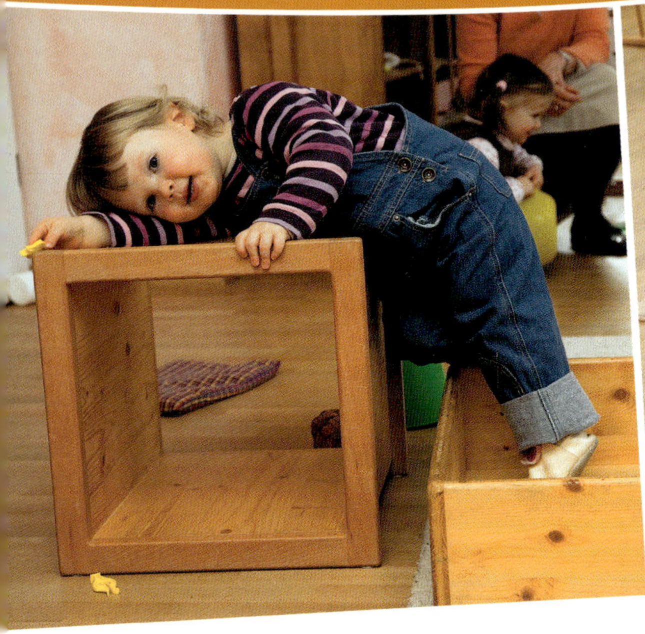

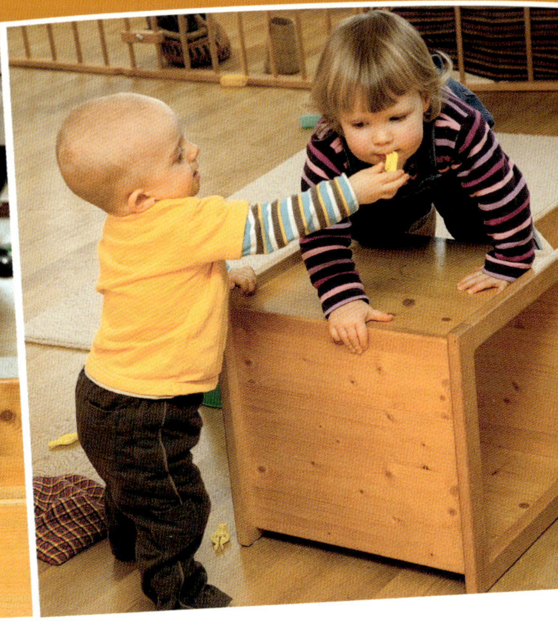

Für sich spielen können, kreatives Miteinander erleben und die Nähe der Erzieherin stets aufsuchen können – auch das zeichnet eine gute Krippe aus.

sehr gut geklappt – ich lebe von der Überzeugung, dass das meiste besser gelingt, wenn man natürlich und unkompliziert rangeht.

Jonathan haben wir dann schon mit acht Monaten in die Kita gegeben – er kannte sie vom Abholen seines großen Bruders, außerdem war er in seiner gesamten Entwicklung viel schneller als Moritz, das ist ja wohl oft so bei den zweiten Kindern. Meine beiden Kinder entwickeln sich prächtig, und ich bin mit diesem Lebenskonzept – voll berufstätig und dennoch Mutter – sehr zufrieden. Die Kinderfrau kommt immer noch. Ich weiß: Meine Kinder entbehren nichts. Sie haben eine zufriedene Mutter und mein Mann eine ausgeglichene, selbstbewusste Partnerin.

Modell Kinderkrippe: »Wir haben schon gezweifelt, ob es richtig ist, das Kind so früh wegzugeben …«

Julia B. (34), arbeitet an ihrer Promotion als Juristin, ihr Mann Christoph (36) ist leitender Angestellter. Marie, geb. 2008, ist ihr erstes Kind.

Julia: Nach Maries Geburt war ich die ersten elf Monate zu Hause, danach Christoph für weitere drei Monate – wir haben uns die Elternzeit so aufgeteilt. Es war von vornherein klar, dass ich nur begrenzte Zeit pausieren würde – ich glaube, es funktioniert beruflich nicht, für Kinder zehn Jahre lang auszusetzen, um dann hinterher wieder einzusteigen. Als Juristin ist

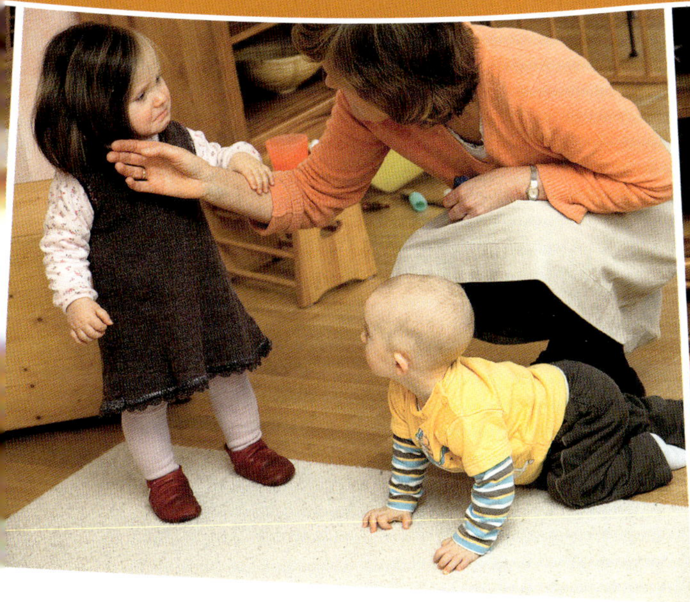

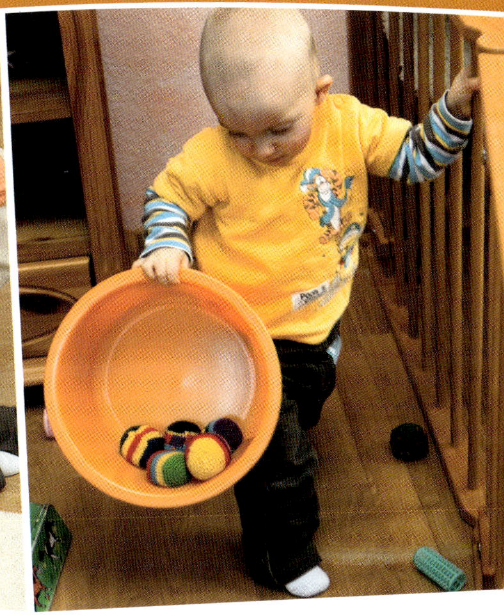

das jedenfalls extrem schwierig, es sei denn, man hat schon mehrere Jahre lang auf einem Spezialgebiet gearbeitet. In meiner Situation wäre es sehr unklug, länger zu pausieren, zumal ich mitten in der Promotion stecke. Es ist mir aber auch persönlich ein Bedürfnis, in meinem Beruf zu arbeiten, nicht nur aus wirtschaftlichen Gründen, sondern auch für meine eigene Zufriedenheit. Dennoch habe ich die Monate mit Marie zu Hause sehr genossen. Im Vergleich zu meinem vorherigen Lebensstil bedeuteten sie eine extreme Entschleunigung, verbunden mit der Konzentration auf die fundamentalen Bedürfnisse des Kindes – schlafen, essen, wickeln, spazieren gehen. Marie ist ein Kind, das viel Nähe braucht, sie geht wenig auf andere Menschen zu, zieht sich gerne zu uns zurück. Ich hatte vorher noch nie erlebt, dass jemand so stark auf mich angewiesen ist. Es ist mir nicht schwergefallen, das anzunehmen, aber es ist ein gänzlich anderes Leben als zuvor als Erwachsener alleine oder als Paar. Der Tag ist in Nullkommanichts vorbei, da bleibt kaum Zeit übrig.

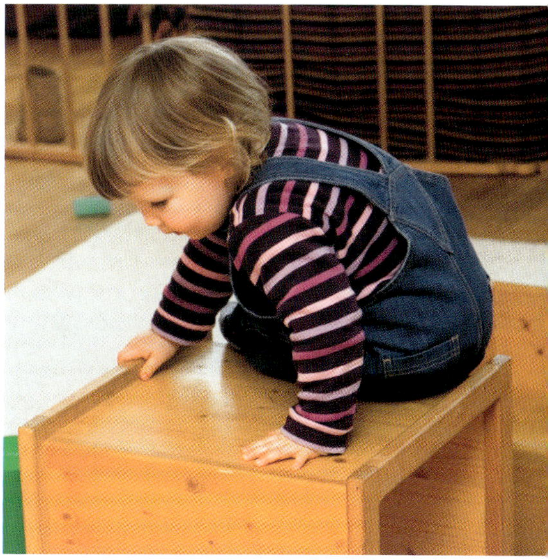

Christoph: Das ging mir genauso. Ich hatte mir für die dreimonatige Elternzeit einiges vorgenommen, wozu ich sonst nicht komme – keine Chance! Für manches musste ich mir sogar richtig freinehmen, anders ging es nicht. Die Elternzeit am Arbeitsplatz durchzusetzen, war nicht so einfach. Mein Arbeitgeber war darüber zunächst »not amused« und hat mir das auch zu verstehen gegeben. Auf meiner Hierarchie-Ebene war ich der erste, der Elternzeit beantragte. Damit war jedoch der Damm gebrochen, seither haben diverse andere Kollegen ebenfalls Anträge gestellt. Letztlich wurden mir dann keine Knüppel zwischen die Beine geworfen, aber drei Monate sind ja auch nicht sehr lang.

Julia: Wir haben nicht gezielt nach einer bestimmten Betreuungsform für Marie gesucht, sondern waren eher von der Notwendigkeit getrieben, etwas finden zu müssen. Ich hatte einen festen Termin für meinen beruflichen Wiedereinstieg – daran war nicht zu rütteln. Anfangs favorisierten wir das Modell Tagesmutter, weil es familiärer und häuslicher ist und einem Kind in diesem Alter vielleicht eher gerecht wird. Mir war da aber noch nicht bewusst, dass das Kind direkt in das persönliche Umfeld der Tagesmutter integriert wird – das ist ja kein neutraler Ort, sondern ihr Zuhause. Wenn dieses Lebensumfeld stark von dem eigenen abweicht, wird es schwierig. Das ist mir klar geworden, als ich probeweise eine Tagesmutter besuchte und in eine etwas heikle Situation geriet. Eines der betreuten Kinder stand draußen im Kinderwagen und schrie. Ich machte die Tagesmutter darauf aufmerksam und sagte: »Da draußen ist jemand ziemlich unglücklich …«, aber sie meinte nur: »Ja, ja, ich weiß, das muss jetzt mal so sein.« Da wurde mir klar: Das möchte ich nicht. Ich hätte dann doch die Sorge, dass das Kind einer Laune oder Willkür ausgesetzt ist, die ich nicht gut finde, oder dass die Tagesmutter einen Erziehungsstil hat, den wir nicht mittragen können. Wir haben dann verstärkt nach einem Krippenplatz Ausschau gehalten, denn es war klar: Am 1. April 2009 musste Marie eine Bleibe haben, weil Christophs Elternzeit endete.

Christoph: Wir haben bestimmt sechs verschiedene Krippen angeschaut, aber keine hat uns letztlich überzeugt – die meisten waren extrem laut, ich hatte das Gefühl, in einer Sporthalle zu sein. In einer Einrichtung waren drei Kindergruppen unter einem Dach – da kommt man rein und ist von einem unglaublichen Getöse umgeben, überall rennen Kinder herum. Das ist eine Atmosphäre, in der schon ich mich nicht wohlfühle – mein Kind dann erst recht nicht. Ständig so viel Lärm – das ist Verunsicherung pur.

Julia: Es gab diverse Einrichtungen, in denen uns sofort klar war: Hier wollen wir unser Kind nicht lassen. Oft herrschte dort auch eine etwas lieblose

Atmosphäre – die Erzieherinnen geben sich alle erdenkliche Mühe, aber es sind einfach zu viele Kinder, sie können auf das einzelne gar nicht so eingehen, wie es nötig wäre. Durch puren Zufall, über einen Zettel am Schwarzen Brett im Supermarkt, sind wir dann auf die Krippe aufmerksam geworden, in die Marie jetzt geht.

Christoph: Wir besuchten einen Informationsabend und waren sofort von diesem Konzept der Kinderbetreuung überzeugt. Wir fühlten uns dort spontan wohl und merkten: Das passt. Der ganze Raum atmet Ruhe, die Gruppe ist mit 14 Kindern überschaubar, die drei Betreuerinnen stellen sich wirklich auf das jeweilige Kind ein, sie nehmen es als Persönlichkeit wahr und nicht nur als eines unter vielen anderen. Der Tag verläuft nach einem zuverlässigen und sich täglich wiederholenden Rhythmus. Das war uns wichtig.

Julia: Die Kinder werden dort nicht nur betreut und beschäftigt, sondern es gibt ein klares pädagogisches Konzept, das uns gefiel und einleuchtete. Für jede Entwicklungsphase und jeden Entwicklungsschritt, den das Kind macht, gibt es spezielle Ansprechmöglichkeiten. In anderen Krippen war es meist so, dass die Kinder, auch wenn sie noch nicht so weit waren, bei den Aktivitäten der Größeren mitmachen mussten – basteln oder etwas anderes. Das tut dann jedes Kind auf seine Art, aber es entspricht nicht unbedingt seinem derzeitigen Entwicklungsstand. In unserer Krippe muss das Kind nichts machen, was es noch nicht kann. Das fand ich gut – Marie wird ja wesentliche Jahre ihrer frühen Kindheit in der Krippe verbringen, da sollte die Prägung, die sie dort erfährt, auch in unserem Sinne erfolgen.

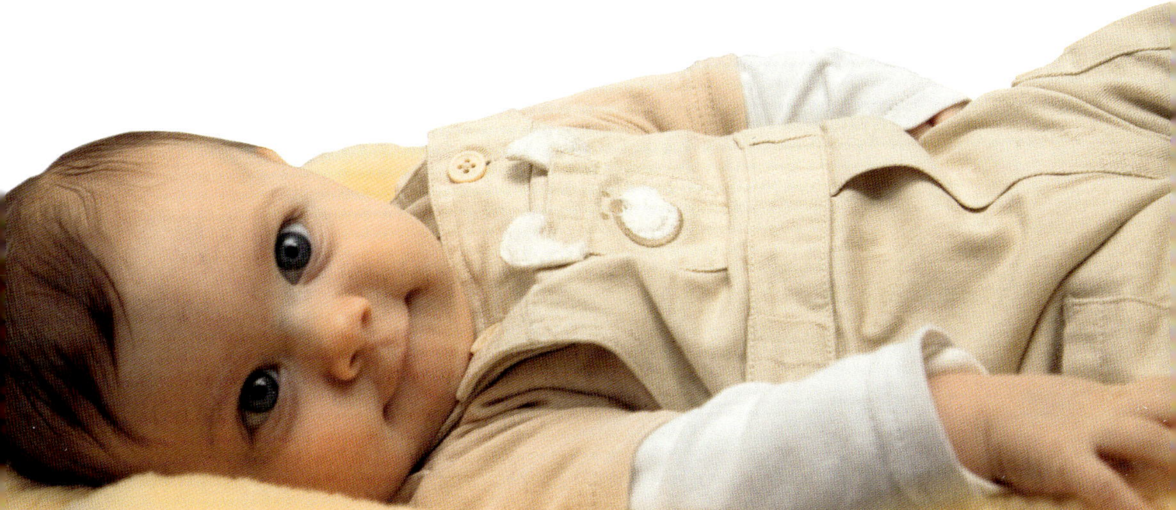

Christoph: Es gibt feste Rituale, definierte Abläufe, die den Tag gliedern, und alle Kinder halten Mittagsschlaf. Wir hatten schon im ersten Jahr zu Hause gemerkt, dass diese Regelmäßigkeit unserer Tochter guttut. Sie weiß beispielsweise genau, wie der Abend abläuft: essen, waschen, vorlesen, singen, schlafen. Das ist jeden Tag so. Wir haben deshalb mit dem Einschlafen keine Probleme. Es ist für sie nie so, dass sie ins Bett gehen *muss*, sondern dass sie es *will*! Sie sagt selbst: »Jetzt schlafen!« Diese Zuverlässigkeit bietet die Krippe auch. Wenn die Kinder ankommen, werden sie persönlich begrüßt, sie haben eine feste Betreuerin, und der Tag beginnt mit einem Morgenkreis, das ist immer gleich, ebenso wie der restliche Tagesablauf. Mir gefällt das gut.

Julia: Trotzdem haben wir gezweifelt, ob es richtig ist, das Kind schon so früh in die Krippe zu geben – wir sind beide anders aufgewachsen, die ersten drei Lebensjahre waren wir zu Hause bei unseren Müttern. Ich hatte ein gewisses Unbehagen, was wohl passieren würde, wenn Marie nicht mehr bei mir ist, wenn sie ganz alleine ist, ohne mich – jeder kann sich doch an solche Momente erinnern, in denen man sich verlassen gefühlt hat. Das ist nicht schön! Vielleicht fällt es uns schwer, weil Marie unser erstes Kind ist, wir sind es noch nicht gewöhnt, sie wegzugeben. Wir haben uns Sorgen gemacht, ob sie in der Krippe Dinge erleben könnte, die sie nicht gut verträgt, die sie traurig machen oder verunsichern. Mittlerweile weiß ich, dass sie dort viel zufriedener und glücklicher ist als immer nur allein mit mir zu Hause, sie hat enorme Entwicklungssprünge gemacht. Sie wird in der Krippe ganz anders gefordert, hat viel mehr Möglichkeiten, wird von der Gruppe anders angeregt. Erwachsene sind in diesem Alter doch nicht die richtigen Spielpartner. Aber anfangs hatte ich schon damit zu kämpfen, sie abzugeben.

Christoph: Bei der Eingewöhnung waren wir zu Beginn noch eine Zeit lang im Raum. Wir haben uns einfach still dazugesetzt. Marie hat erst mal um uns herum gespielt, mit der Zeit hat sie sich immer weiter entfernt. Dann sind wir über drei Wochen hinweg zunehmend häufiger und länger hinausgegangen, bis wir schließlich ganz wegblieben. Das ging recht problemlos. Heute weint sie kaum noch, wenn wir gehen – nur manchmal, wenn sie etwas angeschlagen ist, in letzter Zeit zum Beispiel, weil sie Backenzähne bekommt. Das geht uns nah, aber wir wissen, dass es ihr gut geht und dass die Tränen schnell versiegen. Sie hat eine warmherzige und zuverlässige Betreuerin, die sie sehr mag und die ihr Sicherheit gibt.

Julia: Wenn ich dann bei der Arbeit bin, kann ich gut loslassen und mich voll auf meine Aufgaben konzentrieren – auch, weil ich mich darauf verlassen kann, dass mich die Krippe anruft, wenn mit Marie etwas ist. Dadurch

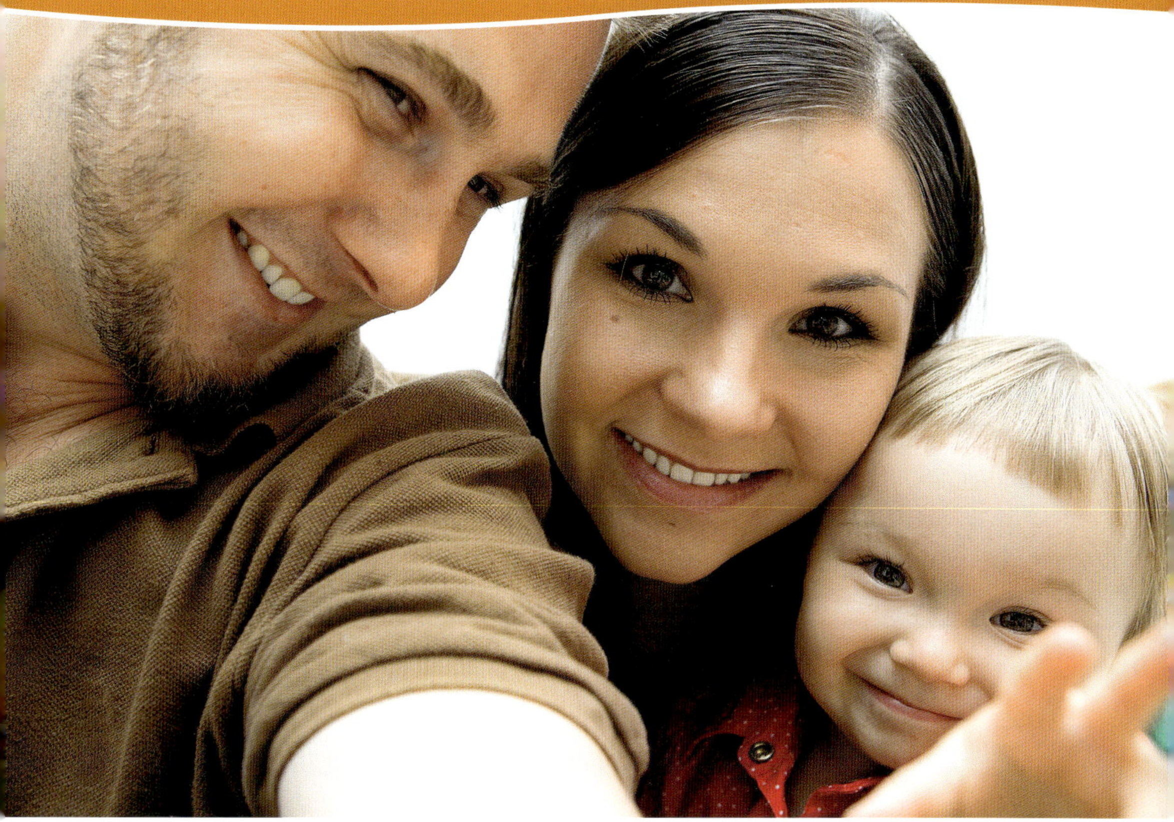

Entspannte Eltern, ein fröhliches Kind – mit dem richtigen Betreuungsmodell ist das kein Hexenwerk.

kann ich wirklich entspannt und sehr intensiv arbeiten – und ich schaffe viel mehr als früher! Anschließend können wir die gemeinsame Zeit wieder sehr genießen.

Christoph: Seit Marie da ist, verbringe ich möglichst jede freie Minute mit der Familie – das ist mir wichtig. Leider lässt mir mein Job nicht so viel Gelegenheit dafür – ich muss viele Überstunden machen und auch am Wochenende arbeiten. Für mich selbst bleibt da wenig übrig, aber ich genieße unsere gemeinsamen Stunden sehr. Morgens bringe ich Marie des Öfteren zur Krippe – das tut uns beiden gut.

Julia: Ich bin eher fürs Abholen zuständig, zurzeit zwischen 14 und 15 Uhr, obwohl Marie bis 15.30 Uhr bleiben könnte. Es ist besser für sie, wenn sie nach dem Mittagsschlaf nicht mehr lange warten muss. Im Moment kann ich das gut einrichten, und ich habe Freude daran, den Nachmittag mit ihr zu verbringen. Es ist dann genug Abwechslung für sie gewesen – das Zusammensein mit den anderen Kindern ist ja anstrengend. Sie sagt ganz von selbst, dass sie heimwill: Sie bringt ihre Hausschuhe weg und verkündet: »Nach Hause!«

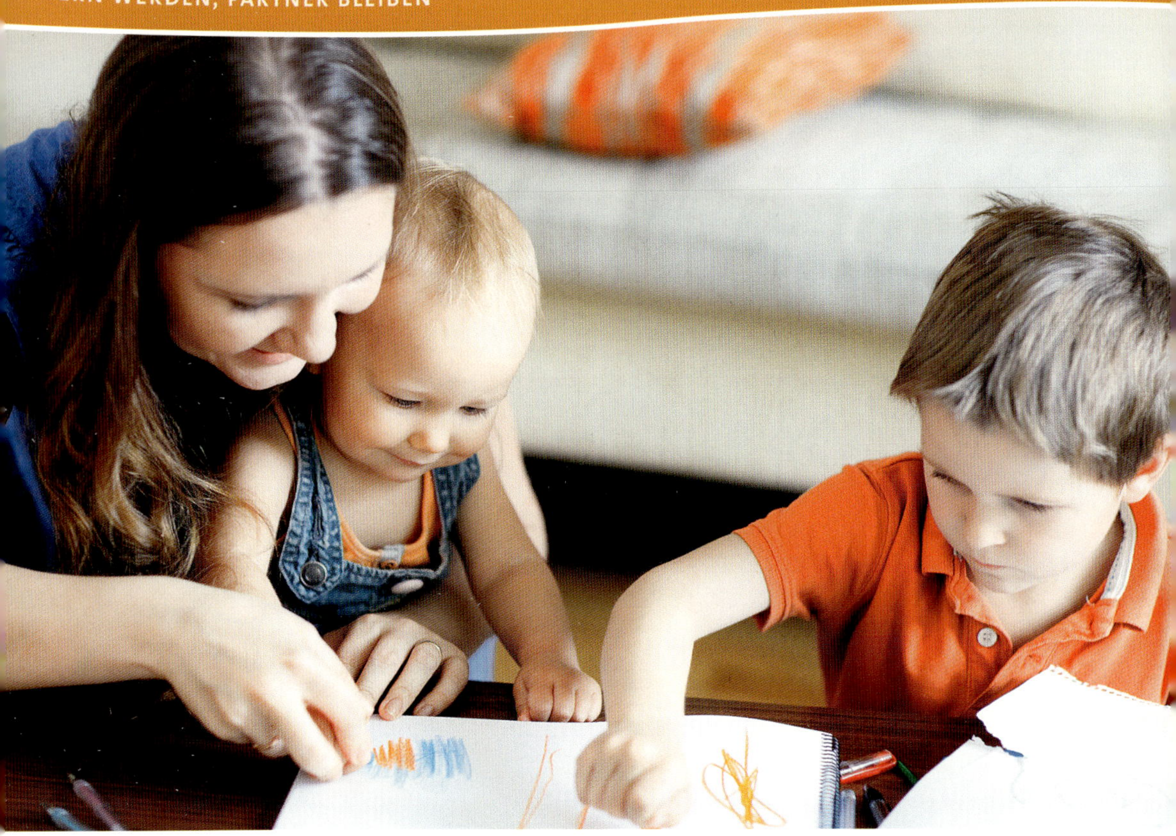

Malen mit Mama – für die Kinder ein Fest und unter Geschwistern eine Schulung in Sozialkompetenz!

Modell Hausfrau und Mutter: »Für mich war immer klar, dass ich zu Hause bleibe, wenn Kinder kommen.«

Fredda O. (34) ist Heilerziehungspflegerin, verheiratet und hat drei Kinder: Willi, geb. 2006, und die Zwillinge Amelie und Greta, geb. 2009. Seit Willis Geburt ist sie in Elternzeit und widmet sich voll und ganz den Kindern.

Als Heilerziehungspflegerin macht man das Gleiche wie eine Mutter zu Hause: Man kümmert sich um die Kinder, läuft zu Ämtern und kocht. Ich habe das anstatt mit Kindern mit behinderten Erwachsenen getan, fast acht Jahre lang, und ich hatte Freude an meinem Beruf. Es war nicht mein Traumjob, aber es war in Ordnung, ich war zufrieden.

Als ich schwanger wurde, stand von vornherein fest: Ich gehe in Elternzeit und zwar volle drei Jahre. An dem Tag, an dem ich nach der Geburt von Willi erneut hätte arbeiten müssen, war ich bereits schon wieder eine Woche im Mutterschutz mit den Zwillingen. Wir hatten das nicht so geplant, aber im Nachhinein ist es natürlich gut so. Bei den Zwillingen stehen mir vier Jahre

Elternzeit zu, das heißt, die Frage, ob ich wieder in meinen Beruf zurückgehe, stellt sich erst 2013. Das ist noch lange hin!

Für mich war immer klar, dass ich eine Familie wollte und auch, dass ich zu Hause bleibe, um mitzuerleben, wie die Kinder heranwachsen. Daran hat auch mein Beruf nichts geändert. Ich kannte es aus meinem Elternhaus so. Als Kind genießt man das, und ich finde es auch heute noch schön, dass ich zu Hause anrufen kann und Mama ist da. Das wollte ich meinen Kindern auch bieten, und darin sind mein Mann und ich uns einig. Dass er nicht in Elternzeit geht, hat damit zu tun, dass er als Selbstständiger in seinem Büro gebraucht wird. Und in meinem Job konnte ich niemals so viel verdienen, dass es wirklich eine ernsthafte Alternative gewesen wäre.

Ich genieße es jeden Tag, dass ich bei den Kindern sein kann und nicht arbeiten gehen muss. Es gibt schon Zeiten, wo ich denke: Kann ich jetzt bitte mal etwas anderes machen ...? Das ist meistens dann der Fall, wenn die Kinder eines nach dem anderen krank werden, oder im Winter, wenn wir lange Zeit nicht richtig rausgehen können, weil es einfach zu kalt ist. Aber dann stützt mich mein Mann, und der Spuk ist schnell wieder vorbei. Es ist ja weniger die Frage, ob Haushalt und Kinder genug Befriedigung bieten, als vielmehr, ob sich damit Anerkennung und Wertschätzung verbinden. Mir fehlt nichts. Mir würde es fehlen, wenn die Kinder etwas zum ersten Mal machen und ich bekäme das nicht mit – sei es drehen, robben, krabbeln, stehen, laufen, sprechen oder was auch immer, *das* würde mir fehlen! Ich fände es nicht so schön, wenn mir das eine Tagesmutter oder eine Betreuerin in der Kita erzählen würde. Ich möchte das selbst erleben, und ich freue mich, dass ich das auch tatsächlich darf.

Mein Tagesablauf ist gut strukturiert, anders geht es nicht mit drei Kindern: Der Wecker klingelt um halb sechs, an kalten Tagen mache ich Feuer im Kaminofen, der alle Wohnräume heizt. Ich dusche und hole Brötchen. Um viertel vor sieben muss ich Willi wecken, fertig machen für den Kindergarten und dorthin bringen. In der Zwischenzeit kümmert sich mein Mann um die Zwillinge, wickelt sie und zieht sie an. Um acht bin ich zurück vom Kindergarten, dann sind die Mädels dran mit Stillen bzw. dem ersten Brei. Um viertel nach neun nehme ich den Bus zum Einkaufen, er hält direkt vor der Tür, aber ich muss gut auf die Zeit achten, weil er nur einmal stündlich fährt. Deshalb muss ich auch in der Stadt aufpassen, dass ich den Bus zurück pünktlich erwische, sonst muss ich eine Stunde warten, und das wirft dann einiges über den Haufen!

Zu Hause koche ich das Mittagessen, füttere die Mädchen und hole Willi vom Kindergarten ab. Währenddessen passt meine Mutter auf die Zwillinge auf – und netterweise bügelt sie auch die Wäsche, das ist eine große Erleich-

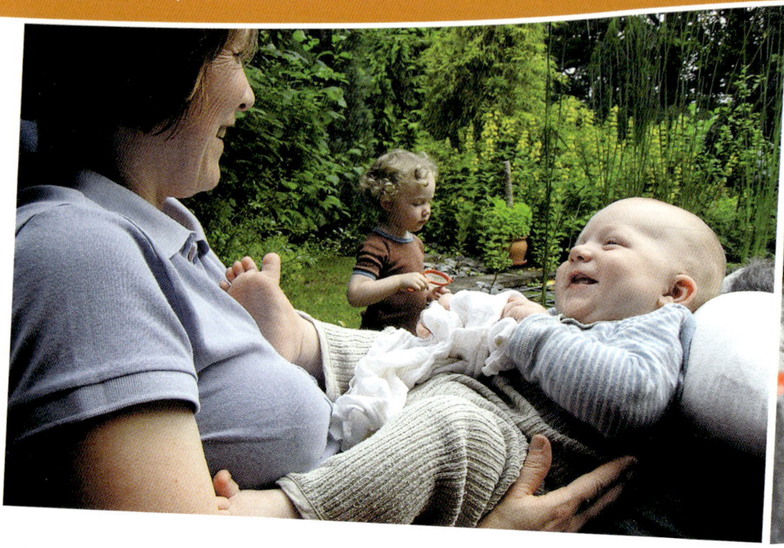

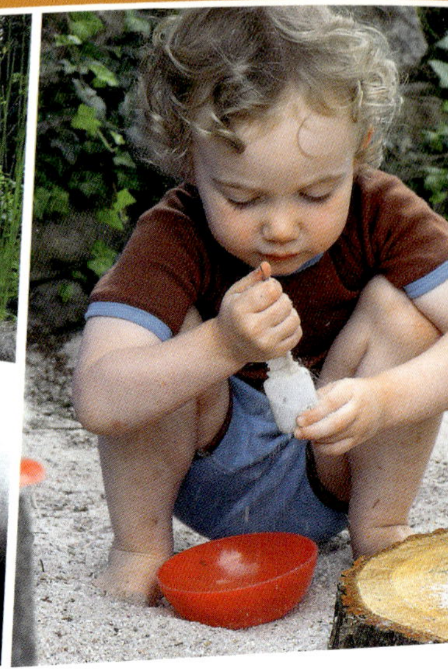

Während sich Mama mit dem Säugling beschäftigt, spielt das ältere Kind zufrieden im Garten und in der Sandkiste. Es weiß: Später hat die Mutter auch wieder Zeit für seine Bedürfnisse.

terung! Wenn wir wieder zu Hause sind, gibt es Essen für Willi und uns Erwachsene. Anschließend sind Mittagspause und Ruhe bzw. Spielen angesagt. Wenn die Mädels aufwachen, stille ich sie wieder und sie bekommen ihren Nachmittagsbrei. Dann gehen wir nochmals raus, in den Garten oder spazieren, oder wir erledigen, was ansteht.

Um halb sieben gibt es Abendessen, Willi geht um viertel nach sieben ins Bett, die Mädchen eine halbe Stunde später, sodass um 20 Uhr Ruhe ist. Das schaffen wir meistens ganz gut. Nach Möglichkeit kommt mein Mann um kurz vor sieben nach Hause, damit er Willi noch ins Bett bringen kann. Das lieben beide sehr.

Ohne eine solche Struktur geht es nicht. Ich weiß genau, was ich schaffe in der ersten Stunde morgens ohne die Kinder – wenn ich das nicht mache, hole ich das Versäumte über den Tag nicht wieder ein. Am Wochenende nehmen wir den Zeitplan etwas lockerer und warten, bis das erste Kind wach wird. Willi kommt um sieben oder acht, die Zwillinge haben spätestens um acht Hunger. So richtig ausschlafen können wir also nicht – aber das ist eben so mit kleinen Kindern. Wenn sie größer sind, wird es wieder anders.

Mit Babykursen habe ich nicht so viel am Hut. Mit Willi war ich beim Babyschwimmen, das habe ich aber schnell wieder abgebrochen – das war viel zu viel Aufwand, man muss sich ständig umziehen und friert sich den Hintern ab. Eine »Wassergewöhnung« ist blödsinnig, die Kinder bekommen doch von selbst Lust darauf. Mit den Zwillingen gehe ich alle vier Wochen zu einem Zwillingstreffen, da geht es aber weniger um die Kinder als um die Eltern und praktische Fragen, wie zum Beispiel, ob man die Kinder in eine oder besser in zwei verschiedene Kindergartengruppen geben soll. Außer-

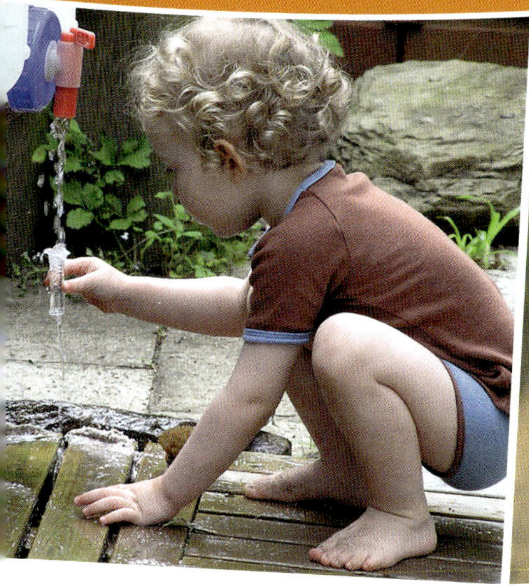

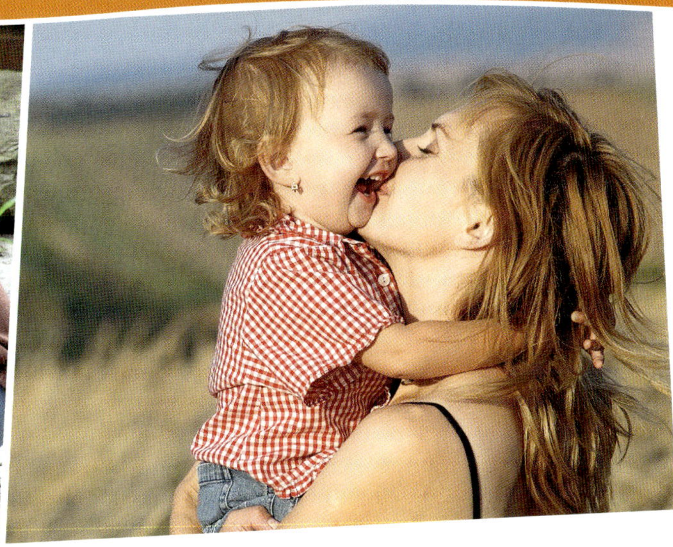

dem gehe ich mit ihnen einmal in der Woche zu einer Spielgruppe. Es ist die zweite, die wir ausprobieren, die erste war ein Reinfall, da wurden nur Lieder abgesungen, und die Mamas haben sich unterhalten. In der jetzigen verbringen wir anderthalb Stunden zusammen – an einem Stück ist das zu Hause schwierig, da denke ich dann doch eher daran, was noch alles zu tun ist – die Wäsche muss in die Maschine oder in den Trockner, das Essen muss auf den Herd oder ich muss noch einkaufen. Dass ich nichts muss und mich eine volle Stunde mit den Zwillingen auf dem Boden fläzen kann, kommt äußerst selten vor. Deshalb ist diese eine Stunde in der Spielgruppe schon sehr innig und schön. Wir machen Kreis- und Fingerspiele und singen. Wenn ich merke, es ist genug für die Mädchen, lege ich sie einfach neben mich und lasse sie in Ruhe. Das Ganze ist sowieso eher etwas für die Mütter als für die Kinder, wir brauchen den Austausch oder diese gemeinsame Zeit, sie selbst kommunizieren in diesem Alter noch nicht so viel und sind eher für sich.

Die Pflege geht bei uns relativ zügig, das liegt daran, dass zwei Babys zugleich versorgt werden müssen. Bei Willi habe ich mir mehr Zeit genommen. Und das Stillen ist natürlich eine sehr innige Phase, die wir alle drei sehr genießen – ich habe immer beide Mädels zugleich an der Brust. Ich würde gerne wieder ein Jahr lang stillen – Willi hat sich mit 13 Monaten selbst abgestillt. Ich lasse die Kinder auch erst dann impfen – das ist mir sympathischer, als die Kleinen schon mit so vielen Impfseren und Trägerstoffen zu traktieren, deren Nebenwirkungen ja nicht so richtig abschätzbar sind. Bei einem über Einjährigen kann man besser erkennen, wenn etwas nicht stimmt. Und da ich zu Hause bin, kann ich mich gut um sie kümmern, wenn sie krank werden – das gehört doch zum Kindsein dazu.

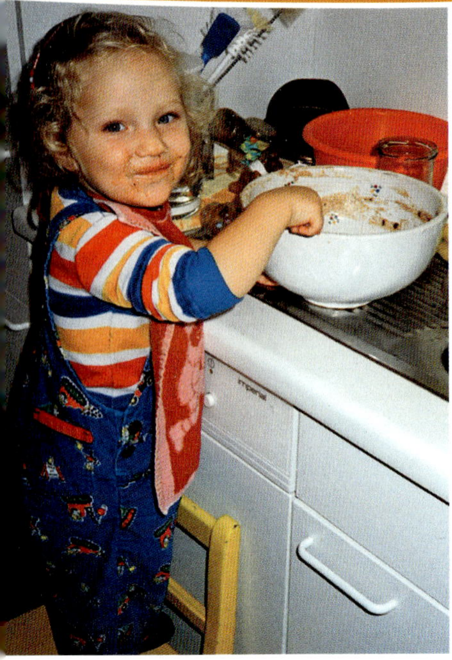

Für die grobe Hausarbeit kommt einmal in der Woche noch eine Putzhilfe, das ist schon sehr angenehm – ich bin mit den Mädels in der Spielgruppe, und wenn wir nach Hause kommen, ist die Hütte sauber! Toll! Ich glaube, wenn ich wirklich alles allein machen müsste, Kinder und Waschen und Bügeln und Kochen und Saubermachen – da würde ich doch ziemlich schnell kapitulieren. Ich habe Hochachtung vor allen Frauen, die das schaffen.

Für mich zählt, dass ich für die Kinder da sein kann. Wenn das Wetter es zulässt, sind wir jeden Tag lange draußen – aber auch bei Schmuddelwetter mindestens einmal täglich. Zu Hause bauen wir viel und basteln und malen. Willi hilft jetzt auch schon beim Kochen, er darf die Äpfel schälen, wenn wir einen Kuchen backen, solche Dinge. Und natürlich die Teigschüssel auskratzen! Ich finde das einfach gut!

Die Teigschüssel ausschlecken – Freuden gemeinsamen Kuchenbackens!

Modell Netzwerk, Au-pair und halbe-halbe: »Wir sind berufstätig und haben trotzdem viel Zeit für die Kinder.«

Mirjam Wüsthof (36) ist Ärztin in Weiterbildung, verheiratet und hat drei Kinder: Milena, geb. 2001, Sarah, geb. 2007, und Luisa, geb. 2009. Milena stammt aus einer früheren Beziehung, Mirjam hat sie die ersten fünf Jahre lang allein erzogen. 2007 heiratete sie und teilt sich seither die Kindererziehung mit ihrem Mann Achim (43), der ebenfalls Arzt ist und als Spezialist für Kinder-Endokrinologie in einer Praxis arbeitet.

Milena habe ich noch während des Medizinstudiums bekommen, und es war von vornherein klar, dass ich sie alleine würde großziehen müssen. Deshalb habe ich gleich für ein tragfähiges Netzwerk gesorgt: Ein befreundetes Paar wohnte in der Nähe und hatte ebenfalls kleine Kinder, sie haben Milena stundenweise betreut, wenn ich in Praktika oder Vorlesungen musste. Zum Stillen konnte ich zwischendurch immer dorthin kommen, das ging in der ersten Zeit sehr gut. Zusätzlich hatte ich diverse Babysitter in meinem Freundeskreis, das waren junge Studenten wie ich, die sich abwechselten und Phasen überbrückten, wenn ich wegmusste. Manchmal musste ich z.B. um sechs Uhr das Haus verlassen, um pünktlich in der Klinik zu sein. Zum Glück

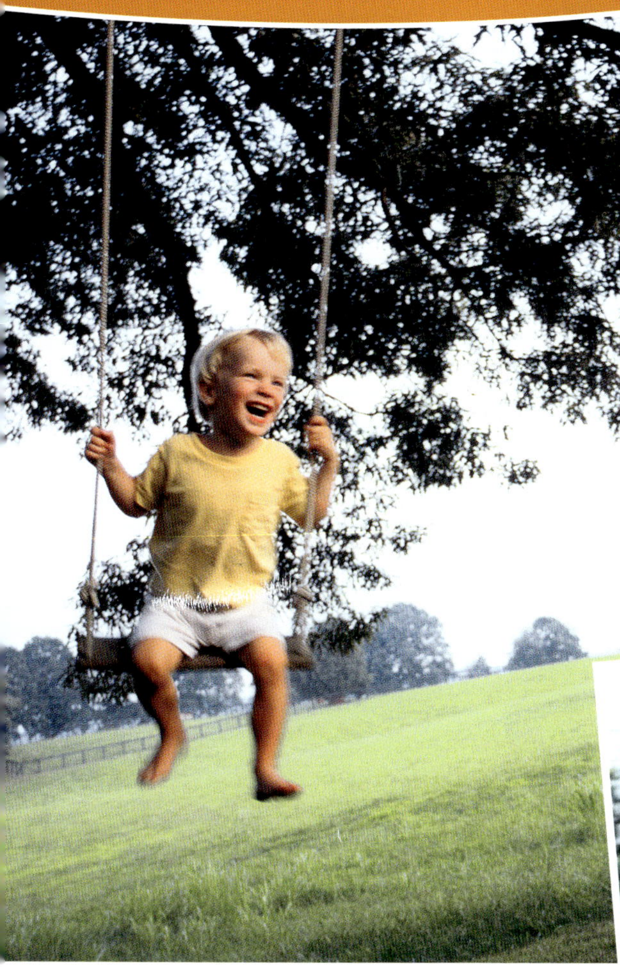

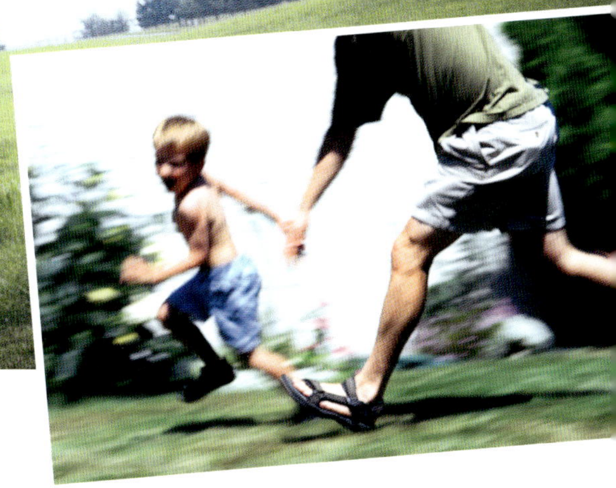

Kindern tut es gut, wenn sich auch die Väter an der Betreuung beteiligen.

konnte ich darauf bauen, dass dann immer jemand bereit war, so früh aufzustehen und zu uns zu kommen, damit ich Milena nicht aus dem Schlaf reißen musste. Der Babysitter hat sie versorgt, wenn sie aufwachte, und später zu der befreundeten Familie gebracht.

Mit zweieinhalb kam Milena in den Kindergarten, ab Mittag war sie wieder bei Freunden, deren Kinder ebenfalls in diesen Kindergarten gingen. Sie nahmen Milena zusammen mit den anderen mit und betreuten sie am Nachmittag wie eine Art Tageseltern. Mittlerweile waren wir in eine andere Stadt gezogen – dort lief das gleiche Modell mit zwei bis drei anderen Familien. Sie haben Milena auch aufgenommen, wenn ich Nachtdienste hatte. Und im Notfall waren meine Eltern da. Ich erinnere mich, dass Milena einmal nachts um vier Uhr anfing zu erbrechen, aber ich konnte nicht zu Hause bleiben, weil ich alleine für eine Station als Ärztin verantwortlich war. Da bin ich mit dem Kind zu meinen Eltern gefahren und konnte sie dortlassen. Auch mein Vater hat sich mal ins Auto gesetzt und Milena an der Klinik übernommen, weil es nicht anders ging. Es war mir extrem wichtig, in meiner Position nicht das Image zu pflegen, dass Mütter der Kinder wegen immer fehlen – das ist mir gelungen!

Milena musste mich in dieser Zeit zwar häufig entbehren, aber sie ist trotzdem eine sehr starke Persönlichkeit mit einem tiefen Urvertrauen, das ist immer wieder spürbar. Sie ist sehr ausgeglichen, ruht in sich und ist sehr vertrauensvoll. Sie selbst sagt heute noch oft: »Mama, das war eine schöne Zeit!« Ich habe es auch selbst nie als unguten Zustand empfunden, obwohl ich öfter ein schlechtes Gewissen hatte, dass ich sie so viel alleine lassen musste. Das hat sie früh selbstständig gemacht, und es war und ist für sie nie problematisch, sich anzupassen. Sie ist sehr gern mit anderen zusammen. Dass das alles so gut gelungen ist, hängt sicher auch damit zusammen, dass es ein festes Gerüst gab, an dem sie sich immer orientieren konnte – die Tage waren gut durchstrukturiert, es gab keine Verwirrung, sondern sie wusste

Kuscheliges Abendritual: das Vorlesen.

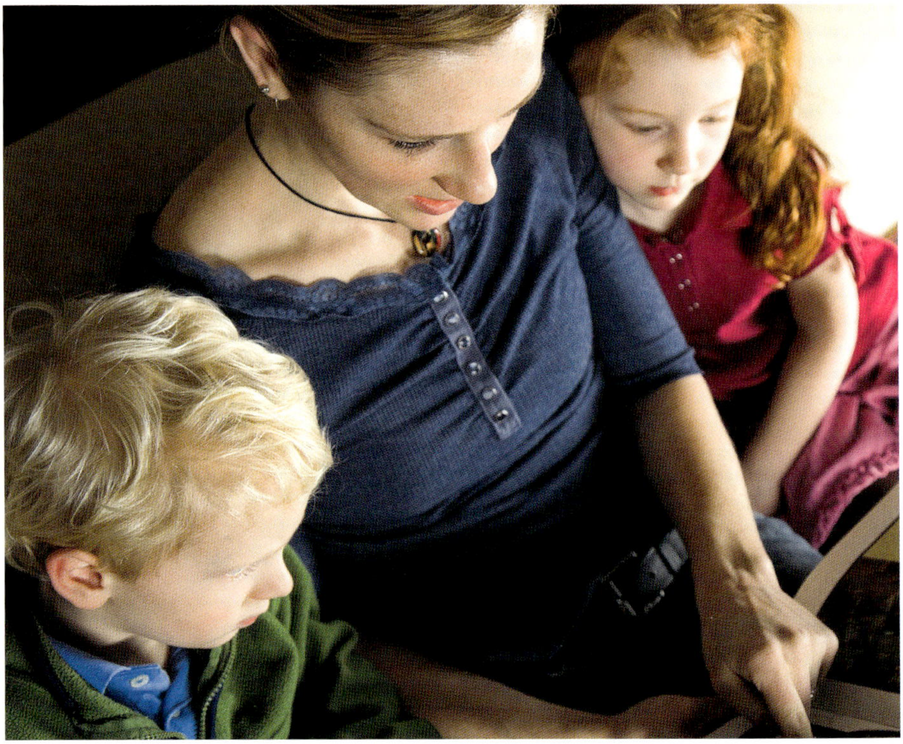

immer genau, was und wer dran war. Und die befreundeten Familien, bei denen sie war, hatten die gleichen Erziehungsgrundsätze wie ich selbst. Das hat getragen und ihr Sicherheit gegeben. Dass ich persönlich nicht ständig präsent war, hat ihr nicht geschadet.

2006 habe ich meinen Mann kennengelernt, und ein Jahr später kam Sarah auf die Welt, zwei Jahre darauf Luisa. Wir waren uns von vornherein darin einig, dass wir uns die Zeit mit den Kindern teilen wollten. Wir haben beide Teilzeitstellen, sodass wir jeweils die Hälfte der Woche mit den Kindern verbringen – ich montags und dienstags, er donnerstags und freitags. Nur am Mittwoch werden die Kinder bis nachmittags von unserem Au-pair-Mädchen betreut. Für dieses Modell haben wir uns entschieden, weil es für uns am praktischsten und flexibelsten ist. Wir brauchen die Hilfe ja nicht ständig, sondern vorwiegend stundenweise.

Unsere Woche sieht dann meist so aus, dass mein Mann am Montag, Dienstag und Mittwoch um 7 Uhr das Haus verlässt und Milena in die Schule mitnimmt. Montag und Dienstag ist er um 18.00 Uhr wieder zu Hause, am Mittwoch um 15 Uhr. Ich bin am Mittwoch, Donnerstag und Freitag ganztags in der Klinik, plus ein Wochenende im Monat, plus ab und zu zum Nachtdienst. Das Au-pair-Mädchen wird so eingeplant, wie es jeweils nötig ist. Sie bekommt zu Beginn der Woche einen Plan, wann sie gebraucht wird, sodass sie auch weiß, wann sie frei hat. Sie holt Milena aus der Schule ab, geht vormittags mit den beiden Kleinen spazieren und überbrückt Zeiten, an denen wir Termine haben, zu denen wir die Kinder nicht mitnehmen wollen oder können. Mittwochs ist sie komplett für die Kinder zuständig, bis mein Mann nachmittags aus der Praxis kommt. An unseren Familientagen können wir von zu Hause aus noch Berufliches erledigen: Mein Mann ist auch als Journalist im Medizinbereich tätig, er schreibt nicht mehr so viel wie in der Zeit vor den Kindern, aber doch regelmäßig. Ich kann in dieser Zeit meine wissenschaftliche Arbeit fortsetzen, da muss ich viel Theorie erarbeiten, Literaturrecherche machen, Anträge schreiben, Vorträge vorbereiten. Manchmal stehe ich auch noch vor den Kindern auf, um dafür etwas Ruhe zu haben – Schreibtischarbeit tolerieren die Kinder nicht, wenn sie wach sind.

Der Tagesablauf ist für die Kinder immer der gleiche: Wir frühstücken, anschließend gehen sie raus, und ich habe zwei Stunden am Schreibtisch für mich. Wenn sie zurückkommen, schläft Luisa, während Sarah mir beim Kochen helfen darf – das macht großen Spaß! Währenddessen holt das Au-pair-Mädchen Milena aus der Schule ab, und wenn alle da sind, essen wir gemeinsam. Dieser Fixpunkt am Tag ist mir sehr wichtig – und Milena kann erzählen, was in der Schule los war. Anschließend halten die Kleinen Mittagsruhe, manchmal schläft Sarah auch nicht mehr, sondern spielt. Milena macht wäh-

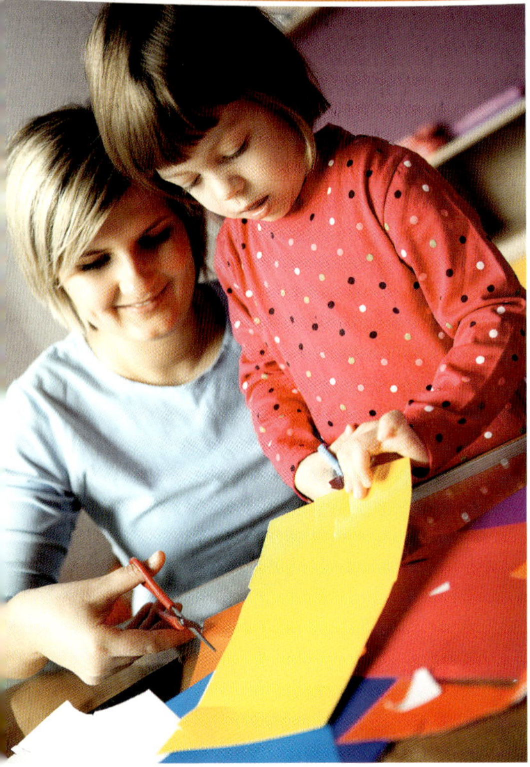

Mit dem Au-Pair-Mädchen basteln – und Mama ist bei der Arbeit.

renddessen Hausaufgaben und übt Geige, danach gehen wir alle zusammen noch mal raus. Um 18 Uhr gibt es Abendessen und das abendliche Ritual, das sich tagtäglich wiederholt: Zähne putzen, Schlafanzug anziehen, vorlesen für Milena und Sarah – das teilen mein Mann und ich uns, weil die literarischen Bedürfnisse der Großen doch anders sind als die der Kleinen –, während Luisa ihr Fläschchen bekommt, dann gibt es noch ein Lied und ein Gebet, und dann wird das Licht ausgemacht. Um 19 Uhr schlafen die kleinen Kinder. Milena darf meistens noch einige Minuten selbst lesen, bevor sie spätestens um 19.30 Uhr das Licht löscht. So haben auch wir noch etwas vom Abend – als Paar oder jeder für sich.

Viele unserer Freunde wundern sich, dass das so geht – aber die Kinder kennen es nicht anders. Sie wissen genau, dass dieses Ritual zuverlässig jeden Tag erfolgt – es gibt nicht heute dies und morgen das und übermorgen eine Ausnahme. Sie können sich auf diesen Rhythmus voll und ganz verlassen, das bewährt sich ungemein. Mein Mann und ich waren uns vom ersten Tag an darin einig, dass es auf eine klare Struktur ankommt. Ich glaube, dass es vor allem diese zuverlässige rhythmische Gliederung ist, die Kinder brauchen und die es ermöglicht, dass sie Vertrauen aufbauen können. Ich denke, sie leiden meistens viel mehr an diesem fehlenden Rhythmus als daran, dass ihre Mutter berufstätig ist.

Ich kann auch nicht verstehen, dass das Leben mit Kindern langweilig wird, sodass man ständig mit Freundinnen im Café Latte macchiato trinken muss. Das Leben mit Kindern ist so spannend – es würde uns nie einfallen, durch die Stadt zu tingeln, um uns abzulenken. Es ist uns wichtig, dass die Kinder die häuslichen Tätigkeiten mitbekommen und ihrem Alter entsprechend eingebunden werden – das mögen sie auch. Milena räumt den Tisch ab oder deckt auf, sie hilft beim Wäschezusammenlegen oder -aufhängen, poliert die Gläser – alles, was so anfällt, wenn man zusammenlebt. Sie kennt das nicht anders, deshalb haben wir nie Probleme mit dem Aufräumen oder der Ordnung.

Dass die Kinder so viel von ihrem Vater haben, ist unglaublich wertvoll, und es macht ihm so viel Freude! Weil wir beides vereinbaren können – Beruf und Familie –, sind wir sehr effektiv. Wir sind sehr intensiv Ärzte, und wir sind sehr intensiv Eltern. Als ich nach Sarahs Geburt in Elternzeit und ständig zu Hause war, so wie später bei Luisa, habe ich gemerkt, dass ich noch zusätzliche »Nahrung« brauche. Immer nur die Kinder versorgen, für sie da sein, den Rhythmus einhalten – das ist doch sehr ermüdend für den Geist. Ich merke, dass es den Kindern sehr guttut, berufstätige Eltern zu haben. Sie bekommen mit, dass es auch noch ein anderes Leben gibt als das in den heimischen vier Wänden. Ich denke schon, dass sie davon insgesamt sehr profitieren.

Das Modell Kinderkrippe hat mir nie behagt. Vielleicht wäre ich in der allergrößten Not darauf zurückgekommen, aber ich hätte vorher alles versucht, um es anders zu organisieren. Ich glaube einfach, dass Kleinkinder in einer familienähnlichen Gruppe, selbst wenn diese nicht von Mutter oder Vater betreut wird, besser aufgehoben sind als mit zehn oder noch mehr anderen Kindern zusammen. Das ist aber meine ganz persönliche Ansicht.

Dass ein Au-pair-Mädchen immer nur für ein Jahr bei uns ist, war bisher nie ein Problem. Wenn andere wichtige Bezugspersonen wie beispielsweise die Großeltern nach einem Besuch wieder gehen, ist das auch kein schmerzvoller Abschied. Die ehemaligen Au-pair-Mädchen sind ja nicht aus der Welt – wir halten mit ihnen noch Kontakt, sie leben weiterhin in unserem Umkreis, bei einer sind wir jetzt sogar Trauzeugen! Das derzeitige Au-pair-Mädchen lieben alle drei Kinder sehr, vielleicht wird der Abschied da etwas schwieriger – andererseits lassen sie sich gern auf etwas Neues ein und sind neugierig. Sie wissen, dass Au-pair-Mädchen kommen und gehen, aber dass wir als Eltern bleiben. Wir und der immer wiederkehrende Tagesablauf sind das Verlässliche in diesem Modell.

Web-Tipps

www.tagesmuetter-bundesverband.de
Homepage des Bundesverbandes für Kindertagespflege e.V. mit Informationen zur Qualifizierung zur Tagesmutter

www.tagesmuetter-netzwerk.net
Breit gefächertes Suchmaschinenangebot für Tagesmutter-Betreuungsmöglichkeiten

Vater werden, Vater sein

Hermann Bullinger

Erzähle mir, und ich vergesse. Zeige mir, und ich erinnere mich.
Lass mich tun, und ich verstehe!

Konfuzius, chinesischer Gelehrter (ca. 500 v.Chr.)

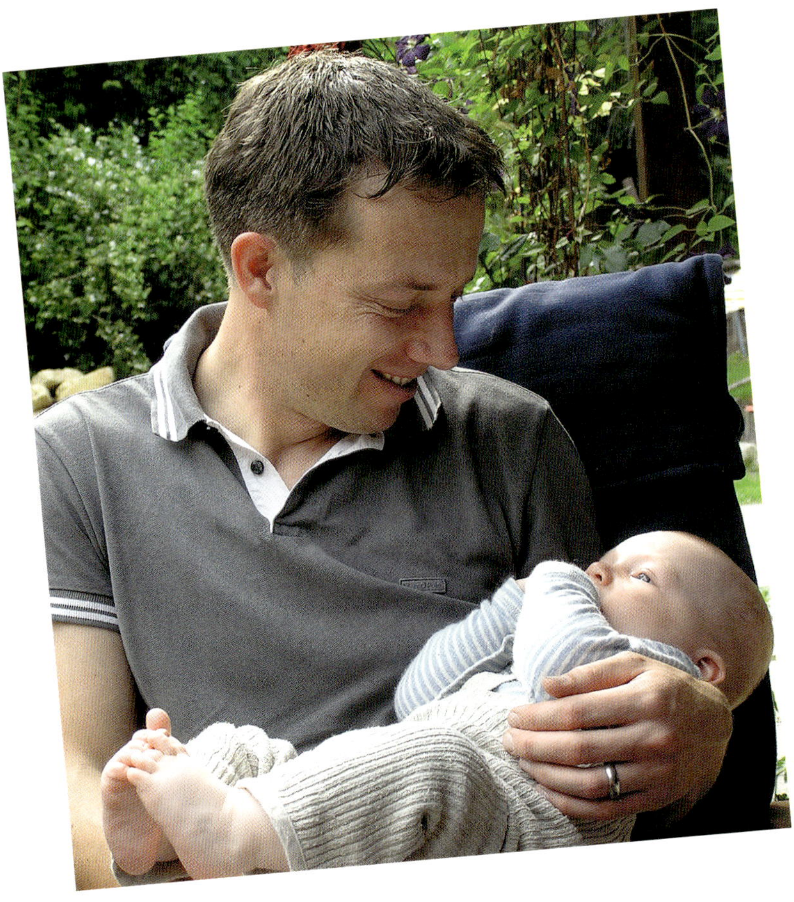

Neue Aufgaben für den Mann

Die Vorstellungen über Vaterschaft haben sich in den vergangenen Jahrzehnten grundlegend gewandelt. Schwangerschaft und Geburt sind heute nicht mehr allein Frauensache, sondern eine gemeinsame Erfahrung von Mann und Frau. Der Umgang mit dem Neugeborenen ist nicht mehr nur der Mutter vorbehalten, auch Männern wird es durchaus zugetraut, ein Baby zu wiegen, zu wickeln, zu baden oder zu füttern.

Heute darf und soll der Vater seinem Kind vom Tag der Geburt an nahe sein. Dass er sich zärtlich und liebevoll »seinem« Baby zuwendet, gilt nicht mehr als unmännlich. Im Gegenteil: Er ist dann ein besonders guter und engagierter Vater. Umso mehr, wenn er sich den Erziehungsurlaub mit der Mutter des Kindes teilt.

Jüngst zeigte eine Umfrage der *Deutschen Angestellten-Krankenkasse* und der Zeitschrift *Men's Health*, dass drei Viertel der Väter mit einem Kind bis zu drei Jahren aus der Elternschaft neue Energie beziehen, zwei Drittel fühlen sich durch das Kind seelisch ausgeglichener. Aber sie tun sich nicht immer leicht mit der Vaterschaft: Jeder zehnte leidet unter ständiger Müdigkeit und Erschöpfung, acht Prozent fühlen sich gesundheitlich angeschlagen – Folgen der Doppelbelastung durch Familie und Beruf. Je mehr Kinder dabei im Haushalt leben, desto größer der Stressfaktor. Jeder zweite Vater wünscht sich dann mehr Zeit – aber nicht etwa für den Stammtisch, den Abend mit Kegelbrüdern oder regelmäßigen Sex, sondern vor allem für sich selbst und für die Zweisamkeit mit seiner Frau. Nur sechs von hundert Befragten bedauern es, durch das Kind mehr Verpflichtungen zu haben und stärker ans Haus gebunden zu sein.

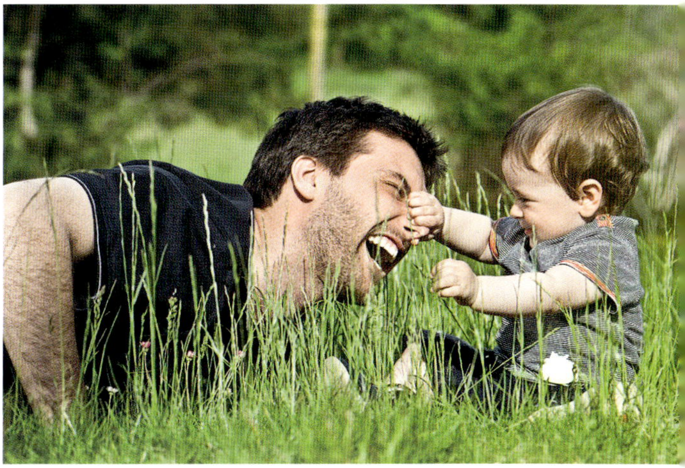

Im Folgenden soll es darum gehen, welche Auswirkungen all diese Veränderungen auf die Väter haben und welche neuen Fragen sich ihnen stellen. Wie bewältigen sie den Übergang zur Elternschaft, welche Unterstützung wünschen sie sich dabei?

Feierabend- oder Alltagsvater

Welche Erfahrungen ein Vater im Umgang mit seinem Kind macht, hängt nicht unwesentlich davon ab, wie er seine Vaterrolle konkret gestaltet. Ein Mann, der ein Neugeborenes regelmäßig versorgt und betreut, erlebt seine Vaterschaft anders als einer, der sich lediglich hin und wieder abends dem von der Mutter frisch gebadeten und fertig gewickelten Baby zuwendet. Je mehr Alltagszeit ein Vater mit seinem Kind verbringt, desto intensiver und bestimmender ist das Erlebnis des Vaterseins. Er fühlt sich sicherer im Umgang mit seinem Kind, das Baby fühlt sich gut bei ihm aufgehoben und zeigt ihm das auch. Wenn der Vater vom Tag der Geburt an nicht in erster Linie der »Mann fürs Besondere«, sondern ein verlässlicher, zugewandter und sich kümmernder Elternteil im Alltag ist, wird er neben der Mutter zum gleichwertigen Beziehungspartner des Kindes.

Bis dahin sind aber für Väter oft viele innere und äußere Hürden zu überwinden. Das fängt gleich nach der Geburt an. Die meisten Väter fühlen sich unsicher – der Umgang mit Säuglingen gehört schließlich nicht zum üblichen Rollenrepertoire. Obwohl sich Väter heute im Rahmen der Geburtsvorbereitung auch mit der Säuglingspflege vertraut machen können, fehlt ihnen anfangs oft das Zutrauen in die eigenen Fähigkeiten. Zudem sehen sie sich selbst insgeheim eher als Handlanger der Mutter und erwarten stillschweigend, dass diese das Zepter in die Hand nimmt und den Alltag organisiert. Es mangelt noch an neuen Leitbildern, an denen Väter sich orientieren können.

Vaterfreuden: mit dem Kind spielen, es trösten, es bei Abenteuern begleiten und den Tag mit Vorlesen beschließen.

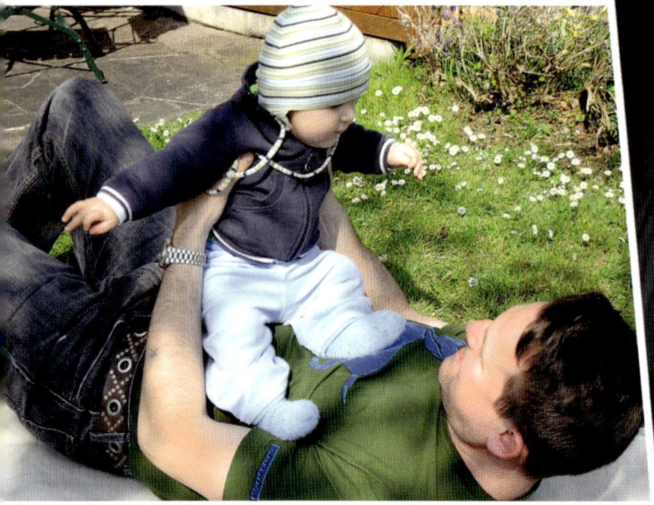

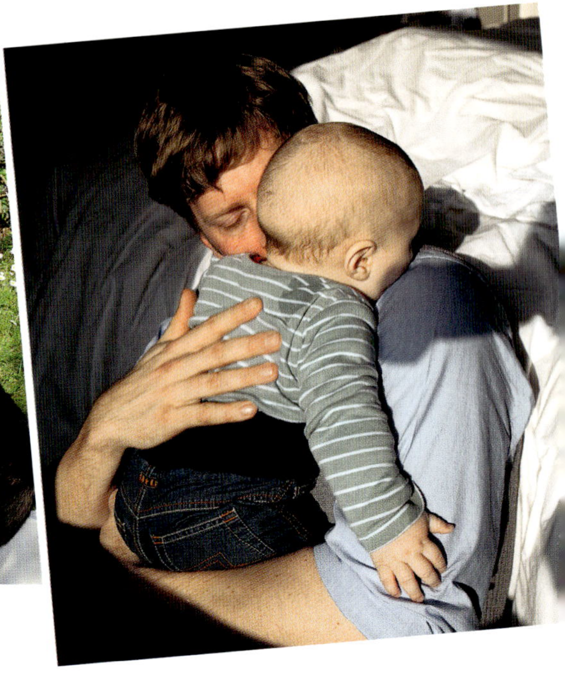

Aktive Vaterschaft wird von der Gesellschaft zwar mehr als früher, aber immer noch nicht ausreichend unterstützt und wertgeschätzt. In vielen Berufen wird von einem Vater nach wie vor erwartet, dass er genauso uneingeschränkt verfügbar ist wie vor der Geburt seines Kindes. Chefs und Kollegen reagieren auf einen aktiven Vater vordergründig zwar verständnisvoller als früher, aber Beruf und Familie muss er trotzdem alleine unter einen Hut bringen und darf nicht allzu viel Rücksicht erwarten. Eine Ausnahme bildet hier der öffentliche Dienst, wo im Gegensatz zu weiten Teilen der freien Wirtschaft im Allgemeinen keine Karrierenachteile entstehen, wenn ein Vater zugunsten der Familie kürzertritt.

Widersprüchliche Erwartungen

Wir wissen heute, dass die tätige, sorgende Anwesenheit des Vaters vom ersten Tag an für die Entwicklung des Kindes wichtig ist. Babys können zu Vater und Mutter ähnlich intensive Bindungen entwickeln; Väter und Mütter eignen sich gleichermaßen für die Pflege eines Neugeborenen. Je mehr ein Vater sich dabei engagiert, desto weniger ist das Kind von der Mutter abhängig. Mit dem anwesenden und sorgenden Vater gewinnt das Kind eine weitere Hauptbezugsperson.

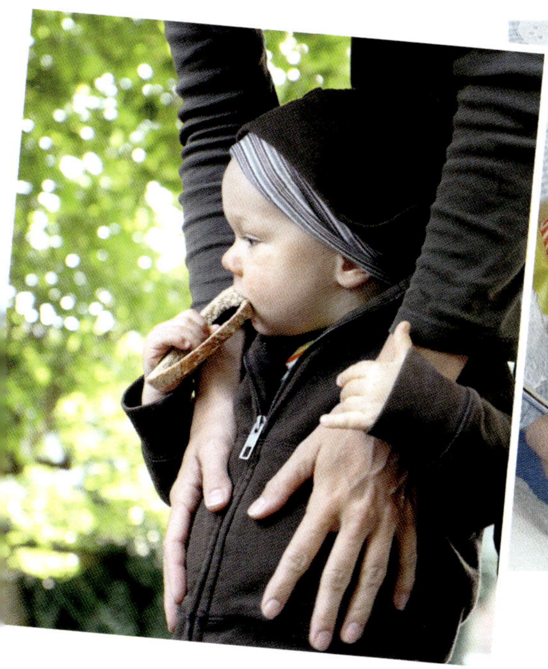

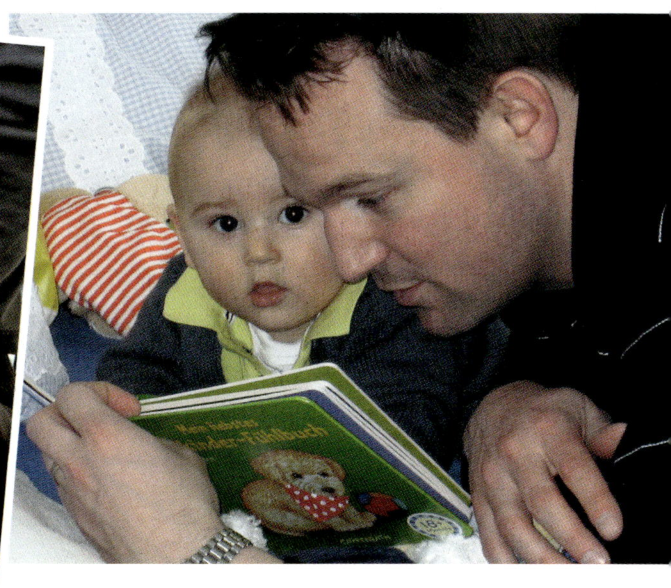

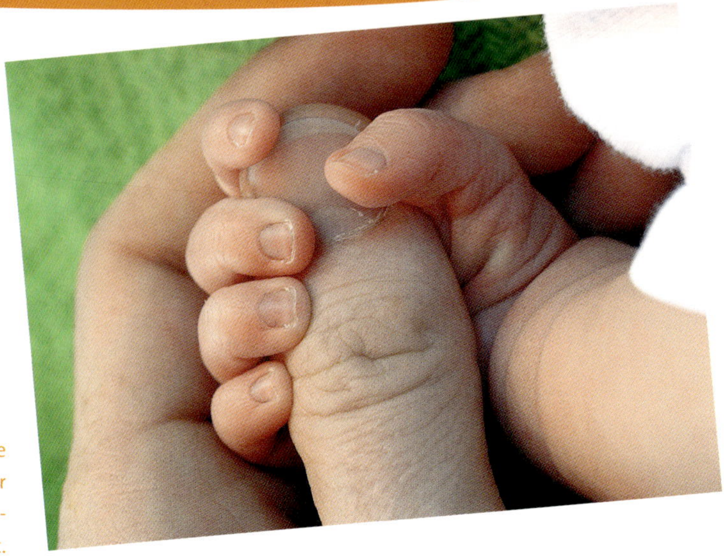

Sind so kleine Hände ... aber festhalten können sie schon gut.

Dieses Wissen wird auch heute immer noch durch die Rollenklischees gebrochen, wie eine gute Mutter zu sein hat. Von ihr wird zwar nicht mehr ein solches Ausmaß an Selbstaufgabe wie früher erwartet, aber es wird Frauen nach wie vor suggeriert, dass der mütterliche Beitrag unersetzbar ist, wenn das Kind sich gut entwickeln soll, und dass ein Kind mit der ungeteilten Fürsorge der Mutter immer noch am besten aufwächst.

Obwohl die neuere psychologische Forschung diese Ideologie längst korrigiert hat, spukt sie nach wie vor in den Köpfen von Müttern und Vätern herum. Bei Vätern kann sich das so auswirken, dass sie ihren Beitrag als nicht so wichtig empfinden und sich in ihrer väterlichen Verantwortung guten Gewissens zurücknehmen. Bei Müttern können die unterschwelligen Vorstellungen über die Mutterrolle zu widersprüchlichen Verhaltensweisen führen. Die Mutter möchte dann zwar den Vater mitbeteiligen und beanspruchen, gleichzeitig darf er aber nicht infrage stellen, dass sie die Hauptperson im Leben des Kindes ist und die unumstrittene Kompetenz im Umgang mit dem Kind besitzt. Mit der Folge, dass sie zwar die Mitarbeit des Vaters einfordert, ihn gleichzeitig aber ständig kontrolliert, bevormundet und ihm nicht wirklich zutraut, ein Kind versorgen zu können, wie es sich gehört. Manche Mütter unterliegen sogar regelrecht dem Zwang, sich selbst beweisen zu müssen, dass sie für das Kind unentbehrlich sind und niemand außer ihnen das Kind verlässlich betreuen kann.

Es ist klar, dass solche widersprüchlichen Verhaltensweisen und die darin angelegte Rivalität zwischen Vater und Mutter zusätzliche Stolpersteine für den Vater darstellen, der auf der Suche nach seiner Rolle ist und oft ohnehin Schwierigkeiten hat, mit einem Baby souverän umzugehen.

Gerade die erste Zeit nach der Geburt entscheidet aber im Allgemeinen darüber, wie sich die Beziehung des Vaters zum Kind im ersten Jahr (und dann meist auch später) gestalten wird. Wenn der Vater nicht die Anfangshürden überwindet, sind die Weichen für das Vater-Kind-Verhältnis und die Arbeitsaufteilung zwischen Mann und Frau häufig bereits gestellt. Väter geben dann im Kinderzimmer nur noch Gastspiele und delegieren die Hauptverantwortung für das Kind bereitwillig an ihre Frauen.

Der Vater und das Stillen

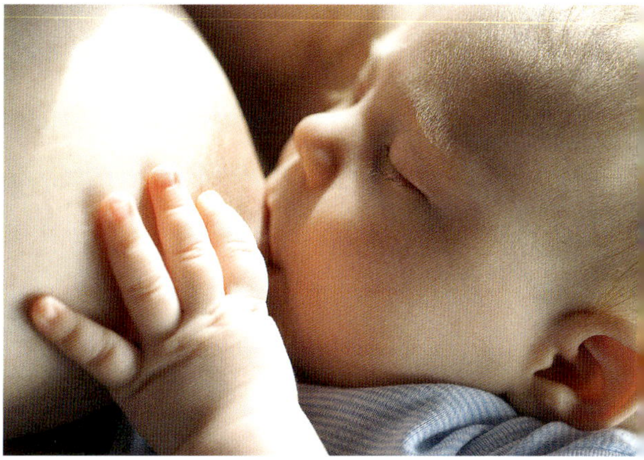

Wenn Babys gestillt werden, stehen Väter zurück. Sie haben dennoch viele Möglichkeiten, sich mit dem Kind zu verbinden.

Wenn die Mutter das Kind stillt, kann die Beziehung zwischen beiden so symbiotisch werden, dass der Vater sich ausgeschlossen fühlen muss und die Mutter unumstritten die Hauptperson im Leben des Kindes ist. Nur sie kann in bestimmten Situationen das Kind beruhigen. Es schreit ja nicht nur, wenn es Hunger hat, sondern auch, wenn es die körperliche Nähe und Geborgenheit will, die das Saugen an der Brust bedeutet.

Der Vater hat dann oft das Gefühl, den Ansprüchen des Kindes nicht genügen zu können. Er weiß nicht, ob er überhaupt für sein Wohlbefinden wichtig ist. »Solange unser Baby voll gestillt wird, kann ich nur sehr eingeschränkt etwas mit ihm allein unternehmen. Wir sind immer abhängig von der Mutter, weil das Baby alle paar Stunden an die Brust muss. Mich stört das enorm. Wenn ich mit meiner Tochter alleine spazieren gehen will, habe ich das Gefühl, ich bin an einer langen Leine angebunden, die mich zwingt, nach spätestens anderthalb Stunden wieder nach Hause zurückzukehren«, beschreibt ein Vater diese Situation.

Vielen Vätern gelingt es erst nach dem Abstillen, eine wirklich eigenständige Beziehung zu ihrem Kind aufzubauen. Es ist eine schmerzliche Erfahrung, wenn ein Vater sich redlich, aber vergeblich bemüht, das schreiende Baby zu beruhigen und dann erlebt, wie das Kind an der Brust der Mutter sofort zur Ruhe kommt. Für nicht wenige ist diese Erfahrung, wenn sie sie öfter machen müssen, so frustrierend, dass sie gar nicht mehr versuchen, ihr

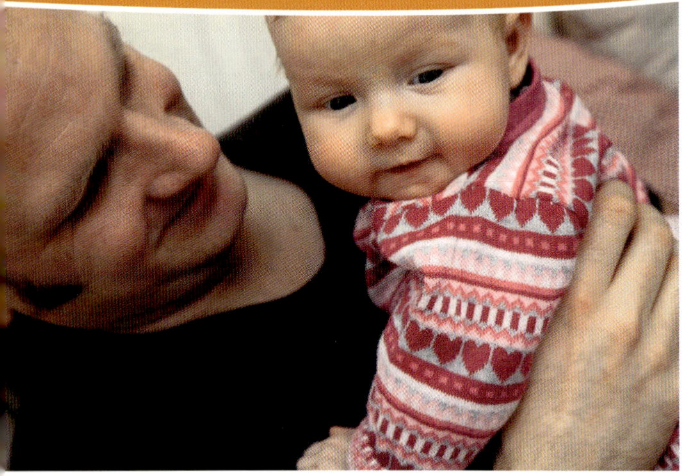

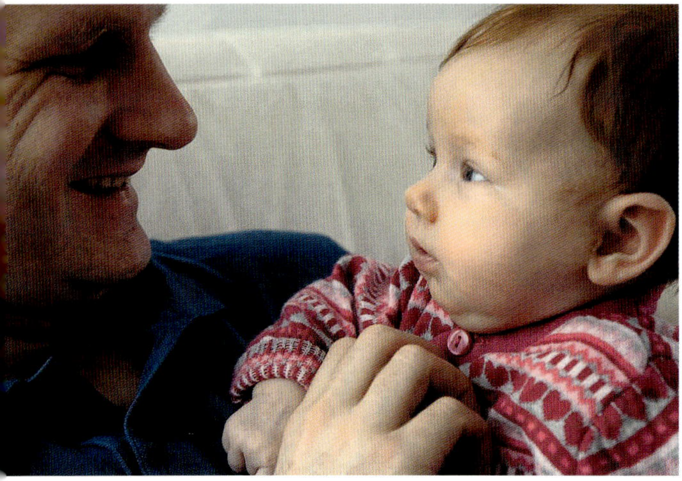

Säuglinge zeigen sehr genau, wie wichtig ihnen Papa ist! Man(n) muss die Zeichensprache nur verstehen!

schreiendes Kind zu trösten, sondern es gleich der Mutter in den Arm drücken. Nicht selten zieht sich der Vater dann stillschweigend immer mehr zurück und überlässt das Kind der Mutter. Mit der Folge, dass es immer häufiger die Fürsorge der Mutter bevorzugt, weil ihm der Vater fremd wird.

Deshalb ist es so wichtig, dass der Vater sich in der Zeit, wenn das Kind nicht gestillt wird, viel mit dem Kind beschäftigt und dafür alle Möglichkeiten nutzt, die der Babyalltag bietet. Er kann das Kind wickeln und baden, mit ihm schmusen und spazieren gehen oder es einfach beobachten, ihm nahe sein, ohne selbst aktiv etwas zu tun (wie intensiv gerade die Babypflege für eine solche Kommunikation genutzt werden kann, lesen Sie auf Seite 180). Er kann auch einen Kurs für Babymassage besuchen oder an einer Vater-Kind-Gruppe teilnehmen, die einige Familienbildungsstätten anbieten.

Die Mutter kann die Beziehung zwischen Vater und Kind nachhaltig fördern. Hin und wieder kann sie ihre Milch ruhig abpumpen und sich einen freien Abend gönnen. Ein Vater, der so lange völlig allein für das Kind verantwortlich ist, ihm das Fläschchen gibt, es in den Schlaf schaukelt, es trägt und leise mit ihm spricht, erlebt sich selbst ganz neu. Dies setzt selbstverständlich voraus, dass die Mutter ihr Kind abgeben kann und nicht auf der Exklusivität ihrer Beziehung zum Kind beharrt, was wiederum vielen Frauen nicht leicht fällt.

Für den Vater hat das Stillen also zwei Seiten: Einerseits weiß er, dass es das Beste für das Kind ist, und möchte es deshalb auch unterstützen. Andererseits ist er mitunter auf den intensiven Kontakt der Mutter mit dem Baby neidisch. Insgeheim ist er eifersüchtig auf das Kind, weil er das Gefühl hat, dass ihn der Winzling von seiner Position als Liebhaber verdrängt.

Die meisten Männer gestehen sich solche Gefühle jedoch nicht ein und schieben sie schnell beiseite. Manche machen ihrer Frau regelrechte Eifersuchtsszenen – mit an den Haaren herbeigezogenen Argumenten. Zu den wahren Gründen und zu ihren wirklichen Gefühlen können sie sich nicht bekennen, sie schämen sich dafür oder sind sich ihres Neids nicht bewusst. Weil die Frau auf diese Gefühlsausbrüche meist verständnislos und ablehnend reagiert, fangen sie an, an allem Möglichen herumzunörgeln oder sich in die Arbeit zurückzuziehen.

Besser hingegen wäre es, wenn der Mann sich solche Gefühle offen eingestehen könnte und sich ihrer Ursachen bewusst wäre. Solche Empfindungen sind legitim. Fast jeder Vater kennt sie. Manchen Männern helfen Gesprächsgruppen mit anderen Betroffenen – eine Möglichkeit, die es leider noch zu selten gibt. Es würde ihm guttun zu erkennen, dass er mit seinem Problem nicht allein steht, und er könnte wahrscheinlich auch noch andere Gemeinsamkeiten entdecken.

Aber auch einem aktiven Vater fällt die intensive Beziehung zu seinem Kind nicht in den Schoß. Im Gegensatz zur Mutter, die ihre Rolle über das Stillen leichter finden und sich ihrer Bedeutung sicherer sein kann, muss der Vater viele bewusste Schritte unternehmen, um seine spezielle Rolle im Leben des Kindes ausfindig zu machen.

Die Krise in der Paarbeziehung nach der Geburt

In den ersten Wochen nach der Geburt empfinden die meisten Väter ein überwältigendes Glücksgefühl, das dann aber zunehmend und schleichend von einem diffusen Unbehagen verdrängt wird, wie diese Äußerung beschreibt: »Eigentlich müsste es mir gut gehen. Aber trotzdem ist die Stimmung zwischen meiner Frau und mir oft angespannt, und ich habe das Gefühl, es liegt etwas in der Luft, was ich aber nicht genau beschreiben kann. Immer öfter geraten wir uns wegen Kleinigkeiten in die Haare.«

Die gemeinsam und ungestört verbrachte Zeit schrumpft nach der Geburt auf ein Minimum zusammen. Der Mann hat oft das Gefühl, zu kurz zu kommen. Wenn er arbeiten geht und die Frau zu Hause das Kind versorgt, leben beide in unterschiedlichen Welten. Der Mann kann dann meist nicht nachvollziehen, was es für eine Frau bedeutet, den ganzen Tag mit einem Neugeborenen oder einem kleinen Kind zu verbringen. Dies umso mehr, wenn noch Geschwisterkinder ihr Recht fordern. Er wird kaum verstehen, wie anstrengend und kräftezehrend dieser Kinder-Alltag sein kann. Er wird vielleicht sogar insgeheim meinen, dass seine Frau nur an sich denkt, sich die Zeit falsch einteilt und sich überhaupt ziemlich »anstellt«.

Aus der unterschiedlichen Situation von Mann und Frau ergeben sich auch verschiedene Bedürfnisse. Während der Mann abends seine Ruhe haben und ausspannen möchte, erwartet die Frau, dass er sie entlastet, ihr im Haushalt hilft und sich mit ums Kind kümmert. Außerdem will sie ihm, da sie tagsüber viel mit dem Kind alleine war, alles, was sie mit dem Baby erlebt hat, haarklein erzählen.

Er hingegen findet das mitunter eher lästig und ermüdend. Beide haben das Gefühl, dass sie aneinander vorbei leben und dass der andere sie nicht versteht. Der Mann erlebt seine Frau oft als unzufrieden und launisch. Ständig setzt sie ihn unter Druck, nichts kann er ihr recht machen; umgekehrt erkennt sie zu wenig an, dass auch er sich gewaltig anstrengt. Gerade wenn der Mann sich bemüht, sein Leben umzustellen und im Beruf Abstriche zugunsten seines häuslichen Engagements zu machen, trifft es ihn, wenn seine Frau dies nicht angemessen würdigt.

Sexualität gleich Null

Das Gefühl der Entfremdung verstärkt sich noch, wenn die Frau nach der Geburt monatelang keine Lust auf Sex verspürt, was bei der Mehrzahl der Frauen der Fall ist. Wenn das Paar längere Zeit nicht miteinander schläft und auch sonst kaum Zärtlichkeiten austauscht, wird die Situation zwischen beiden zunehmend verkrampfter. Der Mann hat dann meist keine Lust, die Initiative zu ergreifen, weil er fürchtet, dass seine Frau ihn ja doch wieder zurückweist.

Dauert dieser Zustand an, fühlt er sich als Mann abgelehnt und auf die Vaterrolle reduziert. Das kann ihn in seinem Selbstwertgefühl tief treffen und verunsichern. Da die Frau meist nicht sagen kann, warum sie gerade keine Lust hat und selbst auch nicht weiß, wie die Situation verändert werden kann, fühlt sich der Mann mit seinem Problem alleingelassen. Häufig spricht er nicht offen aus, was er fühlt, sondern flüchtet sich in Vorwürfe und Nörgeleien. So wird die Situation mit der Zeit immer verfahrener.

Einige typisch männliche Verhaltensweisen verschärfen dabei noch den Konflikt. Männer neigen dazu, sich zurückzuziehen, wenn es ihnen schlecht geht. Statt ihre Gefühle offen auszusprechen – was viele einfach nicht gewohnt sind –, versuchen sie, alles mit sich selbst abzumachen, unterdrücken Enttäuschungen, fressen ihren Frust in sich hinein und glauben, die Dinge damit wieder ins Lot bringen zu können.

Eine weitere Technik männlicher Lebens- und Gefühlsbewältigung besteht darin, sich Arbeit aufzuhalsen und sich dadurch von den Problemen abzulenken. Indem der Mann sich immer mehr in seinen Job stürzt, seine Hobbys pflegt oder nach öffentlichen Ämtern strebt, versucht er, sich psychisch zu stabilisieren – allerdings um den Preis, dass er zu Hause kaum mehr verfügbar ist und die Frau nun noch weniger oder gar keine Unterstützung mehr von ihm erfährt.

Im Extremfall konzentriert der Mann seine ganze Energie auf den Beruf oder andere »männliche« Aktivitäten und zieht sich mehr und mehr aus der Beziehung zu seiner Partnerin innerlich zurück.

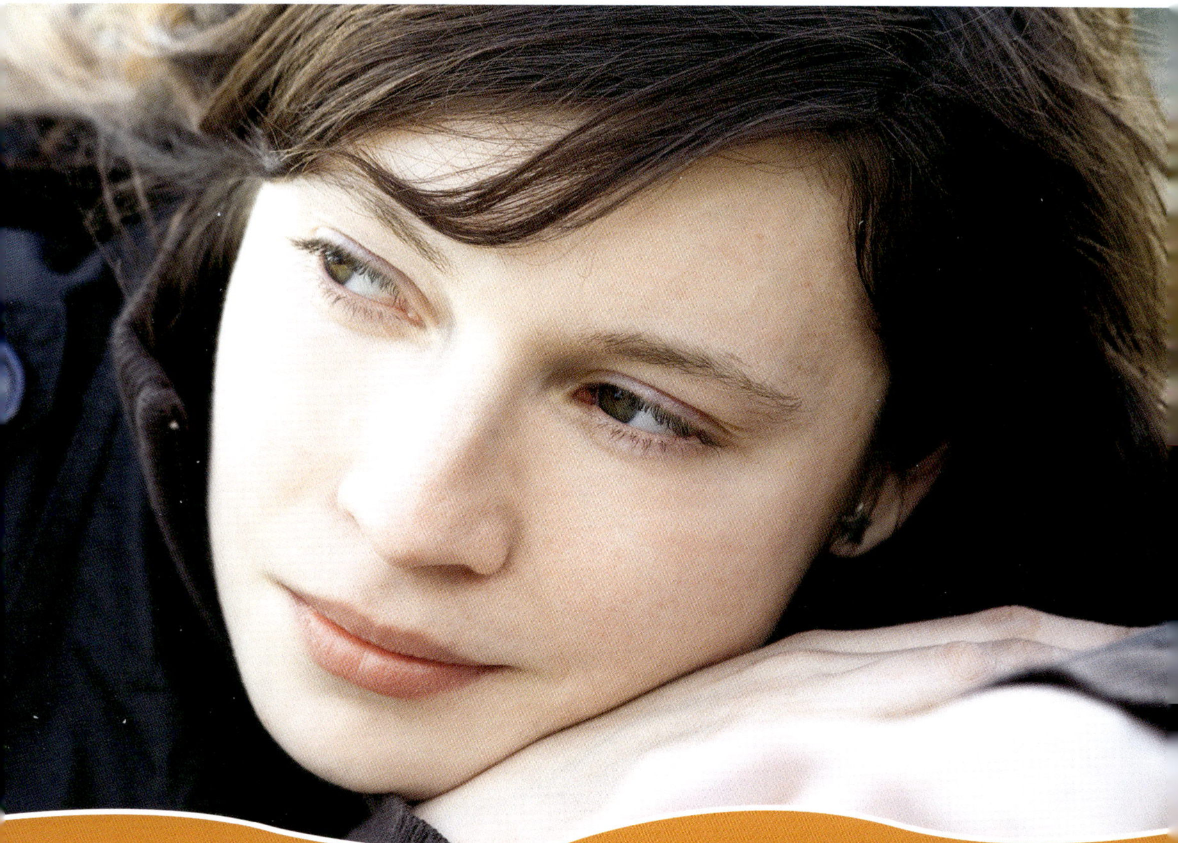

Wann kommt es zur Krise?

Oft schaukelt sich der Konflikt langsam hoch und erreicht seinen Höhepunkt, wenn das Kind etwa ein Jahr alt ist. Hin und wieder wird daraus sogar eine Dauerkrise, in deren Verlauf die Liebe allmählich stirbt und der Weg zueinander durch Vorwürfe, Groll oder gar Hass versperrt ist.

Da der Mann häufig dazu tendiert, die Ursachen der Probleme allein im Verhalten der Frau zu sehen, glaubt er, an seinem eigenen Verhalten nichts verändern zu müssen. Um den Konflikt beizulegen, müssen jedoch beide Partner ihren Anteil daran gleichermaßen akzeptieren. Schließlich gehören immer zwei dazu, wenn ein gemeinsamer Lebensweg plötzlich zu einer Sackgasse wird.

Das Paar sollte aber nicht nur individuelle Ursachenforschung betreiben. Eine solche Krise ist kein persönliches Versagen, sondern betrifft alle Eltern – in mehr oder weniger ausgeprägter Form. Jedes Paar muss nach der Geburt des Kindes sein Leben völlig anders organisieren. Alles, was bisher selbstverständlich war, muss neu ausgehandelt werden. Diese Veränderungen sind einschneidend und umfassend. Es ist nicht verwunderlich, dass dieser Prozess nicht ohne Konflikte und krisenhafte Zuspitzungen verläuft.

Die Krise sollte deshalb als zwar schwierige und unvermeidliche, aber auch gemeinsam zu bewältigende Übergangsphase beim Elternwerden begriffen werden. Eine wichtige Eigenschaft ist dabei die Geduld. Keiner der beiden Partner sollte in der akuten Phase überstürzt an Trennung denken. Erfahrungsgemäß wachsen mit dem Alter des Kindes auch die Möglichkeiten zur Bewältigung der Krise. Die Konflikte verlieren oft allein dadurch an Schärfe, dass das Paar wieder mehr Zeit miteinander verbringen und sich erneut näherkommen kann, sodass die alte Verbundenheit wieder spürbar wird. Beide können dann mit Stolz und Erleichterung feststellen: Wir haben eine schwierige Zeit gemeinsam durchgestanden und sind daraus gestärkt hervorgegangen.

Das neue Elternmodell

Männern fällt es in Krisensituationen besonders schwer, Hilfe in Anspruch zu nehmen. Dabei ist es keine Schwäche und keineswegs unmännlich, wenn ein Mann erkennt, dass er alleine nicht mehr weiterweiß und dies auch eingesteht. Wenn ein Paar sich immer mehr entfremdet, ist es ein Zeichen von Verantwortungsgefühl und Stärke, wenn der Mann den Anstoß für eine

Paarberatung oder -therapie gibt und versucht, die Beziehungsprobleme mit seiner Partnerin zu klären.

Heute werden an Väter ganz andere Anforderungen und Erwartungen gestellt als noch vor 40 Jahren. Die heutige Kleinfamilie lebt isolierter als damals. Die Großeltern wohnen oft nicht in der Nähe und kommen deshalb als Babysitter und Haushaltshilfen nur selten in Betracht. Die Mütter stellen ihre eigenen Interessen und Bedürfnisse nicht mehr zugunsten eines Kindes und der Familie zurück, sondern beanspruchen Zeit und Raum für die eigene Selbstverwirklichung. Immer mehr Frauen wollen nach der ersten intensiven Phase mit dem Säugling möglichst bald wieder in irgendeiner Form berufstätig sein. All das führt dazu, dass die Väter wesentlich stärker als früher bei der Kinderbetreuung und Hausarbeit gefordert werden.

Die Väter von heute haben aber auch größere Erwartungen an sich selbst. Sie wollen eine intensive Beziehung zu ihren Kindern herstellen und nicht wie ihr eigener Vater meist abseits stehen. Diesen veränderten Bedingungen wird am ehesten das Modell der geteilten Elternschaft gerecht, bei dem Mann und Frau sich Kinderarbeit und Berufstätigkeit teilen. Der Mann reduziert seine Berufstätigkeit auf die Hälfte und übernimmt zugleich die Hälfte der anfallenden Haus- und Kinderarbeit. Er ermöglicht damit seiner Partnerin, nach der Geburt weiter im Beruf zu bleiben.

Diejenigen Paare, die dieses Modell nicht praktizieren können oder wollen, sollten trotzdem versuchen – soweit es geht –, die traditionelle Arbeitsteilung aufzuheben. Heute ist ein Vater nicht mehr durch seine bloße Existenz im Leben des Kindes wichtig, sondern auch und vor allem über die Intensität seiner Beziehung zum Kind. Diese beruht weniger darauf, dass der Vater hin und wieder für besondere Überraschungen und Abwechslung sorgt, sondern dass er ein verlässlicher, verfügbarer und emotional präsenter Beziehungspartner im Alltag ist. Und dies möglichst vom Tag der Geburt an.

Web-Tipp

www.vaeter.de
Die Website des gemeinnützigen Vereins »vaeter.de« mit Hinweisen auf Aktivitäten, Vorträge, Workshops und Anregungen für den Mann mit Kind(ern)

Anregungen für Väter

- Die Zahl der Väter, die Elternzeit in Anspruch nehmen, ist zwar enorm gestiegen, die meisten steigen jedoch nur für ein bis drei Monate aus dem Job aus. Um die Beziehung zum Kind zu stärken und das berufliche Fortkommen der Partnerin zu steigern, sollten Väter hier mehr Präsenz zeigen und auch mehr Mut zur eigenständigen Betreuung des Kindes.
- Väter sollten sich grundsätzlich darüber klar werden, wo sie in Bezug auf Beruf und Kind Prioritäten setzen wollen. Tendenziell sollte der kindliche Alltag ungefähr gleich wichtig sein wie der Beruf.
- Väter dürfen nicht nur nett und unverbindlich sein und für sich die »Rosinen« des Elterndaseins reservieren. Nach dem Motto: Umgang mit Kindern? Ja – aber nur, solange es Spaß macht!
- Weil das Berufsleben im Prinzip darauf beruht, dass der Arbeitnehmer unbegrenzt verfügbar ist, müssen die Väter ihr Bedürfnis nach mehr Zeit für ihr(e) Kind(er) an ihrer Arbeitsstelle offensiv anmelden.
- Väter, die voll berufstätig sein wollen oder müssen und deshalb relativ wenig Zeit für ihr Kind haben, können in ihrer Freizeit an Vater-Kind-Gruppen teilnehmen. Immer häufiger bieten Familienbildungsstätten und andere Träger eigene Veranstaltungen für Väter mit Kindern an. Der Mann unternimmt dabei alleine etwas mit seinem Sprössling, sodass beide miteinander vertrauter werden. Insbesondere, wenn sich solche Angebote auf ein Wochenende oder gar eine ganze Woche (dafür kann man sich auch mal Urlaub nehmen) erstrecken, können Väter den Alltag mit ihren Kindern erleben. Und sie können – ungestört von Frauen – über ihre speziellen Probleme als Väter miteinander ins Gespräch kommen.
- Daneben ist Vätern die Teilnahme an Vätergesprächsgruppen sehr zu empfehlen. Diese kann man auch selbst initiieren, indem man eine Zeitungsanzeige aufgibt oder sich an Einrichtungen wie Familienbildungsstätten, die Volkshochschule, Pro-Familia-Beratungsstellen u.a. wendet. Gerade diejenigen Männer, die ihr Vatersein bewusst gestalten, brauchen das Gespräch mit und den Rückhalt von anderen Vätern.

- Viele Männer haben immer noch Hemmungen, eine reine Männergruppe zu besuchen. Die Erfahrung lehrt jedoch, dass ihnen – wenn die Hemmschwelle erst einmal überwunden ist – das Gespräch unter Männern sehr viel bringt und sie es nach einiger Zeit nicht mehr missen wollen.
- Es ist an der Zeit, dass Männer erkennen, dass sich ihre Vaterrolle nicht von selbst entwickelt. Die Väter von heute gestalten die Elternschaft bewusst mit und übernehmen die Hälfte der Verantwortung. Der Ernährervater ist passé – es lebe der neue, aktive Vater!

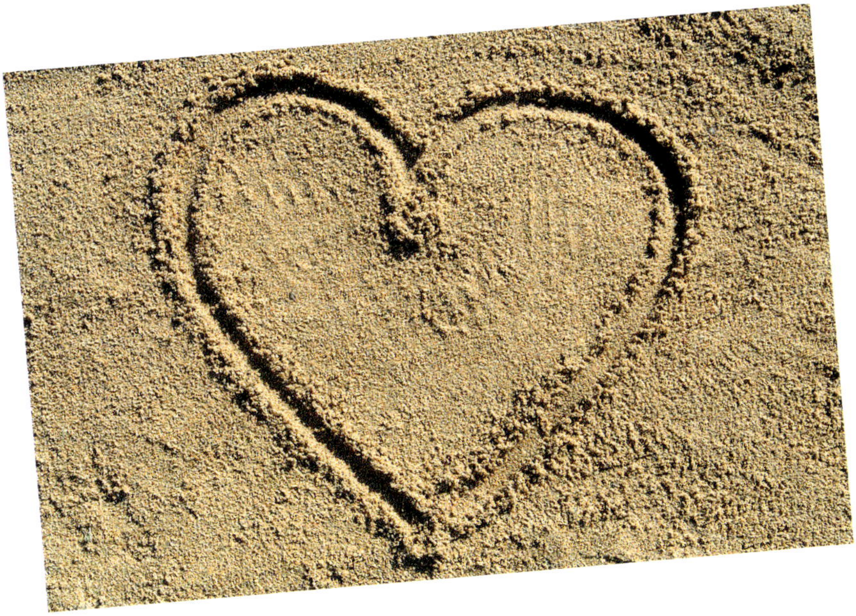

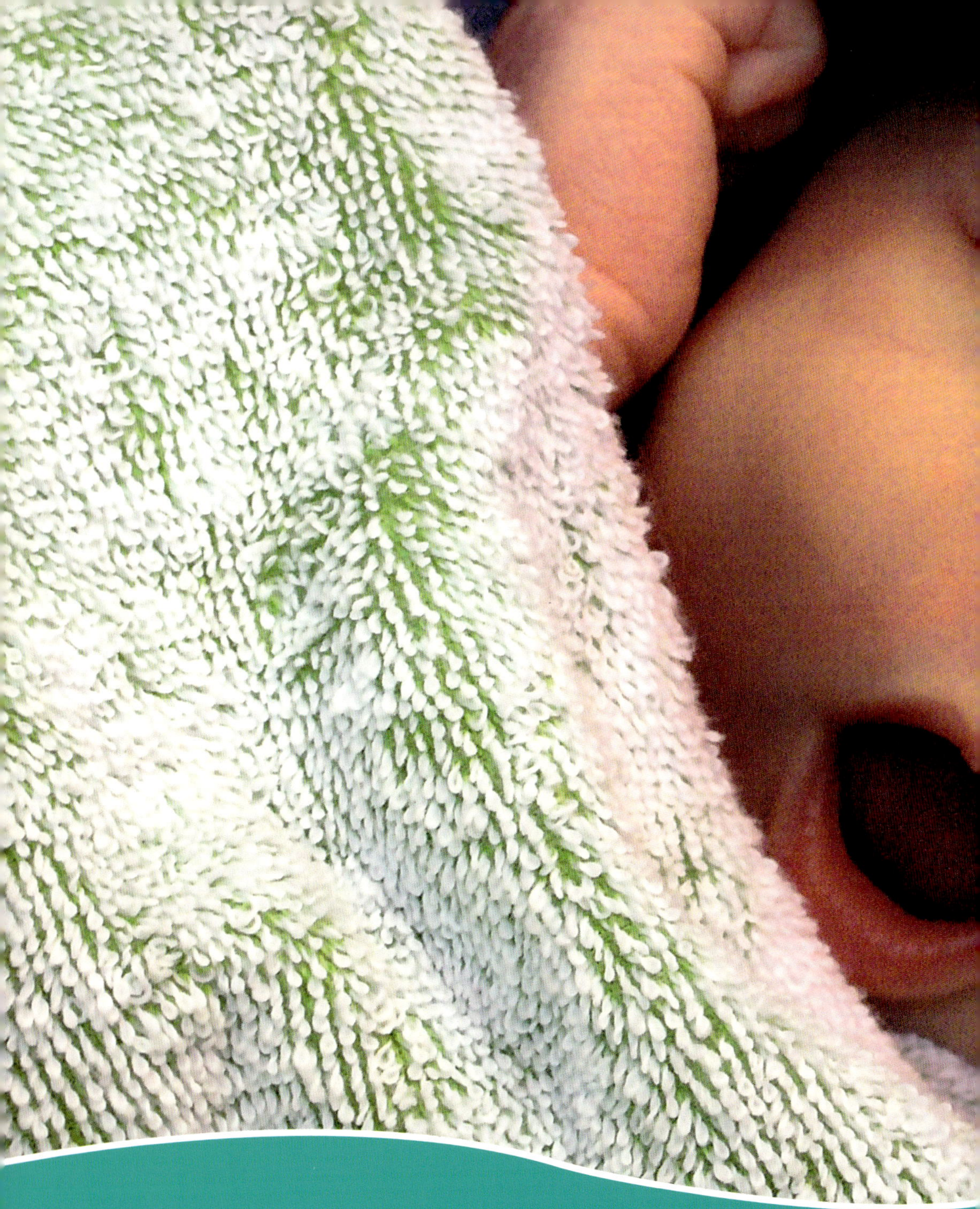

Säuglingspflege

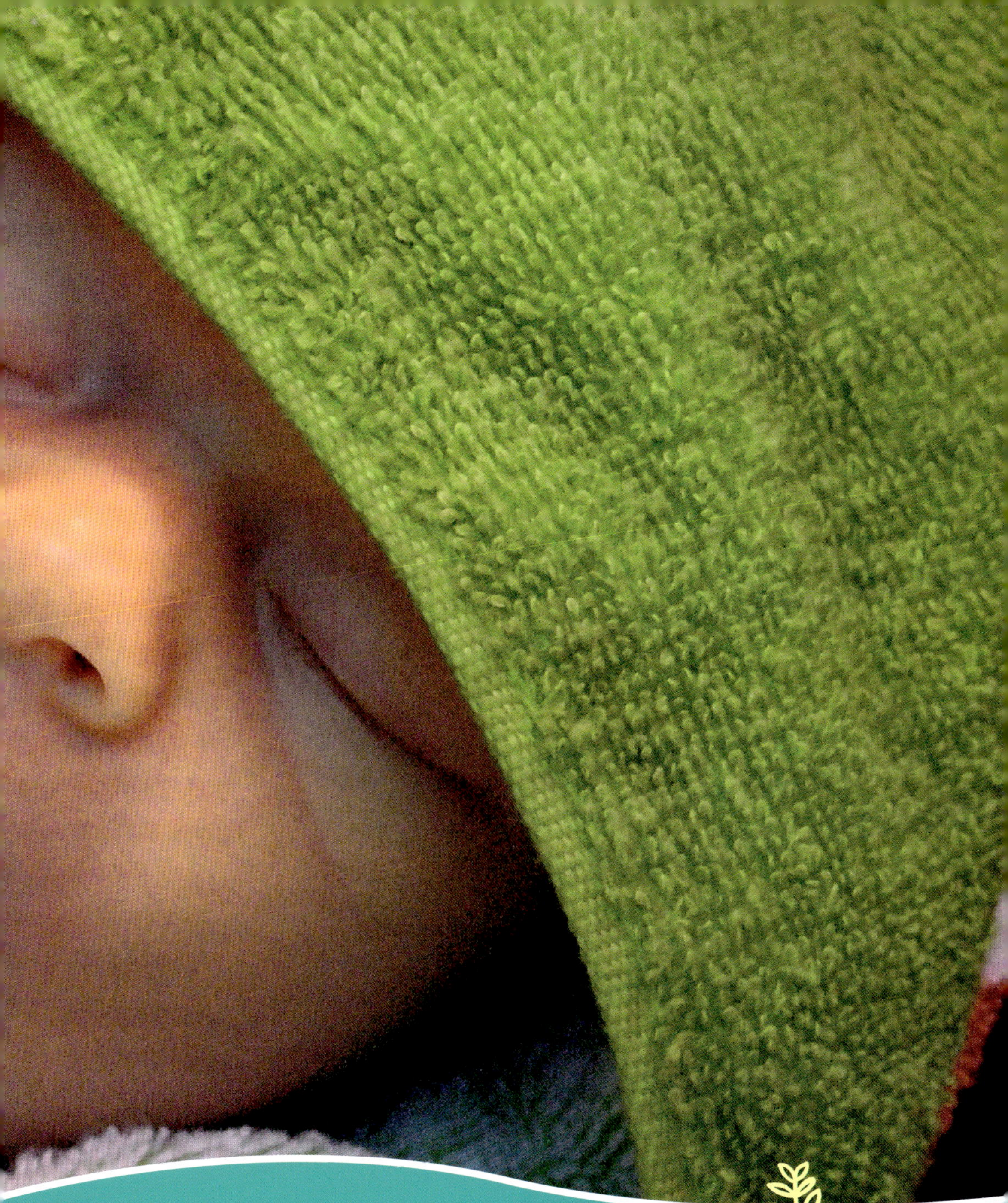

& Familienalltag

Wohlfühlen und gedeihen

Susanne Kitchenham

Mit einer Kindheit voll Liebe kann man ein halbes Leben hindurch für die kalte Welt haushalten.

Jean Paul, Schriftsteller (1763-1825)

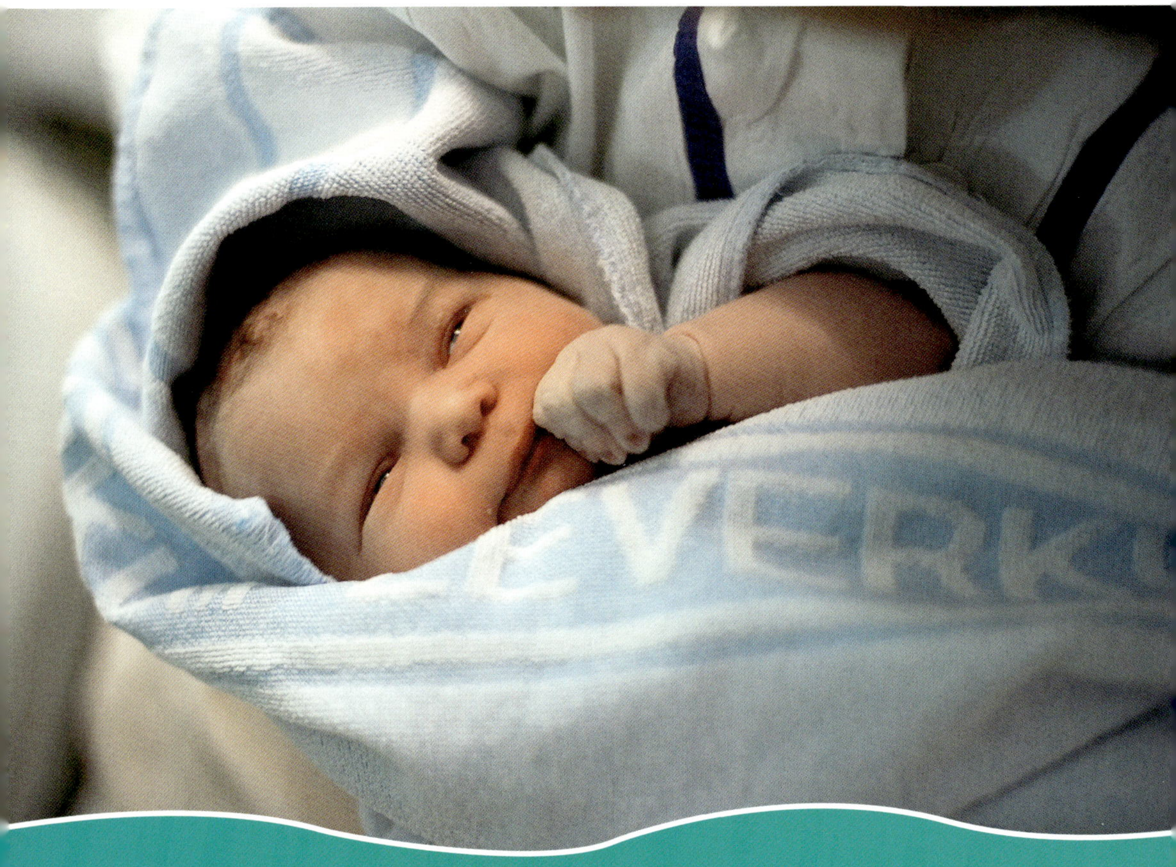

Körperpflege beim Säugling

Nie wieder ist ein Baby so sauber und keimfrei wie bei seiner Geburt. Mit einem vorgewärmten Tuch trocknet es die Hebamme kurz sanft ab, damit es nicht unnötig kalt wird, weil es vom Fruchtwasser noch ganz nass ist. Danach sollte es sich erst einmal auf der Brust der Mutter von den Geburtsstrapazen erholen dürfen. Etwa zwei Stunden später wird es mit warmem Wasser gewaschen und angezogen. Nachdem es ausgiebig und genüsslich Vormilch gesaugt hat, fällt das Baby in eine tiefe Entspannung und schläft ein – oft für sechs oder sogar zehn Stunden. Wie lange und wie tief es schläft, hängt davon ab, ob dem Kind die Umgebungsgeräusche aus der vorgeburtlichen Zeit her vertraut sind und ob es Wärme und Geruch der Mutter wahrnehmen kann.

Die Qualität der menschlichen Betreuung auf einer Entbindungsstation zeigt sich klar daran, ob diese wichtigen Bedürfnisse eines Neugeborenen respektiert werden. Erschreckend oft jedoch werden sie völlig missachtet. Noch immer werden Babys sofort nach der Geburt auf dem Rücken liegend einer eingehenden ärztlichen Untersuchung unterzogen. Ihr Schrei ist dann ein Hilfeschrei. Arme und Beine strecken sich ins Leere. Ein Neugeborenes will sich instinktmäßig zusammenrollen wie in der Gebärmutter, aber durch die Schwerkraft kippt sein Unterkörper dabei seitlich ins Nichts. Die festen, oft recht groben Griffe des Arztes sind meist das krasse Gegenteil zu den vorsichtigen, tastenden Berührungen der Hände von Mutter und Vater. Wird ein Baby erst nach einer solchen Untersuchung den Eltern gereicht, benimmt es sich in ihren Armen anders als nach dem sofortigen Körperkontakt mit der Mutter.

Dabei könnte die erste gründliche Untersuchung des Neugeborenen (U 1, siehe Seite 281) ohne Weiteres in den Armen oder auf der Brust der Mutter erfolgen. Das Baby liegt dort leicht gerundet und fühlt die Mutter um sich herum. Hautfarbe und Reaktionen des Kindes auf Ansprache, Berührung und Geruch der Eltern, Körperbewegungen und Atmung sind eindeutig wahrnehmbar, der Herzschlag lässt sich an der noch pulsierenden Nabelschnur erfühlen. Messen und Wiegen sowie die weitere ausführliche Untersuchung des Kindes sollten in die Zeit fallen, in der das Baby seine ersten Kontaktbedürfnisse befriedigt hat, aber noch nicht eingeschlafen ist. Kleidung und Windel des Neugeborenen können dann vorweg gewogen werden, sodass das Baby angekleidet in der Wiegeschale liegen kann – legt man es dagegen nackt hinein, fängt es unweigerlich an zu schreien.

Ein Neugeborenes fühlt sich wohl, wenn es um sich herum eine Hülle fühlt, die es – ähnlich wie in der Gebärmutter – stützt und wärmt: In ein vorgewärmtes Tuch eingeschlagen kann es nach dem Anziehen wunderbar entspannen – am besten im Arm der Mutter.

Ein Bad ist selten nötig, Kindspech und Blutreste lassen sich mit einem weichen Waschlappen und warmem Wasser ohne Seifenzusatz bestens entfernen. Seife oder Badezusatz wirken nur störend auf die Haut des Kindes und übertönen den schönen Eigengeruch des Babys. Käseschmiere sollte nie entfernt werden, auch nicht, wenn sie noch in klebriger, dicker Schicht vorhanden ist. Die kindliche Haut saugt sie wunderbarerweise fast vollständig auf, und sie ist die beste Hautpflegecreme, die es gibt! Sie schützt auch gegen die kühle Luft, die das Baby außerhalb der Gebärmutter umgibt.

Wenn Mutter und Kind den Kreißsaal verlassen haben, sollten sie nicht mehr voneinander getrennt werden. Ein gesundes Neugeborenes ist nirgends unter besserer Beobachtung als bei seiner eigenen Mutter – auch nicht im Säuglingszimmer. Durch die Geburt ist die Frau körperlich, seelisch und geistig vollkommen offen für das Kind. Ist sie ungestört, wird sie ihr Kind über lange Zeit fühlen und sehen wollen, leise mit ihm sprechen und das gewaltige Ereignis der Geburt nachklingen lassen. Väter, die in diesen ersten Stunden dabei sein können, reagieren oft genauso. Alle drei erfahren einen tiefen Frieden. Die Eltern vereint Dankbarkeit und Glück. Erleben sie dies gemeinsam, können sie den Anforderungen der nächsten Wochen oft gelassener und ruhiger begegnen.

Wärme

In den ersten fünf bis sieben Tagen passt sich das Neugeborene an das Leben außerhalb der Gebärmutter an. Es befindet sich in einer im Vergleich zur Gebärmutter kühlen Umgebung, es atmet, es muss seine Nahrung selbst zu sich nehmen, und sein Verdauungstrakt muss anfangen zu arbeiten.

Der Kopf von Neugeborenen ist im Verhältnis zum Körper sehr groß und wird besonders gut durchblutet. Ist er nicht durch ein schützendes Tuch oder ein Häubchen bedeckt, verliert das Kind über den Kopf sehr viel Wärme, also Energie. Selbst wenn sich der Kopf warm anfühlt, kann das Baby innerlich »frieren« – was sich an einem kalten Näschen oder kühlen Händchen und Füßchen zeigt. Setzen Sie Ihrem Baby deshalb auch zu Hause immer ein dünnes Mützchen aus Baumwolle oder einem Wolle-Seide-Gemisch auf.

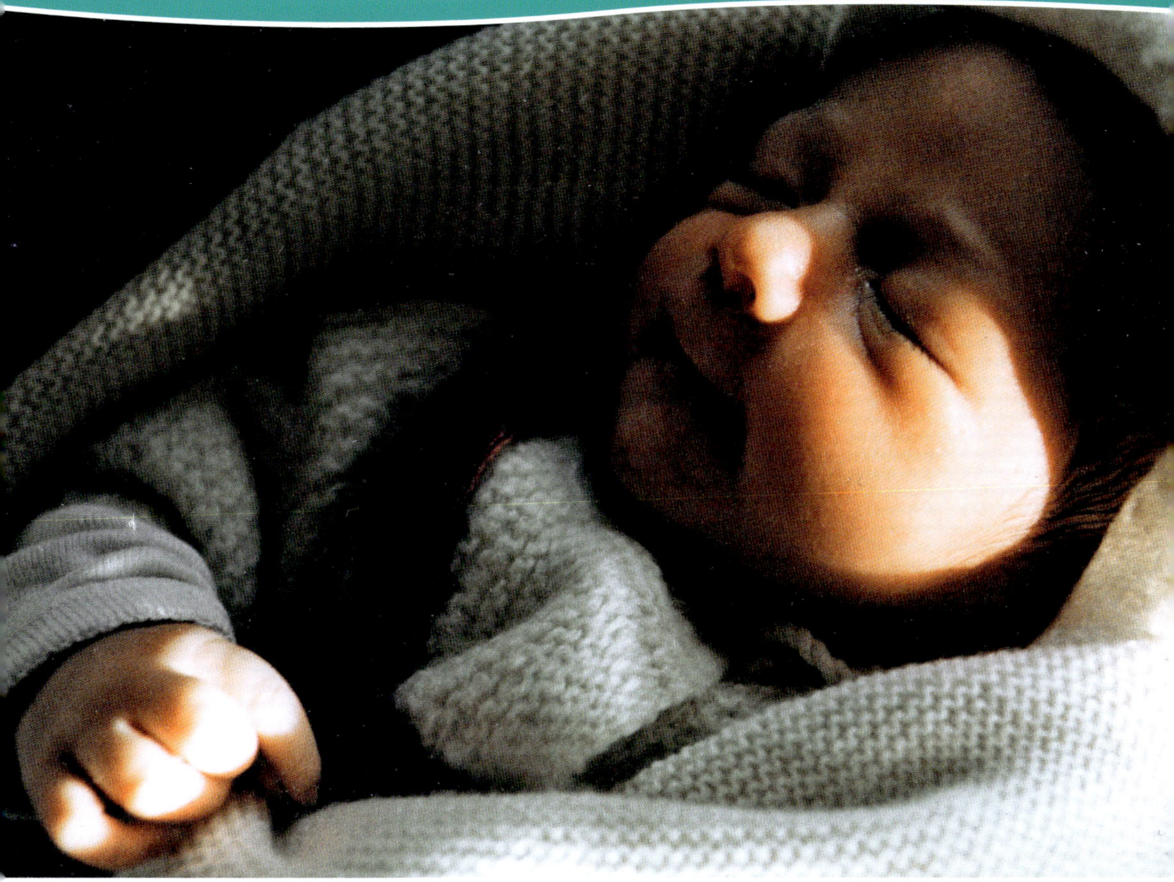

Rundum gut umhüllt und gewärmt können Neugeborene am besten schlafen.

Oft liegen die Babys auf Neugeborenenstationen mit dünnen Baumwollhemdchen, Überhemdchen und in einem gefütterten Schlafsack in ihren Bettchen. Kein Erwachsener würde gerne so einschlafen. Wir würden uns auf die Seite drehen wollen und uns eng in die Bettdecke kuscheln, die wir bis an die Ohren hochziehen. Wie viel unwohler noch muss sich dann das meist glatzköpfige Neugeborene fühlen! Es braucht schützende Hüllen um den ganzen Körper, vorzugsweise aus dünner Wolle (auch im Sommer).

Genau wie ein Erwachsener kann sich ein Neugeborenes nicht entspannen, wenn es kalte Füße hat. Es zieht die Beinchen an, und die Bauchmuskeln sind verspannt. Nicht selten sind Blähungen darauf zurückzuführen, dass das Baby zu wenig Wärme bekommt, auf jeden Fall können kalte Füßchen sie verstärken.

Die natürlichste Wärmequelle für ein Neugeborenes ist die Körperwärme eines anderen Menschen. Ist es einmal kalt geworden, wird es, dicht an die Mutter gekuschelt, innerhalb weniger Minuten durchwärmt, besonders wenn

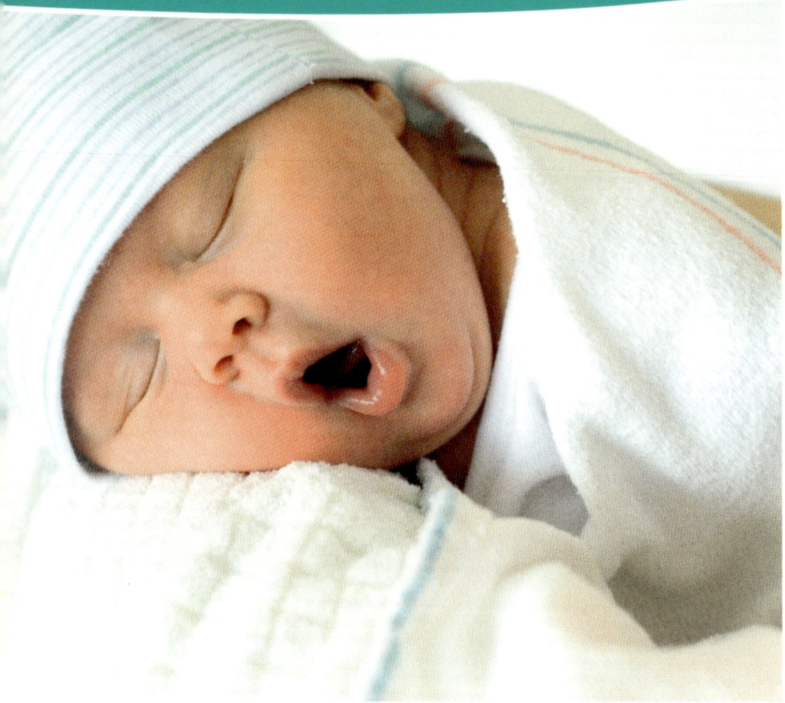

Erst mal herzhaft gähnen – Zeichen großen Wohlbefindens.

beide von einer warmen Decke umhüllt sind. Wenn Sie merken, dass Ihr Kind kalte Händchen und Füßchen hat, nehmen Sie es deshalb am besten direkt zu sich und wärmen es mit Ihrem Körper. Später schlagen Sie es in eine dünne Wolldecke ein.

Kommt das Baby auf das Wochenbettzimmer, steht sein Bettchen neben dem der Mutter. Wie trostreich, ihre Stimme zu hören und ihre Hand zu fühlen und zu riechen! Wie viel natürlicher aufgehoben wäre das Kind jedoch, wenn es sich direkt an die Mutter kuscheln könnte. In der vertrauten Umgebung des eigenen Heims würden die Mütter spontan ihre Kinder direkt neben sich haben wollen. Vielleicht nicht immer im direkten Kontakt, gleichwohl aber im gemeinsamen Bett. Tun Sie das auch im Krankenhaus – und haben Sie keine Scheu, dies auch durchzusetzen. Mancherorts ist es auch heute noch verboten, dass das Kind bei der Mutter im Bett liegt – angeblich wegen des Wochenflusses. Das Kind kommt damit aber gar nicht in Berührung – und selbst wenn, wäre dies kein Grund, es nicht im Bett zu behalten. Der Wochenfluss ist genauso wenig »infektiös« oder »schmutzig« wie Menstruationsblut.

Sie brauchen auch keine Angst zu haben, dass Sie das Kind erdrücken könnten, wenn Sie einschlafen. Frischgebackene Mütter haben einen untrüglichen Instinkt für ihr Kind und werden schon beim kleinsten Mucks sofort wach, oft sogar etwas früher. So spüren sie auch rechtzeitig, wenn sie dem Kind zu sehr »auf die Pelle rücken«.

Halten Sie sich also nicht aus falscher Scham oder übertriebener Vorsicht zurück. Ihr Kind fühlt sich am wohlsten und geborgensten, wenn es Sie riechen, spüren und Ihren Herzschlag hören kann.

Die Pflege in den ersten Lebenswochen

Es ist immer wieder erstaunlich, wie gut Mutter und Kind aufeinander eingespielt sind, ohne es zu wissen und ohne es geübt zu haben. Die Milch schießt exakt zu der Zeit ein, wenn das Neugeborene das Kindspech vollends ausgeschieden hat und der leichte, natürliche und sicher wichtige Austrocknungsprozess der ersten Lebenstage (siehe Seite 255) den ersten großen Hunger und Durst auslöst. Nach einer Woche trinkt das Kind meist in einem ihm und seiner Mutter eigenen Stundenmuster.

Die obere Hautschicht des Babys, die mit dem Fruchtwasser in Berührung war, trocknet und schuppt ab. Der Nabelschnurrest trocknet ebenfalls ein und fällt ab. Jeden Tag verändert sich das Kind, sowohl im Aussehen als auch in seinen Reaktionen. Das Gesicht hat sich »entfaltet« und wird von Tag zu Tag hübscher. Der Körper, dessen Haut am zweiten oder dritten Lebenstag etwas schlaff wurde, strafft sich – und Sie können direkt sehen, dass Ihr Kind gedeiht.

Schlafen ist in den ersten Lebenswochen Babys Hauptbeschäftigung!

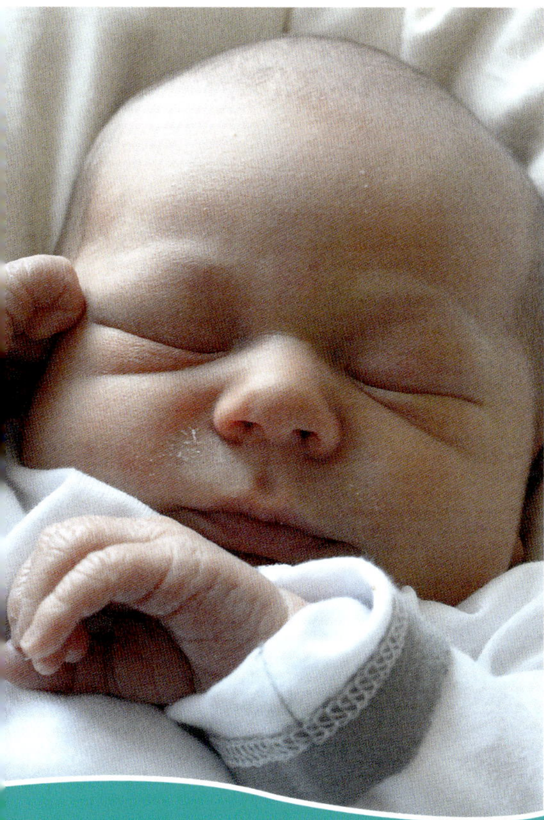

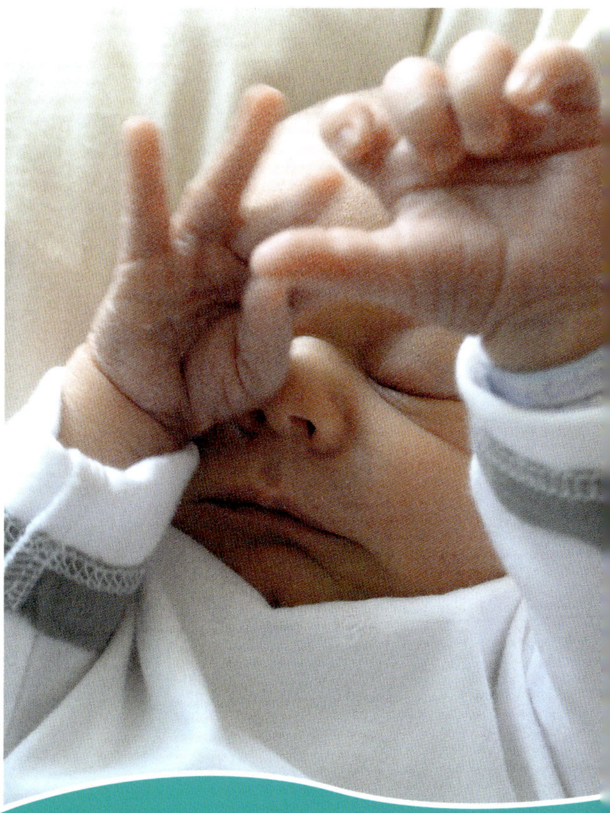

Wickeln

In den ersten Tagen lohnt es sich, das Kind zu zweit zu wickeln. Eine Person zieht das Baby aus, entfernt die Windel, säubert das Kind und zieht es wieder an. Währenddessen kann die andere mit ihm sprechen, ihm sanft das Köpfchen streicheln und seinen suchenden Händen einen Finger zum Anklammern bieten. Auf den Rücken gelegt und entkleidet zu werden, ist für Neugeborene ein so unschönes Erlebnis, dass sie dies sofort mit Geschrei kundtun und damit zeigen, wie ausgeliefert und kalt sie sich fühlen. Steigert sich ein Neugeborenes in dieses Geschrei so hinein, dass es auf ruhige Hände, Zuspruch und Streicheln nicht mehr reagiert, sollten Sie die Pflege unterbrechen und das Kind in ein Tuch gehüllt an sich nehmen, wo es sich sofort beruhigen wird. Dadurch wird die Wickelprozedur zwar zeitlich um etliches verlängert, ist aber sehr schnell von Erfolg gekrönt: Das Neugeborene wird bald alle Handgriffe entspannt geschehen lassen und seinen Eltern ein tiefes Urvertrauen entgegenbringen.

Neugeborene, die in den ersten fünf Tagen zumindest nachts von verschiedenen Betreuern gewickelt wurden und auch sonst die intime Atmosphäre der Eltern-Kind-Beziehung nicht erfahren konnten, schreien hingegen oft noch lange Zeit beim Wickeln. Dann lohnt es sich, jede Pflege besonders langsam und behutsam mit beruhigenden Unterbrechungen auszuführen.

Pucken

Manche Babys fühlen sich »gepuckt« am wohlsten. Das leider viel zu lange in Vergessenheit geratene Pucken imitiert die Situation im Mutterleib im letzten Monat vor der Geburt: Der ganze Körper des Kindes wird inklusive der Ärmchen stramm in ein Wolltuch eingeschlagen. Nur der Kopf schaut oben heraus! Dafür gibt es eine leicht zu erlernende Wickeltechnik, die Ihnen die Hebamme zeigen kann.

Das Pucken kann vor allem bei Schreikindern wahre Wunder wirken – denn das Kind fühlt sich so eng umhüllt sicher und warm. Es spürt sich selbst und hat nicht zu viel Bewegungsfreiheit. In den ersten Lebenswochen ist diese auch noch gar nicht so nötig – beim Wickeln und Waschen strampeln die Babys genug. Anschließend vermittelt ihnen das Pucktuch wieder Sicherheit und Geborgenheit. Sie können zur Ruhe kommen und sind trotzdem in der Wiege oder im Stubenwagen im Kreis der Familie.

Viele Babys können so auch besser schlafen, weil die Ärmchen mit eingewickelt sind. Nicht selten wachen die Kinder auf, weil sie die Arme im Schlaf unkontrolliert bewegen, sich dabei erschrecken und aufwachen. Dies umso

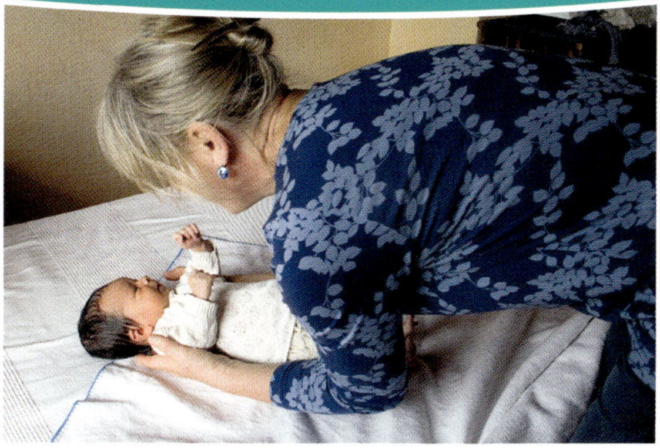
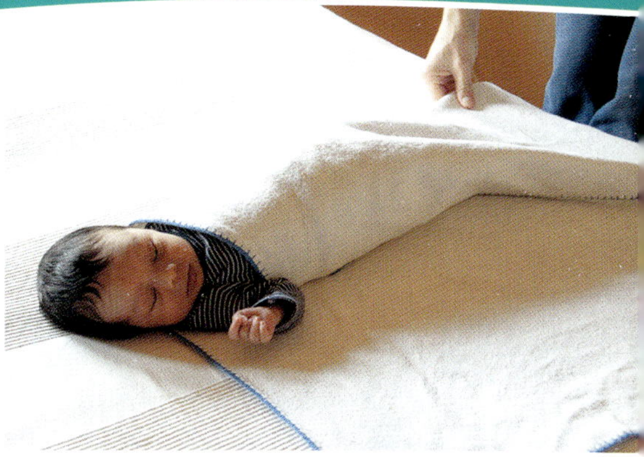
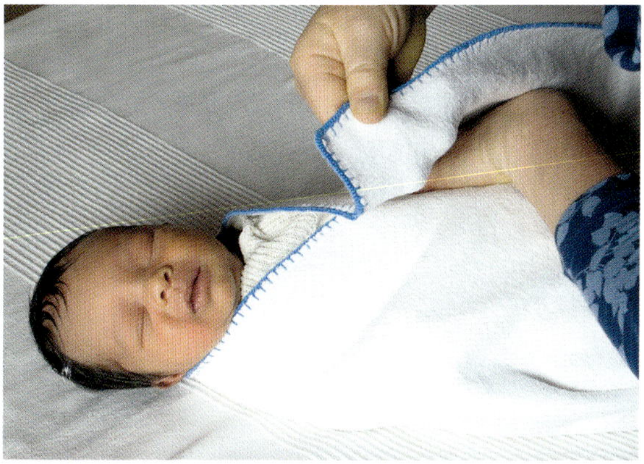
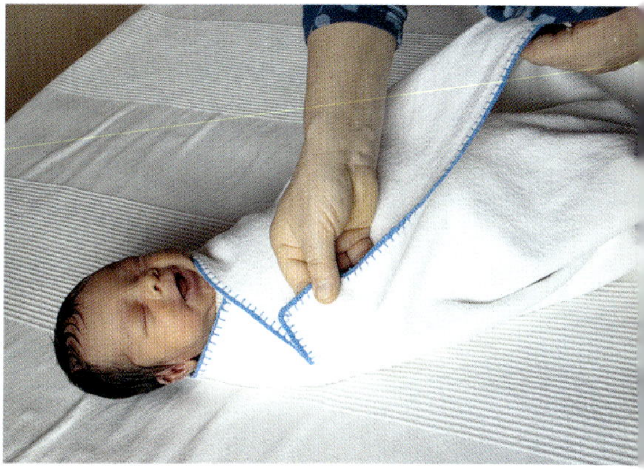
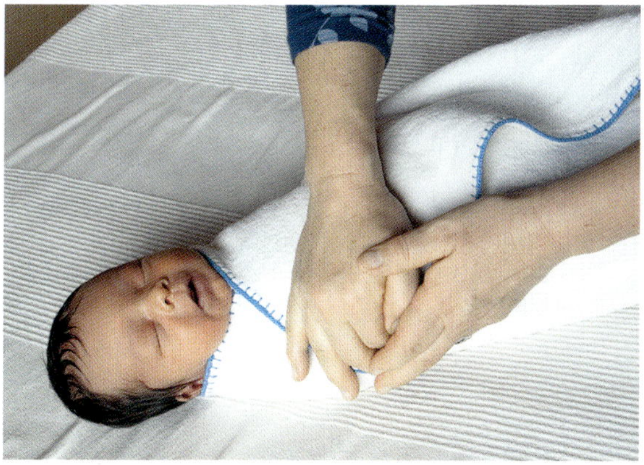
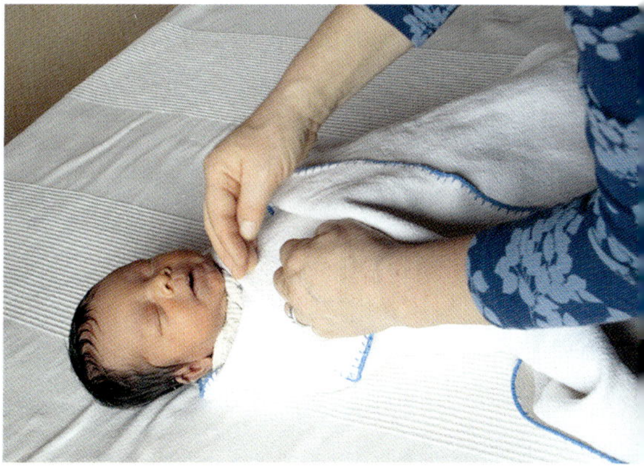
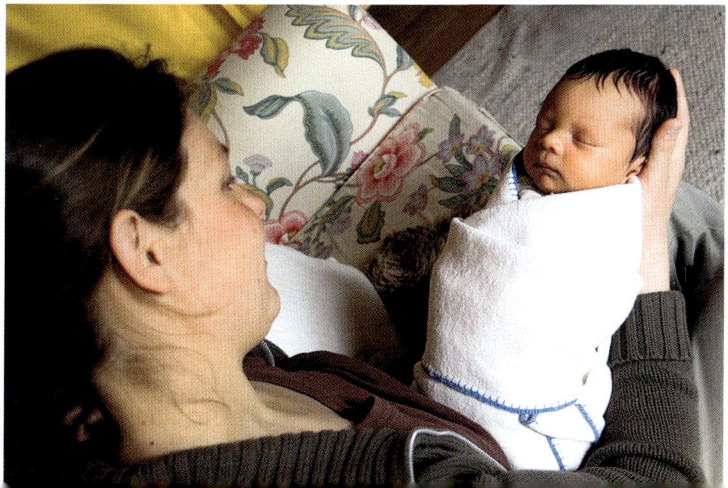

Pucken geht mit einem großen Wickeltuch am besten – und ist leicht zu lernen. Die Hebamme zeigt die wichtigsten Griffe. Unruhigen Kindern und Schreikindern verhilft das Pucken in den ersten Lebenswochen zu Ruhe und gutem Schlaf.

mehr, wenn sie ohne äußere Begrenzung, wie sie das Pucktuch vermittelt, im Bettchen liegen. Gerade in den ersten sechs bis zwölf Lebenswochen ist das Pucken deshalb eine gute Hilfe.

Pucktücher aus Wolle eignen sich am besten, weil sie die Wärme gut halten, aber nicht stauen (wie z.B. Daunendecken, die deshalb als Zudecken für Babys grundsätzlich nicht ratsam sind). Auf das Mützchen sollten Sie auch bei gepuckten Babys nicht verzichten – zumindest nachts und im Freien (mit Ausnahme allenfalls an heißen Sommertagen).

Stoff- oder Wegwerfwindeln

Windeln trägt Ihr Kind drei bis vier Jahre, wenn Sie es von sich aus und ohne Druck sauber werden lassen wollen. Mit rund 18 Monaten wird den meisten Kindern erstmals bewusst, wie es sich anfühlt, Urin und Stuhlgang anzuhalten oder freizugeben. Es erlebt das Herauslassen als etwas sehr Befriedigendes, Aktives, wobei es sich auch selbst bewusst erlebt. Es hat dabei also eine schöne eigene Körperwahrnehmung. Setzt die Reinlichkeitserziehung zu früh ein, wird diese positive Eigenerfahrung gestört, was für das Kind in diesem Alter zu einem zwiespältigen Selbstbewusstsein führen kann. Wenn Sie dem Kind vermitteln, dass für Sie eklig ist, was es selbst als schön empfindet, wird es zutiefst verunsichert. Versuchen Sie, die Freude über diese normale Körperfunktion mit ihm zu teilen und es dabei zu bestätigen.

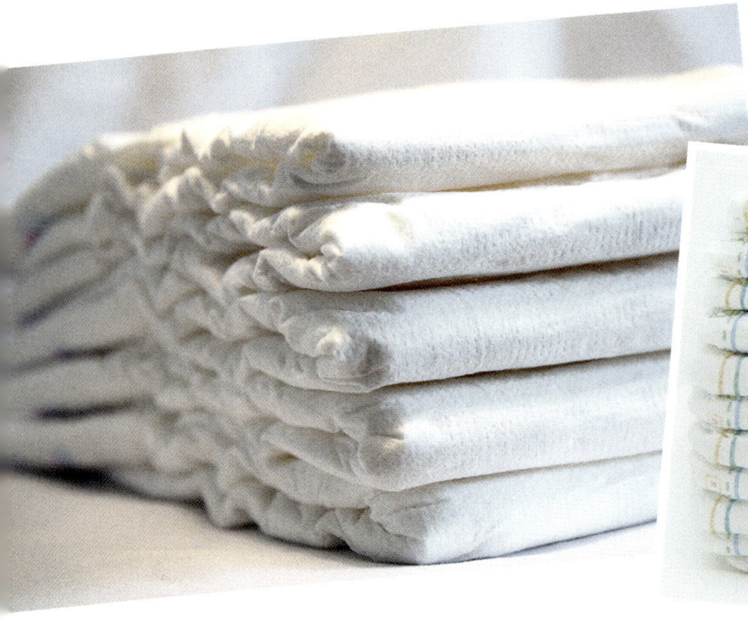

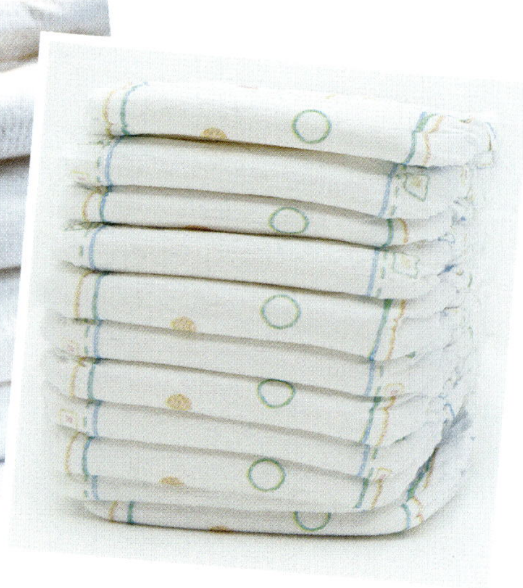

Mit dem Wickeln verbinden sich seitens der Eltern im Allgemeinen drei Wünsche:

- Das, was das Kind produziert hat, soll möglichst an seinem Platz bleiben.
- Das Baby soll sich in der Windel wohlfühlen.
- Wir möchten nicht übermäßig viel Arbeit haben.

Die Wegwerf-Höschenwindel ist sicherlich der Renner unter allen Wickelmethoden. Wenn das Baby keine sehr empfindliche Haut hat und nicht wiederholt wund wird, erfüllt die Höschenwindel auch alle drei Wünsche, belastet aber die Umwelt. Trotz vieler Versuche ist die vollkompostierbare Windel aber noch nicht erfunden – auch solche, die sich mit dem Etikett »biologisch abbaubar« schmücken, halten nicht, was sie damit versprechen. Denn voll kompostierbar ist nur die innenliegende Folie – und sie lässt sich aus einer vollen Windel kaum herauslösen. Der Rest der Windel enthält Kunststoffteile und einen Aufsaugkern aus Polymeren – sie gehören weder auf den Kompost noch in die Biotonne.

Dafür, dass sie einfach weggeworfen werden, sind Einmalwindeln mit ca. 15 bis 35 Cent pro Windel allerdings recht teuer (je nach Hersteller und Packungsgröße). Bei einem Verbrauch von ca. fünf Windeln täglich kommen pro Monat 25 bis 50 Euro zusammen, die buchstäblich auf dem Müll landen. Im Laufe eines dreijährigen Wickellebens sind das 900 bis 1800 Euro für rund eine Tonne Windelmüll! Baumwollwindeln zum Waschen sind in der Summe rund 500 Euro preiswerter.

Um Geld zu sparen und auch aus wachsender Umweltverantwortung suchen Eltern deshalb nach alternativen Methoden. Und da ist so einiges in Gebrauch: Stoffwindeln aus Mull, italienische Stoffwindeln mit Einlage, englische Stoffwindeln aus Frottee, kalifornische »Systemwindeln« oder die recht teuren Baumwollhöschenwindeln werden zunehmend benutzt. Als Auslaufschutz sind Windelhosen aus naturbelassener Rohwolle oder Mikrofaser zum Drüberziehen sehr beliebt – und praktisch. Die empfindliche Babyhaut verträgt diese luftdurchlässige Wickelage oft besser als die hermetisch abschließenden Plastikwindeln. Aber natürlich ist sie etwas umständlicher und gewöhnungsbedürftig.

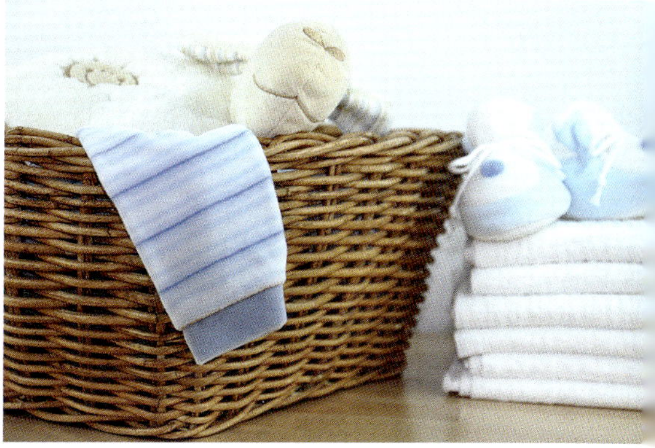

Sie können die Windeln selbst waschen, wenn Sie über eine Waschmaschine und gute Trockenmöglichkeit verfügen. Extra Waschgänge sind für die Windeln nicht nötig, wenn Sie sie nach dem Abnehmen in kaltem Wasser einweichen. Kochen müssen Sie sie auch nicht – eine normale 60-Grad-Wäsche reicht völlig. Und mit einem Baby läuft die Waschmaschine sowieso alle ein bis zwei Tage.

Wem das häufige Waschen zu viel oder zuwider ist, kann auch einen professionellen »Windeldienst« beauftragen, der die schmutzigen Windeln abholt und saubere anliefert. Dafür gibt es im Internet sogar eine eigene Homepage mit Adressennachweis (siehe Seite 179).

Egal, für welche Windelmethode Sie sich entscheiden – jede hat ihr Für und Wider. Viele Eltern wechseln im Laufe der Wickelzeit von Einmalwindeln zu Stoffwindeln und wieder zurück oder passen die Methode verschiedenen Alltagssituationen an. Bei der Umweltbilanz haben die Stoffwindeln die Nase vorn – aber nur ein bisschen. Denn hier fallen Wasser- und Energieverbrauch ins Gewicht, und die Preise dafür sind mit den Jahren eher gestiegen als gefallen.

Baden

Vom täglichen Baden eines Neugeborenen in den ersten Lebenswochen profitiert lediglich der Reinlichkeitssinn der Erwachsenen. Dem Baby gefällt es im Wasser eher weniger. Spätestens beim Herausnehmen wird es kalt und fühlt sich unwohl. In dieser Zeit können Sie auf ein Bad getrost verzichten. Sie können Ihr Kind auf der Wickelkommode mit dem Waschlappen sanft abwaschen, das reicht vollkommen. Benutzen Sie keine Seife oder Waschlotion, auch keine milden und pH-neutralen Produkte. Sie trocknen die empfindliche Säuglingshaut nur aus.

Falls die noch von der Geburt vorhandene »Käseschmiere« nach zwei Tagen noch nicht in die Haut eingezogen ist, können Sie die Reste mit einem mit Mandelöl beträufelten Wattebausch entfernen. Solches Öl eignet sich auch, um die Haut von Urinrückständen und Stuhlgang zu befreien, wenn dies mit warmem Wasser allein nicht ganz gelingt.

Öl reinigt sehr viel gründlicher als Wasser, lässt aber die Haut – genau wie Körperlotionen und Salben – bei regelmäßiger Anwendung aufquellen und macht sie letztlich empfindlicher. Benutzen Sie ein Mandelöl ohne Konservierungsstoffe oder andere Zusätze. Auch Ringelblumenöl (Calendula) oder ein Öl aus Moorextrakt und ätherischem Lavendelöl (Solum-Öl) werden von der Babyhaut gut vertragen und verbreiten einen angenehmen Duft. Reiben Sie die öligen Hautpartien anschließend gut mit einem Handtuch ab, um alle Ölreste zu entfernen.

Sie können dem Baby hin und wieder auch ein richtiges »Ölbad« gönnen. Legen Sie es nackt auf ein vorgewärmtes Tuch (am besten in Ihrem Schoß oder auf Ihren ausgestreckten Beinen) und sorgen Sie dafür, dass das Zimmer schön warm ist und Sie nicht gestört werden.

Dann füllen Sie die eine Handfläche mit etwa einem Esslöffel Öl, verteilen es schnell auf beide Handflächen und bestreichen damit das Köpfchen, die Hautfalten am Hals und hinter den Ohren, die Arme und die Achselhöhlen. Mit einem zweiten Esslöffel Öl bestreichen Sie Bauch und Beinchen. Einzig das Gesicht lassen Sie aus. Nun können Sie das Baby sanft mit Ihren Händen streicheln.

Bücher über Babymassage können Ihnen dafür einige Anregungen geben, aber benutzen Sie diese nicht wie ein Rezeptbuch. Folgen Sie Ihren eigenen Eingebungen und Gefühlen, dann fühlt sich Ihr Baby bei allen Handgriffen wohl.

Zum Abschluss drehen Sie das Kind auf den Bauch und bestreichen den Rücken in kreisenden Bewegungen mit etwas zusätzlichem Öl. Sind alle Hautfalten und -flächen gut gestrichen worden, schlagen Sie das Kind in das Handtuch ein, und frottieren Sie es damit sanft ab.

Beginnen Sie am Kopf, und arbeiten Sie sich dann langsam über Ärmchen, Bauch und Rücken zu den Beinchen vor. Es sollte kein Öl auf der Haut verbleiben, bevor Sie das Kind wieder anziehen.

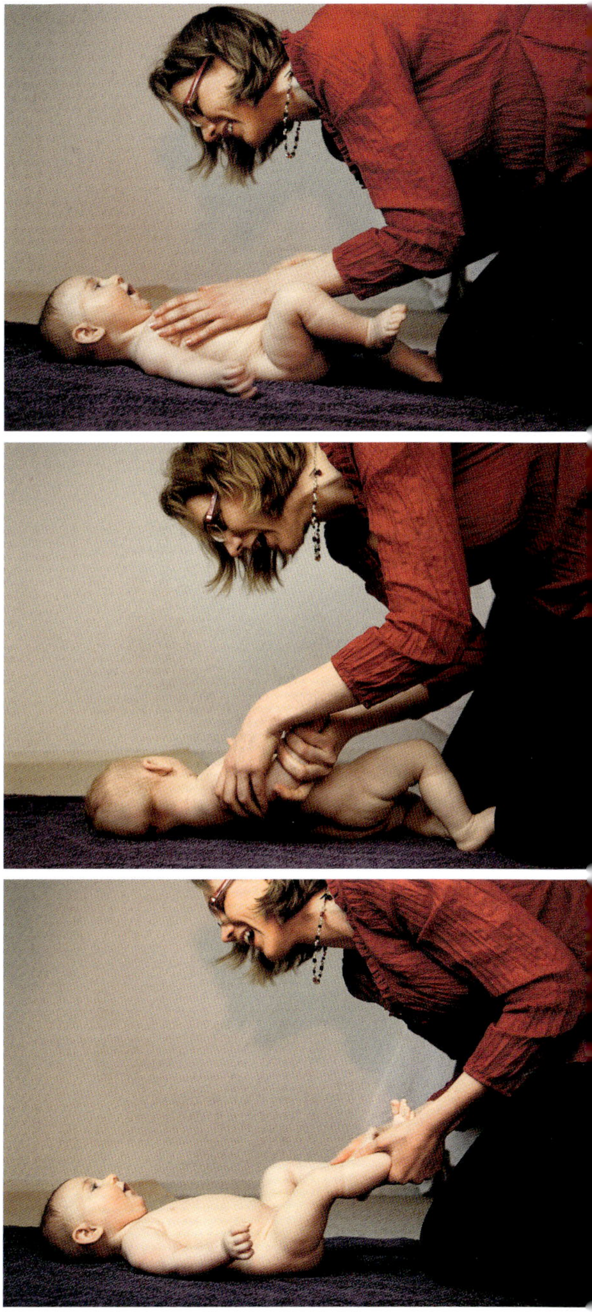

Mit sanften und einfühlsamen, aber dennoch sicheren und entschiedenen Handgriffen massiert die Mutter ihr Baby – und es fühlt sich sichtlich wohl dabei.

Augen

Die Augenlider sind in den ersten drei Lebenstagen oft leicht geschwollen. Das kommt vom Druck, den die Beckenknochen während der Pressphase auf das Köpfchen ausgeübt haben. Neugeborene haben direkt nach der Geburt ein großes Bedürfnis, Blickkontakt aufzunehmen, halten danach aber die Augen meist wieder lange geschlossen. In den ersten Tagen nimmt das Baby so viele Veränderungen in seinem Körper wahr, dass es wohl instinktiv die Augen schließt. Spätestens mit dem ersten richtigen Hunger – etwa nach drei bis vier Tagen – beginnt das Baby, die Augen längere Zeit offenzuhalten. Es entwickelt nun auch seine Wachphasen, in denen es ruhig um sich schaut.

Die Tränenkanäle, die überschüssige Flüssigkeit aus den Augen in die Nase leiten, sind beim Neugeborenen noch geschlossen. Dadurch bekommen Babys leicht feuchte Äuglein, sodass die Lider etwas verkrusten können. Die Babys stört dies meist weniger als die Eltern. Sie können die Augen mit lauwarmem Wasser oder verdünntem Kamillentee vorsichtig reinigen. Befeuchten Sie ein Wattepad damit und wischen Sie sanft von außen über das Auge zur Nase hin. Sollte dies nicht innerhalb von ein paar Tagen helfen, und bleiben die Augenlider weiterhin geschwollen oder gerötet, zeigen Sie das Baby besser einem Kinderarzt.

Nase

So schief und platt die Nase nach der Geburt auch aussehen mag – sie entfaltet sich überraschend schnell, sodass nach etwa einer Woche unschwer zu erkennen ist, aus welcher Familienecke dieses Prachtstück stammt! In den ersten Tagen sind die Nasenschleimhäute durch den Druck während der Geburt geschwollen. Schwellen sie stark an, liegt das meist daran, dass direkt nach der Geburt Schleim abgesaugt worden ist, was für das Baby äußerst unschön und in den seltensten Fällen wirklich notwendig ist. Stark geschwollene Nasenschleimhäute können ein Baby daran hindern, entspannt zu schlafen oder an der Brust zu saugen.

Ist das Kind schon eine Woche alt oder größer, können Sie oft überraschend lange Popel in der Nase finden. Sie sind kein Zeichen von Luftverschmutzung, sondern entstehen aus Milchresten. Gestillte Babys nehmen bei den Mahlzeiten den Mund manchmal zu voll, weil so viel Milch aus der Brust fließt. Dabei und beim Aufstoßen gerät etwas Milch in den Rachen und verbindet sich mit dem Nasenschleim zu dicken Krüstchen. Teilweise behindern diese die Atmung und damit auch das Stillen. Entfernen Sie die Störenfriede nie mit einem Wattestäbchen (Verletzungsgefahr!), sondern mit einem Tupfer Watte, den Sie anfeuchten und spitz zudrehen.

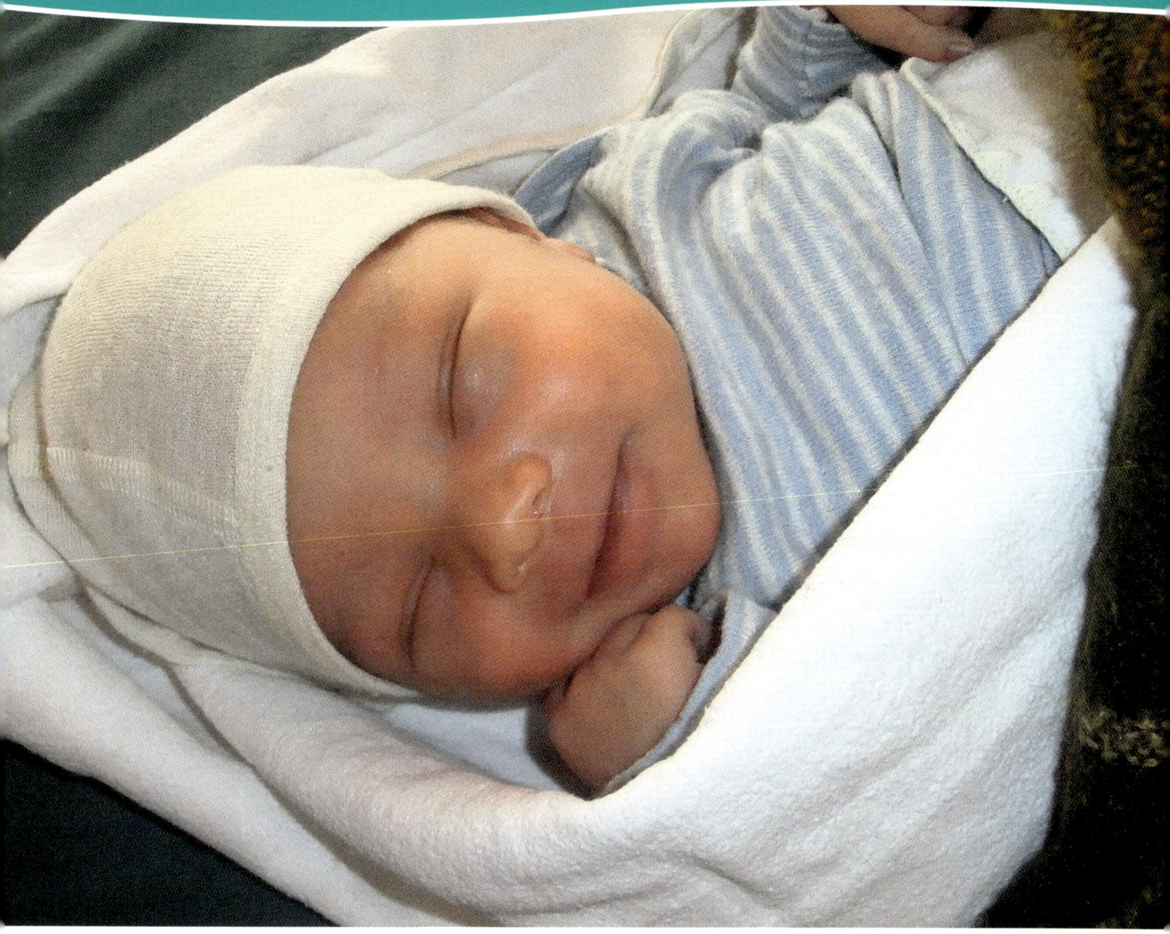

Das »Himmelslächeln« bei Neugeborenen erfolgt nicht bewusst, sondern scheint wie ein Gruß aus einer paradiesischen Welt.

Auch ein Neugeborenes kann schon ein richtiger Schnupfen plagen, sodass es unruhig schläft und schlecht saugen kann. Überraschend gut wirkt dann Muttermilch: Tropfen Sie mehrmals täglich – am besten kurz vor dem Stillen – etwas davon in jedes Nasenloch. Oder träufeln Sie etwas Kochsalzlösung in die Nase und saugen Sie den Schleim mit Hilfe einer Pipette (in Apotheken erhältlich) ab. Sie können auch Majoranbutter (ätherisches Majoranöl in weißer Vaseline, in Apotheken mischen lassen oder als Fertigprodukt erhältlich) oder etwas milden Säuglings-Nasenbalsam (gibt es ebenfalls als Fertigpräparat für Säuglinge) in winzigen Mengen am Naseneingang auftragen – beides erleichtert das Atmen.

Sorgen Sie für genügend frische Luft (öfter mal das Fenster öffnen) und Luftfeuchtigkeit im Raum, indem Sie dort Wäsche zum Trocknen aufhängen.

Herzhaftes Niesen in den ersten Lebenstagen ist normal. Es erfolgt reflexartig und befreit den Rachenraum des Kindes von Schleim.

Mund

Der Mund des Babys sollte immer sehr feucht sein. Bei gestillten Kindern hat die Zunge einen ganz leichten, weißlichen Belag. Das ist normal und kein Grund zur Sorge.

Pilzbefall hingegen zeigt sich als kleiner Perlenkranz am Zungenrand. Dieser »Soor« plagt viele Menschen, und es geschieht leicht, dass sich ein Säugling damit ansteckt. Die Soorflecken lassen sich nicht mit dem Finger wegwischen – was sie von geronnener Milch, die das Baby eventuell gerade aufgestoßen hat, unterscheidet.

Eine Pilzinfektion muss immer schnellstmöglich behandelt werden, und zwar mit einem speziellen Medikament, das der Kinderarzt verordnet. Leider ist ein wiederholter Soorbefall recht häufig. Er kann auch auf die Brustwarzen der Mutter und den Babypo übergreifen. Es empfiehlt sich deshalb, den Mund noch mindestens zwei Wochen lang weiterzubehandeln, auch wenn die Pilzflecken äußerlich nicht mehr erkennbar sind.

Bei wiederholtem Pilzbefall können Sie zur Vorsorge den Mund nach dem Stillen mit etwas Bio-Joghurt bestreichen. Tauchen Sie dafür Ihren sauberen kleinen Finger in den Joghurt und lassen Sie das Baby daran saugen. Der Joghurt sollte täglich frisch sein und im Kühlschrank aufbewahrt werden. Wenn Soor hartnäckig immer wieder von Neuem auftritt, sollte der Kinderarzt eine Stuhlprobe des Babys auf Befall mit dem Hefepilz Candida albicans prüfen lassen. Eventuell sollte er dies auch für die anderen Familienmitglieder veranlassen, um diese Ansteckungsquellen auszuschalten.

Ohren

Babys produzieren relativ viel Ohrenschmalz. Normalerweise ist es weich wie halbflüssiges Wachs, riecht auch so ähnlich und ist bernsteinfarben. Auffälligkeiten, die mit den Ohren zusammenhängen, bergen eventuell ein Risiko für die Gesundheit des Kindes, denn die Ohren führen direkt ins Kopfinnere. Wird also das Ohrenschmalz weißlich oder grünlich, kommt es flüssig aus dem Ohr oder riecht es eigenartig, sollten Sie das Kind umgehend vom Kinderarzt untersuchen lassen.

Ohrenschmalz sollten Sie nie aus dem Gehörgang entfernen. Wischen Sie die Ohrmuschel nur mit einem leicht öligen Wattebäuschchen ab. Bei den Vorsorgeuntersuchungen kontrolliert der Arzt jedes Mal auch die Ohren. Sollte sich tatsächlich zu viel Ohrenschmalz im Gehörgang angesammelt haben, wird der Kinderarzt die Ohren vorsichtig reinigen.

Hautfalten

In der Hautfalte hinter den Ohren sammeln sich schnell kleine Mengen Schweiß, abgestoßene Hautzellen und Spuckreste. Oft bilden sich dort regelrechte Krusten. Sie lassen sich gut mit einem öligen Wattebausch entfernen. Es ist ratsam, diese Hautfalte regelmäßig zu kontrollieren.

Auch in die tiefe Halsfalte unter dem Kinn läuft leicht aufgestoßene Muttermilch hinein. Da meist keine Luft an diese tiefe Falte gelangt, entsteht schnell eine Hautreizung. Alle Babys hassen es, das Köpfchen nach hinten geneigt zu bekommen und reagieren darauf sofort mit Geschrei, aber ein kurzer Blick muss sein. Hat sich ein roter Streifen gebildet, bestreichen Sie die Falte mit einer Heilsalbe (Zinksalbe).

Beim Säugling ist auch die Achselhöhle eine Hautfalte, die sich leicht entzündet. Schon Babys schwitzen unter den Armen. Da sie in den ersten Wochen die Ärmchen überwiegend an den Körper herangezogen halten, gelangt wenig Luft dorthin. Schauen Sie bei der Pflege deshalb immer auch unter die Achseln, und wischen Sie sie mit einem öligen Läppchen ab.

Von warmer Hand berührt werden – ein sinnlicher Genuss, auch für Babys!

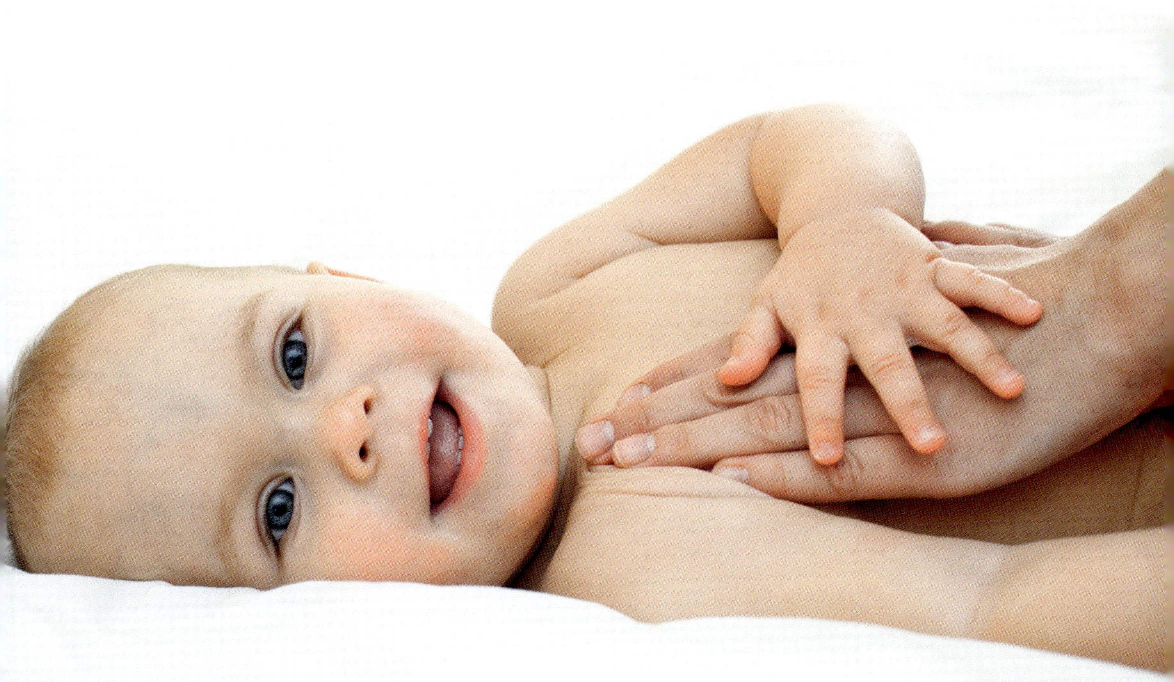

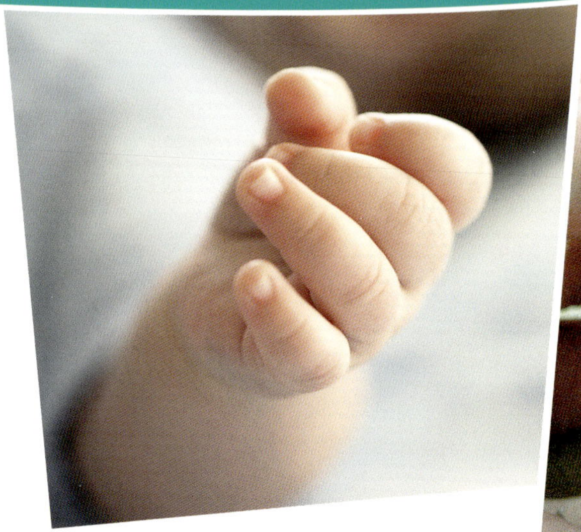

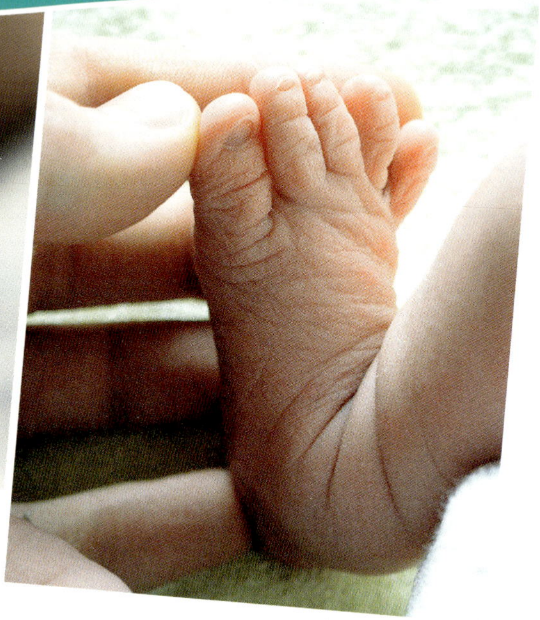

Finger- und Zehennägel sind bei Babys in den ersten Monaten noch sehr zart und brechen meist von alleine ab.

Finger und Zehen

Lassen Sie das Kind hin und wieder Ihren Zeigefinger umfassen und schauen Sie sich dabei die Fingerkuppen an. Die feine Nagelhaut, die sich beim kleineren Baby noch nicht zurückschieben lässt, reißt leicht ein und kann sich entzünden. Eine richtige Nagelbettentzündung mit dick gerötetem Fingerchen kommt öfter mal vor. Reinigen Sie dann den Nagel mit verdünnter Calendula-Essenz oder Muttermilch, bestreuen Sie ihn nach dem Trocknen mit Wundpuder und schützen Sie ihn mit einem Baumwollhandschuh. Ein dick geschwollenes und berührungsempfindliches rotes Fingerchen sollte vom Kinderarzt behandelt werden.

Die feinen Nägel an Fingern und Zehen zu schneiden, ist für die Eltern oft ein Problem. Anfangs brechen die Nägel von selbst ab. Erst nach einigen Wochen müssen Sie anfangen, sie zu schneiden. Verwenden Sie dafür einen kleinen Nagelknipser oder eine Babynagelschere mit abgerundeten Spitzen, aber seien Sie dabei besonders vorsichtig. Denn beim Neugeborenen sind die Nägel besonders dünn, und sie wachsen an Fingern und Zehen noch so, dass die darunterliegende Haut sich nicht nach innen rundet, sondern zur Nagelkante hin aufliegt. Dadurch wird die Haut unter dem Nagel beim Schneiden leicht verletzt. Sie können sicher nachempfinden, wie schmerzhaft das ist. Mit scharfkantig geschnittenen Nägeln zerkratzen sich Babys außerdem leicht das Gesicht. Feilen Sie deshalb die geschnittenen Nägel nach, aber achten Sie darauf, dass die Ecken nicht zu rund werden, weil die feinen Nägel sonst leicht in die zarte Haut einwachsen.

Windelbereich

Für die normale Pflege der Haut im Windelbereich genügen Wasser und ein mildes Öl (Mandelöl). Wischen Sie Stuhl- und Urinreste mit einem gut feuchten, warmen Waschlappen ab und entfernen Sie sehr hartnäckige Rückstände mit einem ölgetränkten Wattebausch oder Papiertuch. Empfindliche Babyhaut braucht danach höchstens noch eine milde Heilsalbe (Zinksalbe), um Wundsein vorzubeugen.

Feuchte oder ölhaltige Reinigungstücher sind oft parfümiert oder enthalten konservierende Stoffe. Auf beides reagiert Babyhaut oft allergisch. Benutzen Sie solche Tücher nur ausnahmsweise, zum Beispiel auf Reisen.

Es soll Babys geben, die während ihrer Windelzeit nie einen wunden Po bekommen haben, aber das dürften die ganz großen Ausnahmen sein. Mit gelegentlichem Wundsein während der ersten drei Lebensjahre müssen Sie rechnen.

Für die Haut und das Wohlbefinden des Babys ist es schön, wenn es so oft wie möglich ohne Windel strampeln darf. Legen Sie das Kind dabei auf eine Baumwollwindel und breiten Sie darunter ein dickes Molton- oder Frotteehandtuch aus, dann ist es nicht so schlimm, wenn das Baby zwischendurch pinkelt. Sorgen Sie dafür, dass es im Zimmer warm genug ist oder legen Sie das Kind im Sommer im Freien in den Halbschatten, keinesfalls in die pralle Sonne (zum Sonnenschutz siehe Seite 176).

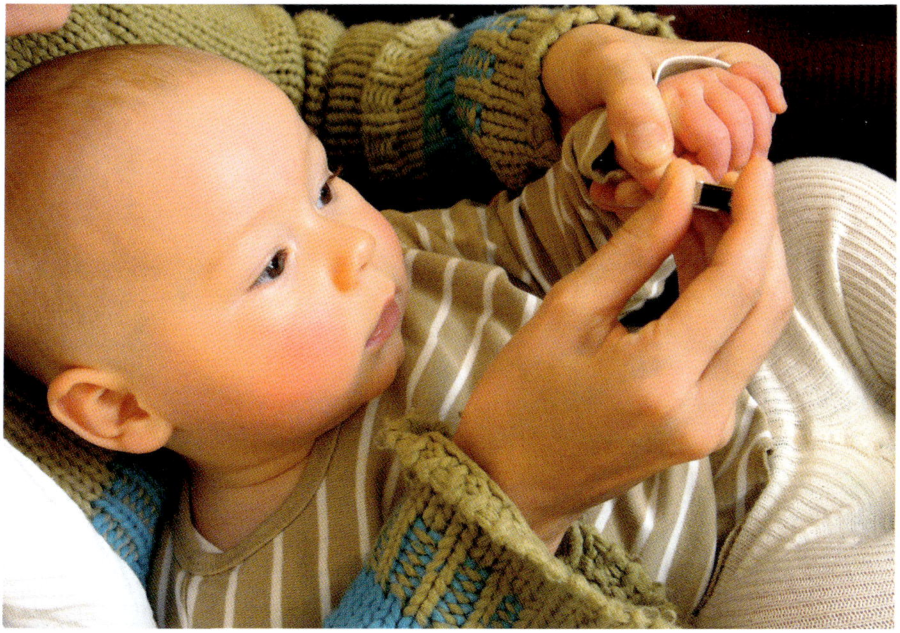

Später werden die Nägel mit einem kleinen Knipser oder einer Baby-Schere vorsichtig und gerade abgeknipst.

Wunde Haut

Sollte die Haut im Windelbereich so wund sein, dass sie blutet oder stark nässt, ist dies für das Baby sehr schmerzhaft. Dann sollte der Kinderarzt die Stellen begutachten. Auch hier trägt viel frische Luft dazu bei, dass die Haut rasch wieder verheilt. Vorsicht, wenn Sie den Po mit dem Fön trocknen! Ein Pinkelstrahl in den laufenden Fön setzt das Kind unter Strom. Das ist lebensgefährlich! Lassen Sie das Kind lieber frei strampeln.

Bäder mit Eichenrinde (gibt's fertig als Badezusatz zu kaufen) trocknen die gereizte Haut etwas aus und lindern die Entzündung. Heilsalbe (Zinksalbe, evtl. mit Lebertran-Zusatz) lässt die Hautrötung nach ein bis zwei Tagen wieder abklingen. Probieren Sie ansonsten eine andere Creme aus oder stellen Sie das Kind noch einmal dem Arzt vor.

Meist handelt es sich bei solchem Wundsein nicht um einen Pilzbefall, sondern um eine entzündliche Hautreizung. Sie brauchen also nicht unbedingt ein Anti-Pilz-Mittel, hartnäckige Hautrötungen kann jedoch eine Zinksalbe mit etwas Nystatin, das Hefepilze bekämpft, erfahrungsgemäß rasch abklingen lassen.

Besonders bei Höschenwindeln können sich im Kreuzbereich gelegentlich Hautreizungen mit Pickelchen entwickeln, die beim routinemäßigen Windelwechsel gar nicht bemerkt werden, weil das Kind dort auf dem Wickeltisch aufliegt. Reagiert die Haut wiederholt so empfindlich, ist ein Wechsel der Wickelmethode ratsam.

Vorsicht

Auch die Sonne, die zum Fenster hereinscheint, kann sehr heiß sein. Schläft das Kind ungewindelt ein, sollten Sie es mit einer leichten Decke zudecken und den Vorhang zuziehen. Es darf nicht zu warm oder zu kalt werden. An sehr heißen Tagen sollte das Baby lieber in der kühlen Wohnung bleiben. Sein Körper heizt sich schneller auf als bei größeren Kindern und Erwachsenen, und einen Sonnenstich oder -brand zu bekommen, ist für das Baby sehr gefährlich.

Die Genitalien

Bei Jungen dauert die Reinigung oft etwas länger, weil sie so viele Falten haben und es meist sehr gut abpassen, genau dann einen Prachtstrahl Urin von sich zu geben, wenn alles fertig ist und nur noch die neue Windel untergeschoben werden muss. Da die Vorhaut noch fest auf der Eichel haftet, können sich dort keine Urin- oder Stuhlgangreste untermogeln. Die Vorhaut löst sich nach und nach im zweiten Lebensjahr. Der Kinderarzt wird bei den Vorsorgeuntersuchungen beobachten, ob dies auch erwartungsgemäß geschieht.

Bei kleinen Mädchen reinigen Sie die Scheide mit Papiertüchern oder Watte vom Schambein zum After hin. In den feinen Fältchen zwischen den äußeren und inneren Schamlippen werden in den ersten Lebensmonaten kleine Mengen talgähnliches Sekret gebildet. Es verhindert, dass sich dort Stuhlgangreste festsetzen. Beim Säubern entfernen Sie also alle gelben Spuren und lassen den kleinen weißen Rest in den Fältchen stehen.

In den ersten Lebenstagen geht bei allen neugeborenen Mädchen etwas Schleim aus der Scheide ab. Er kann sogar etwas blutig sein. Ursache hierfür ist der »Entzug« der weiblichen Sexualhormone, die das Baby über die Mutter bekommen hat. Den nächsten Schleimabgang wird es dann erst in der Pubertät erleben.

Die tägliche Hautpflege

Wenn Sie hin und wieder ein »Ölbad« machen (siehe Seite 162) und das Kind dabei gründlich frottieren, benötigt die Haut keinerlei weitere Pflege in Form von Cremes oder Lotionen. Auch im Windelbereich sollten Sie diese nur benutzen, wenn die Haut gereizt oder verletzt ist. Puder ist in der Windelzone generell tabu, weil er sich mit der Feuchtigkeit verbindet und klumpt, was die Haut unnötig reizt und außerdem einen prima Nährboden für Bakterien und Pilze abgibt.

Das Gesicht reinigen Sie täglich mit klarem Wasser und einem weichen Mullwaschlappen. Beginnen Sie an den Augen und wischen sanft von außen zur Nase hin. Der Rest des Gesichtchens ist dann durch kreisendes Wischen schnell gesäubert. Zwischendurch den Waschlappen ausspülen. Sind Sie mit dem Kind viel im Freien, ist eine milde, fetthaltige Gesichtscreme für Babys angebracht, vor allem, wenn es im Winter bei größerer Kälte über längere Zeit draußen ist. Cremen Sie aber nicht routinemäßig, sondern nur dann, wenn sich zeigt, dass die Haut trocken und rau wird.

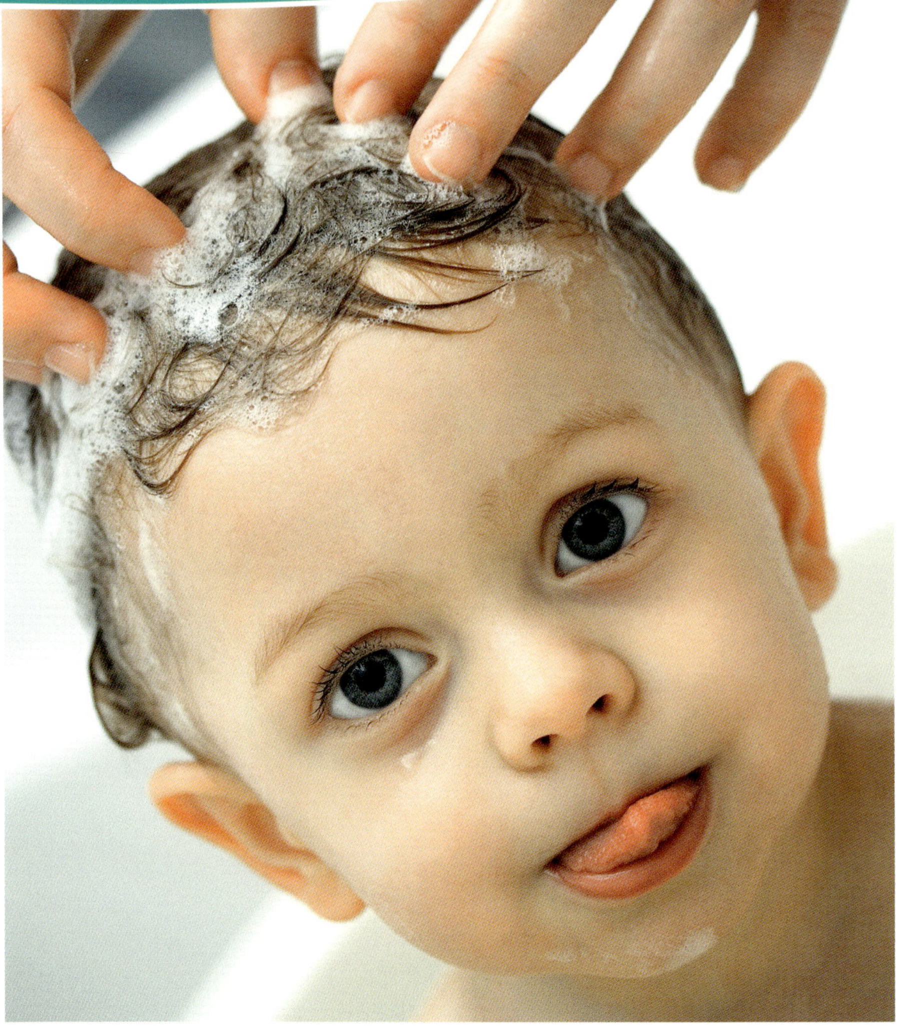

Das Haarewaschen gehört zum Badefest dazu – und kann durchaus genussvoll sein.

Haare waschen

Sehr viele Babys sind im ersten Lebensjahr kahlköpfig, und damit erledigt sich meist das Problem des Haarewaschens von alleine. Kinder mit üppigem Schopf sollten die Haarpracht allerdings schon – je nach Bedarf – alle ein bis zwei Wochen gewaschen bekommen. Sie können das während des Badens erledigen, indem Sie mit der Hand vorsichtig Wasser über den Hinterkopf schöpfen oder die Haare mit einem Waschlappen befeuchten. Zum Reinigen genügt ein mildes Babyshampoo, von dem Sie ein wenig auf den Haaren verteilen und den Schaum mit der Hand oder dem Lappen wieder abspülen. Erzählen Sie dem Kind, was Sie tun, dann wird es die Prozedur später gewohnt sein und keinen »Aufstand« machen.

Kleidung

Die Kleidung sollte bei Babys immer eher locker als eng sitzen. Unbehandelte Wolle, gestrickte Seide oder Mischungen daraus sind als Materialien am besten geeignet und in ihren Trageeigenschaften – vor allem als Unterwäsche – sehr viel angenehmer als Baumwolle. Empfehlenswert sind Unterhemdchen aus einem Wolle-Seide-Gemisch (70 Prozent Wolle, 30 Prozent Seide), die problemlos in der Waschmaschine gewaschen werden können (Wollwaschgang). Baumwollunterwäsche ist weniger gut, weil sie Flüssigkeit (z.B. ausgespuckte Milch, Speichel, »übergelaufene« Windel) aufsaugt und das feuchte Hemdchen Brust- und Bauch- oder Rückenregion auskühlt. Unterwäsche aus Wolle-Seide-Gemisch dagegen wärmt immer – auch in feuchtem Zustand.

Darauf sollten Sie achten:

- Hemdchen und Jäckchen sollten am Hals keine Bänder haben. Im Rücken geteilte Hemdchen verrutschen leicht, sodass das Kind beim An- und Auskleiden unnötig oft hin- und hergedreht werden muss. Modelle mit »Briefumschlagverschluss« sind bequem in der Handhabung. Leider sind die Hemdchen oft zu kurz geschnitten, sodass beim aktiver werdenden Baby die Körpermitte freiliegt. Hier sind Bodys empfehlenswert, die zwischen den Beinen mit Druckknöpfen verschlossen werden. Lange Ärmel an Oberhemden und Jäckchen sollten locker sein und aus dehnbarem Material, damit das Ankleiden mühelos geht.
- Strampelhosen sollten am Leib weit geschnitten sein, damit sie über üppige Windelpakete passen. Reißverschlüsse sollten nicht zum Hals hin schließen, da der Nippel dort drücken und piksen kann. Strampelanzüge mit langärmeligem Oberteil sollten Sie daraufhin prüfen, ob der Schnitt des Anzugs ein einfaches, schnelles Windeln zulässt oder ob bei jedem Windelwechsel der Anzug total an- und ausgezogen werden muss.
- Strampelsäcke sind wieder in Mode gekommen, und das Baby fühlt sich darin meist ausgesprochen wohl. Sind sie aus weicher Wolle, sind Beine und Füße darin immer schön warm, weshalb die Säckchen auch und als Schlafsack zu gebrauchen sind.

- ✔ Mützen sollten die Ohren immer gut bedecken. Babys haben gerne einen dünnen, leichten Schutz um das Köpfchen – auch im Haus. So strahlt die Wärme nicht über den Kopf ab und die Kinder sind ruhiger und entspannter.
- ✔ Wollene Kniestrümpfe, die unter den Strampelhosen getragen werden, sind für alle Babys mit klammen oder kalten Füßen angenehm, und Sie sollten prüfen, ob das Kind nicht insgesamt einen besseren Wärmeschutz braucht, zum Beispiel wollene Unterhemden oder ein wollenes Einschlagtuch. Fragen Sie sich dann auch, ob das Kind genügend Körperkontakt hat. Es liegt oft nicht nur an zu leichter Kleidung, wenn ein Kind zu kühl wird. Auch wir Erwachsenen fühlen uns immer wieder einmal einsam und unverstanden und frieren dann schneller.

Tipp

Mit diesem Test können Sie überall und schnell fühlen, ob Ihr Kind warm genug ist: Legen Sie die Hand an Ihre Stirn und fühlen Sie, welche Wärmeausstrahlung Sie auf der Hand spüren. Nun legen Sie dem Kind Ihre Hand oder den Finger auf die Stirn und können dabei das Wärmeempfinden vergleichen. Lassen Sie dann die Finger heruntergleiten zur Nasenspitze. Sie sollte nicht merklich kühler sein. Ist sie es dennoch, zeigt das an, dass das Kind mehr Wärme braucht.

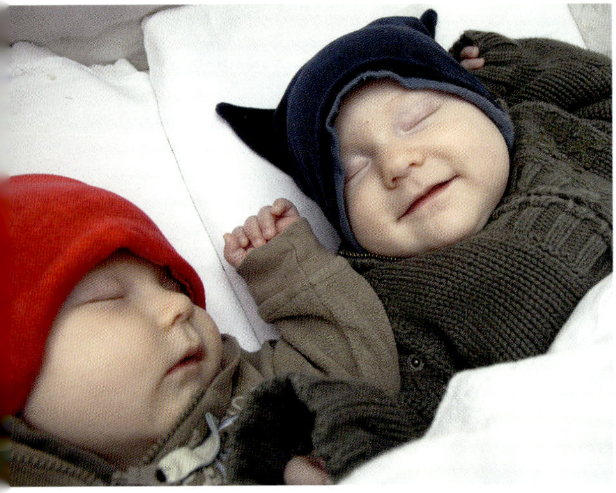

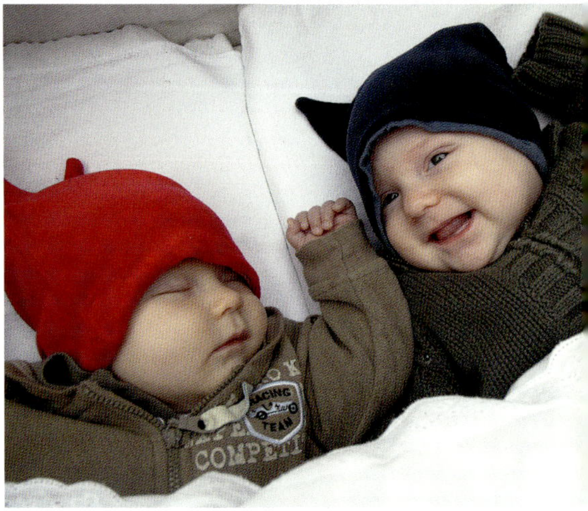

Im Kinderwagen lassen sich Babys auch im Winter mollig warm halten, sodass Sie auch an kalten Tagen ohne Bedenken spazieren gehen können. Im Buggy dagegen sind sie Wind und Kälte viel mehr ausgesetzt, zumal sie hier zum Stillsitzen verdammt sind – ein großer Kinderwagen lässt den Beinchen dagegen mehr Bewegungsfreiheit.

Sanftes Abhärten

Es ist aus der Mode gekommen, Kinder abzuhärten, obwohl es unbedingt sinnvoll ist, die Abwehrkräfte auf diese Art zu stimulieren. Alte Säuglings- und Kinderpflegebücher empfehlen beispielsweise, den Körper nach dem Waschen mit einem kalten Waschlappen abzuklatschen und anschließend mit einem rauen Frotteehandtuch gut abzurubbeln. Die Haut kann danach noch mit einem passenden Körperöl oder -balsam eingerieben werden. Wird dies ab etwa dem zweiten Lebensjahr regelmäßig und nicht zu grob gemacht, erhöht es die Widerstandskraft, und die Kinder haben durchaus Spaß daran.

Auch Babys können Sie abhärten. Ein gesundes Kind braucht drei bis vier Wochen nach der Geburt beispielsweise keine Wärmequelle mehr über dem Wickeltisch. Es empfindet zwar ein leichtes Unbehagen, wenn die feuchtwarme Windel entfernt wird und der Unterkörper beim Saubermachen etwas abkühlt. Dabei wird es jedoch mehrmals täglich angeregt, auf einen Kältereiz zu reagieren.

Babys im Doppelpack – fertig zum Ausgehen!

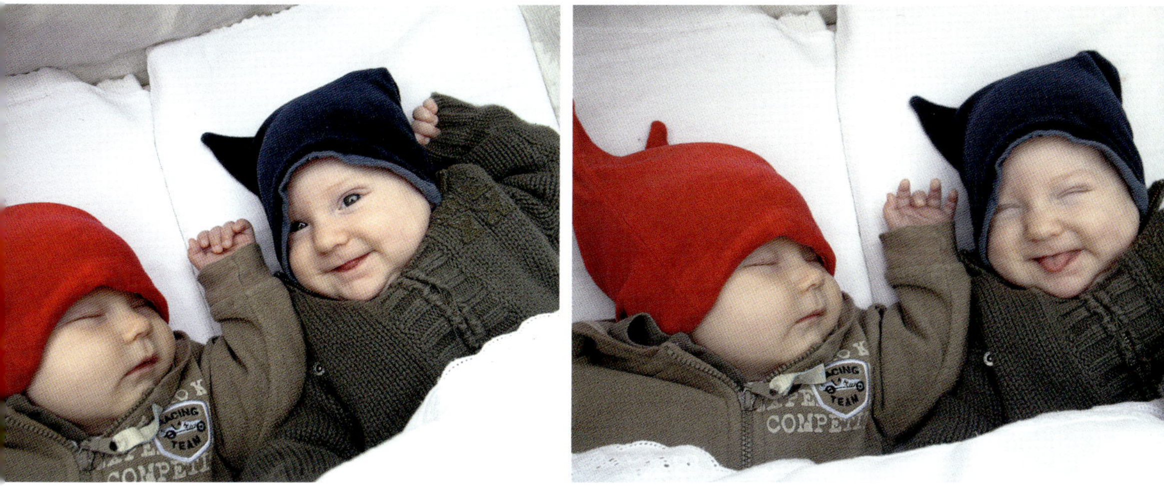

Niemals jedoch sollten Sie das Baby kalt in die Wiege oder ins Bettchen legen. An Ihren Körper angekuschelt, können Sie es schnell vorwärmen – dann kann es auch gut einschlafen.

Sobald das Kind in den Wachphasen sehr aktiv wird, spätestens jedoch wenn es krabbelt, sollte es – so oft es geht – mit bloßen Ärmchen und Beinchen spielen dürfen. Später ist Barfußlaufen ideal zum Abhärten, besonders im Freien: im Garten, im Park, im Wald, wo immer sich die Gelegenheit bietet.

Sonnenschutz

Kinderhaut ist wesentlich dünner und empfindlicher als die von Erwachsenen. Sonnenstrahlen können deshalb leichter und schneller in die Haut eindringen, auch in tiefere Hautschichten, und die Erbanlagen im Zellkern schädigen. Ohne Sonnenschutz bekommen Kinder schon nach fünf bis zehn

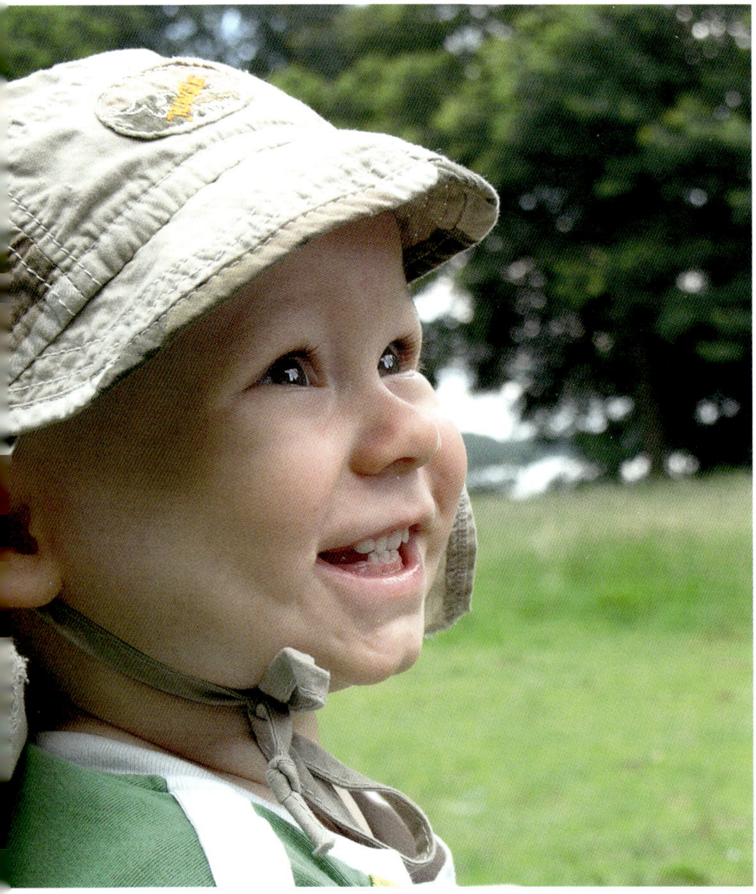

An sonnigen Tagen sollten Kinder immer nur mit gutem Sonnenschutz ins Freie – ihre Haut ist besonders empfindlich.

Minuten in der prallen Sonne einen Sonnenbrand! Und das ganz unabhängig vom Hauttyp.

Der wichtigste Grund dafür ist, dass Kinder eine erheblich dünnere Lichtschwiele ausbilden als Erwachsene. Diese Hautverdickung schützt die Hautzellen vor den schädlichen Auswirkungen der UV-Strahlung. Auch ist das Immunsystem des kleinen Kindes noch nicht so gut ausgebildet, dass es Schäden im Erbmaterial der Zelle leicht und schnell reparieren könnte. Babys können außerdem noch nicht richtig braun werden. Das liegt daran, dass sie noch nicht viel braunen Farbstoff (Melanin) herstellen können. Ihre Haut bleibt deshalb meist blass. Mittlerweile steht fest, dass häufige Sonnenbrände im Kindes- und Jugendalter das Hautkrebsrisiko in späteren Jahren drastisch erhöhen.

So vermeiden Sie einen Sonnenbrand:

- ✔ Verwenden Sie grundsätzlich Sunblocker oder Sonnenschutzmittel mit hohem Lichtschutzfaktor (über 15) und cremen Sie »Sonnenterrassen« wie Nasenrücken, Ohren, Schultern, Nacken, Unterarme, Hände, Knie, Waden und Füße besonders sorgfältig ein.
- ✔ Geizen Sie nicht mit Sonnenschutzmittel – tragen Sie es eher verschwenderisch auf.
- ✔ Wählen Sie grundsätzlich wasserfeste Produkte. Sie schützen die Haut auch im Wasser vor der Sonne.
- ✔ Cremen Sie die Haut trotzdem nach jedem Baden neu ein, weil das Sonnenschutzmittel beim Abtrocknen größtenteils im Handtuch hängenbleibt.
- ✔ Das Kind darf aber deshalb keineswegs länger in der Sonne bleiben – die schädliche Dosis ist schon nach ca. einer Viertelstunde erreicht und lässt sich auch nicht verlängern, wenn Sie das Sonnenschutzmittel wiederholt auftragen.
- ✔ Verwenden Sie nur Präparate ohne Duft- und Konservierungsstoffe. Diese reizen die zarte Kinderhaut leicht und können Allergien auslösen.

- Wenn die Kinder im Freien liegen oder spielen, sollten Sie ihnen grundsätzlich ein dünnes T-Shirt anziehen (gibt's sogar aus UV-undurchlässigem Material) und einen Sonnenhut oder eine Kappe aufsetzen, vor allen Dingen auch im seichten Wasser – dieses reflektiert die Sonne und intensiviert somit die Strahlung. Die Beine schützen am besten dünne und weite Hosen aus Baumwolle.
- Schaffen Sie am Strand oder im Park Schattenräume: Spannen Sie Sonnensegel auf (geht auch gut mit jedem größeren Tuch), drehen Sie den Strandkorb gegen die Sonne, stellen Sie einen Sonnenschirm auf.
- Wenn das Kind einschläft, legen Sie es grundsätzlich in den windgeschützten Schatten und decken es mit einem Tuch zu. An heißen Tagen genügt ein Laken oder ein Bettbezug, weht ein kühles Lüftchen, darf es gern eine dünne Wolldecke sein.
- Hat sich das Kind trotz aller Vorsichtsmaßnahmen einen Sonnenbrand geholt, können Sie ihn am besten mit einer Quarkauflage kühlen. Sie lindern so auch die Entzündungsreaktion der Haut. Wenn kein Quark greifbar ist, können Sie auch ein dünnes Baumwolltuch mit Joghurt tränken und auf die verbrannte Stelle legen.
- Pudern Sie die verbrannte Haut nicht ein, verwenden Sie kein Mehl oder Öl – all das verstopft nur die Poren und verschließt die Haut. Sie kann die Wärme nicht mehr gut an die Luft abgeben, und der Wärmestau heizt den Sonnenbrand erst recht an.

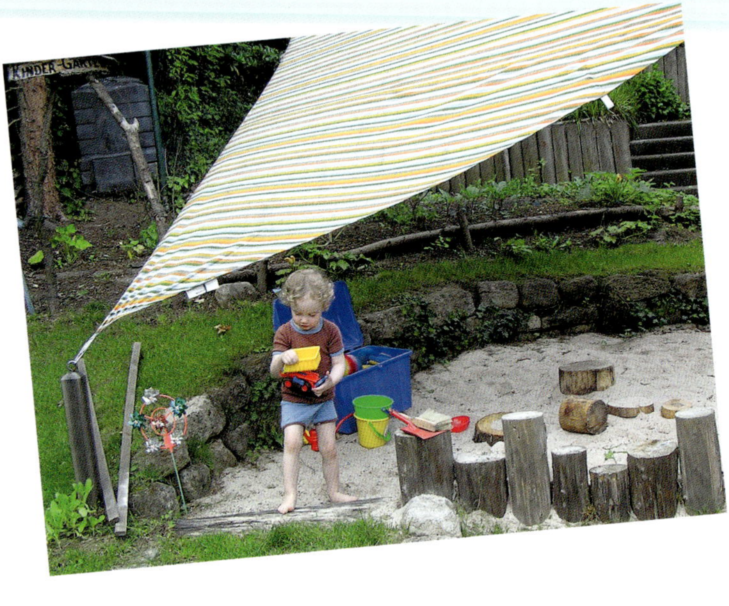

Ein großes Sonnensegel schützt den ganzen Spielbereich im Garten vor zu viel Sonnenstrahlung. So kann das Kind auch im Sommer längere Zeit draußen spielen.

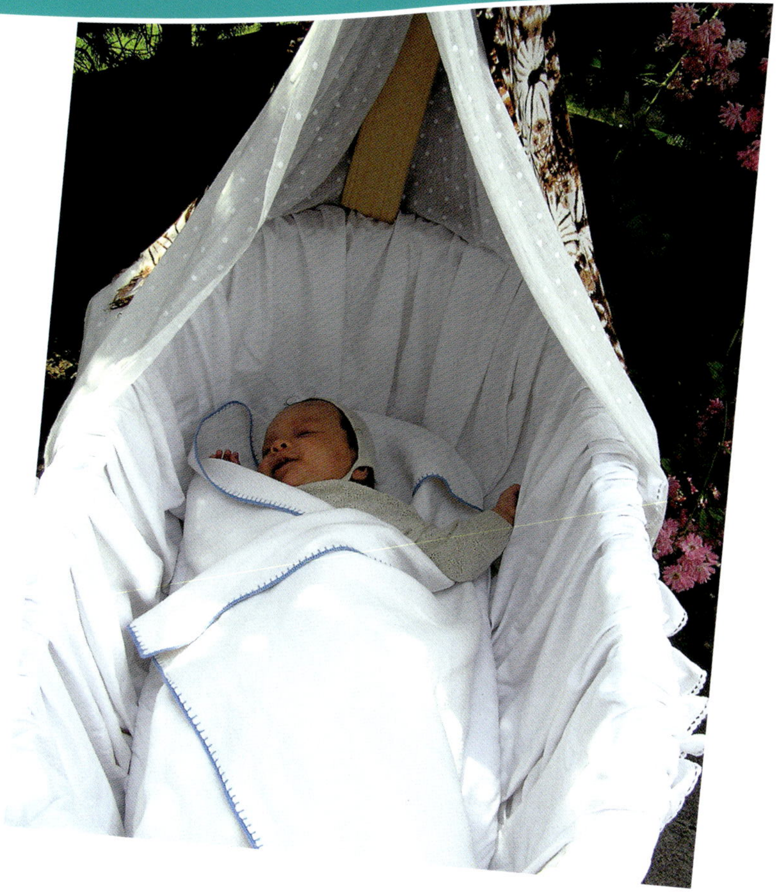

Im schattigen Garten unter einem Baum ist der Mittagsschlaf besonders schön. Das Wickeltuch kann an warmen Tagen locker um das Kind gelegt werden.

Web-Tipps

www.volle-wolle.de
Informationen und Bezugsadressen für Kinderkleidung aus Baumwolle, Wolle und Seide

www.windeldienst.de
Homepage des Verbunds der Windeldienste mit einer Suchmaschine der »Hol- und Bringedienste« für Stoffwindeln in Wohnortnähe

www.mertina.de
Molke-Produkte für Babys (sind besonders gut hautverträglich und trocknen die Säuglingshaut nicht aus).

Zusammen sein und sich verbinden

Birgit Krohmer und Annette Bopp

Unsere Zeit und die Zeit des Neugeborenen sind fast unvereinbar. Jene bewegt sich so langsam, dass sie fast stillsteht. Die unsere ist von solcher Unruhe getrieben, dass sie davonzurasen scheint. Außerdem sind wir niemals ganz »da«. Wir sind immer anderswo. In der Vergangenheit, bei unseren Erinnerungen. In der Zukunft, bei unseren Plänen. Wir sind hinterher oder voraus. Niemals aber JETZT. Wirklich begegnen können wir dem Neugeborenen nur, wenn wir unsere Zeit verlassen. Wie ist das möglich? Es genügt, dass wir ganz DA sind. Ganz Gegenwart, so als gäbe es weder Vergangenheit noch Zukunft.

Frédérick Leboyer, Gynäkologe und Geburtshelfer (geb. 1918)

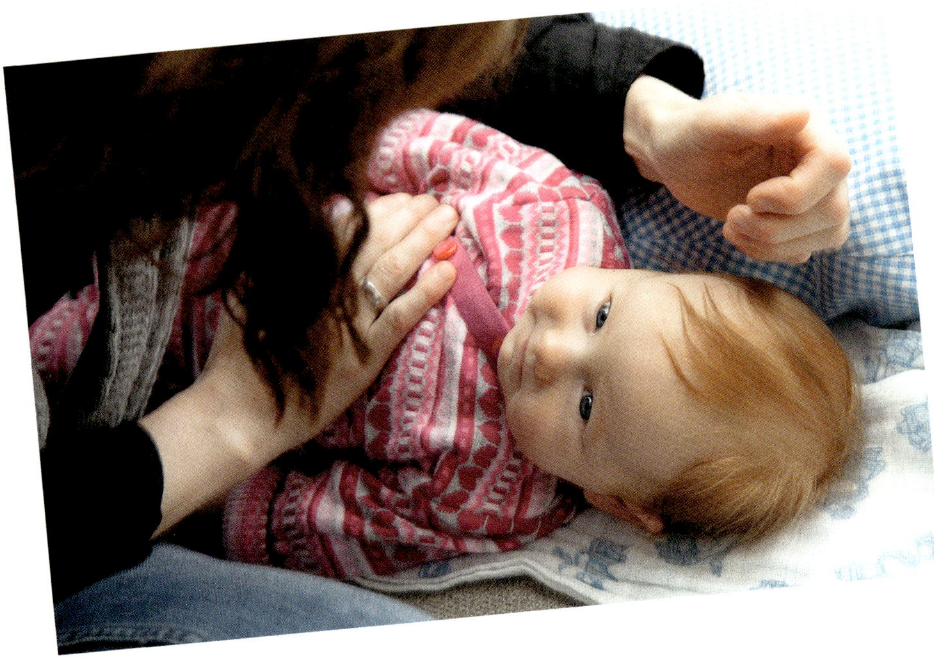

Rhythmus, Rituale und Begegnung in der Pflege

Die Pflege ist für das Kind im ersten Lebensjahr die wichtigste Zeit, die es mit Mutter, Vater oder anderen Betreuungspersonen erlebt. Einen Großteil seiner wachen Zeit verbringt es damit, an- und ausgezogen, gewaschen, gewickelt und gefüttert zu werden. In seinem Leben hat die Pflege also einen herausragenden und seine ganze Persönlichkeit prägenden Stellenwert. Sie gliedert und dominiert seinen Alltag, und sie ist ein intimer Vorgang, bei dem sich auch das Selbstbild des Kindes formt, und zwar vor allem durch die Art, wie der Erwachsene mit ihm umgeht.

Vielen Eltern ist die Pflege eher lästig, und sie erledigen sie in großer Eile, um anschließend Zeit für andere Tätigkeiten mit dem Kind zu haben. Ein Kind, das immer nur »husch-husch« gewickelt und mit raschem Griff aus- und angezogen wird, reagiert jedoch mit Unruhe und Anspannung, es wird selbst hektisch, weinerlich und anhänglich und braucht anschließend erst recht Zuwendung. Nicht selten sind am Ende alle gestresst.

Das lässt sich vermeiden, wenn Sie das Kind von vornherein mit ausreichend Zeit, Hingabe und Zuwendung versorgen und die Pflege als Möglichkeit für eine innige gemeinsame Begegnung nutzen. Als eine sinnerfüllte Beschäftigung, die beiden – dem Kind ebenso wie dem Erwachsenen – viele Möglichkeiten bietet zur Kommunikation, zu Spiel und Freude.

Dabei kommt es auch darauf an, mit welcher inneren Haltung Sie als Erwachsener dem Kind bei der Pflege begegnen. Ein Kind, das mit Gesten, Worten und Taten in alle Pflegeabläufe respektvoll einbezogen wird, kann sich aktiv mit einbringen und ist dem Erwachsenen nicht nur passiv ausgeliefert. Es wird – auch schon das Neugeborene! – als Persönlichkeit respektiert, die sich aus sich heraus entwickelt. Vielleicht erscheint Ihnen das übertrieben – schließlich kann ein Säugling noch nicht sprechen, und er kann auch nichts selbsttätig tun. Das Kind hat jedoch tausend andere Möglichkeiten, um Ihre Signale – die gesprochenen wie die nonverbalen – aufzunehmen und darauf zu antworten. Es versteht mehr als die meisten annehmen, und es fühlt mit allen Sinnen, wie Sie ihm begegnen.

Auch wenn das Baby anfangs noch nicht Wort für Wort nachvollziehen kann, was Sie ihm sagen, so können Sie doch von Beginn an seine Aufmerksamkeit durch vorbereitende Gesten und begleitende Worte auf die jeweilige

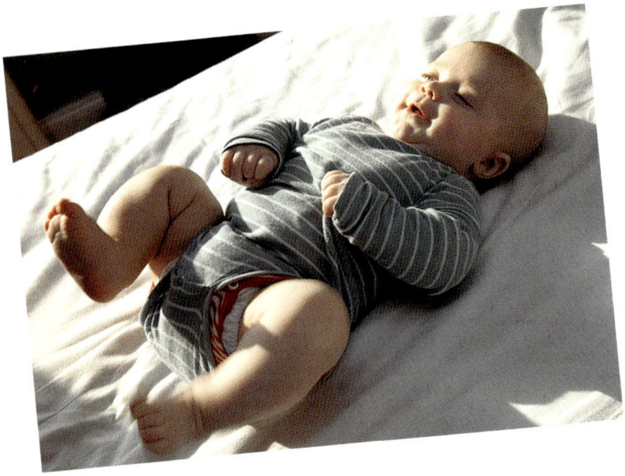

Tätigkeit hinlenken (siehe hierzu auch Seite 194). Sprechen Sie das Kind an, wenn Sie etwas mit ihm tun – sagen Sie ihm, dass Sie jetzt seine nasse Windel abnehmen, den Popo säubern und eine neue Windel anziehen. Schauen Sie es an dabei – es wird Ihnen schon bald mit Augen und Gesten antworten.

Aus diesem Grund ist jede Ablenkung am Wickeltisch kontraproduktiv. Es ist leider weit verbreitet, ein Mobile über den Wickeltisch zu hängen – womöglich auch noch mit Musik – oder dort Spielzeug zu deponieren. Es soll das Kind ablenken, damit der Erwachsene die Pflege möglichst zügig und ungestört erledigen kann. Das Kind lernt dabei jedoch nur, dass Waschen, Wickeln, An- und Ausziehen lästige und möglichst rasch zu erledigende Vorgänge sind, bei denen seine Mitwirkung nicht erwünscht ist.

Wenn wir sein ursprüngliches Interesse und seine Freude am Mittun abwehren, hat das Kind keine Möglichkeit, die Fähigkeiten für das An- und Ausziehen selbst zu erwerben. Später, wenn es dann größer ist, hört es jedoch: »Mach das mal selbst, du bist jetzt groß genug.« Es durfte jedoch nicht lernen, etwas wirklich selbst zu tun, denn dies wurde ihm zuvor ja nie zugetraut. Es darf stattdessen alles andere tun – mit einem Püppchen spielen, mit der Rassel scheppern, ein Buch halten, das Mobile beobachten – während das eigentlich Sinnvolle – in ein lebendiges Miteinander zu kommen – in den Hintergrund tritt. Pflege wird so zu einem Vorgang, den das Kind passiv über sich ergehen lassen muss, anstatt dass es aktiv mithelfen darf.

Wickeln und Anziehen sind gute Gelegenheiten für eine innige Begegnung zwischen Eltern und Baby.

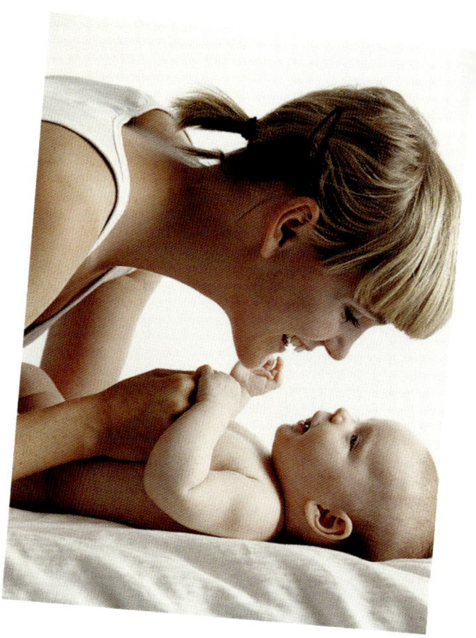

Die ungarische Psychologin Anna Tardos schreibt dazu: »Wenn sich ein wirklicher Dialog bei der Pflege herausbildet, hilft dies nicht nur, die Bedürfnisse des Kindes zu befriedigen, sondern es ist auch eine wichtige soziale Erfahrung für das Kind. Ein Säugling, der sich im Laufe der Pflege an den miteinander geteilten gemeinsamen Tätigkeiten mehr und mehr beteiligen kann, macht die Erfahrung, dass seine Signale nicht unbemerkt bleiben und richtig verstanden werden. Dadurch, dass seine Aktivität während des Fütterns, An- und Ausziehens usw. angenommen wird, bildet sich in ihm das Gefühl heraus, dass er auf Situationen, an denen er beteiligt ist, Einfluss nehmen kann. Dieses Vertrauen ist eine gute Basis für seine ersten sozialen Beziehungen.«

Dabei geht es nicht darum, dass das Kind schneller, früher und besser selbstständig wird, und auch nicht um eine mit dem Verstand kontrollierte, pädagogisch wertvolle Gestik und Sprache. Es geht vielmehr um eine authentische innere Haltung und darum, dass sich das Kind in der gemeinsamen Zeit der Pflege in seinen ständig fortschreitenden kleinen Entwicklungsschritten und in seiner Eigenkompetenz wahrgenommen fühlt. Nirgendwo sonst kann sich das Kind so sehr in das alltägliche Tun einbringen wie in der Pflege – weil sie immer wiederkehrt, weil sie sinnvoll ist, und weil sie einen reichhaltigen Schatz an Erfahrungsmöglichkeiten bietet. Hier wird die Grundlage gelegt für ein waches, liebevolles Gefühl für den eigenen Körper und letztlich auch für die gesamte Selbstachtung. Mehr noch: Eine intensive Zuwendung bei der Pflege ermöglicht anschließend wieder Freiraum für andere Tätigkeiten. Wird sie als Zeit des Zusammenseins und Sich-Verbindens genutzt, ist das Kind nicht nur äußerlich sauber und satt, sondern auch emotional gesättigt, zufrieden und dann auch gern wieder eine Zeit lang für sich.

Im Folgenden wollen wir auf einige wichtige Aspekte bei der Pflege eingehen, die für eine gesunde Entwicklung des Kindes maßgeblich sind.

Tagesrhythmus und Rituale

Stress entsteht vor allem dann, wenn ständig etwas von Neuem entschieden und organisiert werden muss. Tätigkeiten, die ihren geregelten Platz im Arbeits- oder Lebensablauf haben und immer wiederkehren, werden dagegen zur Gewohnheit und sind mit viel geringerem Aufwand zu erledigen. Das gilt grundsätzlich – und vor allem für das Leben mit einem Kind. Je rhythmischer Sie den Tag gliedern, desto weniger Stress werden Sie haben, desto mehr Ruhe vermittelt sich auch dem Kind. Denn Rhythmus gibt Kraft. Alles, was regelmäßig getan wird, fällt leichter und stärkt.

Der wichtigste Rhythmus, der das Leben strukturiert, ist der Wechsel zwischen Tag und Nacht. Diese Polarität zwischen Wachen und Schlafen lässt sich auch in den ersten Wochen nach der Geburt vermitteln. Im Mutterleib war das Baby rund um die Uhr versorgt und dem Tag-Nacht-Wechsel noch nicht so intensiv ausgesetzt, jetzt muss es sich erst daran gewöhnen. Tag und Nacht kann das Kind anfangs vor allem an der Stimmung unterscheiden: Wenn es nachts gestillt und gewickelt wird, können Sie das leiser und mit weniger Aufwand tun als am Tag. Das Licht kann sehr schummrig sein, Sie können beim Stillen im Bett liegen bleiben, das Wickeln kann auch mal entfallen (es sei denn, die Windel ist sehr nass). Sie können in der Nacht bei allem, was Sie mit dem Baby machen, Ruhe und Stille vermitteln und immer nur das Nötigste tun. Sie können dabei herzhaft gähnen und damit signalisieren: Ich bin müde – du auch. Tagsüber dagegen kann es lebhafter zugehen: Die Vorhänge sind offen, es wird gesungen, gesprochen, geplaudert. Nur in den Schlafphasen herrscht wieder Ruhe.

Das Kind braucht sinnlich wahrnehmbare Handlungen, um zu erkennen, ob es um Essen, Schlafen, Baden oder Wickeln geht – was Sie diesbezüglich in den ersten Lebenswochen veranlagen, trägt weit in die Zukunft. Ein Beispiel: Wenn Sie jedes Mal konsequent den Wiegenhimmel zurückschlagen, bevor Sie das Kind aufnehmen, das Tuch ansonsten aber in Ruhe lassen, selbst wenn Sie x-mal an der Wiege vorbeigehen, wird das Kind schnell wissen: Immer wenn der Schleier weg ist, werde ich aufgenommen. Es kann so auch eher eine Wartezeit aushalten, weil es genau weiß: Demnächst geht der »Vorhang« auf, und dann bin ich dran. Wenn jemand an der Wiege vorbeigeht, muss es sich auch nicht jedes Mal melden – in der Annahme, aufgenommen zu werden. Es weiß genau, dass das nur geschieht, wenn der Schleier zuvor zurückgeschlagen wurde.

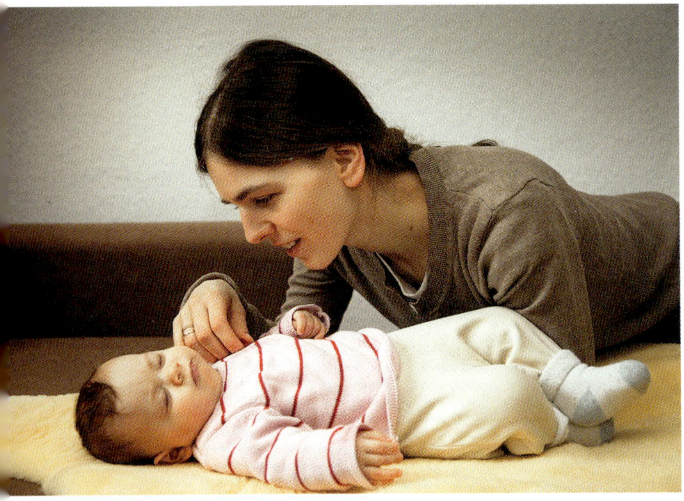

Dieses Baby ist auf seinem Fell eingeschlafen – kein Problem. Ein Polster als Begrenzung genügt.

Eine wichtige Orientierung dafür, dass jetzt der Tag beginnt, ist eine »Morgentoilette« – wie bei uns Erwachsenen auch. Egal, wie oft Ihr Kind zunächst nachts gestillt wird, erlebt es an frisch geduschten, anders duftenden Eltern, dass nun nach der Stille und

Trägheit der Nacht ein anderer Abschnitt beginnt. Dazu passt, dass es selbst eine ausführlichere Pflege erhält, die ihm anzeigt, dass der Tag beginnt. Nach einigen Wochen können Sie das Kind dafür – sofern es Ihr Tagesablauf erfordert – auch wecken. Einen schlafenden Säugling stillen zu wollen, ist unsinnig – er wird nicht trinken. Wenn Sie die Vorhänge öffnen, die Pflege-Utensilien bereitlegen, das Kind ansprechen, unter Umständen bereits aufdecken, wird es sich recken, strecken, räkeln und erwarten, versorgt zu werden.

Die weiteren Tagesrhythmen richten sich nach den Bedürfnissen des Kindes: warm sein, essen, sauber sein, schlafen, sich geborgen fühlen, wach sein. Dabei sollten Sie die Notwendigkeiten Ihres individuellen Familien- und Arbeitslebens berücksichtigen. Ihre Aufgabe ist es, das Kind zu orientieren und nicht, sich zu seinem »Sklaven« zu machen!

Ähnlich wie der Tag mit der Morgentoilette beginnt, so kann ihn ein Abendritual beschließen und ankündigen: Jetzt ist Schlafenszeit. Sie können dem Kind beispielsweise jeden Abend die Füßchen massieren oder den Körper einölen. Sie können ihm ein Gute-Nacht-Lied singen, ein Gebet sprechen, dazu eine Kerze anzünden – oder was auch immer. Ihr individuelles Ritual gibt Ihnen und dem Kind Sicherheit und Orientierung. Später vermitteln Sie über Kleidung und Nahrung Struktur: Der Schlafsack zeigt an, dass es Schlafenszeit ist – mittags ebenso wie abends; die Strampelhose gehört zur Bewegungszeit im Spielgitter (siehe auch Seite 337); Mütze oder Sonnenhütchen signalisieren den Spaziergang oder den Aufenthalt im Freien; wenn Sie nach der Stillzeit mit der Beikost beginnen (siehe Seite 260), können Sie den Gemüsebrei immer mittags und den Getreide-Milch-Brei abends füttern. Wenn alles im Lauf des ersten Lebensjahres und später neu Hinzukommende auf diese Weise rhythmisch eingegliedert seinen Platz und seine Zeit hat, wird das Kind sich immer vielfältiger orientieren können, ohne verwirrt zu sein.

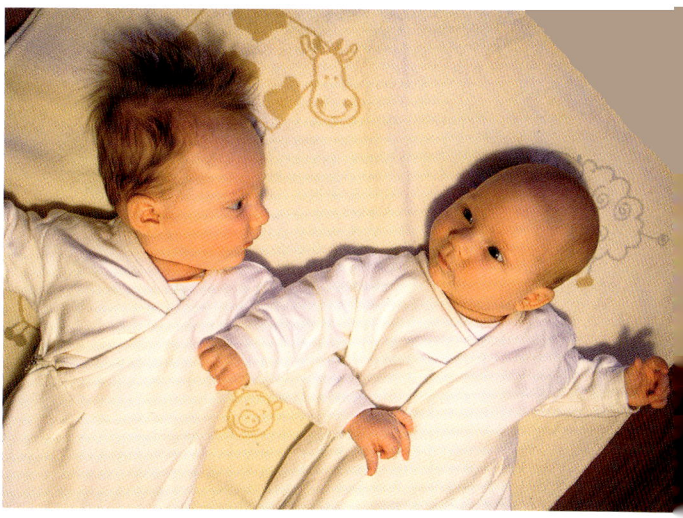

Privileg von Zwillingen: Sie haben immer einen Gesprächs- und Spielpartner bei sich!

Das Kind hat zunächst keinerlei Bezug zur Zeit. Es ist die Aufgabe des Erwachsenen, diesen zu vermitteln und dabei die Durchhaltekraft des Kindes richtig einzuschätzen. Ein Kind, das beispielsweise gerne badet, würde so lange im Wasser bleiben, bis es unterkühlt und völlig übermüdet ist. Beim anschließenden Anziehen kann es dann nur noch weinen. Es ist deshalb Ihre Aufgabe, die Badezeit zu begrenzen und möglicherweise den Protest des Kindes in Kauf zu nehmen, wohl wissend, dass es für alle so besser ist. Wenn Sie diese Sicherheit ausstrahlen, wird sich Ihr Kind anschließen und sich rasch beruhigen.

Nur der Erwachsene kann den Zeitablauf bei der Pflege so gestalten, dass er für das Kind keine Überforderung darstellt. Planen Sie diese Zeit realistisch und so, dass Sie nicht in Hetze geraten. Folgen Sie dabei nicht den Wünschen des Kindes, sondern führen Sie das Kind unter Berücksichtigung seiner fortschreitenden Entwicklung.

Für sich sein und zusammen sein, Nahrung aufnehmen und verdauen, wachen und schlafen – in den ersten Lebenswochen wechseln diese Polaritäten und Rhythmen noch häufig. Je klarer sie von Anfang an den Alltag strukturieren, desto leichter werden sie in das weitere Leben übernommen, wenn sie sich auf größere Intervalle ausdehnen.

Die Hände – Botschafter und Kundschafter

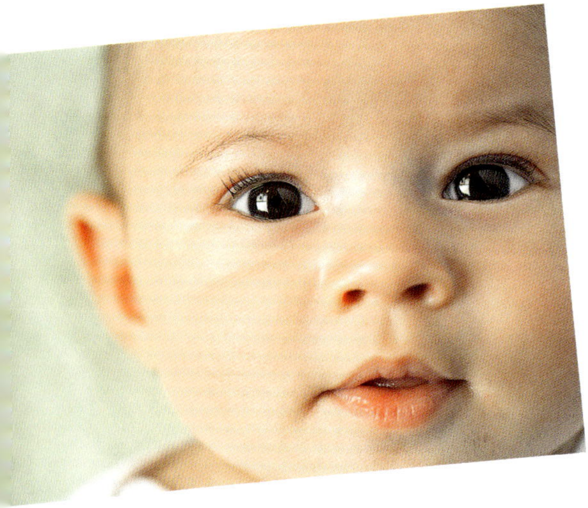

Augen und Ohren dominieren beim Baby die Sinneswahrnehmung – deshalb ist es wichtig, dass die Pflege nicht bei laufendem Radio oder Fernseher erfolgt, und dass der Blick nicht von Mobiles oder Ähnlichem abgelenkt wird. Das Kind kann sich Ihnen nur anschließen, wenn es spürt, dass Sie eindeutig mit Blick, Worten, Gesten und Körpersprache ganz bei ihm sind. Es hilft Ihnen, Ihre Gefühle und Gedanken ganz auf das Kind zu richten, wenn Sie das, was Sie tun, mit Worten begleiten. Ständig wiederkehrende Gesten und Sätze tragen dazu bei, dass sich das Kind entspannen kann und die vertrauten Signale versteht.

Schon früh werden Sie dabei wahrnehmen können, wie gut Sie und das Kind zusammenwirken, auch wenn es ansonsten mit Worten nicht kommunizieren kann.

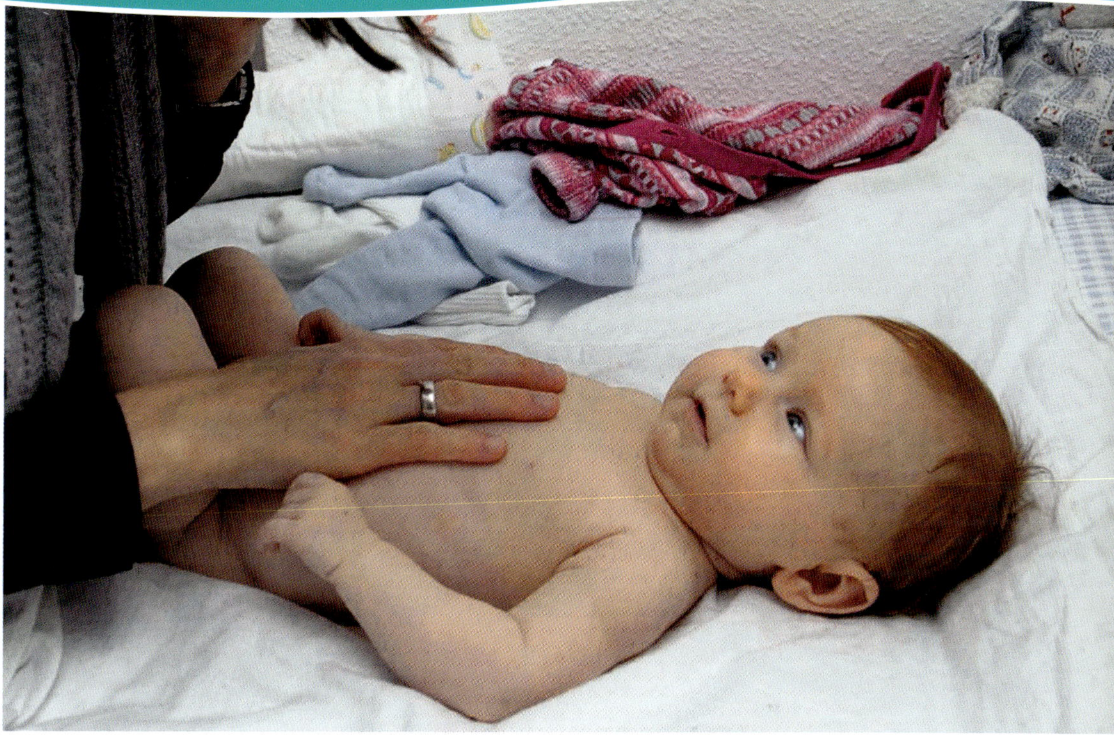

Die Hände sind für das Kind deutlich spürbare Botschafter – und Sie können mit ihnen das Befinden des Kindes erkunden.

Die wichtigsten »Botschafter« sind in dieser Zeit – neben dem Klang Ihrer Stimme – Ihre Hände. Über sie erfährt das Kind etwas aus seiner Umgebung, und sie vermitteln ihm über die Qualität der Berührung Ihre Stimmung, Haltung und Befindlichkeit. Wenn Sie ausgeglichen und ruhig sind, nimmt das Kind Ihre Hände anders wahr, als wenn Sie verspannt und gestresst sind. Womöglich wird es sich dann ebenso gestresst und angespannt fühlen wie Sie. Denn die Haut ist nicht nur Abgrenzungs-, sondern auch Wahrnehmungsorgan, sie verbindet den Menschen mit seiner Umwelt. Zu diesem Thema schreibt die ungarische Kinderärztin Dr. Emmi Pikler:

»Während wir das Kind kennenlernen, beginnt auch das Kind uns kennenzulernen, und zwar vor allem unsere Hände. Die Hände bilden die erste Beziehung des Säuglings mit der Welt (außer dem Stillen). Hände heben ihn auf, legen ihn hin, waschen, kleiden füttern ihn eventuell auch. Welcher Unterschied: Wie anders ist das Bild der Welt, das sich für den Säugling offenbart, wenn ruhige, geduldige, behutsame, aber doch sichere und entschlossene Hände mit ihm umgehen – und wie ganz verschieden gestaltet sich die Welt, wenn diese Hände ungeduldig, derb oder hastig, unruhig und nervös sind. Am Anfang bedeuten für den Säugling die Hände alles, sie sind der

Mensch, die Welt. Behandeln wir es nie wie einen leblosen Gegenstand, wie klein es auch sein mag. Nehmen wir Rücksicht! Zusammen, gemeinsam, lösen wir die Aufgaben: Die Mutter die ihren, das Kind die seinen.«

Deshalb ist es wichtig, dass Ihre Hände bei der Pflege warm sind und weich (kalte Hände können Sie vorher mit warmem Wasser waschen und gut trocken rubbeln, dabei werden sie warm), und dass sie dem Kind gegenüber nicht nur »Botschafter«-Qualitäten haben, sondern auch »Kundschafter« sind, Wahrnehmungsorgane für zarte Signale des Neugeborenen. Wenn Sie das Kind mit »fragenden« Händen aufnehmen, spüren Sie unwillkürlich, ob es sich gehalten fühlt, sich wohlig überlässt und sich in diese Hände schmiegt, oder ob es sich anspannt, weil es zuvor in seinem Gleichgewicht erschüttert wurde. Dann genügt es meist, einen Sekundenbruchteil in der Bewegung innezuhalten, um dem Kind zu ermöglichen, sich zu zentrieren und auf eine neue Situation einzulassen. So fühlt es sich wahrgenommen und sicher, weil Sie spüren, wann es sich anspannt und darauf reagieren. Ihre Hände sollten die Berührung beim Kind ankommen lassen, ohne es zu bedrängen, aber auch ohne es durch zu viel Vorsicht zu verunsichern.

Das Kind kann mit seiner Körpersprache den Händen sein Befinden genau vermitteln: Es schmiegt sich an wie ein aufgehender Hefeteig, wenn es sich wohlfühlt, es holt tief Luft, wenn warme Hände sein Bäuchlein sanft massieren, es streckt sich von der Sohle bis zum Scheitel, wenn die geschmeidige Hand seinen Fußsohlen auf dem Wickeltisch Widerstand bietet. Je besser Sie das Kind und seine individuellen Vorlieben mit den Händen erspüren, desto leichter können Sie damit bei den vielen unbekannten Dingen, die auf das Neugeborene einstürmen, Trost bieten.

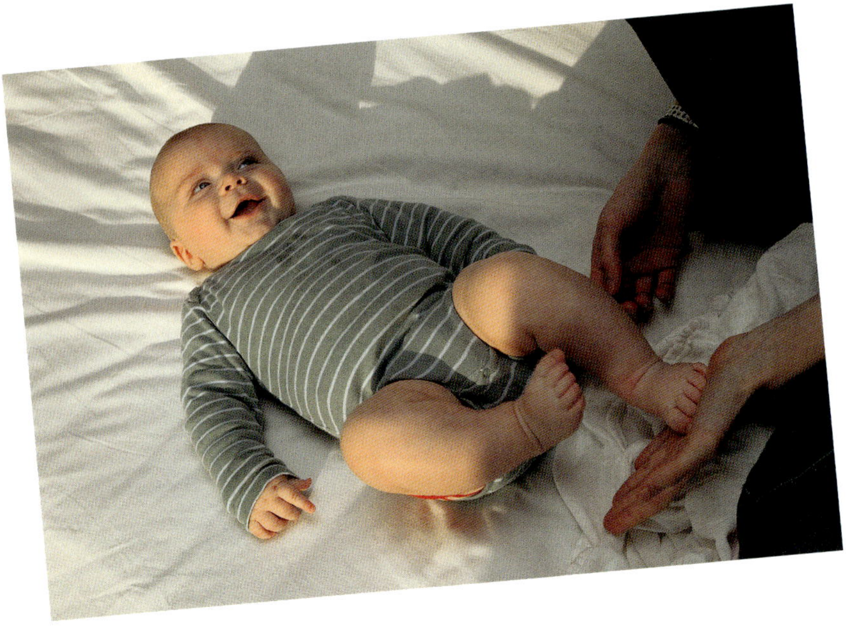

Mit Genuss leistet das Babyfüßchen der flachen Hand Widerstand.

Der Pflegeplatz

Überlegen Sie schon einige Zeit vor der Geburt, wo der Wickeltisch stehen soll – in den kommenden zwei bis drei Jahren werden Sie ihn mehrmals täglich aufsuchen, außer dem Bett ist er der zentrale Ort im Kinderzimmer. Er sollte genügend Platz bieten und Stauraum für die Pflegeutensilien und die Kleidung des Kindes.

Manche Eltern glauben, ein Wickelplatz erübrige sich, genauso gut sei das Kind auf dem Boden oder dem Bett zu versorgen – dann könne es auch nicht herunterfallen. Ein Kind tagtäglich mehrfach auf dem Boden kniend waschen, wickeln und anziehen zu müssen, wird sich jedoch bald als recht anstrengend erweisen. Außerdem erfährt das Kind an dieser Stelle keine Begrenzung – sobald es kriechen, krabbeln oder laufen kann, wird es nicht mehr an Ort und Stelle bleiben wollen, und Sie sind gezwungen, es durch die ganze Wohnung zu verfolgen, um es anzuziehen. Wenn Sie einen festen Wickelplatz installieren, auf dem die gesamte Pflege stattfinden kann, ist das sowohl für Sie als auch für das Kind einfacher und gemütlicher.

Der »ideale« Wickelplatz

- ✔ Der Wickeltisch sollte so groß sein, dass auch ein dreijähriges Kind gut darauf Platz hat (ca. 60 Zentimeter tief, 80 Zentimeter breit).
- ✔ Als Unterlage brauchen Sie nicht unbedingt eine gekaufte Wickelauflage – genauso gute Dienste leistet eine alte Wolldecke, die Sie in einen Bettbezug stecken und mit einem Frotteehandtuch abdecken, das Sie leicht wechseln und waschen können.
- ✔ Optimal ist es, wenn Sie den Wickeltisch an drei Seiten mit einem mitwachsenden Holzgitter versehen (Bezugsadressen Seite 221, 358, 379). Es ist anfangs nur wenige Zentimeter hoch, später jedoch – voll »ausgefahren« – bietet es dem stehenden Kleinkind einen guten Halt, sodass das Baby in jeder Wachstumsphase bei der Pflege gut mithelfen kann. Innerhalb dieser Begrenzung kann das Kind den ganzen Raum einnehmen, seitlich davon können die Pflegeutensilien stehen (Babyöl, Waschschüssel). So ist es dem Kind nicht möglich, nach Dingen zu greifen, mit denen es nicht spielen soll – es weiß genau, dass die Region jenseits des Gitters der Arbeitsplatz des Pflegenden ist – die Region diesseits jedoch sein Reich.

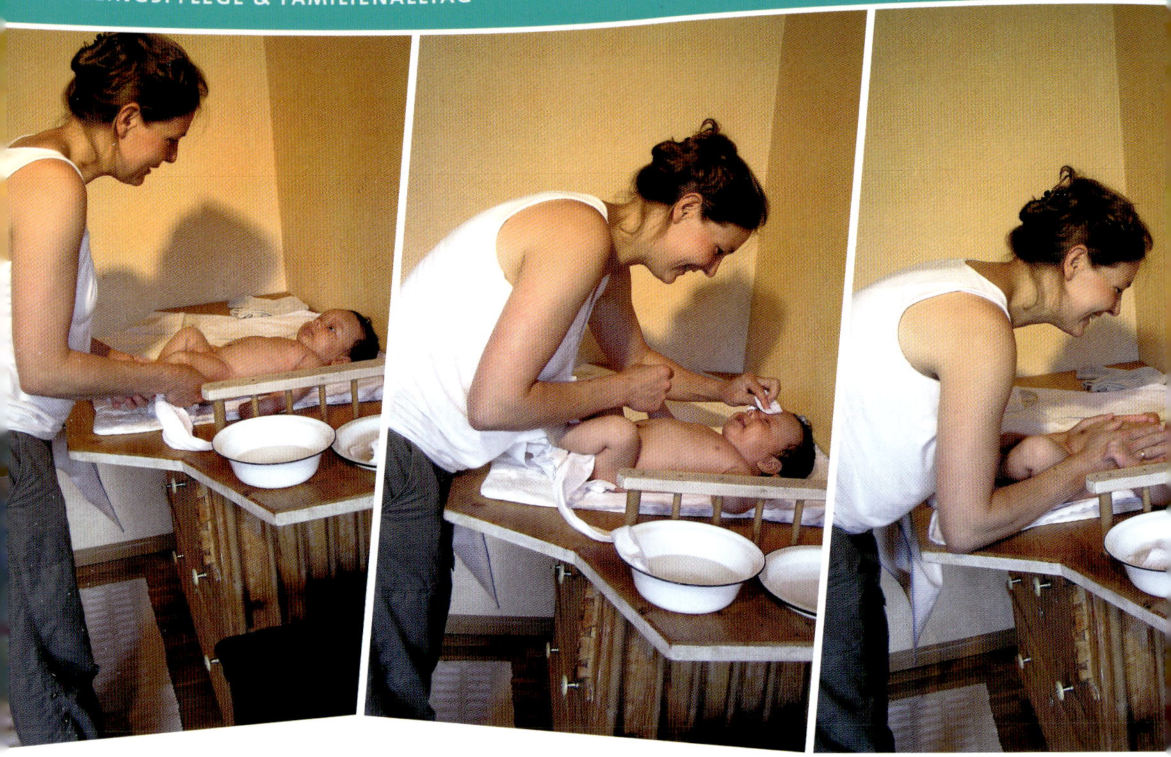

Die Stäbe am rechten Rand des Wickeltischs »wachsen« mit: Je größer das Kind wird, desto höher werden sie geschoben. Später kann sich das Kind im Stehen daran festhalten und beim Aus- und Anziehen helfen.

So können Sie die gesamte Pflege an einem Ort erledigen und diesen erst verlassen, wenn Sie fertig sind. Das Kind lernt dabei ganz selbstverständlich, dass der Pflegeablauf ein in sich geschlossener Vorgang mit Anfang und Ende ist.

Sie entziehen damit auch einem späteren Machtkampf um das An- und Ausziehen jede Grundlage, weil das Kind von Geburt an gewöhnt ist, dass die Pflege nur an diesem Platz stattfindet. Viele Konflikte entstehen dadurch, dass der Erwachsene dem Kind »mal eben« die Windel wechselt, alles andere jedoch später und anderswo erfolgt – somit wird der Ablauf der Pflege beliebig. Der Erwachsene bringt das Kind dadurch erst auf die Idee, dass es sich dem Wickeln oder Anziehen widersetzen, oder dass es aus einer Laune heraus ein anderes Kleidungsstück bevorzugen könnte als das am Wickelplatz bereitgelegte. Wenn alles immer an ein und demselben Ort und in sinnvoller Reihenfolge geschieht, wird diese Gewohnheit zur Selbstverständlichkeit und auch später nicht infrage gestellt.

Die Vorbereitung

Zu Zeiten unserer Groß- und Urgroßmütter war es noch üblich, sich vor der Säuglingspflege die Hände mit heißem Wasser, Seife und Bürste zu schrubben und eine gestärkte und gebügelte weiße Leinenschürze anzuziehen. Ein solcher Aufwand erscheint uns heute übertrieben und überflüssig.

Derlei Traditionen hatten jedoch einen nicht zu unterschätzenden Vorteil: Mit dieser als notwendig erachteten aufwändigen Vorbereitung bot sich die Gelegenheit, sich innerlich einzustellen auf das, was als nächstes bevorstand: das Kind zu waschen und zu wickeln, ganz bei dieser Aufgabe zu sein und sie mit einem gewissen Respekt zu erfüllen. Das geschah damals nicht bewusst und vorsätzlich, es war einfach so üblich. Dass uns diese Haltung verlorengegangen ist, bedeutet einen – wenngleich geringfügigen, in der Auswirkung aber doch bedeutsamen – Verlust an Kultur im Umgang mit einem kleinen Kind. Wir können uns diesen wieder aneignen, ohne alte, unzeitgemäße Zöpfe neu zu flechten. Die Kunst des Erziehens liegt zum Großteil im Gestalten von Übergängen – hier entstehen auch die meisten Konflikte. Indem Sie sich sammeln und auf das Bevorstehende einstimmen, können Sie vielen Schwierigkeiten die Grundlage entziehen.

So können Sie beispielsweise für die Zeit, in der Sie mit dem Kind beschäftigt sind, Ihr Handy ausschalten und beim Festnetztelefon den Anrufbeantworter anstellen (ohne mitzuhören, wer auf Band spricht). Wenn Sie mit den Gedanken woanders sind, wenn Sie telefonieren, während Sie das Baby wickeln, wird Ihr Kind spüren, dass Sie nicht bei der Sache sind und mit Ihrer Aufmerksamkeit nicht bei ihm.

Ein zweites, leicht umzusetzendes »Ritual« zur Vorbereitung der Pflege ist es, sich vor dem Wickeln bewusst die Hände zu waschen. Wählen Sie dafür eine milde, nicht aufdringlich parfümierte Seife mit natürlichen ätherischen Ölen aus Rose, Ringelblume oder Lavendel. Ein so zarter Duft ist für die kindliche Nase angenehmer und erfreut auch Erwachsene. Auch sollten Sie sich die Hände mit warmem Wasser waschen – nicht mit kaltem. Denn warme Hände – das wissen wir aus eigener Erfahrung – fühlen sich ungleich schöner an. Eine feine Seife oder ein spezielles, schönes »Hände-Handtuch« sind deshalb auch ein sinnvolles Geschenk für Eltern. Je wohler Sie sich selbst in Ihrer Haut fühlen, desto geborgener wird sich das Kind bei Ihnen fühlen. Hier beginnt Pflegequalität!

Derart auf das Kind eingestimmt, können Sie es feinfühliger aufnehmen. Gerade heute, wo wir ständig mehrere Dinge gleichzeitig erledigen, wo wir immer zu wenig Zeit haben und alles »hopp-hopp« gehen muss, hat es eine ungemein beruhigende und entspannende Wirkung – für das Kind ebenso wie für Sie selbst –, wenn Sie sich auf die gemeinsame Zeit der Pflege innerlich und äußerlich vorbereiten. Schon allein dadurch ist Gegenwart gegeben – sind die Gedanken weder in der Vergangenheit noch in der Zukunft, sondern im Jetzt, in diesem Moment der Begegnung mit dem Kind. Das erfordert keine intellektuelle Leistung, keine besonderen Mittel, sondern lediglich den Willen des Erwachsenen, sich dieser Aufgabe gern zu widmen.

Wie oft jedoch stehen Eltern verschwitzt, mit strähnigen Haaren, gestresst und übermüdet im Dauereinsatz und kommen nicht mehr zu sich selbst! Wenn Sie bei der Pflege ganz bei der Sache sind und mit Ihrer gesammelten Aufmerksamkeit beim Kind, haben Sie anschließend auch wieder Zeit für sich, was wiederum die Voraussetzung dafür ist, dass Sie in der Pflege ganz »da« sein können. So gibt eins das andere. Ein derart wohltuender Umgang mit dem täglich Notwendigen ist ohne großen äußeren Aufwand auch in unserer Zeit umzusetzen. Dazu gehört, gute Gewohnheiten früh anzulegen: Was Sie sich sofort nach der Geburt des Kindes angewöhnen, wird später zur Selbstverständlichkeit und trägt.

Für die Pflege sollten bereitliegen: Waschlappen, Schüssel mit warmem Wasser, Handtuch oder Stoffwindel zum Abtrocknen, Wattepads und Mandelöl zum Reinigen hartnäckiger Schmutzreste, frische Windeln, saubere Kleidung.

Haben Sie für das anschließende Stillen oder Füttern alles parat? Dann können Sie vom Wickeln direkt zur Mahlzeit übergehen, ohne das Kind zwischendurch noch einmal ins Bett legen zu müssen, was es ohnehin verwirren würde, denn es soll ja nicht schlafen.

Wenn das Kind schon wach ist, kann es diese vorbereitenden Tätigkeiten von seiner Wiege oder vom Bettchen aus miterleben und ist dann bereits eingestimmt auf das, was kommt. Es braucht nicht zu schreien, sondern kann aufmerksam verfolgen, was Sie gerade tun. Wenn Sie währenddessen beiläufig vor sich hin erzählen, womit Sie beschäftigt sind, wirkt der Klang der Stimme zusätzlich beruhigend und umhüllend. Schläft es noch, kann es durch die Geräusche, die Sie bei Ihren Vorbereitungen machen, langsam wach werden und wird daran erinnert, dass nun Pflege und Mahlzeit anstehen.

Wann es Zeit ist für die Pflege, hängt unter anderem vom Alter des Kindes ab. Bei Neugeborenen können Sie sich noch vom Rhythmus des Kindes leiten lassen – in den ersten drei Monaten können Sie ein Kind nicht verwöhnen (siehe Seite 294). Dennoch ist es sinnvoll zu vermitteln, dass sich der Tag rhythmisch gliedert und dass sich die Pflege am Tag anders gestaltet als in der Nacht (siehe Seite 184).

Die bittende Geste

Ein respektvoller Umgang mit dem Kind äußert sich bereits in trivial erscheinenden Tätigkeiten wie An- und Ausziehen: Sie können dem Kind das Hemdchen kommentarlos über den Kopf ziehen, oder Sie können ihm diesen Vorgang ankündigen und es bitten, Sie dabei zu unterstützen. Das geht ganz einfach: Sie halten lediglich vorher Ihre Hand mit einer bittenden Geste in das Blickfeld des Kindes und sprechen es gleichzeitig an: »Reichst du mir bitte deine Hand? Ich möchte dir das Hemd ausziehen.« Oder: »Streckst du bitte dein Bein, damit ich dir die Strampelhose abstreifen kann?«

Das Gleiche wiederholen Sie später beim Anziehen: Sie schlüpfen mit Ihrer Hand in den Ärmel von Hemdchen oder Jacke und bitten es mit Worten, aber auch mit Gesten um seine Hand, indem Sie Daumen, Zeige- und Mittelfinger von außen durch die Ärmelöffnung strecken und so signalisieren: hier hinein soll die Hand. Solange das Baby noch sehr klein ist, nehmen Sie dann mit Ihrer anderen Hand das Ärmchen des Kindes und streifen das Kleidungsstück darüber. Später wird das Kind die drei Finger als Signal verstehen, das dazu einlädt, die Hand zu reichen. Ähnlich können Sie beim Anziehen von Strampelhose, Söckchen und Schuhen vorgehen. Dabei sollten Sie jedoch darauf achten, dass Sie Ihre Hand in Blickhöhe des Kindes bewegen und erst anschließend die Kleidung überstreifen.

Es mag Ihnen seltsam erscheinen, mit einem Baby, das weder sprechen noch die Bedeutung von Worten verstehen kann, auf diese Weise umzu-

Zunächst bittet die Mutter mit ihren durch den Ärmel geschobenen Fingern im Blickfeld des Kindes um seine rechte Hand und streift das Jäckchen über. Danach folgt die linke Seite, wo sie auf die gleiche Weise das Ärmchen behutsam in den Ärmel führt.

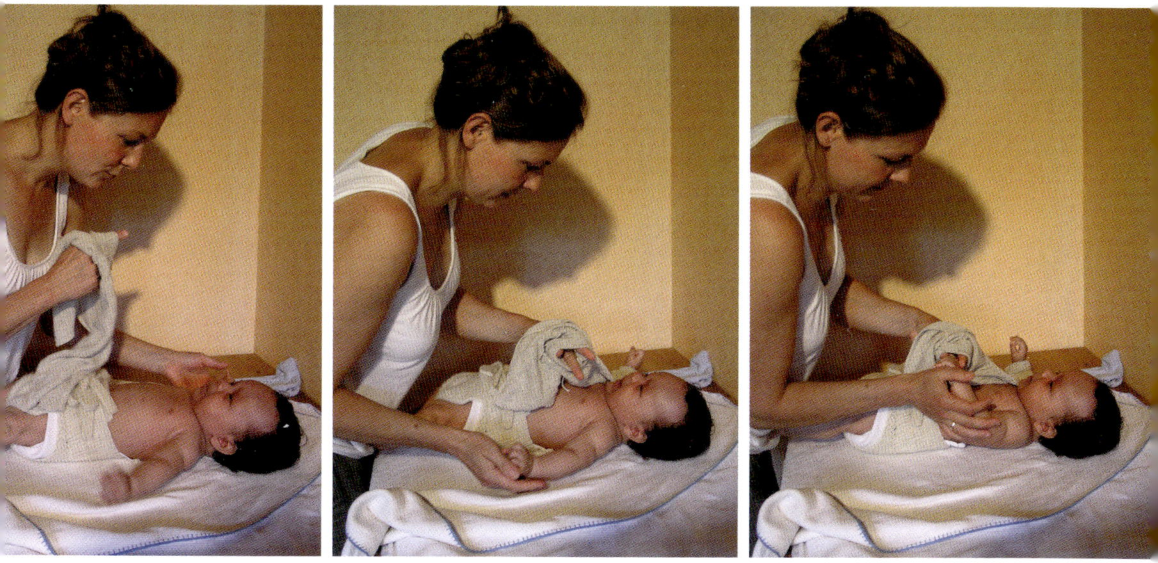

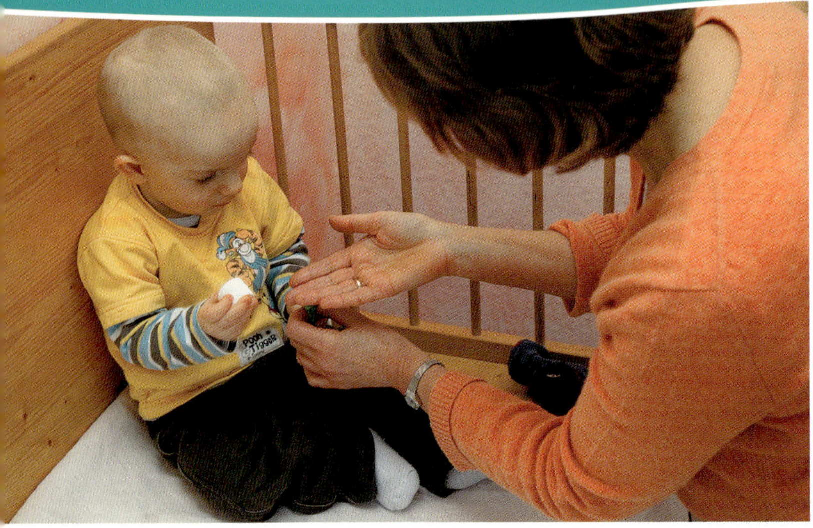

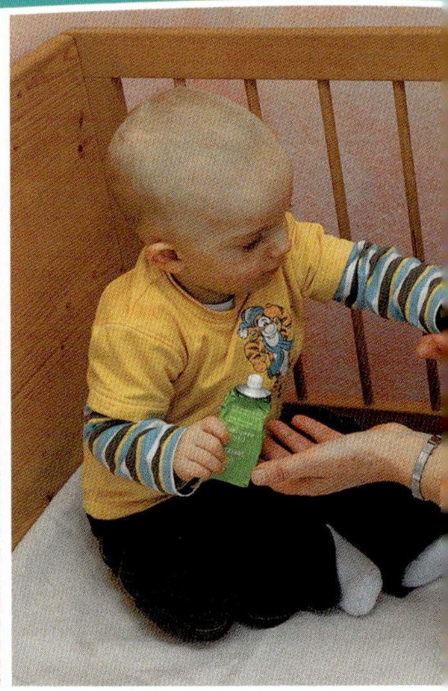

Für die bittende Geste ist es nie zu spät – das Kind wird sie und ihre Bedeutung schnell verstehen: Gib mir bitte Tube und Deckel – oder die Haarbürste.

gehen. Das Kind nimmt jedoch Ihre bittende Geste wahr, und es erlebt Ihre respektvolle innere Haltung am Klang Ihrer Worte und an der Art und Weise, wie Sie es berühren. Wenn es diesen Umgang bei jedem Aus- und Anziehen, bei jedem Wickeln erlebt, wird es später gerne von selbst mitmachen und die bittend ausgestreckte Hand auch ohne Worte verstehen.

Beides – Geste und Tätigkeit – hilft dem Kind, den Sinn des Gesagten zu erleben. Es wird das An- und Ausziehen ebenso wenig wie das Wickeln als unangenehme Last empfinden, sondern vielmehr als Möglichkeit, mit Ihnen in eine von gegenseitigem Respekt geprägte Kommunikation zu treten. Am sich stets wiederholenden Ablauf kann es sich orientieren, sich entspannen und vertrauensvoll überlassen. Später wird es aktiv und freudig mithelfen.

Der für das Kind schon bald nachvollziehbare Zusammenhang zwischen Geste, gesprochenem Wort und sinnvoll erlebter Tat bildet als lebendiger Dialog die Grundlage für das später folgende Sprachverständnis und das eigene Denken. Wenn Sie zum Beispiel beim Wickeln erzählen, dass Sie gleich in den Park, zum Einkaufen und zur Post gehen werden, kann Ihr Kind alle diese Botschaften nicht verstehen und einordnen. Es kennt die Begrifflichkeiten noch nicht und verbindet auch keinen Inhalt damit. Es bildet sich die Begriffe zunächst am sinnlich Begreifbaren, an dem, was es im Zusammenklang sieht, hört und erlebt. Die Namen der Körperteile erschließen sich bei der Körperpflege, beim Abtrocknen und Einölen oder wenn Sie bitten, das Füßchen auszustrecken oder die Hand zu reichen. Das Kind begreift immer zuerst sich und dann die Welt. Eine Nase in einem Bilderbuch ist nur dann eine Nase, wenn das Kind zuvor seine eigene Nase ertastet und kennengelernt hat und wenn ihm der Begriff »Nase« im selbst erlebten Zusammenhang benannt wurde.

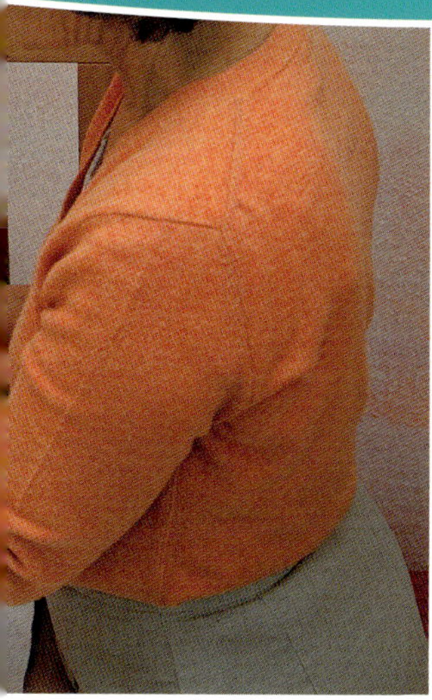

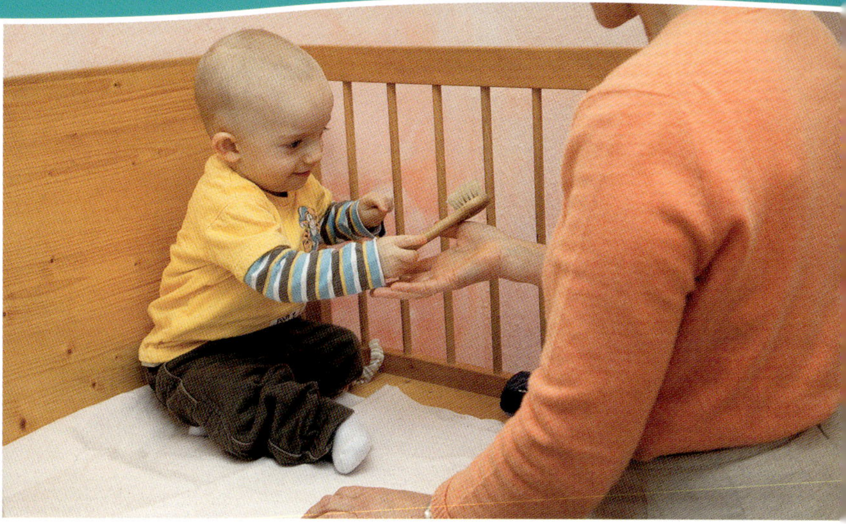

Es wäre eine vertane Chance, dem Kind bei der Pflege ein Bilderbuch oder Spielzeug in die Hand zu drücken, damit es sich beschäftigen kann, während Sie ungestört die Windel wechseln. Lassen Sie es doch lieber an der sinnvollen Tätigkeit teilhaben und beziehen Sie es durch Worte und Gesten mit ein. Indem es mitwirken darf, fühlt es sich wertgeschätzt und geachtet.

Mehr noch: Sie legen damit den Grundstein dafür, dass es sich in seiner Kompetenz für sich selbst wahrgenommen und bestätigt fühlt. Die Freude, etwas alleine tun zu können, bestärkt das Kind in seiner Selbstwirksamkeit. Es wird auf diese Weise schon von Geburt an in dieser Selbstständigkeit gefördert und begleitet.

Behalten Sie die bittende Geste deshalb auch bei, wenn das Kind bereits vieles selbst kann – und üben Sie sich in Geduld, wenn es versucht, etwas selbst auszuführen. Es kann zum Beispiel unermüdlich probieren, sich ein Söckchen anzuziehen. Wenn Sie es dabei stören und ihm das Söckchen wieder abnehmen, um es möglichst rasch selbst überstreifen zu können, verliert das Kind entweder das Interesse, oder es zieht das Söckchen so bald wie möglich wieder aus und probiert es aufs Neue.

Andererseits gilt es, den richtigen Zeitpunkt abzupassen, an dem die Geduld tatsächlich an ihre Grenzen stößt – Ihre und die des Kindes. Wenn Sie es dann mit der ausgestreckten, bittenden Hand auffordern, Ihnen das Söckchen zu reichen, damit Sie es anziehen können, wird das Kind Ihrer Bitte folgen. Es hat ausprobieren und erkunden dürfen, was es kann – aber auch, was es noch nicht kann. Und wenn Sie es doch hin und wieder einmal sehr eilig haben, können Sie sich darauf verlassen, dass Kinder, mit denen sonst respektvoll umgegangen wird, auch Ausnahmen gut tolerieren können.

Ausziehen, waschen, baden

Aus- und Anziehen, Waschen und Baden sind Vorgänge, die viele Kinder – vor allem in den ersten Lebensmonaten – nicht gerne mögen. Sie können es dem Baby erleichtern, sich in diese Notwendigkeiten zu fügen, indem Sie einige Grundbedürfnisse beachten:

- ✔ Wechseln Sie die Lage des Kindes so wenig und so selten wie möglich. Sie brauchen es zum Beispiel nicht hochzunehmen, um ein Jäckchen hinten aufzubinden, sondern können es dafür auf die Seite drehen. Je stabiler das Kind von der Unterlage unterstützt wird, desto sicherer fühlt es sich. Die Schwerkraft ist für das Neugeborene noch neu, es ist leicht in seinem Gleichgewicht zu erschüttern.
- ✔ Lageänderungen können Sie durch Ihre führenden Hände begleiten: Schieben Sie die flache Hand und den Unterarm unter Rücken und Kopf des Kindes, wenn Sie es aufnehmen. So ist besonders das schwere Köpfchen, das es noch nicht selbst halten kann, gut abgestützt.
- ✔ Nacktheit ist für Babys grundsätzlich unangenehm, weil sie schnell frieren. Bei Kälte verspannen sie sich, werden ängstlich und abwehrend. Wenn Sie das Kind nur so kurz wie nötig nackt lassen, fühlt es sich sehr viel wohler.
- ✔ Beim Ausziehen und später beim Waschen oder bei der Pflege der Hautfalten können Sie alle bereits entblößten Stellen mit einer Stoffwindel oder einem Moltontuch abdecken, damit sie nicht auskühlen.
- ✔ An der Stelle, die gerade nackt ist, spürt das Kind Ihre warmen, tätigen Hände – und fühlt sich wohl.
- ✔ Berührungsempfindliche Babys mit sehr zarter Haut können Sie in den ersten Wochen mit einem besonders weichen Waschlappen aus Windelmull säubern. Später können Sie dann zu den üblichen Frottee-Waschlappen übergehen, die die Haut angenehm massieren.
- ✔ Die beste Vorbereitung auf den nassen Waschlappen ist das Geräusch der leise plätschernd in die Waschschüssel zurückfallenden Wassertropfen, wenn Sie den Waschlappen auswringen. Solche sinnlichen Wahrnehmungen sind für das Kind deutlicher als jede gesprochene Erklärung (was Sie nicht davon abhalten sollte, dem Kind auch zu erzählen, was Sie tun).

- Baden Sie das Baby erst dann, wenn es sich an das Waschen bereits etwas gewöhnt hat – es reicht völlig, wenn es nach vier bis sechs Wochen zum ersten Mal in die Baby-Badewanne kommt. Der Windelbereich wird sowieso nach Bedarf gereinigt.

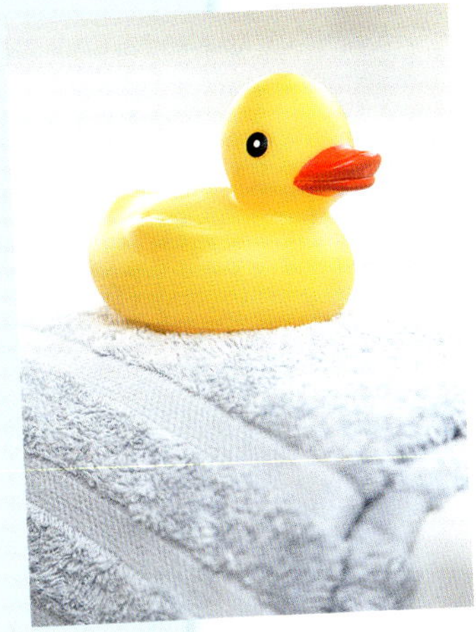

- Verlassen Sie sich dabei auch auf Ihr eigenes Empfinden. Wenn Sie das Gefühl haben, dass es jetzt richtig wäre, dem Kind neue Eindrücke zukommen zu lassen und Sie sich selbst dabei wohl- und sicher fühlen, können Sie den Schritt vom Waschen zum Baden machen.
- Sorgen Sie in der Baby-Badewanne für spürbare Begrenzung und halten Sie das Kind gut. Zunächst reicht es, wenn die Wanne nur so viel Wasser enthält, dass das mit dem unteren Rücken auf dem Wannenboden liegende und mit der Hand gehaltene Kind davon bis zum Bauch bedeckt ist. Erst wenn es freudig zu strampeln beginnt und damit zeigt, dass es mit dem Auftrieb des Wassers vertraut ist, können Sie die Wanne voller machen.
- Waschen Sie das Kind vor dem Baden an den Stellen, die gereinigt werden müssen (Hautfalten, Windelbereich) nach wie vor zuerst auf dem Wickeltisch. Erst danach tragen Sie es in ein warmes Moltontuch gehüllt zur Wanne. Das Baden wird so zum genussvollen Erlebnis, bei dem es nicht mehr so sehr darauf ankommt, sauber zu werden, sondern das Wasser als Element zu spüren.
- Wenn Sie das Kind in der Wanne gleichzeitig halten und waschen, muss es sich auf jede Lageänderung neu einstellen. Es wird schnell verunsichert, verspannt sich und fühlt sich nicht mehr wohl. Dann ist es meist schwierig, es an Stellen zu reinigen, die nicht so leicht zugänglich sind.
- Duschen Sie das Kind nicht ab – die vielen Wasserstrahlen erschrecken ein Baby, und es wird mit Abwehr und Geschrei darauf reagieren. Schöpfen Sie das Wasser mit der Hand aus der Wanne über das Kind – das genügt für den Anfang völlig.
- Wenn Sie sich zu zweit um das Kind kümmern können und Lust auf ein »Familien-Badefest« haben, kann auch eine(r) von Ihnen mit dem Baby in die große Badewanne steigen. Temperieren Sie das Wasser nicht nach Ihrem Wohlbefinden, sondern so, dass sich das Baby darin wohlfühlt (circa 37 bis 38 °C). Eine alte Hebammenregel besagt: Wenn die Wassertemperatur am Ellenbogen (der sehr temperaturempfindlich ist) als angenehm empfunden wird, ist es für das Baby

richtig. Während einer von Ihnen bereits im Wasser liegt, kann der andere das Kind ausziehen, waschen und dann zur Badewanne bringen. Auf dem Bauch des Erwachsenen schön angekuschelt und sicher geborgen kann es das Wasser genießen und wird anschließend mit einem vorgewärmten warmen Handtuch empfangen, gewickelt und angezogen.

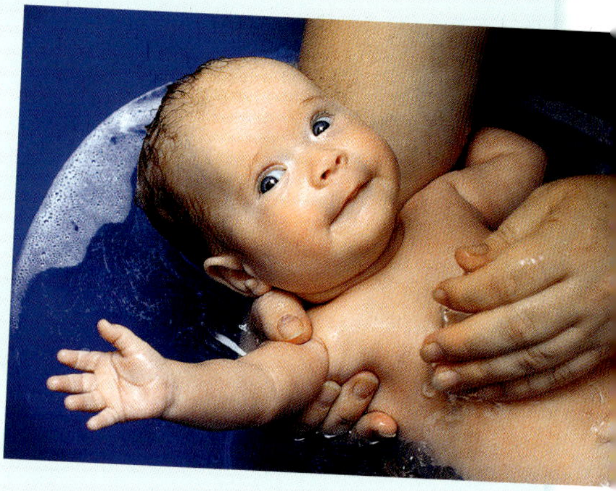

- Wenn Sie das Baby in das Wasser hineinlegen – und später auch wieder beim Herausnehmen –, sollten Sie darauf achten, dass beides nicht zu schnell und hektisch geschieht. Ihre Hände werden spüren, ob sich das Kind beim Eintauchen verspannt.
- Die Badezeit sollte zunächst nicht länger als wenige Minuten dauern. Ein Säugling, der nach dem Baden weint, signalisiert, dass er zu lange im Wasser war und erschöpft ist. Erst später, wenn das Kind bereits sitzt, können Sie das Bad länger ausdehnen. Bedenken Sie: Was wir Erwachsene als entspannend empfinden, ist für ein Kind oft eher anstrengend. Das gilt auch für das Baden in den ersten Lebensmonaten, das für ein Kind eine Vielzahl neuer Eindrücke mit sich bringt, die alle verarbeitet werden wollen.
- Trocknen Sie das Kind nach dem Baden vorsichtig mit einer Stoffwindel oder einem weichem Frotteetuch ab. Dabei können Sie alle freiliegenden Stellen jeweils wieder gut abdecken, damit das Kind nicht friert.

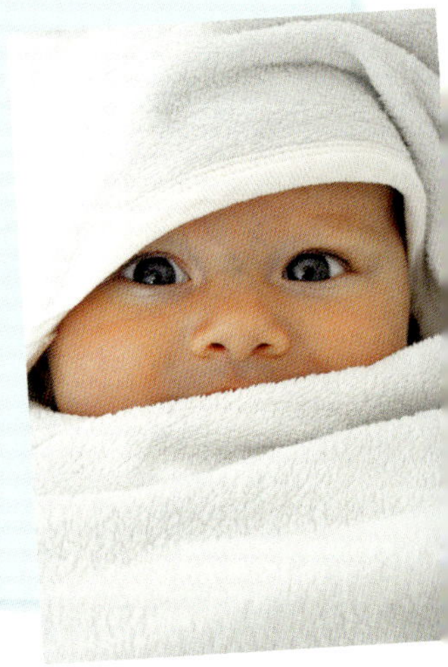

- Die Haut können Sie anschließend sparsam mit einem milden Hautöl (Calendulaöl, Solum-Öl) pflegen. Ob das dem Kind und seiner Haut guttut, müssen Sie erspüren. Es gibt Babys, bei denen die Aufnahmefähigkeit durch das Ausziehen, Waschen und Baden bereits vollkommen erschöpft ist und denen das Einölen oder Massieren zu viel wird. Und es gibt andere, für die gerade darin erst die Krönung des Baderituals besteht.

Anziehen

Babys brauchen nicht jeden Tag frische Wäsche – es sei denn, sie ist durch eine volle Windel verschmutzt. Ein warmes Hemdchen bietet eine heimelige Hülle, die nicht unnötig verlassen werden muss. Wird das Kind nur gewaschen, können Sie ruhig Hemdchen und Jäckchen anlassen und sich vor allem auf den Windelbereich beschränken. Hat das Kind gebadet oder wurde es von Kopf bis Fuß gewaschen, bekommt es frische Kleidung.

Achten Sie dabei darauf, dass die Kleidung nicht über den Kopf gezogen werden muss oder eine ausreichend große Öffnung dafür hat. Dann lässt sich der Kopfausschnitt wie ein Rahmen um das Gesicht legen und unter dem liegenden Hinterkopf durchstreifen. Von außen können Sie dann mit den Fingern durch die Ärmel greifen und den Arm des Kindes zu Ihrer Hand führen – so brauchen Sie nicht an der Hand zu zerren oder den Arm unnötig zu dehnen.

Wir haben bereits darauf hingewiesen, wie wichtig es ist, das Kind beim Anziehen respektvoll anzusprechen und einzubeziehen. Es folgt Ihrer Aufforderung zunächst mit dem Blick, später reicht es von selbst die Hand und noch später auch den Fuß – entsprechend der fortschreitenden Bewegungsentwicklung.

Die Überkleidung ist die nächste Hülle nach dem Hemdchen, das unmittelbar auf der Haut liegt. Hier gibt es mittlerweile eine Fülle von bewegungshemmenden, wärmestauenden, unbequemen, schlecht anzuziehenden »Designer«-Modellen. Auf ein rundes Milchbäuchlein passt nun mal keine Jeans. Sie engt den Bauch ein, sie drückt mit ihrem Verschluss, und sie behindert das Strampeln. Alles, was um den Bauch herum eng anliegt, ist für ein Baby im ersten Lebensjahr (und auch noch später) wenig geeignet. Durchgehende Bodys, Strampelanzüge oder auch ein Strampelsack halten warm und bieten mehr Bewegungsfreiheit.

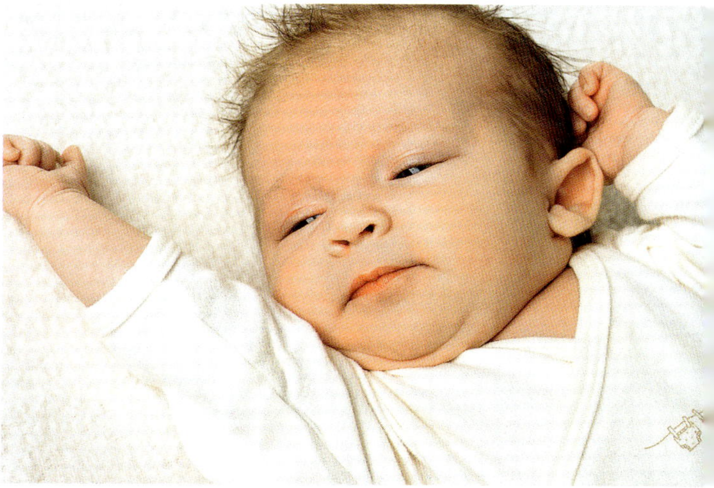

Während Sie die Wickelutensilien und Anziehsachen bereitlegen, räkelt sich Ihr Kind im Bettchen wohlig wach.

Ein-Wickeln

In den ersten Lebenswochen bedeutet Wickeln für das Kind mehr als das Wechseln der Windel. Es tut ihm einfach gut, von Kopf bis Fuß eingewickelt zu werden. Für nervöse, unruhige Säuglinge oder Frühchen ist das »Pucken« (siehe Seite 158), bei dem die Händchen mit eingepackt werden, eine wunderbare Möglichkeit, zur Ruhe zu kommen, sich sicher und geborgen zu fühlen und in den Schlaf zu finden.

Für alle anderen Babys ist das Wickeltuch, bei dem die Hände frei bleiben, eine gute Alternative zur Strampelhose – gerade in den ersten Lebensmonaten. Es handelt sich dabei um ein circa 80 x 100 Zentimeter großes Tuch, in das das Baby eingeschlagen wird und das die Strampelhose bzw. die Söckchen ersetzt. Außer der Windel und einem Baumwollmützchen trägt das Kind nur ein Hemdchen und ein Jäckchen. Beine und Füßchen haben eine gewisse Bewegungsfreiheit und können sich Haut an Haut fühlen, vor allem beim Räkeln. In der Strampelhose dagegen sind Beine und Füße »isoliert«, weil sie durch den Stoff voneinander getrennt sind. Es regt jedoch den Tastsinn an und wirkt beruhigend auf das Kind, wenn es sich bis zu den Füßen selbst spüren kann.

Wickeltuch und Wolldecke vermitteln dem Baby Hülle und Geborgenheit – und lassen Bewegungsspielraum für Hände und Füße.

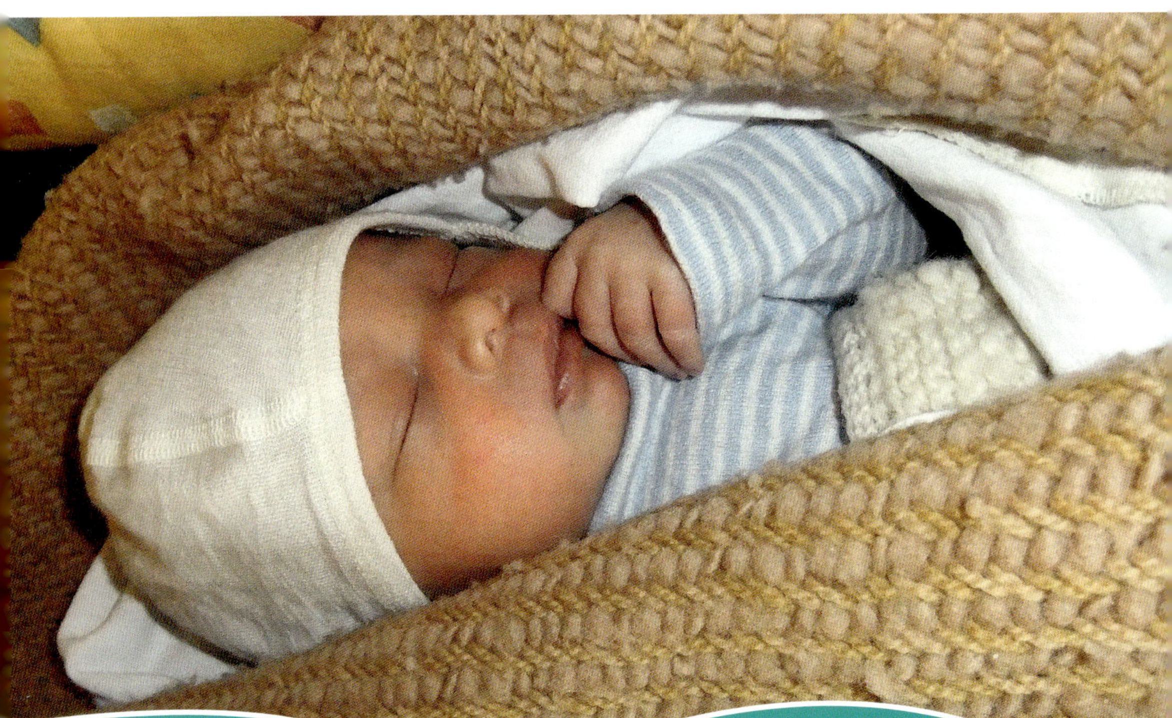

Das Tuch wird seitlich und von unten eingeschlagen. Solange das Kind nach der Pflege ruhig im Stubenwagen oder in der Wiege liegt, hält das Tuch meist ausreichend warm und es wird keine zusätzliche Decke benötigt. Sobald sich das Baby zur Seite zu drehen beginnt und Arme und Beine auf die jeweils andere Seite strecken kann (Kreuzgriff), öffnet sich das Tuch, und Sie wissen: Jetzt ist es Zeit für die Strampelhose und das Spielgitter.

Zu den gewöhnlichen Schlafenszeiten ist das Wickeltuch noch lange einsetzbar – jedenfalls so lange, bis es von einem Schlafsack abgelöst wird. Es ist praktisch, weil das Kind im Liegen versorgt werden kann, ohne aufgenommen werden zu müssen. Auch trägt das Wickeltuch dazu bei, das Kind im Tageslauf zu orientieren – wird es darin eingeschlagen, weiß es: Es ist Schlafenszeit. Die Strampelhose dagegen zeigt an: Es ist Spielzeit. Später wird aus dem Wickeltuch nicht selten eine heißgeliebte Schlafdecke.

Zusätzlich oder alternativ zum Wickeltuch ist ein Steckkissen zu empfehlen (Bezugsadresse siehe Seite 221). Es besteht aus Wollvlies, das in einen Baumwollbezug eingenäht ist. Die Kinder werden auf das Kissen gelegt, das Wollvlies wird von den Füßen her bis zu den Achseln hochgeschlagen und mit Bändern befestigt.

Früher war so ein Steckkissen gang und gäbe – später wurde es nur noch als Taufkissen benutzt und schließlich ganz vergessen. Es bietet dem Kind aber viele Vorteile, vor allem in den ersten Monaten.

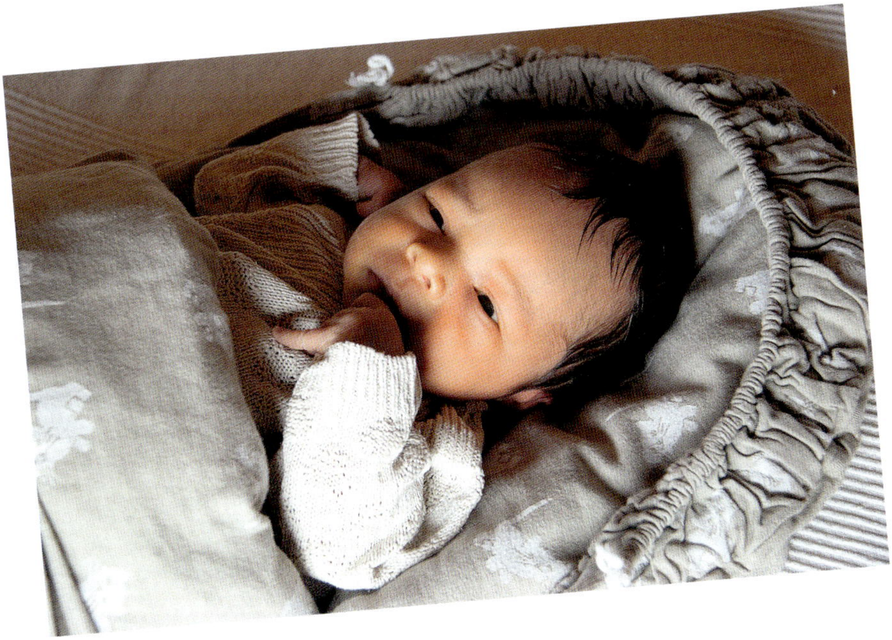

Altbewährt, neu entdeckt: das Steckkissen.

Die Vorteile eines Steckkissens:

- Das Kind ist darin wohlig warm geborgen und gut gehalten.
- Größere Geschwister können es darin gut tragen.
- Es kann im Steckkissen mitgenommen und in die Tragetasche oder den Kinderwagen gelegt werden.
- Das Steckkissen ist eine praktische Wickelunterlage für unterwegs.
- Im Gegensatz zum Schlafsack ist kein An- und Ausziehen nötig. Sie können das Baby einfach auf das offene Kissen legen und einbinden.
- Das Steckkissen ist so geräumig, dass das Kind auch im Wickeltuch oder in der Strampelhose gut darin Platz hat.
- Es liegt flach darin eingebettet – das ist gut für die Wirbelsäule.
- Mit der Zeit nimmt das Steckkissen den Duft des Babys an, das so seine vertraute Hülle immer um sich hat. Auch an fremden Orten kann es darin gut schlafen.
- Wird es dem Kind im Steckkissen zu warm, kann man es einfach aufbinden und aufdecken.
- Ähnlich wie beim Pucken kann man im Steckkissen die Hände mit einpacken, wenn das Kind unruhig wird oder friert.
- Kommt das Kind schlafend nach Hause, kann man es im Steckkissen in die Wiege oder sein Bettchen legen. Es muss nicht extra ausgezogen werden.

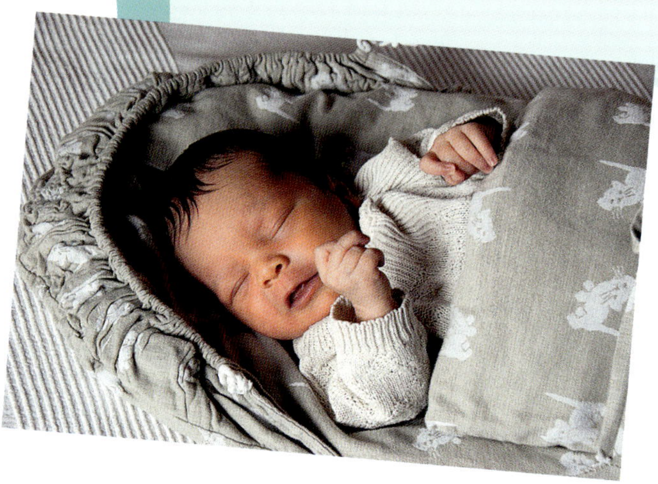

Mahl-Zeit

Nach dem Waschen, Wickeln und Anziehen ist es Zeit für das Stillen oder eine Mahlzeit. Derart frisch gemacht schmeckt dem Kind das Essen noch mal so gut!

Bereiten Sie auch hier den Platz gut vor: Suchen Sie sich einen gemütlichen Sessel mit Armlehne und Fußstütze zum Stillen oder Fläschchen-Geben aus. Im Bett oder auf dem Sofa können Sie es sich mit einem Stillkissen und einer Nackenrolle für den Kopf bequem machen. Erhält das Kind bereits Beikost, sollte der Tisch gedeckt und der Brei warm gestellt sein.

Sorgen Sie dafür, dass Sie während der Mahlzeit nicht gestört werden. Schalten Sie Handy, Telefon, Radio, Fernsehen und elektronische Medien aus. Wichtige Telefonate können Sie erledigen, wenn das Kind schläft oder für sich ist.

Für die Mahlzeit mit dem Löffel oder aus dem Glas braucht das Kind nicht im Hochstuhl oder einer Wippe zu sitzen (die für die Wirbelsäule sowieso nicht gut ist, weil das Kind krumm darin liegt). Auf Ihrem Schoß, gut gehalten von Ihrem Arm, sitzt es besser gestützt und geborgener. Es kann sich ankuscheln, aufrichten und zwischendurch ein kurzes Päuschen einlegen. Erst wenn es sich für längere Zeit selbst aufsetzen kann, fühlt sich das Kind für die gesamte Dauer einer Mahlzeit auch auf einem Stuhl wohl.

Ein Kind, das bereits beim Anblick des Löffels den Mund öffnet, kann genau zeigen, wann es genug hat: indem es den Mund geschlossen hält. Respektieren Sie dieses Signal! Vielleicht ist es schon satt, vielleicht braucht es auch nur eine kleine Pause und möchte dann weiteressen.

Führen Sie neue Gerichte und neue Gemüse-, Obst- und Getreidesorten nach und nach ein. Das Kind muss sich nicht nur an den unbekannten Geschmack gewöhnen, sondern auch daran, die noch fremde Nahrung zu verdauen und die festere Konsistenz zu kosten. Auf diese reagieren Kinder oft viel stärker als auf deren Geschmack. Dem einen Kind schmeckt der Brei flüssig, andere bevorzugen ihn fest; manche Kinder lieben Gemüse in kleinen, weich gedünsteten Würfelchen, die sie am Gaumen zerdrücken. All das gilt es auszuprobieren und die individuellen Vorlieben herauszufinden.

Die Arme des Kindes brauchen Sie beim Essen nicht wegzuhalten. Im Gegenteil: Wenn das Kind trinken will und Sie das Glas mit Tee oder Wasser unten anfassen, kann das Baby seine Hände um den oberen Teil des Glases legen und es zum Mund führen, während Sie es nur sanft unterstützend halten und anfangs auch neigen, damit die Flüssigkeit die Lippen benetzt. So lernt das Kind ganz von allein, aus dem Glas zu trinken und braucht weder eine Trinklerntasse noch ein Fläschchen.

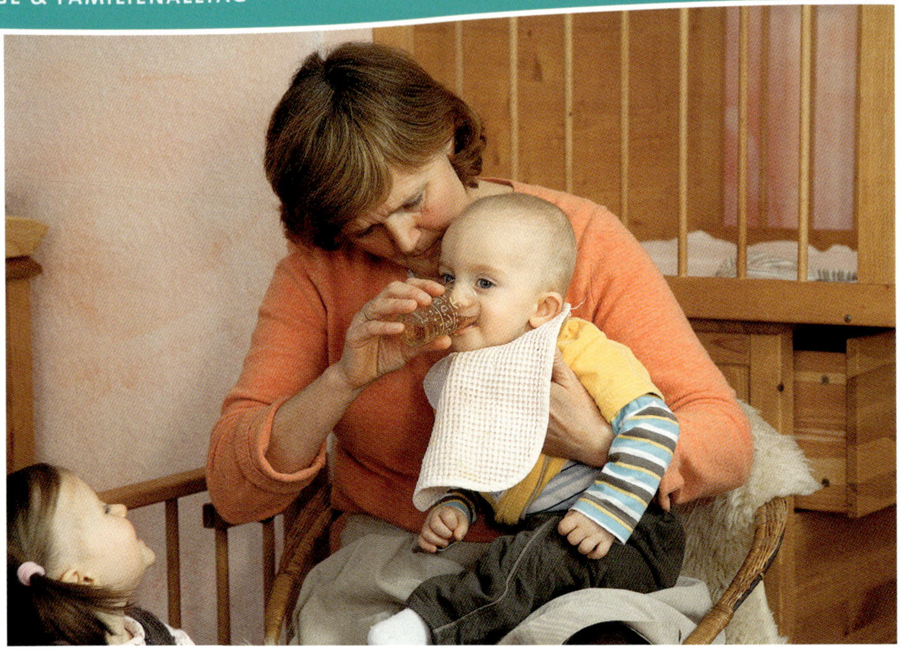

Essenszeit in der Kinderkrippe: Während das eine Kind isst und trinkt, darf das andere zuschauen und dabei sein – fast wie zu Hause.

Haben Sie keine Sorge, dass das Kind mit den Händen im Essen rumpatschen könnte. Es liegt an Ihnen, ob Sie das zulassen oder nicht. Wenn das Kind den Löffel festhält oder anderweitig das Essen stört, halten Sie einfach kurz inne. Solange es hungrig ist, wird das Kind essen wollen. Ist es satt und will nur noch spielen, können Sie die Mahlzeit getrost beenden.

Ob das Kind bereits mit am Familientisch sitzt oder besser vorab gefüttert wird, hängt davon ab, ob es schon selbstständig sitzen kann. Ein Kind, das noch gefüttert und auf dem Schoß versorgt wird, sollte besser vorab essen. Es genießt dann Ihre ungeteilte Zuwendung, und wenn es satt ist, wird es gerne und zufrieden in seinem Bettchen noch eine Zeit lang spielen, bevor es einschläft. Danach können Sie selbst in Ruhe mit der Familie essen. Natürlich ist es schön, wenn alle Geschwister mit den Eltern zusammen am Tisch sitzen – mit einem Baby bedeutet es jedoch für einen der Erwachsenen immer, vorerst auf das Essen zu verzichten, weil das Baby seinen Brei bekommt. Gleichzeitig das Baby zu füttern und selbst zu essen, ist ebenso stressreich wie ungemütlich.

Nehmen Sie sich grundsätzlich genügend Zeit für das Essen mit dem Kind, und plaudern Sie anschließend noch ein bisschen. Sie selbst finden es ja vermutlich auch schöner, wenn die Familie noch eine kurze Zeit am Tisch sitzen bleibt, nachdem alle Teller bereits leer gegessen sind.

Wenn die Pflege vor dem Essen wie in den vorigen Abschnitten beschrieben zugewandt und achtsam erfolgte, müssen Kinder nicht weiteressen, obwohl sie keinen Hunger mehr haben, nur um Zuwendung zu bekommen – ein häufiger Grund für Übergewicht schon bei Kleinkindern. Umgekehrt brauchen Sie keine Sorge zu haben, dass Ihr Kind zu wenig isst – es holt sich, was es braucht.

Lassen Sie sich auch nicht von Gewichtstabellen stressen – verlassen Sie sich auf Ihren eigenen Eindruck, Sie sehen selbst, ob Ihr Kind gut gedeiht und zunimmt. Dafür müssen Sie es nicht nach jedem Stillen oder Essen auf die Waage legen, und es muss auch keine definierte Menge feste und flüssige Kost zu sich nehmen.

Die Mahlzeit sollte möglichst immer an demselben Ort stattfinden – so erkennt Ihr Kind schon an der äußeren Umgebung: Jetzt gibt es etwas zu essen und zu trinken. Auch die Art der Kost – mittags Gemüse-, nachmittags Obst-, abends Getreidebrei – hilft Ihrem Kind, sich im Tageslauf zurechtzufinden und vermittelt ihm Sicherheit und Ruhe. Wenn im ersten Lebensjahr alles neu Hinzukommende auf diese Weise in den Tag eingegliedert wird und am gewohnten Ort geschieht, wird das Kind sich immer besser orientieren können und gewinnt an Selbstsicherheit.

Übergänge gestalten

Für das Kind teilt sich der Tag in verschiedene Tätigkeiten, die klar voneinander abgegrenzt sein sollten. Es gibt Zeiten und Orte für das Zusammensein, aber auch solche, wo das Kind für sich ist. Anfangs, in den ersten Wochen nach der Geburt, sind diese Phasen noch sehr kurz und die Übergänge fließend – und das Zusammensein überwiegt. Je älter das Kind wird, je weiter es sich entwickelt, desto länger dauern seine Wachzeiten, die es zunehmend aktiver vielseitig gestaltet. Es kann sich zufrieden mit sich selbst beschäftigen und immer länger für sich sein.

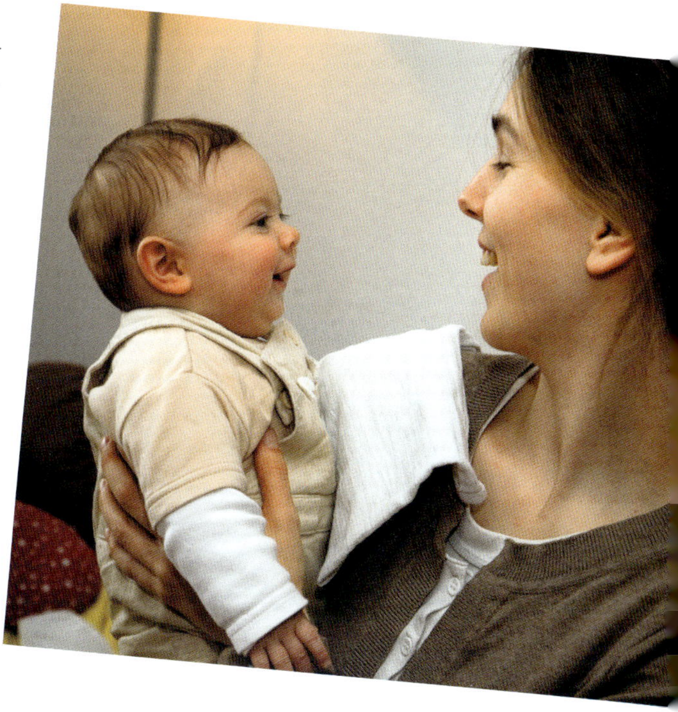

Gestalten Sie Übergänge zwischen den einzelnen alltäglichen Tätigkeiten bewusst und klar:

- ✔ Wenn Sie das Kind das erste Mal in sein eigenes Bettchen legen, sollte es noch wach sein, sodass es sich an diesem Ort beheimaten kann. Dann wird es bei leichtem Schlaf nicht plötzlich aufschrecken und schreien, weil es nicht weiß, wo es sich befindet.
- ✔ Lassen Sie das Kind möglichst nicht an der Brust oder auf dem Arm einschlafen. Wenn Sie das Kind schlafend weglegen, weiß es nicht, wo es ist, wenn es aufwacht.
- ✔ Legen Sie das Kind zum Schlafen in sein Bettchen, decken Sie es zu, und ziehen Sie den Wiegenhimmel darüber (oder schließen Sie die Vorhänge der Fenster) und bleiben Sie noch einen Moment am Fußende stehen, um sich zu verabschieden. Diese Handlungen signalisieren dem Kind klar und eindeutig: Jetzt ist es Zeit zu schlafen.
- ✔ Schlafen lässt sich nicht befehlen. Ein wohlgenährtes, trockenes Kind wird noch eine Zeit lang mit seinen Händchen spielen, plaudern oder sich räkeln. Das ist ein Zeichen für Wohlbefinden und kein Grund, es noch einmal hochzunehmen. Sie können es ohne Weiteres sich selbst überlassen.
- ✔ In den Wachphasen bringen Sie das Kind nach dem Wickeln und Essen an einen sicheren Ort, wo es ungestört spielen und auf Entdeckungsreise gehen kann (siehe Seite 337).

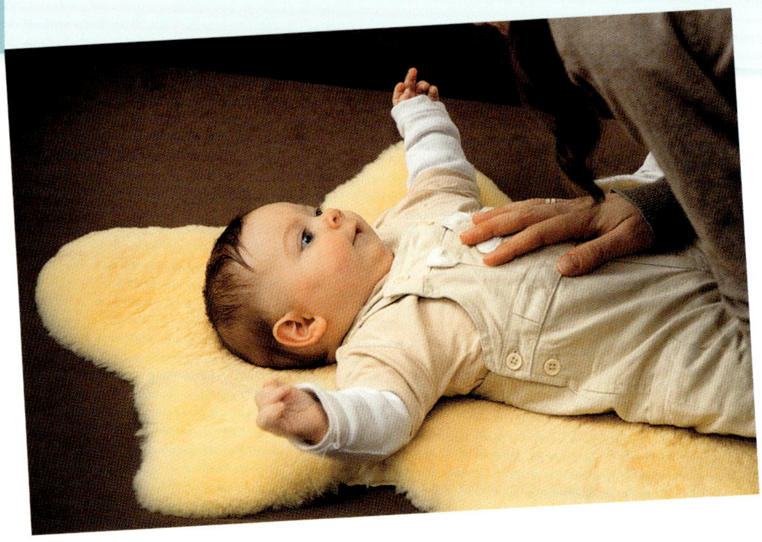

Freudig breitet das Kind die Ärmchen aus – Körpersprache im Dialog mit der Mutter.

Eine klare Strukturierung der Aufenthaltsorte und der Übergänge zwischen den einzelnen alltäglichen Tätigkeiten vermittelt dem Kind Sicherheit. Indem sich die Vorgänge immer wieder am selben Ort wiederholen und jeweils eine feste Zeit und den gleichen Ablauf haben, weiß das Kind genau, was auf es zukommt. Das wird keineswegs langweilig, sondern ermöglicht ihm vielmehr, auch die Zeiten, in denen es für sich ist, gut zu nutzen, indem es aus der zuverlässigen Begegnung innere Sicherheit gewinnt.

Das stetige Wiederholen des immer Gleichen, das uns Erwachsenen manchmal eintönig erscheint oder schwerfällt, ist für das Kind der beste Rahmen, um sich in Ruhe und ungestört zu entwickeln. Es muss sich nicht ständig an Neues gewöhnen, was es als beunruhigend, aufregend und ablenkend empfindet, sondern erfährt in der täglichen Wiederholung der gleichen Abläufe eine zuverlässige Orientierung, in der es sich ganz seinem Wachsen und Gedeihen überlassen kann.

Es ist auch so schon vollauf damit beschäftigt, die sich ihm bietenden Eindrücke zu verarbeiten. Deshalb ist es nicht notwendig, mit einem Säugling im ersten Jahr spezielle Babykurse zu besuchen, Ausflüge zu unternehmen oder große Reisen zu machen. In diesem Alter stellt sich für Sie als Eltern viel mehr die Frage: »Was bin ich bereit, für mein Kind zu lassen?« als die Frage: »Was bin ich bereit, für mein Kind zu tun?« Wenn Sie das Bedürfnis haben, unter andere Menschen zu kommen, oder wenn es für die Familie notwendig erscheint, in den Urlaub zu fahren, den weiter entfernt wohnenden Großeltern einen Besuch abzustatten oder Ähnliches, so sollte der Alltag des Babys am ungewohnten Ort so viel Vertrautes wie möglich enthalten.

Irgendwann wird auch der Zeitpunkt kommen, an dem Sie nach der Geburt zum ersten Mal wieder abends ausgehen wollen, ohne das Baby mitzunehmen. Oft gerät dieses Unternehmen zum Desaster. Egal, ob die Mutter extra früh mit der Pflege beginnt, damit wirklich alles erledigt ist, wenn sie dann das Haus verlassen will, oder ob sie einen extra langen Spaziergang macht, weil das Kind von der frischen Luft besonders müde wird – selbst wenn sie alles macht wie gewohnt und sich hinterher »heimlich« im Badezimmer umzieht: Das Kind wird freudig erregt sein und nicht einschlafen. Das ist ein Zeichen dafür, dass es die freudige Erwartung des Erwachsenen wahrnimmt und teilt – Ausdruck einer durchaus gesunden Fähigkeit zur Nachahmung: Wenn Sie etwas vorhaben, hat das Kind auch etwas vor! Sie werden es noch so lange auf dem Arm tragen, wiegen und besingen können – sobald Sie es in sein Bettchen legen, wird es zu weinen beginnen, denn Sie vermitteln ihm damit eine unehrliche Botschaft: Einerseits tun Sie so, als hätten Sie alle Zeit der Welt, innerlich jedoch werden Sie mit jeder Minute nervöser, weil Sie zur vereinbarten Zeit das Haus verlassen müssen. Für diesen

Zwiespalt können Sie nicht das Kind verantwortlich machen – Sie haben es (und sich selbst auch) in diese Lage gebracht.

Leichter wird der Übergang – und Sie können dann auch getrost weggehen –, wenn Sie das Kind nach der üblichen Pflege in sein Bettchen legen, ihm deutlich signalisieren, dass jetzt Schlafenszeit ist, und es dann einer Person Ihres Vertrauens überlassen, unabhängig davon, ob es bereits schläft oder nicht. Es wäre für das Kind hilfreich, wenn es diese Vertrauensperson bereits schon vorher kennenlernen konnte. Vielleicht ist sie auch dabei, wenn Sie das Kind am Abend versorgen, sodass die Übergabe noch entspannter vor sich gehen kann.

Schleichen Sie sich nicht heimlich aus dem Haus und tun Sie auch nicht so, als wäre alles wie sonst – Ihr Kind spürt Ihr Weggehen sowieso. Sie können es vor ihm nicht verbergen, weil Babys noch zahllose Wahrnehmungsantennen haben, die uns Erwachsenen nicht mehr zur Verfügung stehen. Sein Vertrauen in Sie wird durch unklare Situationen und doppelte Botschaften erschüttert, nicht dadurch, dass Sie das Haus verlassen.

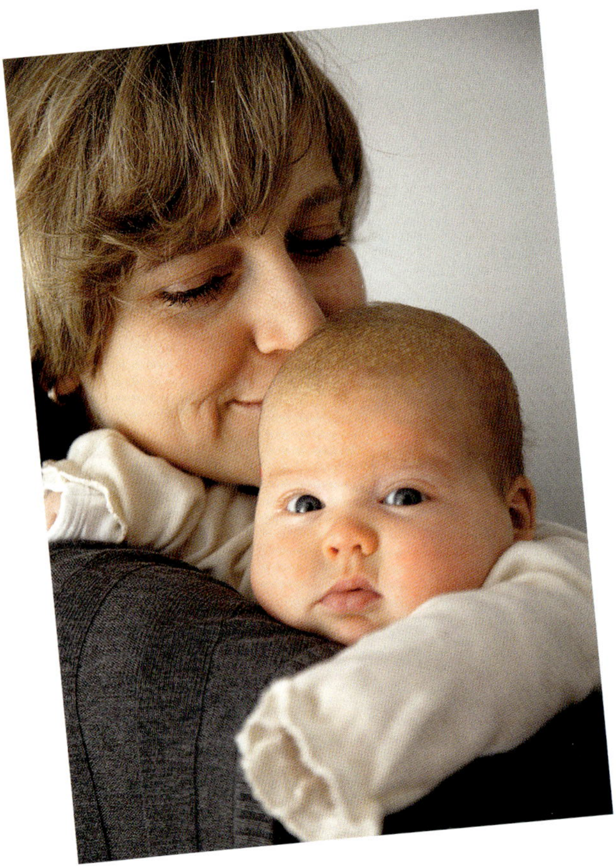

Wenn Sie sicher sind, dass Ihnen der freie Abend guttut, können Sie Ihr Kind ohne Weiteres der Obhut einer anderen Person anvertrauen. Ihre innere Klarheit ist dafür entscheidend, dass sich das Kind trotzdem behütet und sicher fühlt. Zögern Sie den Abschied dann nicht lange hinaus. Sie machen es sonst Ihrem Kind nur schwer – denn es spürt Ihre Ambivalenz und der Babysitter Ihr mangelndes Vertrauen, sodass seine Unsicherheit das Kind nur noch weiter beunruhigt.

Alltäglichen Konflikten die Grundlage entziehen

Viele Konflikte, die den Alltag mit einem Baby belasten, sind hausgemacht. Ein Beispiel: Es ist Essenszeit, und das Krabbelkind wird zu Tisch gerufen, indem der Erwachsene ihm das Lätzchen zeigt. Nun hat das Kind die Wahl, zum Esstisch zu krabbeln – oder auch nicht. Kommt es nicht von allein, gibt es mehrere Möglichkeiten, darauf zu reagieren:

1. Der Erwachsene zeigt dem Kind ein Spielzeug, das es besonders gerne mag, um es anzulocken. Damit gaukelt er dem Kind vor: Hier kannst du weiterspielen – was es aber gar nicht soll, es soll ja essen. Das Kind wird also an der Nase herumgeführt – der Konflikt ist vorprogrammiert.

2. Der Erwachsene fragt: »Hast du keinen Hunger? Willst du später essen? Magst du keinen Brei?« Damit bietet er lauter unsinnige Optionen an, denn die Fragen sind ja gar nicht ernst gemeint oder bringen das Kind erst auf die Idee, dass es das Essen ablehnen könnte – und der Konflikt ist vorprogrammiert.

3. Der Erwachsene beginnt, mit dem Kind »Fangen« zu spielen, rutscht selber auf dem Boden herum, ruft »ich komme – ich hol' dich, ich krieg' dich!« Damit irritiert er das Kind ebenfalls, denn er will ja gar nicht spielen, er will, dass das Kind zum Essen kommt. Auch hier ist der Konflikt vorprogrammiert. Lässt sich das Kind nämlich auf das Spiel ein, kann das nur in Frust und Protest enden – denn der Erwachsene entpuppt sich als Spielverderber, obwohl ER die Idee zum Spielen hatte, nicht das Kind!

Das Frühwarnsystem für bevorstehende Konflikte liegt in erster Linie im Erwachsenen selbst. Was wäre nämlich das Naheliegende, wenn das Kind nicht von allein kommt? Er kann es einfach vom Boden aufnehmen und ihm sagen: Komm, jetzt ist Essenszeit! Das Kind hat die Wahl: Entweder es kommt selbst oder es wird geholt. Beides ist in Ordnung.

Eine andere Situation: Das Kind beginnt, mit dem Essen zu spielen. Wiederum hat der Erwachsene mehrere Möglichkeiten, zu reagieren:

1. Er lässt zu, dass das Kind mit den Händen in den Brei fasst und ihn auf Gesicht und Tisch verteilt. Schließlich darf ein Kind doch auch sinnliche Erlebnisse haben.

2. Er sagt: »Hör auf, rumzuschmieren! Wenn nicht, dann ...« Oder: »Ich hab dir doch schon 20-mal gesagt, dass du nicht in den Brei fassen darfst!« Und das Kind greift weiterhin in den Brei.

3. Er hält die Händchen fest und versucht, das Kind weiter zu füttern, das sich dagegen aber heftig wehrt.

Die erste Version ist nur dann passend, wenn es für den Erwachsenen kulturell in Ordnung ist, dass das Kind mit den Händen isst. Dann muss es das aber immer dürfen, auch wenn die Schwiegermutter zu Besuch ist oder die Familie im Restaurant isst. Dem Erwachsenen sollte klar sein, dass ER diese Situation zugelassen und dem Kind nicht Einhalt geboten hat. Woher soll es wissen, wann es matschen darf und wann nicht?

Version 2 ist für das Kind beleidigend (»rumschmieren«), und die Worte haben keinerlei Konsequenz. Außerdem: Wenn der Erwachsene etwas schon 20-mal gesagt hat, waren es 19-mal zu viel. Das sollte er sich und nicht dem Kind vorhalten.

Version 3 bedeutet einen Machtkampf zwischen Erwachsenem und Kind. Auch das ist unsinnig, weil niemand das Kind zwangsernähren will und dieser Kampf meistens so endet, dass der Erwachsene kapituliert.

Was wäre angemessen? Der Erwachsene kann den Teller beiseite stellen, die Mahlzeit kurz unterbrechen und dem Kind dann erneut anbieten, weiterzuessen. Beginnt das Kind wiederum, mit dem Brei zu spielen, reicht die Feststellung: »Du bist wohl satt« und das Essen zu beenden. Kinder treten nicht in Hungerstreik, und es hat überhaupt keinen Sinn, dem Kind hinterherzulaufen, um noch ein, zwei Löffelchen nachzuschieben. Das verdirbt nicht nur gute Tischsitten, sondern auch eine angenehme Beziehung zum Essen.

Was zeigen diese Beispiele? Es gilt, sich klar und eindeutig zu verhalten. Kinder im ersten Lebensjahr brauchen keine Regeln, an die sie sich halten müssen, und die ihnen immer wieder verbal erklärt werden. Sie brauchen die unmissverständliche Haltung und Handlung des Erwachsenen, der sich an seine eigenen Regeln hält. Alles, was regelmäßig geschieht, wird zur Gewohnheit und gibt dem Kind Halt. Dies kann das Kind dann auch einhalten.

Für den Erwachsenen ist es zunächst anstrengend, seinen Standpunkt zu finden, was er zulassen und was er unterbinden kann, darf oder will. Wenn er sich jedoch nicht darüber im Klaren ist, was er selbst anstrebt, wenn er ständig schwankt – »soll ich nicht ...«, »wäre es nicht besser, wenn ...«, »eigentlich müsste man ...«, »ich würde gerne, aber ...« – dreht er sich selbst immer im Kreis, und das Kind kreist mit. Wenn er nicht will, dass sich dieses Karussell ständig weiterdreht und immer schneller wird, kommt er nicht umhin, sich einen Standpunkt zu erarbeiten. Diese Pflicht, aber auch diese Chance bietet ein Leben mit Kindern.

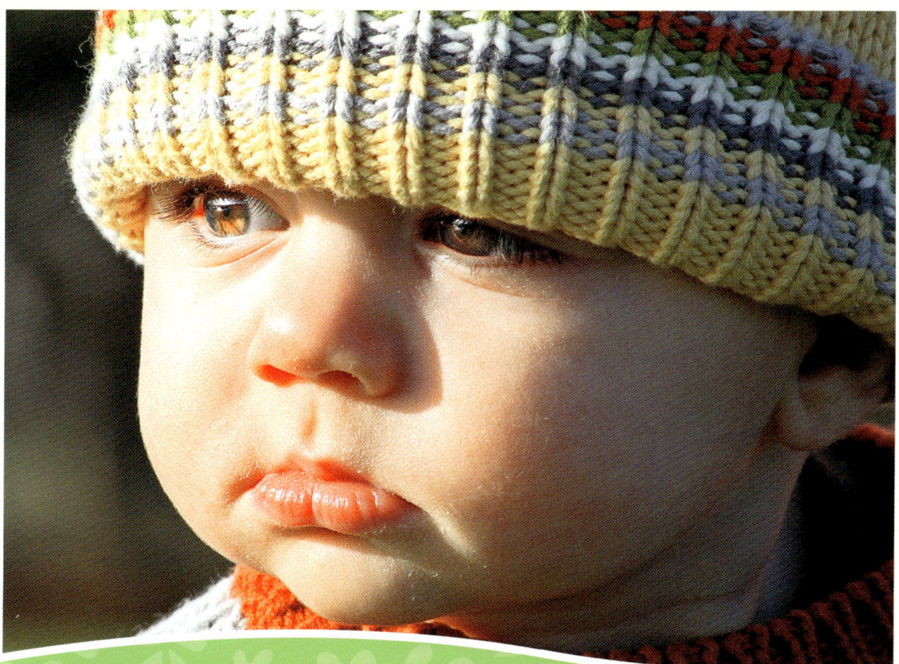

Für sich sein

Viele Eltern meinen, sie müssten ständig mit dem Kind zusammen sein, es andauernd »bespaßen«, unterhalten, beschäftigen. Mitnichten! Trauen Sie Ihrem Kind zu – und zwar schon von Geburt an –, dass es jeden Tag mehr mit sich selbst anfangen kann. Es entdeckt ständig Neues – aber nur, wenn Sie es lassen, wenn es dafür auch Gelegenheit bekommt.

Eine wichtige Voraussetzung dafür ist eine ungestörte, sichere Umgebung, in der sich das Kind seiner Entwicklungsstufe gemäß frei bewegen kann. Am Anfang wird das die Wiege sein, der Stuben- und Kinderwagen; später das Spielgitter, die Wohnung, das Haus, der Garten, das Wohnviertel, die Stadt – die Welt. Ebenso wichtig ist aber auch, dass das Kind vorher ausreichend intensiv mit Ihnen zusammen sein konnte – bei der Pflege, beim Wickeln, beim Essen. Wenn seine elementaren Bedürfnisse nach Wärme, Nahrung, Nähe, Begegnung und Sauberkeit erfüllt sind, wird es ihm ein inneres Anliegen sein, nun eine Weile in Ruhe gelassen zu werden, für sich sein zu dürfen. Dies gelingt umso besser, je mehr Sie es ihm auch zutrauen und sich keine Vorwürfe machen, Rabeneltern zu sein.

Auch wenn es dem Kind einmal schwerfällt und es jammert oder ein wenig weint, gilt es abzuwägen, hinzuhören und nachzuspüren, ob es tatsächlich Ihrer Hilfe bedarf oder die Situation alleine lösen und daran wachsen kann. Das Kind ist ja nicht mutterseelenallein, sondern lediglich in einer ihm gemäßen Umgebung für sich. Sie gehen in dieser Zeit anderen Aufgaben nach – im Haushalt, am Schreibtisch, im Garten, oder Sie tun etwas für sich. Sie sind in Ruf- und Hörweite. Falls es dem Kind wirklich nicht gut gehen sollte, bekommen Sie das mit und können eingreifen.

Die Zeitspanne, in der das Kind für sich sein kann, wächst mit zunehmendem Alter – wie auch der Abstand der Mahlzeiten und die Dauer des Wachseins.

Mein Kind ist ein Schreikind

In den ersten Wochen hat das Kind vieles zu bewältigen, da ist es kein Wunder, wenn es hin und wieder seinen Unmut kundtut. Ein Säugling hat nur wenige Möglichkeiten, um sich auszudrücken, wenn ihm etwas nicht behagt: jammern, weinen, schreien. Warum nur löst das bei Eltern immer wieder so tiefe Versagensängste aus, so viel Unmut, Sorge, manchmal sogar Panik? Ein Baby verfügt – so klein es noch ist – über das volle Gefühlsspektrum, aber es

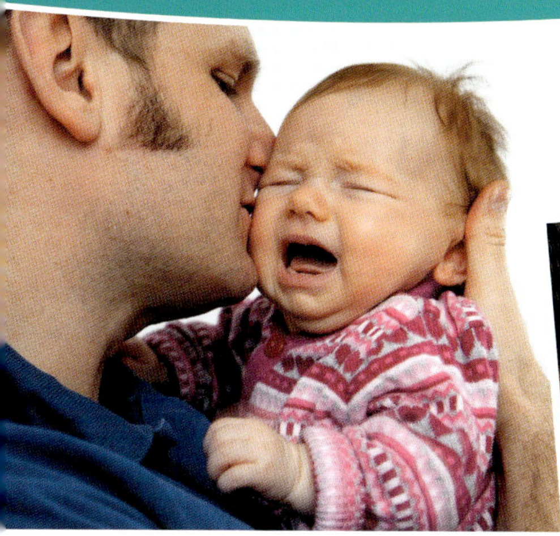

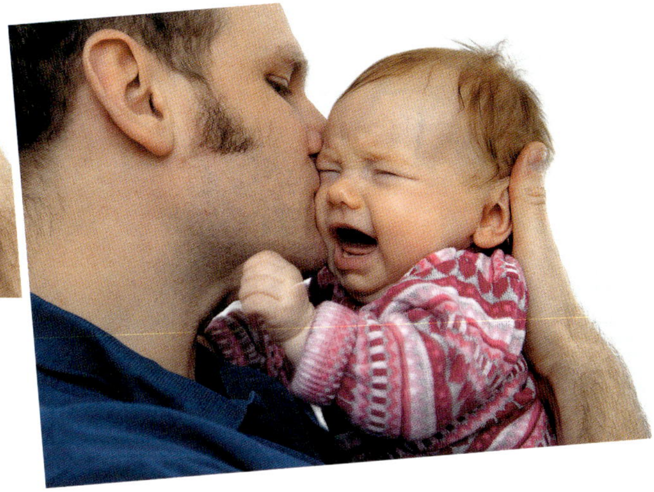

Manche Kinder haben in den ersten Monaten noch Schwierigkeiten, sich an das Leben außerhalb des Mutterleibs anzupassen. Dann helfen Nähe und der beruhigende Klang der elterlichen Stimme.

hat noch keine Möglichkeit, diese Gefühle in Worte zu fassen. Es gilt deshalb, genau hinzuhören, das Kind zu beobachten, die Wahrnehmung zu schärfen. Viele Eltern können sehr genau heraushören, ob ein Kind zornig oder beleidigt ist, ob es einfach vor sich hin schimpft, sich einsam fühlt oder Schmerzen hat. Allerdings weiß das niemand sofort nach der Geburt, schon gar nicht beim ersten Kind. Es dauert einfach eine Zeit, bis Eltern und Kind sich so gut kennengelernt haben, dass solche Stimmungen und das gesamte Befinden eingeschätzt werden können.

Wenn Eltern das Gefühl haben, dass das Kind extrem viel schreit, sollten sie am besten Tagebuch führen: Wie verbringt das Kind den Tag und die Nacht? Von wann bis wann schreit es? Wann schläft es? Wann wird es gestillt? Wann liegt es wach in der Wiege? Wann ist es wach mit den Eltern oder Bezugspersonen zusammen? Wann wird es gewickelt und gepflegt und wie lange? Manchmal ist das gefühlte Schreien sehr viel länger als das tatsächliche.

Häufig fühlen sich Kinder nach der Geburt im Bettchen, in der Wiege oder im Stubenwagen zu wenig gehalten. Sie beruhigen sich und können sich selbst viel besser spüren, wenn sie gepuckt werden (siehe Seite 158) oder in einem Steckkissen (siehe Seite 201) schlafen.

Wenn ein Neugeborenes schrill schreit oder über lange Zeit vor sich hin jammert, ist es gut, den Kinderarzt um Rat zu fragen. Manche Kinder sind nach der Geburt überstreckt und kommen selbst kaum in eine angenehme

Lage. Bei ihnen kann eine osteopathische Behandlung oft schon nach ein bis zwei Terminen für Entspannung sorgen.

Ein häufiger Grund, wenn ein Baby anhaltend schreit, ist eine zu starke Reizüberflutung. Vielleicht wird es zu viel hin- und hergetragen, immer wieder abgelegt, dazwischen kurz gestillt, nur damit es nicht weiter schreit, und dann erneut herumgeschleppt. Es kann seine Gefühle aber nicht so einfach hinunterschlucken – auch nicht mit Muttermilch! Und ein ständig umhergetragenes Kind kann nirgendwo wirklich zur Ruhe finden, es hat keinen verlässlichen Aufenthaltsort. Vielleicht ist es auch zu vielen optischen und akustischen Reizen ausgesetzt. Läuft ständig das Radio, der CD-Player oder der Fernseher? Hört das Kind stereotype Geräusche von Computerspielen? Überprüfen Sie Ihren Alltag einmal mit Babyohren und -augen – vielleicht legt sich das Schreien, wenn Sie für mehr Ruhe sorgen.

Manchmal ist es aber auch einfach so, dass Babys mit dem Schreien ihre Meinung kundtun und erzählen, was ihnen heute zu viel war, was sie geärgert hat, worüber sie sich aufgeregt haben. Was braucht ein Mensch in so einer Situation? Jemanden, der ihm zuhört, ihn ernst nimmt, tröstet – und nicht jemanden, der ihn noch mehr stresst, indem er selbst nervös wird, ihn mit Essen und Trinken mundtot macht, kitzelt oder einen Witz erzählt, damit er endlich lacht. Was müssen überforderte Kinder in solchen Situationen doch alles aushalten!

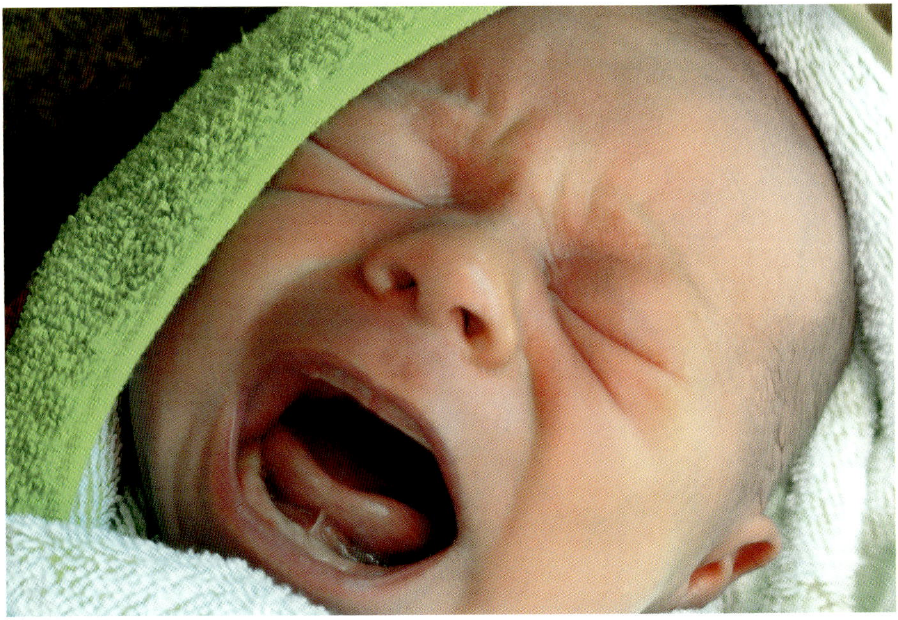

Großer Protest nach dem Baden: Aber schon bald darauf ist der Kummer vergessen.

Wer miteinander lebt, teilt Freud und Leid, die guten und die schlechten Tage. Das Leben ist für das Baby und mit dem Baby nicht immer leicht und es herrscht auch nicht immer »eitel Sonnenschein«. Babys dürfen weinen, und Eltern sind noch lange keine Versager, wenn ein Baby aus vollem Halse schreit! Sie sollten vielmehr so viel Mut aufbringen, dass sie zu ihrem Kind stehen und es gelassen zu beruhigen versuchen, auch wenn die Umwelt sich über den Schreihals aufregt.

Gegebenenfalls können Sie Rat und Hilfe in einer Schreibaby-Ambulanz suchen.

Schlaf, Kindchen, schlaf

Jedes Kind zeigt von Anfang an seine Individualität – auch beim Schlafen. Selbst bei Zwillingen mit identischer Umgebung und gleich viel Stresshormonen in der Muttermilch lässt sich nicht selten beobachten, dass einer von beiden mit acht Wochen durchschläft, der andere erst mit acht Monaten. Das Schlafbedürfnis des Kindes ist individuell und nicht manipulierbar: Es gibt »Nachteulen« und »Frühaufwacher«.

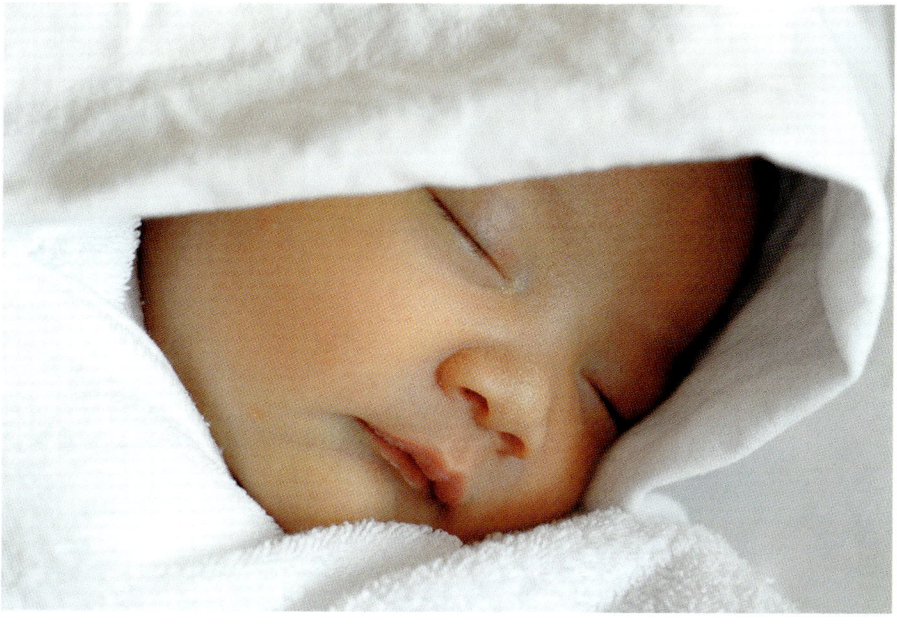

Wenn Sie das Kind bei der Pflege ausgiebig einbezogen haben, wenn es satt ist, sich in seinen Wachzeiten genügend selbst beschäftigen durfte und ausreichend frische Luft bekommen hat, wird es ganz von allein müde sein. Kann das Kind nicht einschlafen, hängt das meist damit zusammen, dass es zu viele Reize verarbeiten muss, nervös ist oder zu viel unterhalten wurde, anstatt selbst tätig gewesen zu sein. Es kann sich auch vorübergehend unwohl fühlen, weil Sie etwas Ungewohntes gegessen haben, was sich über die Muttermilch auf das Kind überträgt. Oder es ist irritiert, weil es noch keinen rhythmisch strukturierten Tagesablauf kennt.

Was Ihr Kind dann gar nicht brauchen kann, ist ein Automatismus verschiedener Angebote: Keks, Banane, Tee oder Saft, Spielen, Singen, Bilderbuch, Sofa, Bett oder Arm, Herumtragen, Schuckeln oder Rundfahrt im Auto. Ganz nach dem Motto: Ich tu alles für dich, wenn du nur endlich einschläfst! Ein solches Unterhaltungsspektrum schafft das meist sowieso völlig überreizte Kind dann vollends und vermittelt ihm alles andere als das, was ansteht: Ruhe. Es wird jammern und weinen – wie sonst sollte es kundtun, dass ihm alles zu viel ist?

Ein regelmäßiger, rhythmischer Tagesablauf ist das A und O für guten Schlaf und gutes Gedeihen.

Wie kommen Sie aus einer derart verfahrenen Situation heraus? Lassen Sie das Kind erst einmal dort, wo es hingehört: im Bett. Sie können sich zu ihm setzen und leise mit ihm sprechen, ihm das Gefühl geben, dass es in

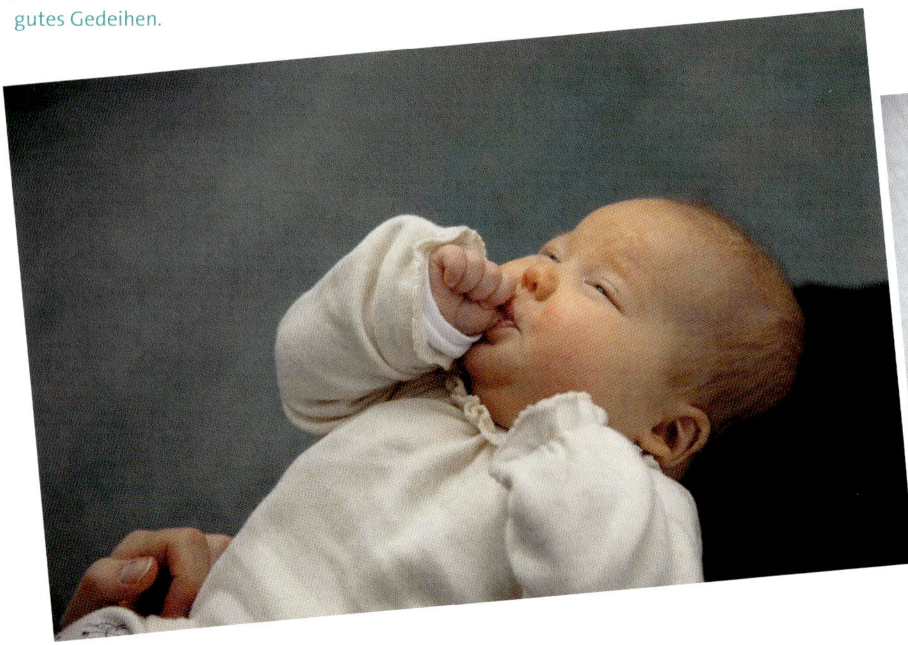

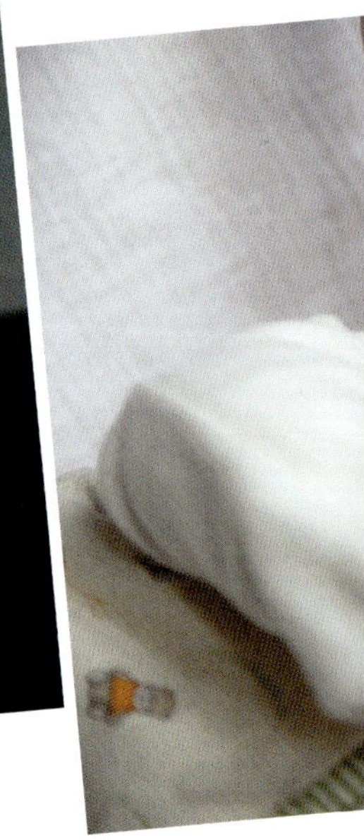

Ordnung ist, wenn es sein Missbehagen äußert und dass Sie da sind. Vielleicht können Sie es beruhigen, indem Sie ein Schlaflied summen. Lauschen Sie zwischendurch und versuchen Sie herauszufinden, wie sich das Weinen anhört: beleidigt, verzweifelt, jammernd, klagend, wütend, frustriert oder einfach nur genervt? Wenn Sie sich einen Tee kochen wollen oder auf die Toilette müssen, können Sie das Kind durchaus auch kurze Zeit wieder sich selbst überlassen. Kündigen Sie ihm dies an und sagen Sie ihm, dass Sie gleich wieder da sind. Nicht selten schläft das Kind in dieser Zeit ein – Sie haben ihm Sicherheit durch Anteilnahme vermittelt, Sie waren dennoch klar in Ihrer Haltung und in dem, was Sie dem Kind nach wie vor angezeigt haben: Es ist Schlafenszeit.

Denken Sie doch einmal an sich selbst: Wenn Sie von etwas total genervt sind, wenn Ihr Tag mal wieder viel zu voll war, wenn Sie traurig sind oder Ihnen etwas überhaupt nicht gelingen will, dann schimpfen, stöhnen und klagen Sie und können keine Ruhe finden. Hört Ihnen in dieser Situation jemand verständnisvoll zu, werden Sie Ihren Frust los und können sich ausweinen, Sie fühlen sich verstanden und angenommen – und innerhalb kurzer Zeit viel besser. Sie können sich entspannen und dann auch gut einschlafen. Nicht anders ergeht es Ihrem Kind.

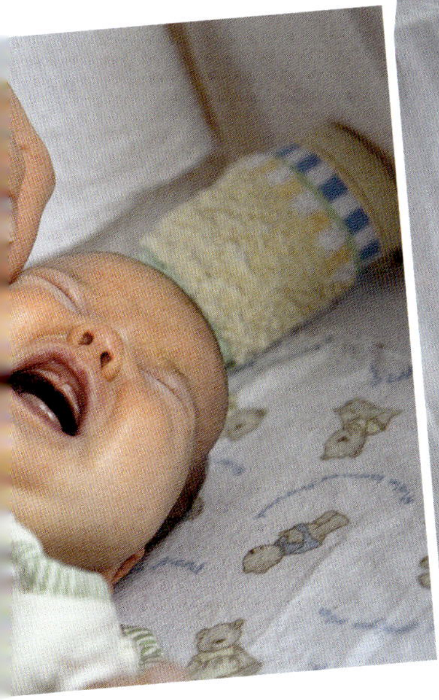

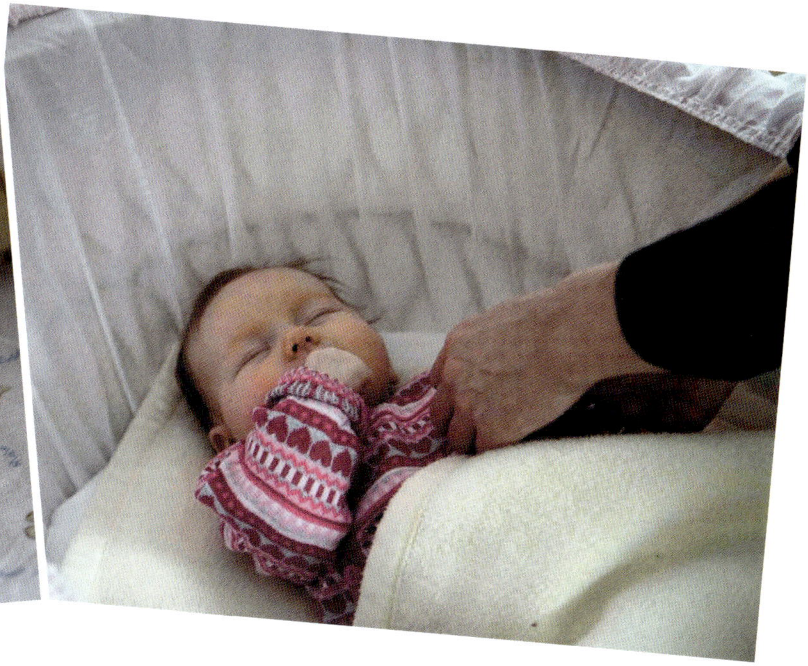

Auch wenn ein Kind bereits durchschläft, passiert es immer wieder, dass es nachts aufwacht und weint. Dann müssen Sie es nicht immer gleich aufnehmen. Es hat auch nicht unbedingt Hunger oder Durst. Vielleicht möchte es sich nur Ihrer Anwesenheit versichern. Ein Beispiel aus der Praxis: Eine Mutter muss unter der Woche aus beruflichen Gründen abends für zwei bis vier Stunden das Haus verlassen. Jedes Mal, wenn sie zurückkommt – egal, um welche Uhrzeit –, meldet sich ihr Baby, nicht gleich mit Weinen oder Schreien, aber doch vernehmbar. Sie nimmt es auf und stillt es noch einmal, legt es dann wieder zurück, und beide sind zufrieden. Das geht eine ganze Zeit so – ungefähr vom sechsten bis zwölften Lebensmonat des Kindes. Zwei Jahre später kommt ein Zwillingspärchen zur Welt, bei dem das Spiel in dieser Zeit von vorne losgeht: Bei der Rückkehr der Mutter nach Hause melden sich beide Kinder zuverlässig – wie schon ihre Schwester zwei Jahre zuvor. Dieses Mal jedoch ist es der Mutter schlicht zu viel, beide Kinder am späteren Abend noch einmal zu stillen. Sie murmelt müde vor sich hin: »Ja, ja, ich bin ja da …« – und stellt mit Erstaunen fest, dass beide gleich danach friedlich weiterschlafen.

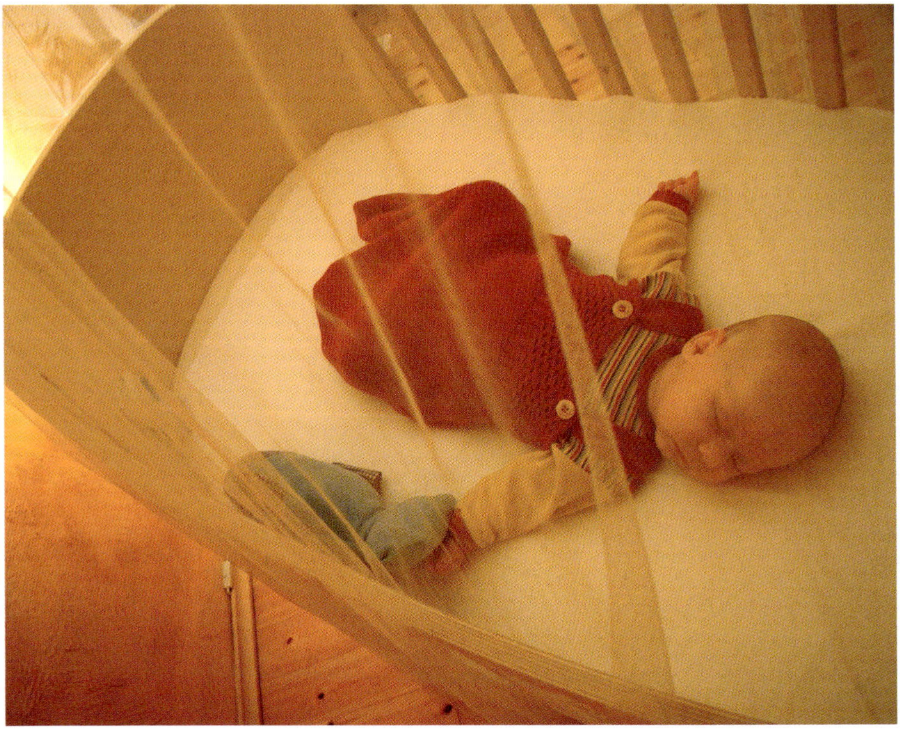

Dieses Erlebnis zeigt, wie eng Mutter und Kind noch verbunden sind – das Kind spürt die Rückkehr der Mutter und möchte eine Bestätigung. Es reicht völlig, wenn es diese in Form der mütterlichen Stimme wahrnimmt. Es ist wie ein kleiner Dialog: »Ach, bist du wieder da?« – »Ja, ja, ich bin wieder da, alles in Ordnung, schlaf ruhig weiter.«

Auch die erste Tochter wäre vermutlich zwei Jahre zuvor ohne eine weitere Mahlzeit wieder eingeschlafen – die Mutter hatte nur angenommen, dass nichts anderes als Stillen sie wieder beruhigen könnte. Es war mehr ihr eigenes schlechtes Gewissen, weggegangen zu sein, das ihr dann nahelegte: Jetzt musst du es aber besonders gut machen und dem Kind noch einmal die Brust geben, um es deiner Anwesenheit zu versichern. Warum jedoch soll ein Kind, das bisher um diese Zeit keinen Hunger verspürt hat, jetzt plötzlich doch wieder hungrig sein, obwohl es keinerlei körperliche Anstrengung hinter sich hat? Viele solche Automatismen führen dazu, dass Kinder sich etwas angewöhnen, was gar nicht nötig wäre – weil die Erwachsenen nicht an das Naheliegendste gedacht haben. Es lohnt sich deshalb gerade bei Ein- und Durchschlafproblemen, erst einmal bei sich zu schauen und zu überprüfen, ob sich hier irgendwo – aus welchen Gründen auch immer – etwas eingeschlichen hat, was mehr mit Ihnen zu tun hat als mit einem echten Bedürfnis des Kindes.

Hat Ihr Kind bereits eine Gewohnheit angenommen, liegt die Verantwortung dafür bei Ihnen. Werfen Sie deshalb nicht Ihrem Kind vor, dass es etwas falsch macht. Gewohnheiten geben Halt und sind an sich nichts Schlechtes, sondern eine Notwendigkeit. Schlechte Gewohnheiten, das kennen wir alle, lassen sich auch wieder ändern – aber meistens nicht von heute auf morgen. Das Vertrauen des Kindes darf dadurch nicht erschüttert werden. Die Zuverlässigkeit des Erwachsenen ist für das Kind wichtiger als die ständige pädagogische Optimierung der Erziehung.

Gewöhnen Sie das Kind nicht daran, dass es nur mit Ihrem Finger in der Hand einschläft oder nur dann, wenn Sie neben ihm liegen. Versuchen Sie, das übergeordnete Ziel im Auge zu behalten: zur Ruhe kommen. Vermeiden Sie auch, das Kind durch sinnlosen Aktionismus zu verwirren. Manchmal ist alles für das Kind noch schwerer zu ertragen, wenn Sie sich durch sein Weinen hilflos und überfordert fühlen.

Das Kind darf auch ruhig noch eine Weile in seinem Bett wach liegen und vor sich hin plappern oder mit seinem Tüchlein spielen. Es muss nicht sofort einschlafen (meist gelingt es Ihnen selbst doch auch nicht gleich).

Wenn Ihr Kind krank ist und Sie in seiner Nähe schlafen müssen, ist es besser, wenn Sie sich eine Matratze ins Kinderzimmer legen, als dass Sie das Kind in Ihr Schlafzimmer holen. Sonst hält das Kind trotzdem noch an der neuen Gewohnheit fest, bei Ihnen im Bett schlafen zu wollen, auch wenn die Krankheit längst überstanden und vergessen ist.

Für Eltern und Kind ist die erste Zeit nach der Geburt eine große Herausforderung, weil viel Neues auf sie zukommt und sie sich erst nach und nach besser kennen und verstehen lernen. Vertrauen ist die Voraussetzung für guten Schlaf. Das Kind bringt dafür alles mit, wenn es geboren wird. Gehen Sie behutsam mit ihm und seinen Bedürfnissen um. Wenn Sie es schaffen, innerlich ruhig zu bleiben, findet das Kind an Ihnen Halt, auch wenn etwas noch nicht so gelingt, wie Sie es sich vorstellen oder wünschen. Es ist kein Unglück, wenn das Kind einmal weint. Es hat keine andere Möglichkeit, sich auszudrücken. Sie sind deswegen weder eine schlechte Mutter noch ein Rabenvater. Begleiten Sie Ihr Kind in schwierigen Situationen, ohne es zu verwirren – jeder Aktionismus zielt immer nur darauf ab, das Weinen abzustellen, nicht jedoch, das zugrunde liegende Problem zu lösen.

Nehmen Sie Ihr Kind als Persönlichkeit mit einem vollständigen Gefühlsspektrum ernst – dann wird die Zeit der Pflege und des Zusammenseins zum gemeinsamen Erlebnis von hoher Begegnungsqualität. Ganz nach dem Motto des amerikanischen Psychoanalytikers und Kinderpsychologen Bruno Bettelheim (1903-1990): »Es gibt keine perfekten Eltern und keine perfekten Kinder, aber alle Eltern können gut genug sein.«

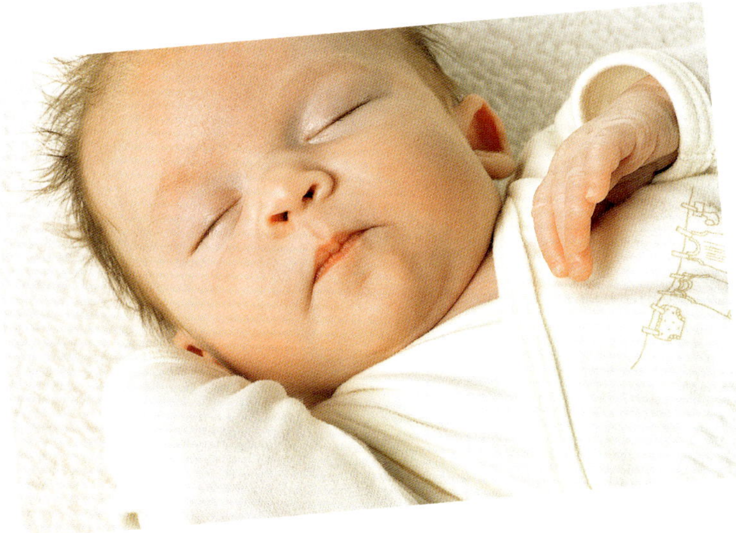

Web-Tipps

www.stillen-huellen-pflegen.de
Babykleidung, Stillkissen, Wiegenhimmel und Wickelmaterialien aus Naturfasern; Wickeltischaufsätze nach Pikler

www.steckkissen.de
Baby-Steckkissen in verschiedenen Stoffen und Größen

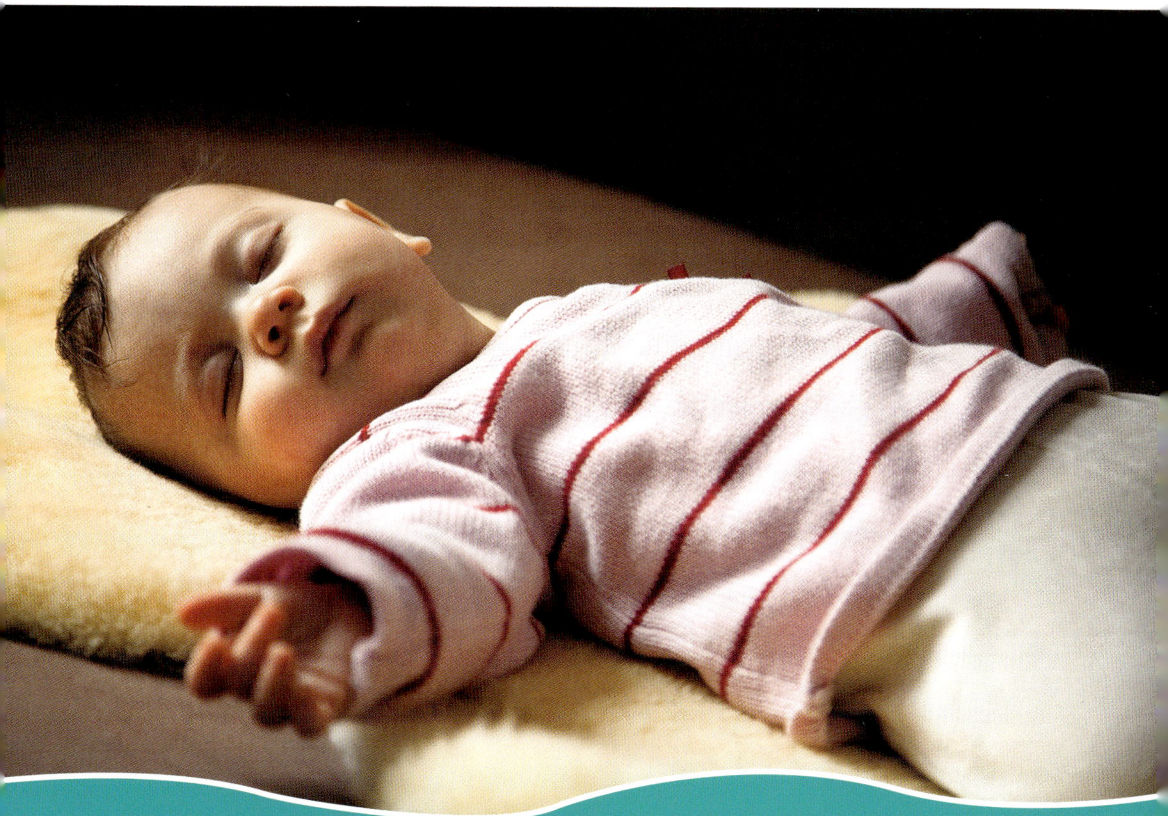

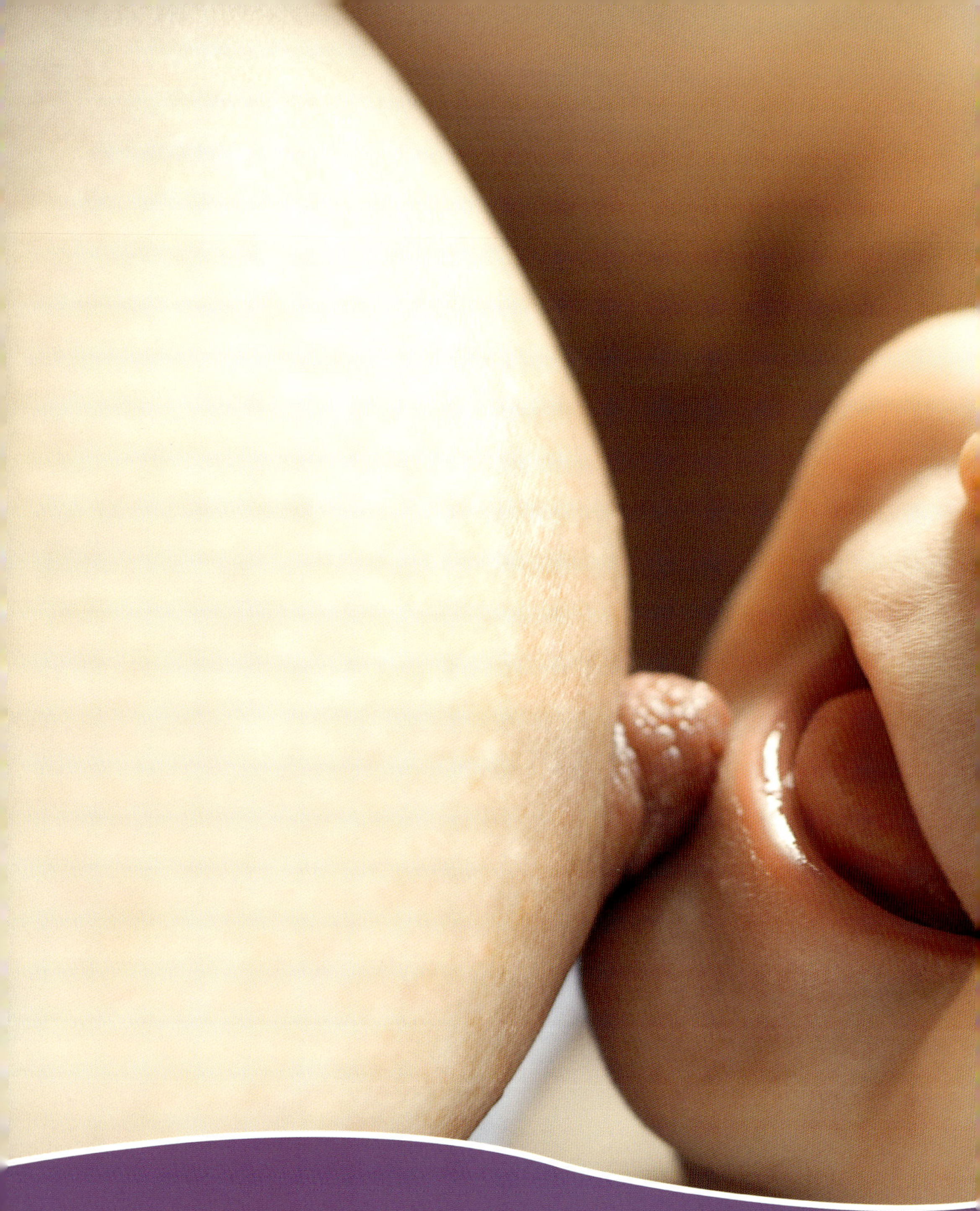

Ernährung im

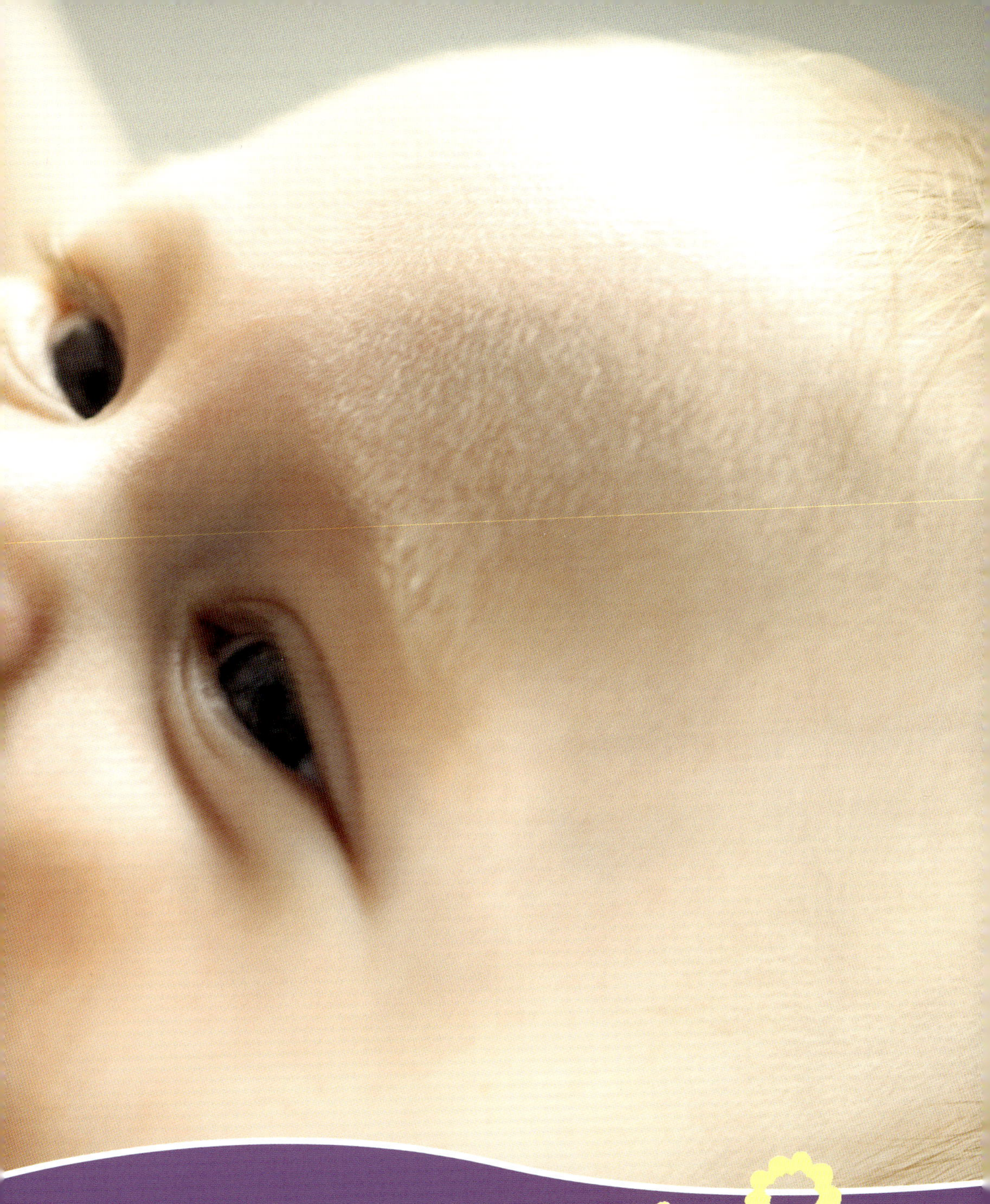

ersten Jahr

Das Stillen

Hannah Lothrop

Die Fülle von heute ist der blühende Zweig von morgen.

Antoine de Saint-Exupéry, Pilot und Schriftsteller (1900-1944)

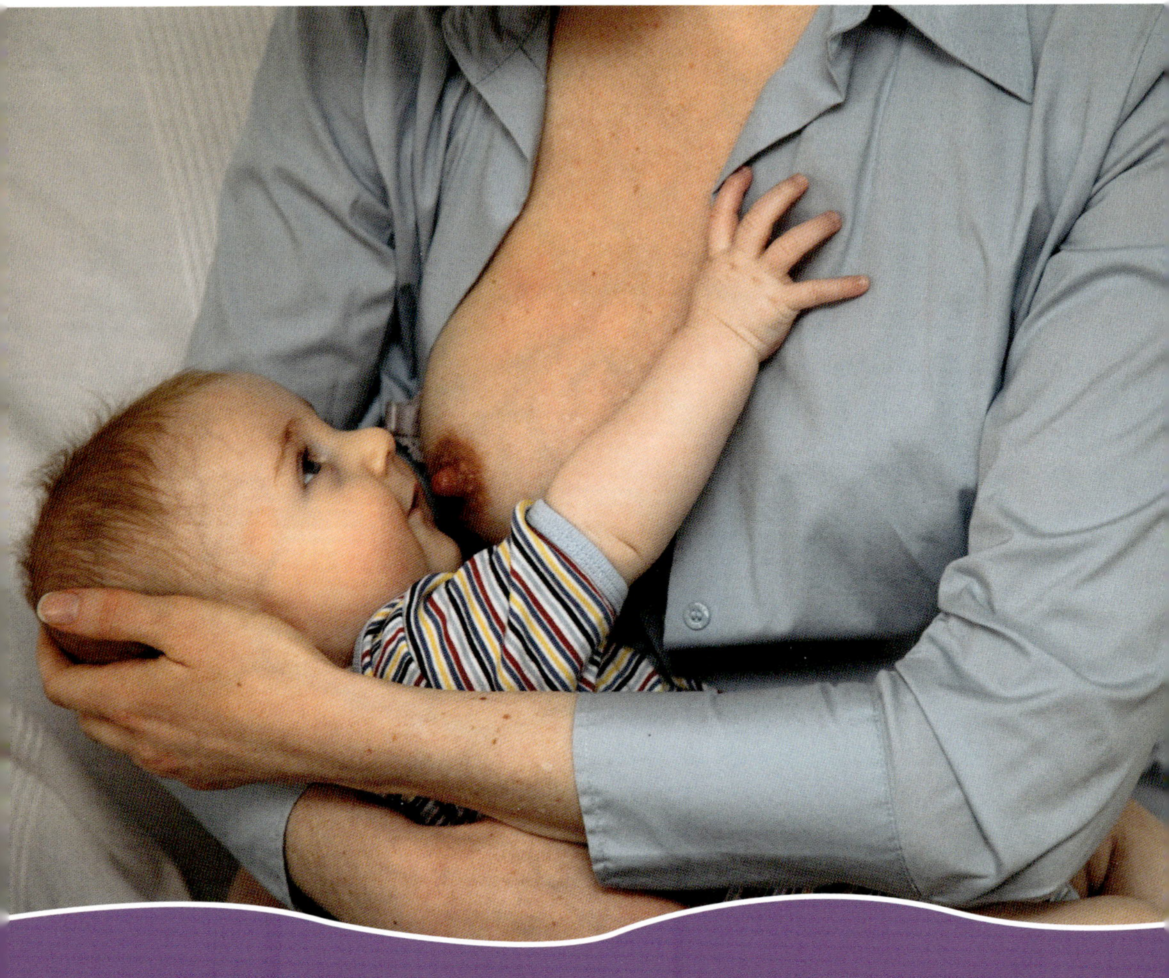

Ein wechselseitiges Geben und Nehmen

Stillen ist das Natürlichste von der Welt. Es hilft einem neugeborenen Baby, sich nach und nach an die neue Umgebung zu gewöhnen, und es hilft der Mutter, sich von dem Baby, das neun Monate lang in ihr gewachsen ist, nach und nach zu lösen. Seit einiger Zeit hat sich die Überzeugung durchgesetzt, dass das Stillen und die Muttermilch für Mutter und Kind gleichermaßen bedeutsam sind. Die neuesten Forschungsergebnisse bestätigen dies immer mehr. Trotz ständiger Weiterentwicklungen der adaptierten Säuglingsmilch gelingt es nicht, ein der Muttermilch gleichwertiges Nährmittel herzustellen. Mittlerweile beginnen mehr als 90 Prozent der Frauen nach der Geburt mit dem Stillen. Dass es so viele schon nach relativ kurzer Zeit wieder aufgeben, hat nichts mit mangelnder Stillfähigkeit zu tun. Entscheidend dafür sind vielmehr mangelndes Selbstvertrauen und fehlendes Wissen über die Stillvorgänge oder eine schlechte Stillberatung (siehe Seite 253).

Vorteile

Die Natur hat es so eingerichtet, dass die Milch der Mutter sich optimal den Bedürfnissen ihres Kindes zum jeweiligen Zeitpunkt seiner Entwicklung anpasst – seinem Nährstoffbedarf, seinem Stoffwechsel, seiner Reife und seiner Abwehrlage. Die Muttermilch schützt das Baby vor Infektionen, während es im Laufe des ersten Lebensjahres sein Abwehrsystem aufbaut. Sie immunisiert das Baby gegen Krankheiten, die die Mutter gerade durchlebt oder bereits hinter sich hat.

Günstig ist, wenn das Baby als Erstes die wertvolle Vormilch, das Kolostrum, erhält. Es »versiegelt« die Schleimhaut des Magen-Darm-Traktes und schützt damit vor dem Eindringen artfremder Eiweißstoffe – und somit vor Allergien. Bei Allergieanfälligkeit im Familienkreis sollte jegliche künstliche Nahrung während des ersten Lebenshalbjahres vermieden werden! Achten Sie vor allem in den ersten Nächten darauf, wenn Sie noch im Krankenhaus sind – mancherorts ist es leider immer noch üblich, den Babys ein »Fläschchen zur Nacht« zu geben, damit sie durchschlafen. Schon ein einziges solches Fläschchen mit Kunstnahrung kann jedoch genügen, um eine allergische Disposition zu aktivieren und Allergien den Weg zu bahnen.

Babys, die mindestens drei Monate voll oder teilweise gestillt werden, haben auch erheblich seltener Verdauungsbeschwerden als gar nicht oder nur kurz gestillte Kinder.

Das Stillen hat noch viele weitere Vorteile:

- Gestillte Kinder neigen im späteren Leben weniger zu Fettsucht. Zum einen durch die Muttermilch selbst, zum anderen, weil sie nur so viel und so oft trinken, wie sie hungrig und durstig sind und nicht zu Mahlzeiten gezwungen werden können.
- Die Entwicklung von Gaumen, Gebiss und Gesichtslinien ist besser, weil sie sich beim Saugen an der Brust enorm anstrengen müssen, was die gesamte Gesichts- und Kiefermuskulatur aktiviert.
- Stillen beugt Karies vor.
- Gestillte Kinder erkranken später seltener an Diabetes als Flaschen-Babys.
- Der »plötzliche Kindstod«, dessen Ursache immer noch ungeklärt ist, tritt bei voll gestillten Kindern ebenfalls nur selten auf.
- Die körperliche Nähe und der intime Kontakt beim Stillen helfen Mutter und Kind, zueinanderzufinden. Das begünstigt auch die seelische Entwicklung des Babys. Die am Stillen beteiligten Hormone Prolaktin und Oxytozin beeinflussen Stimmung, Gefühle und Körperzustand der Mutter und erleichtern ihr die Bindung an ihr Kind.
- Beim Stillen besteht ein inniger Hautkontakt mit der Mutter, der die Atmung der Babys stimuliert, eine ausgeglichene Muskelspannung herbeiführt, die Widerstandskraft gegenüber Krankheiten erhöht und Stoffwechsel und Wachstum des Babys fördert.
- Stillen ist zweifellos auch eine erotische Erfahrung, und die gegenseitige Hingabe dabei ist von der Natur erwünscht – und eine Grundlage für spätere gesunde Liebesbeziehungen und die Hingabe an das Leben überhaupt.
- Stillen verringert die Gefahr von Nachblutungen im Wochenbett.
- Es beschleunigt die Rückbildungsvorgänge, da das auch beim Stillen ausgeschüttete wehenfördernde Hormon Oxytozin die Gebärmutter schneller schrumpfen lässt.
- Last but not least: Frauen, die oft und lange gestillt haben, sind weniger gefährdet, später einmal an Brustkrebs zu erkranken.

Hindernisse

Wenn Sie Medikamente einnehmen müssen, die für Babys schädlich sind, oder wenn Sie eine offene Tuberkulose, Hepatitis B, HIV oder andere schwere Krankheiten haben, die Sie sehr schwächen, ist das Stillen nicht sinnvoll.

Auf Seiten des Kindes können Kiefer-, Lippen-, Gaumenspalten oder andere Fehlbildungen echte Stillhindernisse sein – allerdings gibt es dafür Hilfsmittel, die das Stillen dann doch ermöglichen.

Sehr kleine Frühgeborene sind meistens noch zu schwach zum Saugen und bekommen anfangs abgepumpte Muttermilch aus dem Fläschchen oder über eine Magensonde. So bleibt der Milchfluss erhalten, und sobald das Frühchen kräftig genug ist, kann es auch an die Brust.

Schadstoffe sind heute kein Hinderungsgrund mehr für das Stillen. Bisher sind keine Fälle bekannt, dass Rückstände aus Umweltchemikalien in der Muttermilch das Kind geschädigt hätten. Der Nutzen des Stillens überwiegt die möglichen Risiken bei weitem.

Viele Probleme lassen sich mithilfe von Hebammen oder Stillberaterinnen lösen. In manchen Situationen kann es aber auch sinnvoll sein, nicht zu stillen oder mit dem Stillen aufzuhören, anstatt sich und damit vielleicht auch das Kind hoffnungslos zu überfordern.

»Ich hätte so gern gestillt, aber ...«

Erheben Sie nicht krampfhaft den Anspruch an sich selbst, unbedingt stillen zu müssen, weil Sie befürchten, sonst keine ideale Mutter zu sein. Keine Frau MUSS stillen. Jede Form von Druck und Anspannung belastet die Beziehung zum Kind und das Stillen. Vielleicht haben Sie sich trotz zwiespältiger Gefühle entschlossen, es mit dem Stillen zu versuchen, stehen aber eigentlich nicht wirklich dahinter und haben auch kein Vertrauen in Ihre Still-Fähigkeit. Das spürt das Kind. Babys haben äußerst feine Antennen für das, was in ihrer Mutter vorgeht, sie spüren ihren Widerwillen und reagieren entsprechend mit Unlust, manchmal sogar mit Streik. Dann wird es schwierig mit dem Stillen – was Ihre Unsicherheit verstärkt und Sie in der Meinung, nicht stillen zu können, bestätigt. Eins ergibt das andere. Sie können versuchen, die Schwierigkeiten zu überwinden, indem Sie sich bewusst machen, was dahintersteckt. Aber erkennen Sie auch Ihre Grenzen, Ihre Schwächen, Ihre Wirklichkeit, und verlangen Sie nicht etwas von sich, was Sie – und auch das Kind – hoffnungslos überfordern würde.

Wichtiger als die Frage, ob Sie stillen, ist die Qualität Ihrer Beziehung zu Ihrem Kind und seiner Beziehung zu Ihnen. Wenn es Ihnen nicht gelingt, den inneren Knoten zu lösen, und wenn die äußeren oder inneren Umstände zu schwierig sind, kann es besser sein, das Kind liebevoll mit der Flasche zu füttern und somit Ruhe und inneren Frieden zu erlangen, als halbherzig oder gequält die Brust zu geben.

Wenn es mit dem Stillen nicht gut klappt

Wenn Sie Probleme beim Stillen haben oder wenn es Ihnen widerstrebt, können folgende Fragen Klarheit schaffen:

- ✔ Ist es die Nähe, die Sinnlichkeit beim Stillen, der intime Kontakt mit dem Baby, die Sie verwirren und in Konflikte stürzen, weil Sie sich nicht trauen, dies einfach zu genießen?
- ✔ Fühlen Sie sich hin- und hergerissen zwischen Ihrem Kind und Ihrem Partner, der ganz offensichtlich eifersüchtig ist?
- ✔ Fällt es Ihnen schwer, sich dem Baby hinzugeben, es zu nähren, zu trösten?
- ✔ Fürchten Sie, das Baby könnte Ihnen beim Stillen etwas wegnehmen, Sie sozusagen »aussaugen«?
- ✔ Tut die Brust so weh, dass das Stillen nur schmerzhaft ist und Ihre Beziehung zum Kind zu sehr belastet?
- ✔ Ist Ihr Kind durch Flaschenfütterung so trinkfaul an der Brust geworden, dass es all Ihre Bemühungen, es zu stillen, zornig abwehrt und Ihr Selbstvertrauen dadurch gefährlich ins Schwanken kommt?

Was beim Stillen im Körper vorgeht

Jede Frau hat bei der Geburt ihres Kindes bereits Milch in den Brüsten und kann stillen. Aufgrund hormoneller Veränderungen im Körper wird der Warzenhof dunkler und geschmeidiger, die Brustwarze größer und verlängerungsfähiger, damit das Baby später die Brust leicht findet und gut daraus saugen kann. Dies sind oft die ersten äußeren Anzeichen für eine Schwangerschaft. Hormone lassen auch das für das Stillen erforderliche Milchdrüsengewebe allmählich heranreifen. Mit einem Bild lässt sich das leichter nachvollziehen: Wir können uns dieses Gewebe wie einen Busch mit 15 bis 20 Ästen vorstellen, die dicht nebeneinander aus dem Boden (Brustwarze) kommen und von dort aus sternförmig auseinanderwachsen. Wo anfangs in der Pubertät nur kleine Triebe sprossen, beginnt in der Schwangerschaft ein reges Wachstum: Äste (Milchgänge) und Zweige (Lappen) schlagen aus, gespickt mit auf Stielen (Läppchen) angebrachten Früchten (Alveolen = Milchbläschen). Das Drüsengewebe verdrängt und ersetzt teilweise das Fettgewebe in der Brust. In der zweiten Schwangerschaftshälfte bewirkt das Milchbildungshormon Prolaktin, dass in den Alveolen Milch gebildet wird. Aber erst mit dem Ausstoßen der Plazenta bei der Geburt verändern sich die Hormone derart, dass die Milch frei fließen kann.

Das Drüsengewebe der Mutter ist also bestens auf das Stillen vorbereitet, nach der Geburt hängt es ganz von der Zusammenarbeit zwischen Mutter und Kind ab, ob eine erfolgreiche Stillbeziehung entsteht. Wenn das Baby an der Brust saugt, werden die Nervenenden in Brustwarze und Warzenhof gereizt und schicken eine Botschaft an das Gehirn, das Hormon Prolaktin zu bilden. Dieses regt die Milchbläschen zur Milchbildung und -abgabe an. Zuerst trinkt das Baby die Milch, die zwischen den Mahlzeiten aus den Alveolen durch die Läppchen und Lappen in die Milchgänge gelaufen ist. Diese erweitern sich am unteren Ende unterhalb des Warzenhofes und sammeln die Milch in Vorratsreservoirs, den »Milchseen«. Mit der Zeit werden diese 15 bis 20 Reservoirs immer dehnbarer und können somit mehr Milch fassen.

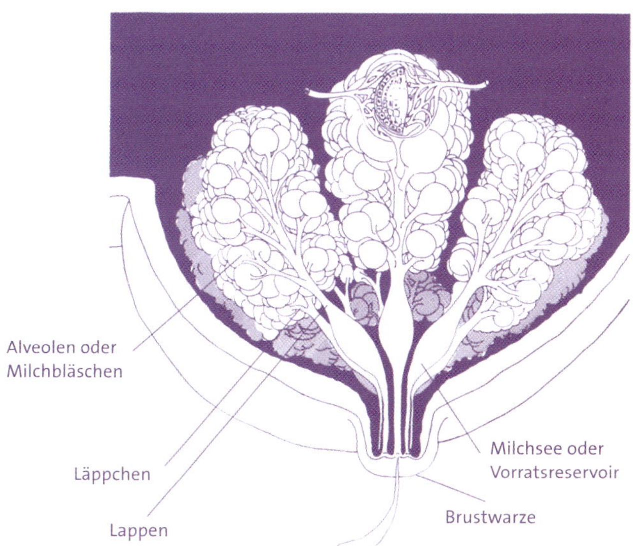

Die Brust während der Stillzeit. Die Zellen um die Alveolen ziehen sich durch den Milchflussreflex zusammen.

Das Saugen des Babys bestimmt, wie viel Milch gebildet wird. Je häufiger es trinkt, desto mehr Milch produziert die Brust. So pendeln sich Angebot und Nachfrage allmählich ein. Das Saugen steigert die Milchmengen von ein paar Gramm am ersten Tag bis zu einem Liter und mehr nach einigen Monaten. Da der Prolaktinspiegel nicht zu jeder Tageszeit gleich ist (frühmorgens ist er am höchsten), variieren auch die Milchmengen ganz erheblich. Ganz geleert wird die Brust für gewöhnlich nicht. Normalerweise trinkt das Baby etwa 80 Prozent der vorhandenen Milch. Die restlichen 20 Prozent sind ein Vorrat für »Durststrecken«.

Eine Woche nach der Geburt sowie sechs und zwölf Wochen danach haben Kinder Wachstumsschübe. Dann leeren sie die Brust meistens komplett – ein Signal an den Körper, die übliche Menge plus weiterer 20 Prozent als Reserve zu produzieren. Durch die Prolaktinstimulation während des Saugens wird schon im Laufe jedes Stillens im Körper neue Milch nachgebildet, die bei Bedarf innerhalb der nächsten Stunde abgerufen werden kann. So hat die Mutter stets genügend Milch für das Kind – auch wenn es manchmal nicht so scheint.

Der Milchflussreflex

Es ist nicht nur wichtig, wie viel Milch der Körper bildet, sondern dass er diese auch hergibt. Beim Stillen trinkt das Kind zuerst die Milch, die sich seit der letzten Mahlzeit in den Milchgängen und Vorratsreservoirs der Brust gesammelt hat. Das ist gewissermaßen die durststillende Vorspeise: Diese Milch ist recht wässrig und fettarm. Während das Baby saugt, wird das Hormon Oxytozin freigesetzt und löst den Milchflussreflex aus: Die Alveolen, die mit frischer, fetthaltiger Milch gefüllt sind, ziehen sich zusammen und geben ihre Milch her. Sie wird durch die Milchgänge in die »Milchseen« gepresst und ist dort für das trinkende Kind erreichbar.

Diese »Hintermilch« ist die Hauptmahlzeit des Kindes. Sie enthält wesentlich mehr Fett und ein Vielfaches an Kalorien im Vergleich zur »Vordermilch«. Erst jetzt kann sich das Baby satt trinken. Wenn es danach noch an der zweiten Brust angelegt wird, haben sich dort durch den Milchflussreflex, der immer an beiden Brüsten gleichzeitig wirkt, Vorder- und Hintermilch schon gemischt, und es erhält mit Leichtigkeit seinen Nachtisch.

Der Milchflussreflex ist also nötig, damit das Kind die nahrhafte Milch und die nötigen Kalorien bekommt. Ohne diesen Reflex ist die Hintermilch nicht erreichbar. Deshalb ist es so wichtig, dass Babys lange genug an der

Brust trinken dürfen. Die härteste Arbeit für das Kind ist das Ansaugen, bis der Milchflussreflex in Gang kommt. Danach kann es mit relativ geringem Kraftaufwand eine hochwertige Mahlzeit vertilgen.

Der Milchflussreflex macht sich durch ein leichtes Prickeln in der Brust bemerkbar, manchmal auch in Form eines Wärmegefühls, das den ganzen Körper durchströmt. Dieser Reflex ist störanfällig – und Stillprobleme entstehen häufig durch einen nicht funktionierenden Milchflussreflex. Unsicherheit, Aufregung, Angst, Scham, mangelndes Selbstvertrauen und dergleichen hemmen die Oxytozinfreisetzung und verhindern, dass das Baby die vorhandene Milch bekommt. Auch kann dadurch ein Teufelskreis in Gang gesetzt werden: mangelnder Reflex → Milchstau → wunde Brustwarzen → Brustentzündung (siehe Seite 245).

Das erste Anlegen

Der beste Zeitpunkt für den Beginn der Stillbeziehung ist die erste Stunde nach der Geburt. Wenn das Kind seinen ersten Schreck überwunden hat, der jeden Neuanfang begleitet, beginnt es, sich zu entspannen und wohlzufühlen. Es fängt bald mit dem Mund an zu suchen, zu lutschen und zu schmatzen – irgendetwas gehört doch in diesen Mund hinein ... Kinder scheinen erst

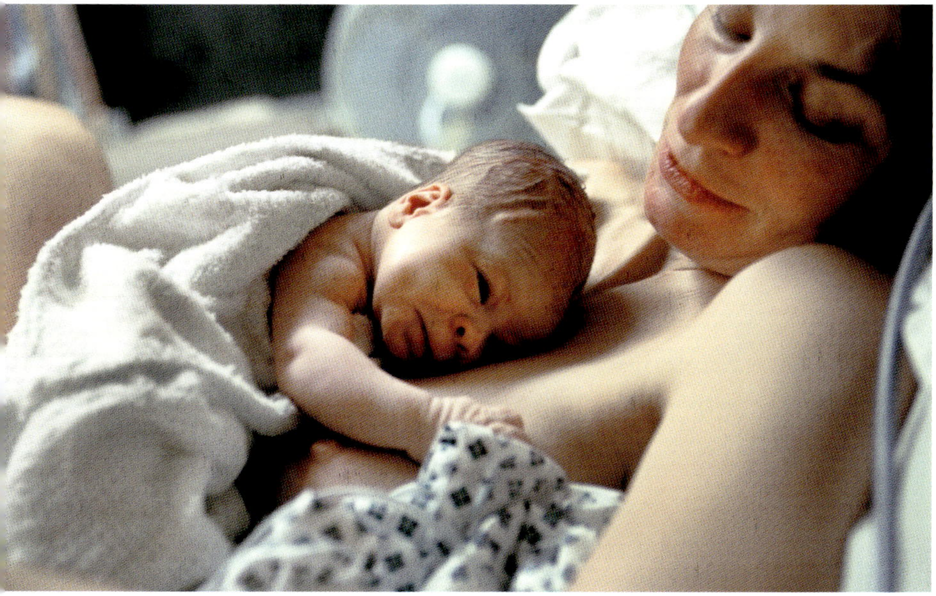

In der ersten Stunde nach der Geburt ist der Saugreflex des Neugeborenen am stärksten ausgeprägt.

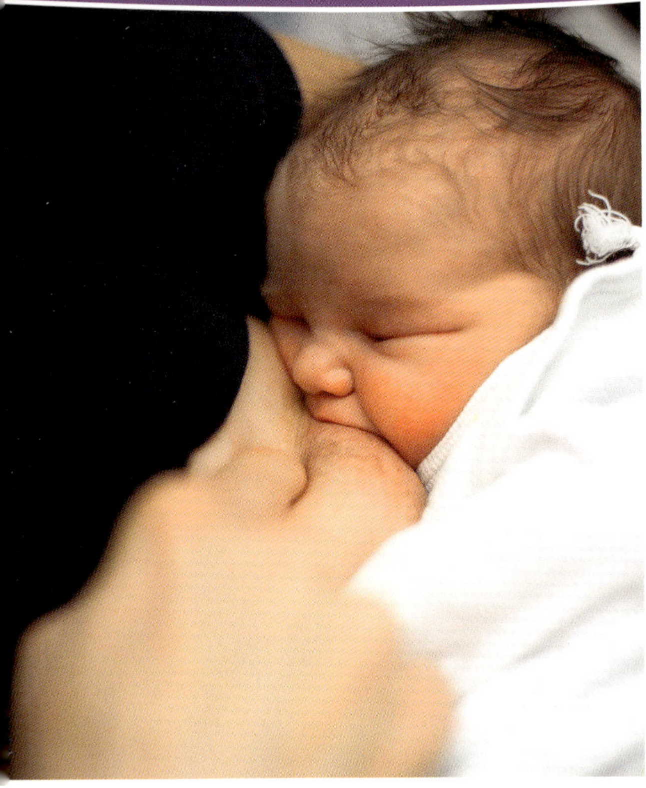

Die Vormilch enthält wertvolle Stoffe, die dem Baby die Anpassung an das neue Leben erleichtern.

mit der Welt versöhnt, wenn sie sicher wissen, dass es die Brust gibt! Für eine Mutter ist das Stillen kurz nach der Geburt ein Erfolgserlebnis. Es kann ihr Selbstbewusstsein und Vertrauen in ihre Stillfähigkeit fördern, was ihr bei späteren Schwierigkeiten hilft, nicht aufzugeben.

Beim Baby ist der Saugreflex 20 bis 30 Minuten nach der Geburt am stärksten. Danach wird er langsam schwächer und nimmt erst nach zwei bis drei Tagen wieder an Intensität zu. Wenn man den günstigen Zeitpunkt verpasst und das Baby in seiner »trinkfaulen« Phase erstmals anlegt, klappt es oft nicht gut mit dem Stillen – was die Mutter demoralisiert und verunsichert. Dem Baby muss dann das Saugen oft regelrecht beigebracht werden.

Manchmal ist es aber beim besten Willen nicht möglich, sofort anzulegen, z.B. nach einer sehr schweren Geburt. Dann brauchen beide erst einmal eine Pause, um sich von den Strapazen zu erholen. Um die Stillbeziehung in Gang zu bringen, ist in solchen Fällen etwas mehr Geduld erforderlich.

Der Milcheinschuss

Der Milcheinschuss verläuft bei den Frauen sehr unterschiedlich. Manche merken gar nichts davon, andere haben das Gefühl, fast zu platzen. Viele Frauen, die von Geburt des Babys an nach Bedarf stillen, nehmen den Zeitpunkt des Milcheinschusses gar nicht richtig wahr – er geht ganz allmählich vor sich. Wenn jedoch nach Plan, womöglich noch mit längerer Nachtpause, gestillt wird, oder wenn das Baby lange schläft, kann das Einschießen der Milch äußerst unangenehm und schmerzhaft sein.

Dieser schmerzhafte Zustand geht innerhalb von 24 bis 48 Stunden vorüber, sobald die Milch fließt. Wenn die Brust dann wieder weich wird, heißt das nicht, dass weniger Milch da ist, sondern dass sich die Milchproduktion reguliert hat. Eine Frau beschreibt das sehr anschaulich: »Richtig problematisch wurde es am dritten Tag, als die Milch endlich einschoss. Sie kam, und wie! Mein Busen war hart wie ein gut aufgepumpter Volleyball! Als ich unter die Dusche ging, begann die Milch zu spritzen, und die Spannung ließ nach. Oh, welche Wohltat! So verbrachte ich die nächsten 36 Stunden stillend, duschend und Milch abstreichend.«

Wann anlegen?

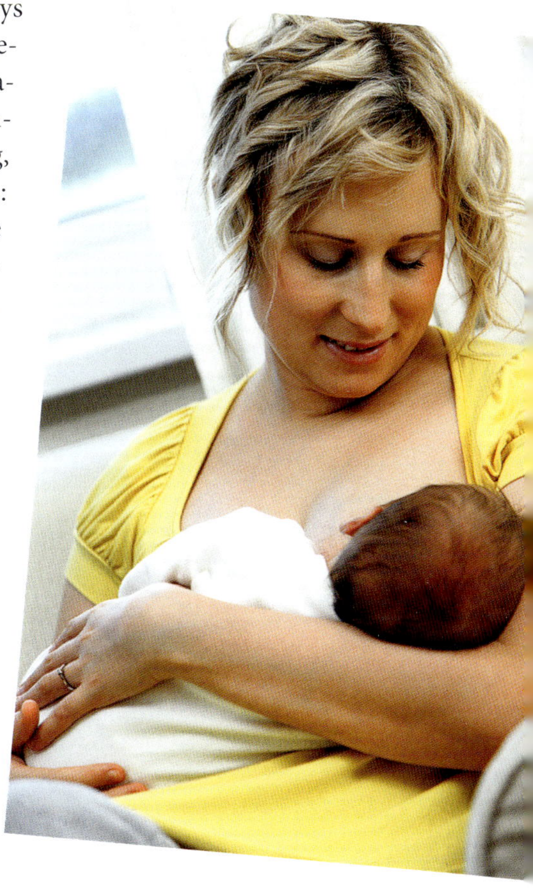

Viele Probleme lassen sich verhindern, wenn Babys nach Bedarf angelegt werden. Der Magen eines gestillten Kindes leert sich schneller als der eines Flaschenkindes. Gestillte Kinder werden in der Anfangszeit etwa alle zwei bis drei Stunden hungrig, und das rund um die Uhr. Das hat seinen Sinn: Häufiges Stillen erhöht die Milchproduktion! Je mehr Milch da ist, desto länger werden die Pausen. Auch für die Brustwarzen ist es schonender, wenn Neugeborene häufiger und dafür kürzer trinken.

Ein Neugeborenes ist nach einer natürlichen Geburt hellwach und sehr aktiv. Nach dem ersten Trinken fällt es meistens in einen tiefen, langen Schlaf, sodass sein Nahrungsbedarf am ersten Tag nicht allzu groß ist. Das Kolostrum, die Vormilch der ersten 30 bis 40 Stunden nach der Geburt, ist hoch konzentriert und äußerst nährstoffreich. Auch das hat seinen Sinn: Dadurch werden nur kleine Mengen benötigt (30 Milliliter im Durchschnitt pro Tag sind normal und ausreichend!), sodass die noch unreifen Nieren des Kindes nicht unnötig durch eine große Flüssigkeitsmenge belastet werden. Außerdem bekommen gestillte Babys den menschlichen Kontakt, den sie – auch wenn sie nicht hungrig sind – für ein gutes Gedeihen brauchen: Sie trinken häufig, aber jeweils nur sehr wenig.

Jedes Baby ist anders und will von Anfang an in seinem Temperament und seiner Einzigartigkeit respektiert werden. Manche Kinder trinken zaghaft, andere saugen ganz fest. Manche dehnen ihre Mahlzeit über eine ganze Stunde aus und legen öfter mal eine Pause ein. Andere schlucken ihre Milch so hastig, dass sie hinterher einen Teil wieder ausspucken.

Idealerweise sollte ein Kind das Stillen beginnen, aufhören, unterbrechen und verlängern können, wann es will, und in seinem eigenen Tempo trinken. Allmählich wird sich sein ureigener, individueller Rhythmus herausbilden. Sie sollten versuchen, diesen zu erlauschen, zu respektieren und zu unterstützen. Diese Haltung bildet eine gute Grundlage für gegenseitiges Verständnis, Respekt und Toleranz.

Wie anlegen?

Richtiges Anlegen ist von großer Bedeutung. Wunde Brustwarzen, ein nicht funktionierender Milchflussreflex und Blähungen können von falschem Anlegen herrühren! Ob Sie lieber im Sitzen oder Liegen stillen – wichtig ist, dass es bequem ist und dass Sie den Arm, in dem Sie das Kind halten, gut abstützen und somit ganz entspannen können. Die Vorderseite des Babys – Kopf,

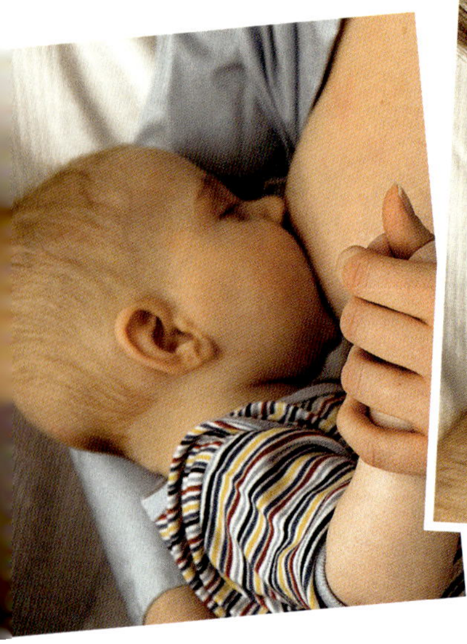

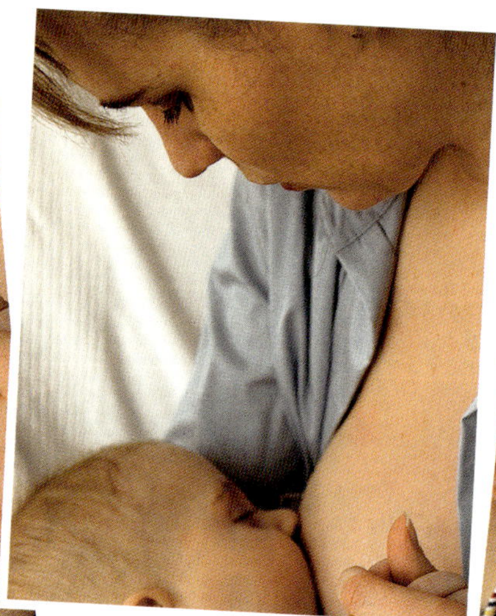

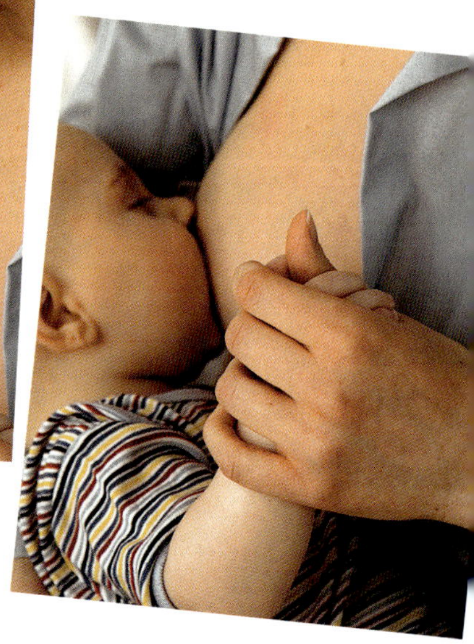

Körper, Beine – sollte Ihnen ganz zugewandt sein. Der Kopf liegt in Ihrer Armbeuge, die Hand derselben Seite umfasst Rücken, Po oder Oberschenkel des Babys. Das Baby findet so leicht die Warze, unterstützt von der anderen Hand, die die Brust etwas anhebt – die Finger unten, der Daumen oben. Wenn Sie die Unterlippe des Babys sanft mit der Brustwarze kitzeln und es dann seinen Mund weit öffnet, können Sie es an sich heranziehen. So gelangt die Brustwarze in die Mitte des Mundes, das Baby kann den Warzenhof miterfassen, seine Nasenspitze berührt die Brust, trotzdem kann es seitlich gut durch die Nase atmen. Um es von der Brust abzunehmen, können Sie das Saug-Vakuum durchbrechen, indem Sie Ihren kleinen Finger zwischen Brust und Mundwinkel schieben.

Wenn die Milch erst einmal gut fließt, kann eine Brust pro Mahlzeit ausreichen. Durch beidseitiges Anlegen können Sie die Milchmenge steigern. Das Kind darf die eine Brust leertrinken, bevor Sie es nach einer Pause für Aufstoßen oder einen Windelwechsel an die andere anlegen. Gemütliche »Trödler« brauchen oft gar nicht aufzustoßen, gierige »Vielfraße« umso mehr. Zum Aufstoßen nehmen Sie das Baby hoch an die Schulter und klopfen ihm sanft auf den Rücken. Oder Sie legen es quer über die Knie und massieren mit kreisenden Bewegungen seinen Rücken. Da schnell trinkende Babys zum Spucken neigen, ist es bei ihnen gut, während des Stillens öfters einmal eine Pause zu machen.

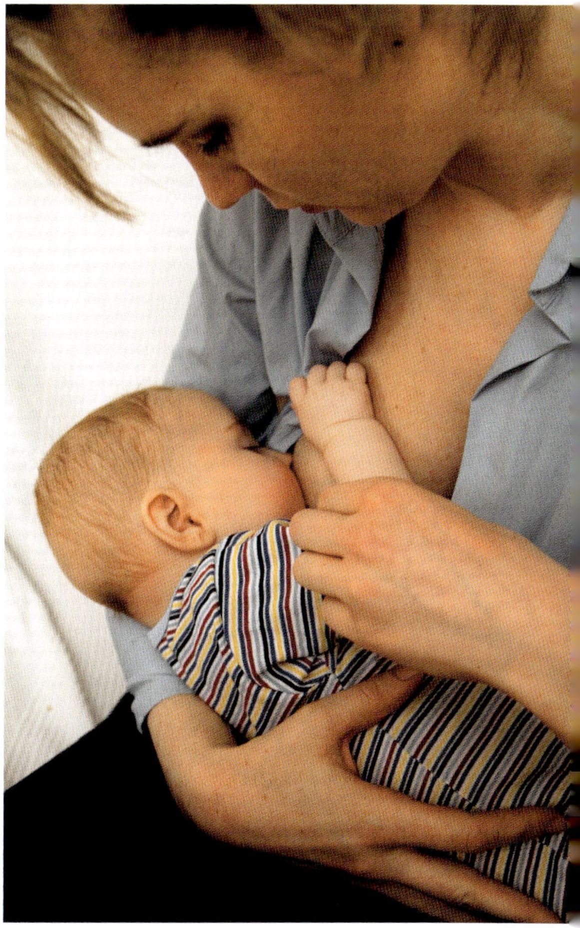

Pumpen Sie nach den Mahlzeiten nicht auch noch ab, weil dies das empfindliche Gleichgewicht von Angebot und Nachfrage durcheinanderbringt. Abpumpen ist nur notwendig, wenn Mutter und Kind einmal voneinander getrennt sein müssen.

Auch Zufüttern mit der Flasche stört die Balance und verwirrt außerdem noch den Saugreflex des Kindes. Die Milchmenge kann jederzeit durch vermehrtes Anlegen erhöht werden, besonders auch während der bereits erwähnten Wachstumsschübe.

Das Baby wird älter

Während der ersten Wochen liegt ein Baby ständig an der Brust einer oft recht erschöpften Mutter und scheint nur Nahrung und Liebe in sich aufzusaugen. Danach beginnt es, mehr und mehr Interesse an seiner Umwelt und den Menschen in seiner Umgebung zu zeigen. Für die Mutter kommt jetzt die »Belohnung«: Das Kind lächelt sie an, kleine Händchen patschen beim Stillen sanft auf ihre Brust. Sie gibt nicht nur, sondern bekommt auch viel von ihrem Kind zurück, sofern sie offen ist, seine Liebkosungen aufzunehmen und zu genießen: Hier ein zärtliches Streicheln, da ein kleines Fingerchen in ihrem Mund, damit sie nicht leer ausgeht, dort ein begeisterter Freudenjuchzer beim Anblick der Brust. Es ist ein Vergnügen zu sehen, wie das Kind mit jeder Faser seines Körpers beim Saugen ist und wie sich Zehen, Füße und Hände im Rhythmus des Saugens bewegen. Vielleicht können wir dieses »Ganz in einer Sache aufgehen« durch unser Zusammenleben mit dem Kind wieder neu entdecken.

Stillen im Liegen empfinden viele Frauen als besonders angenehm.

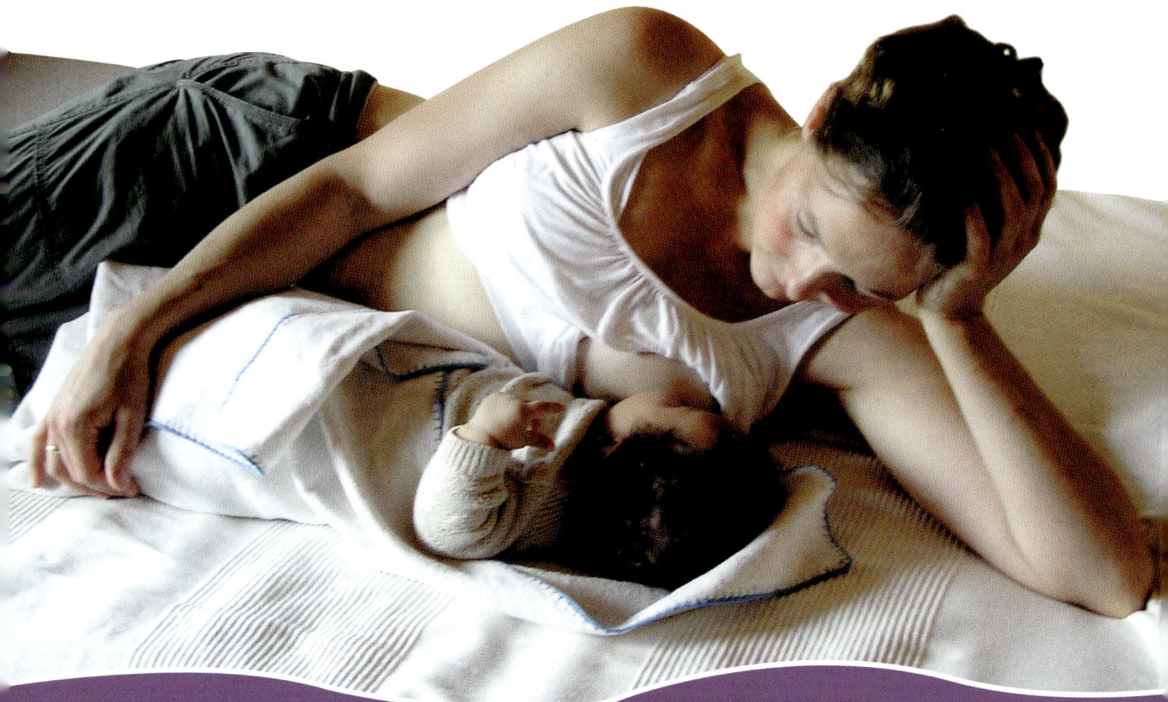

Da das Baby jetzt immer erfahrener im Trinken wird, werden die Stillzeiten kürzer. Es möchte schnell fertig werden, weil es nun Interessanteres gibt. Manchmal geht es nicht schnell genug, und seine Neugier wird so groß, dass es, wenn es hinter sich ein Geräusch hört, schauen muss, was da geschieht. Dabei vergisst es, die Brustwarze loszulassen, und manche Frau hat sich schon gewundert, wie dehnbar diese ist – Autsch!

Die Pausen zwischen den Stillzeiten werden länger und erlauben Ihnen, sich wieder anderen Dingen zuzuwenden. Kleine Frustrationen können dem Kind jetzt zugemutet werden. Die nächtlichen Schlafzeiten verlängern sich, und das Baby schläft vielleicht zum ersten Mal durch. Damit können auch Sie leichter in Ihren Alltagsrhythmus zurückfinden.

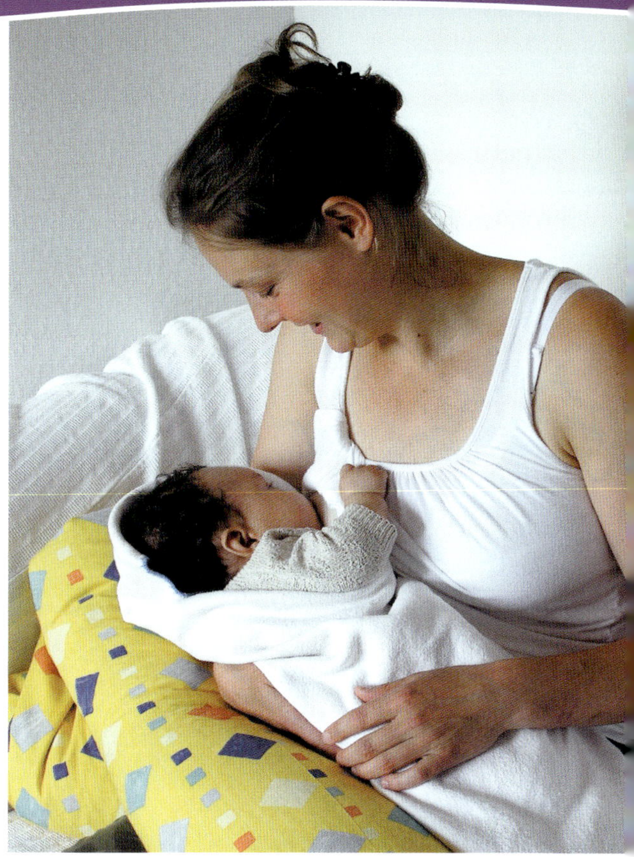

Im Sitzen sollten Baby und Arm gut abgestützt werden können, damit sich die Mutter ganz entspannen kann – so fließt die Milch am besten.

Die Nächte mit einem Säugling

»Als mein Mann kürzlich längere Zeit verreist war und ich mich nicht wie gewohnt an ihn kuscheln konnte, wurde mir zum ersten Mal die Situation eines kleinen Kindes in der Nacht bewusst. Wenn mir als erwachsener Frau körperliche Nähe so guttut – wie erst einem kleinen Baby, das in einem warmen, engen Raum geborgen war, bis es zur Welt kam? Wie einsam muss es sich in seinem Bettchen fühlen, in dem es nicht einmal rund herum Grenzen spürt!«

Fast alle Babys wachen in der Anfangszeit nachts auf, meist sogar mehrmals. Manchen Frauen macht das nichts aus. Im Gegenteil – sie genießen die Intimität und das Ungestörtsein beim nächtlichen Stillen besonders. Sie setzen sich kuschelig eingewickelt bequem in einen Schaukelstuhl und halten stille Zwiesprache mit ihrem Kind, während es friedlich vor sich hin nuckelt. Dann legen sie es (wenn es keine empfindliche Haut hat) ohne Windelwechsel, wieder in sein Bettchen zurück. Oder sie bleiben einfach im Bett liegen, und der Partner bringt das Kind zum Stillen – wenn es nicht sowieso schon am oder im Bett der Eltern schläft.

Manche Frauen bringt es an den Rand der Erschöpfung, wenn sie nachts mehrmals aufstehen müssen, um ihr Kind zu stillen. Das Kind zu sich ins Bett zu holen, kann die ganze Familie dann wieder ins Lot bringen: »Total erschöpft, ratlos und hilflos rief ich bei einer Stillgruppen-Leiterin an. Ich hielt es nicht mehr aus, viermal in der Nacht aufzustehen, um Annika zu stillen, und war nahe daran, sie auf Flaschennahrung umzustellen, damit mein Mann und ich uns in der nächtlichen Betreuung abwechseln konnten. Ob ich schon einmal daran gedacht hätte, mein Kind einfach zu mir ins Bett zu nehmen? Gedacht hatte ich wohl daran, aber die Idee weit von mir abgerückt, weil ich immer wieder Warnungen gehört hatte, man würde das Kind erdrücken und Ähnliches. Noch am selben Tag zog Annika mitsamt Wiege um, vom Kinderzimmer neben mein Bett. Zum Einschlafen legte ich sie in ihre Wiege, und wenn sie aufwachte, holte ich sie zu mir ins Bett, legte sie an meine Brust und schlief kurz darauf meistens wieder ein. Wenn ich später wach wurde, hob ich sie wieder in ihre Wiege, manchmal blieb sie aber auch bis zum Morgen bei mir liegen. Binnen kurzer Zeit wurden die Pausen von einer Fütterung zur nächsten länger, nicht zuletzt, weil Annika sich nicht mehr so allein fühlte. Ich wurde ausgeglichener, ausgeruhter, meine Nervosität ließ nach, die Milch lief freier – und ich konnte mein Kind, gegen das ich vorher regelrechte Aggressionen entwickelt hatte, endlich richtig genießen.«

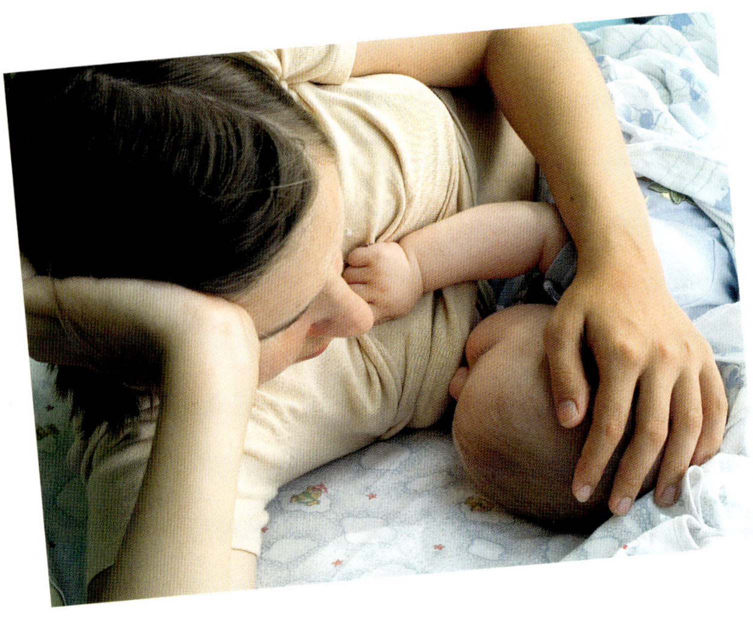

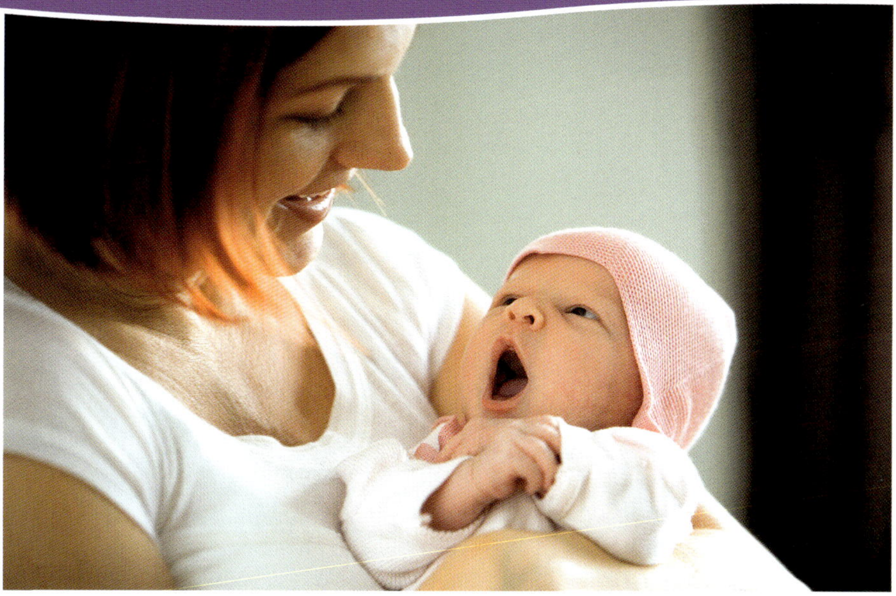

Herzhaftes Gähnen nach der Mahlzeit – und gleich wird geschlafen.

Natürlich muss auch der Partner damit einverstanden sein, dass das Ehebett sich in ein Familienbett verwandelt. Wenn er durch das nächtliche Stillen wirklich zu sehr in seinem Schlaf gestört wird, gibt es noch die Möglichkeit, mit dem Kind zum Stillen in ein anderes Bett »auszuwandern«. Diese Lösung empfiehlt sich auch bei Kindern, die sofort wieder unruhig werden, wenn sie nach dem Stillen in ihr Bettchen gelegt werden.

Wenn das Baby nach längerer Zeit auf einmal wieder viel häufiger nach der Brust verlangt, einige Tage häufigen Stillens seinen Heißhunger nicht befriedigen können und auch Krankheit oder Zahnen nicht der Grund für sein Weinen sind, dann ist wahrscheinlich der Zeitpunkt gekommen, dass es mehr braucht als nur Muttermilch. Manche wollen schon mit fünf Monaten »richtig« essen, andere sind vielleicht erst mit sieben oder acht Monaten so weit. Gewöhnlich beginnt das Interesse an fester Nahrung mit dem Durchbruch des ersten Zahnes.

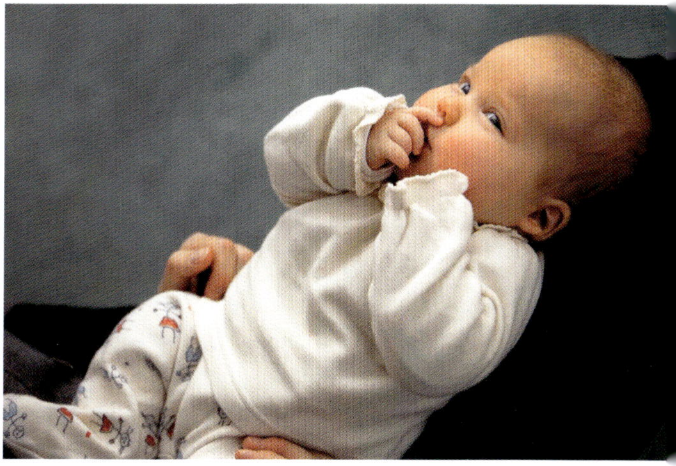

Das Kleinkind an der Brust

In dem Maße, in dem das älter werdende Kind feste Nahrung zu sich nimmt, fließt die Milch spärlicher. Der Milchflussreflex ist nicht mehr so leicht auszulösen, und es bedarf einer ziemlichen Kraftanstrengung von Seiten des Kindes, die Milch zum Fließen zu bringen. Aus einem Glas zu trinken, geht schneller und müheloser, und viele Babys verlieren gegen Ende des ersten Lebensjahres ihr Interesse an der Brust. Andere Kinder beginnen zu diesem Zeitpunkt erst, die Brust als Schmuseobjekt zu entdecken und ihre kuschelige Nähe und Wärme zu schätzen.

Jedes Kind hat sein eigenes Entwicklungstempo: Es gibt ab und zu Kinder, die schon mit sieben Monaten den ersten Schritt machen, während die meisten erst mit eineinhalb Jahren laufen. Manche haben schon mit vier Monaten ihren ersten Zahn, während andere nach einem Jahr immer noch darauf warten. Genauso ist es mit dem Stillen: Einige Kinder geben mit neun Monaten die Brust auf, während andere viel länger brauchen, um ihr Saugbedürfnis zu befriedigen. Hunger und Durst zu stillen, ist bei einem einjährigen Kind an der Brust ein untergeordnetes Bedürfnis. Es sucht die Brust vielmehr immer dann, wenn es Angst hat, wenn es sich wehgetan hat, wenn es von vielen neuen Eindrücken so aufgedreht ist, dass es nicht zur Ruhe kommen kann, wenn es sich übernommen hat und Rückversicherung braucht, dass die Mutter noch da ist, wenn es krank ist, wenn es Zuwendung braucht.

Ideal wäre es, die individuelle Entwicklung des Kindes zu respektieren und nichts zu erzwingen. Wenn wir ihm diese Möglichkeit geben und seinen Wunsch nach Liebe und Nähe erfüllen, wird es dadurch nicht abhängig, wie manche fürchten, sondern es kann sich zu einem gesunden, selbstständigen und aufgeschlossenen Menschen entwickeln. Ein Bedürfnis, das gestillt wird, verschwindet von selbst, wenn die Zeit dafür reif ist. Ein einjähriges oder älteres Kind ist schon eine kleine Persönlichkeit und lässt uns in sehr bestimmten Tönen wissen, was es will. Es beginnt, seinen Wunsch nach Milch zu verbalisieren: Wenn wir das Kind im Arm halten und es trinken will, windet es sich so lange, bis es auf Brusthöhe ist und zerrt an unseren Kleidern. Wenn wir ausgezogen sind, stürzt es sich auf die Brust. Während es auf der einen Seite trinkt, hält es die andere Brust in seinen Händen, als ob es Angst hätte, sie könnte ihm abhanden kommen. Vor dem Trinken betastet es beide Seiten, um zu sehen, wo mehr Milch ist, und wenn es eine Seite leer getrunken hat, wirft es sich entschieden auf die andere Seite. Erst allmählich lernt es zu warten, wenn wir sagen: »Nein, jetzt geht es nicht – später.«

Die offensichtliche Lust und Sinnlichkeit, mit der das Kind jetzt trinkt, kann bei unserer Umgebung verschiedenste Reaktionen auslösen. Obwohl die durchschnittliche Stilldauer weltweit über zwei Jahre beträgt, ist in unserer Kultur der Anblick eines Kleinkindes an der Brust vielen Leuten ungewohnt oder leider sogar peinlich.

Probleme beim Stillen

Wenn Sie die natürlichen Vorgänge im Körper und die dem Stillen zugrunde liegende Gesetzmäßigkeit respektieren und andere Sie in dieser Haltung unterstützen, dann können Sie wahrscheinlich die Stillzeit ungetrübt genießen. Manchmal aber können Situationen eintreten, die Sie so hilflos machen, dass Sie aufgeben möchten.

Resignieren Sie nicht! Die meisten Probleme sind vorübergehend und können behoben werden, wenn Sie nur wissen, wie. Dieser Abschnitt soll Ihnen einige Hilfen für die am häufigsten auftretenden Probleme vermitteln. Unterstützung können Sie auch von einer Stillgruppe oder im Stillcafé bekommen, wo Sie andere stillerfahrene Mütter beobachten und von deren Erfahrungen lernen können. Stillgruppen sind so ein wenig Ersatz für die fast ausgestorbene Großfamilie. In der Stillzeit können Sie auch die Unterstützung einer Hebamme in Anspruch nehmen und so Stillprobleme jeder Art meistern (siehe Seite 254). Denn am häufigsten treten sie nicht in der Klinik, sondern im Laufe der ersten Wochen und Monate zu Hause auf.

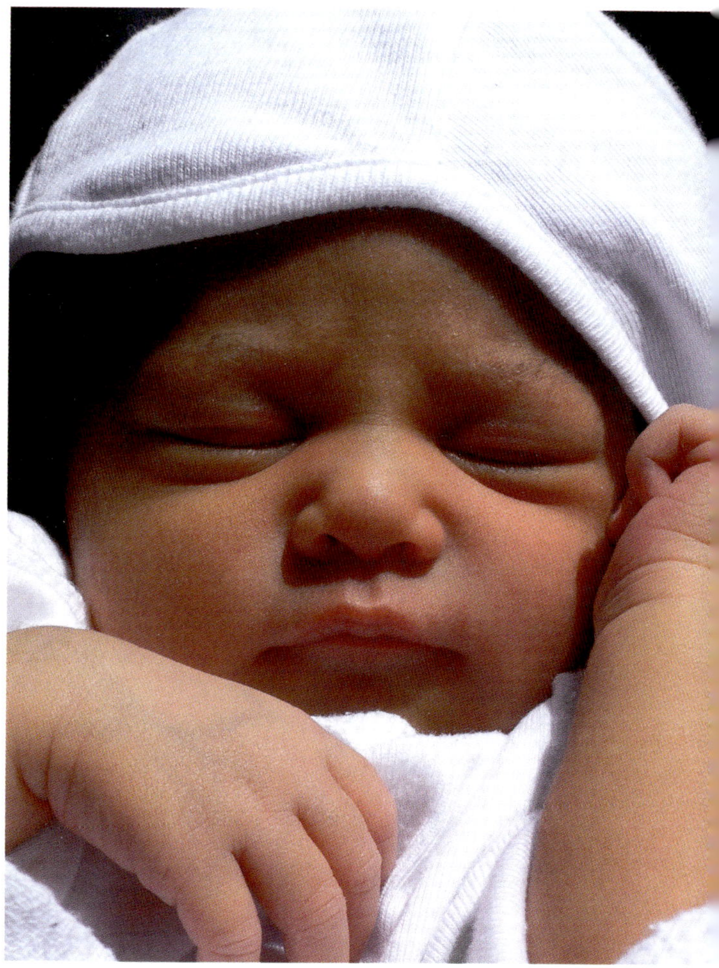

»Ich habe zu wenig Milch«

Wenn das Kind stetig zunimmt, gesund aussieht und einige Male am Tag nasse Windeln hat, dann ist das ein sicheres Zeichen, dass es nicht aus Hunger weint. Aber auch wenn nicht genug Milch da sein sollte, gilt: Die Milchproduktion lässt sich nach Belieben erhöhen.
Was können Sie dafür tun? Stillen unterliegt dem Gesetz von Angebot und Nachfrage. Je öfter gestillt wird, desto mehr Milch ist vorhanden. Wenn das Baby sich nicht von selbst häufig genug meldet, mag es notwendig sein, es eine Zeit lang in bestimmten Abständen (z.B. anfangs alle zwei bis drei Stunden) zu wecken, um Kind und Körper an diesen Rhythmus zu gewöhnen. In der ersten, sechsten und zwölften Woche durchläuft das Baby Wachstumsschübe. Es ist vermehrt hungrig und will häufiger an die Brust als sonst – dadurch fördert es die Milchproduktion. In Zeiten erhöhten Bedarfs können Sie dem Kind, nachdem Sie es auf beiden Seiten angelegt haben, nochmals die zuerst gereichte Brust geben, in der inzwischen schon wieder etwas neue Milch entstanden ist.
Häufig ist zwar Milch da, aber der Milchflussreflex (siehe Seite 230) funktioniert nicht. Um diesen zu wecken, können Sie versuchen, sich zu entspannen – durch Atem- und Entspannungsübungen, Massagen, eine warme Dusche oder ein Bad mit ätherischen Ölen, ein Fußbad oder auch Gespräche mit Freundinnen oder dem Partner, wenn Sie etwas bedrückt. Gerade, wenn Sie immer für einen kleinen Menschen da sein müssen, der ganz auf Sie angewiesen ist, ist es wichtig, zwischendurch aufzutanken. Sie dürfen und sollen sich Zeit für sich selbst gönnen, Zeit für Ruhe und Besinnung, um wieder Ihre Mitte zu finden. Sie können ganz sicher sein, dass sich Ihre Milchproduktion nach Bedarf erhöhen lässt.
Achten Sie darauf, dass Sie genügend trinken (über zwei Liter pro Tag, darunter evtl. auch Milchbildungstee) und sich ausgewogen ernähren (reich an Kalzium, Eiweiß und Vitamin B 12 für die Nervenkraft, evtl. Nährhefe einnehmen).

»Ich habe zu viel Milch«

Während die meisten Frauen eher über zu wenig Milch klagen, haben andere das gegenteilige Problem. Die Ursache liegt in einem anfänglichen Ungleichgewicht von Angebot und Nachfrage. Beim Milcheinschuss kann sich dies sehr schmerzhaft bemerkbar machen. Dabei ist Abpumpen jedoch keine Lösung.
Wenn Sie abpumpen, nimmt Ihr Körper an, dass das Baby diese Milch braucht, und produziert immerzu mehr, um sich dem ständig gesteigerten Bedarf anzupassen. Bis der Körper so weit ist, sollten Sie von Hand nur so viel Milch ausdrücken, dass das Spannungsgefühl nachlässt (Daumen und Zeigefinger einer Hand etwa zwei bis drei Zentimeter von der Warze entfernt auf den Rand des Warzenhofes legen und gleichmäßig und gefühlvoll mit leichtem Druck zum Brustkorb hin zusammendrücken und dann zur Brustwarze hin ausstreichen).
Außerdem können Sie Ihre Trinkmenge verringern, dann wird ebenfalls nicht so viel Milch produziert.
Kühle Umschläge, eine Auflage mit einem ausgewalzten Weißkohlblatt, Quarkkompressen, eine warme Dusche, eventuell auch warme Kompressen vor dem Stillen oder Eintauchen der Brust in warmes Wasser können Abhilfe schaffen. Eine halbe Tasse Salbei- oder Petersilientee, über den Tag verteilt getrunken, kann die Milchmenge zurückgehen lassen, somit einen Milchstau verhindern und davor bewahren, in den bereits beschriebenen Teufelskreis zu geraten.

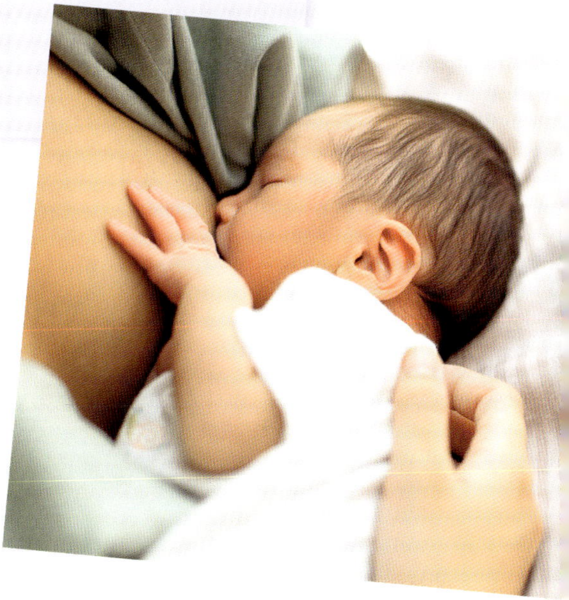

Wunde Brustwarzen

Wunde Brustwarzen können das Stillen ganz schön vermiesen. Beugen Sie schon während der Schwangerschaft vor, indem Sie die Brust durch Öle oder milde Cremes geschmeidig halten, sie durch leichtes Frottieren abhärten, die Brustwarzen mit den Fingern massieren, immer wieder etwas herausziehen und die Brust häufig von der Sonne bescheinen lassen. Benutzen Sie beim Waschen keine Seife, damit die Haut nicht austrocknet.

Wunde Brustwarzen sind ein vorübergehendes Problem, das meist innerhalb von 24 bis 48 Stunden abklingt. Risse oder Schrunden heilen am besten mit Muttermilch, die auf den wunden Stellen antrocknet. Milch und Speichel haben eine weichmachende, sterilisierende Wirkung. Sie sollten die Brust deshalb nach dem Stillen nicht abwischen, waschen oder duschen.

Halten die Beschwerden an, könnte das auch auf Soor hindeuten, einen Pilzbefall im Mund des Babys, der auf die Brustwarze übergeht.

Bei empfindlichen Brustwarzen empfiehlt es sich, das Baby in der Anfangszeit nur fünf bis sieben Minuten anzulegen, dafür aber häufiger, damit es insgesamt genug Zeit an der Brust hat. Mit einem Stillhütche können die Brustwarzen geschont werden. Das Baby saugt dann die Milch durch das Hütchen hindurch, und die Mamille (Brustwarze) bleibt geschont.

Am schmerzhaftesten ist das Ansaugen vor dem Einsetzen des Milchflussreflexes. Sie können Ihrem Kind diese Arbeit abnehmen, indem Sie vorher etwas Milch mit der Hand ausdrücken. Dann braucht es nicht so stark zu saugen. Verändern Sie die Anlegeposition immer wieder, um die Brust nicht einseitig zu belasten.

Legen Sie zwischen den Stillzeiten kleine Teesiebe in die BH-Körbchen vor die Brustwarzen (Griffe vorher abschneiden), dann kann die Luft zirkulieren.

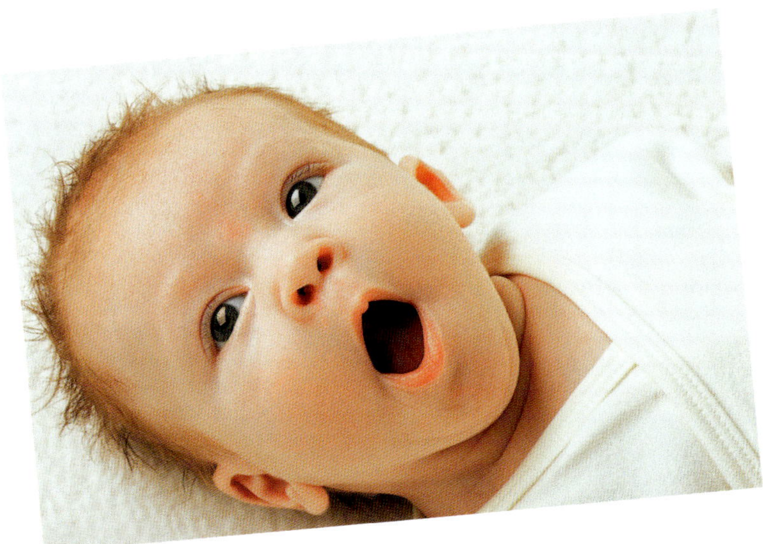

Milchstau und Brustentzündung

Milchstau – wunde Brustwarzen – Brustentzündung – Abszess: Diese gefährliche Reaktionskette muss rechtzeitig erkannt und durchbrochen werden.

Ein Milchstau macht sich dadurch bemerkbar, dass einzelne Bezirke der Brust hart werden und bei Druck schmerzen. Manchmal ist die ganze Brust betroffen. Die Körpertemperatur kann auf 38 Grad Celsius klettern. Wenn sich jetzt in der gestauten Milch Keime (meist Staphylokokken) vermehren, ist das der Beginn einer Brustentzündung (Mastitis). Der Übergang ins Infektionsstadium zeigt sich durch Fieber (meist über 39 Grad), Mattigkeit und grippeartige Gliederschmerzen. Die Brust ist an den Stellen, wo sich die Milch staut, gerötet, heiß, äußerst druckempfindlich und gespannt. Wenn jetzt immer noch nichts geschieht, um den Stau zu lösen, »schmilzt« die verhärtete Stelle ein: Es bildet sich ein Eiterherd (Abszess), der sich als flüssigkeitsgefüllte Höhle unter der Haut ertasten lässt und der chirurgisch eröffnet werden muss, damit der Eiter abfließen kann.

Als Gründe für Milchstau und Brustentzündung kommen infrage:

- zu lange Fütterungspausen (die Milchdrüsen werden zu voll, klemmen sich gegenseitig ab und können nur schwer oder gar nicht geleert werden);
- den Milchflussreflex beeinträchtigende Spannungen;
- Stress und Unsicherheit;
- abschnürende Kleidung;
- entzündete Brustwarzen und darüber eindringende Keime;
- verringerte Widerstandskraft;
- ein schlecht trinkendes Kind;
- seelische Probleme.

Je früher Sie bei einem Milchstau eingreifen, desto besser. Am besten legen Sie sich gleich mitsamt dem Baby ins Bett und sorgen dafür, dass Sie sich ein oder zwei Tage lang rundum versorgen lassen können. Zumindest sollten Sie kürzertreten! Wichtig ist es, die Brust leerzuhalten, d.h. doppelt so häufig zu stillen wie sonst – etwa alle ein bis drei Stunden – und das Baby an die entzündete Brust zuerst anzulegen.

Wenn Sie das Baby so anlegen, dass sein Unterkiefer an die gehärtete Stelle kommt, kann es die gestauten Drüsen besser leertrinken. Liegt die Verhärtung oberhalb der Brustwarze, können Sie Ihr Baby kopfüber positionieren: Legen Sie sich ausgestreckt auf den Rücken und das Baby so, dass seine Beine über Ihre Schultern zeigen (es geht!). Außerdem können Sie alle Hinweise beachten, die für das Stimulieren des Milchflussreflexes empfohlen wurden (siehe Seite 230).

Quarkkompressen lösen einen Milchstau und lindern eine Brustentzündung. Einfach kalten Quark auf ein Küchentuch auftragen, einschlagen und die Kompresse mit der dünnen Seite auf die Brust legen. Sobald sie zu trocknen beginnt, kann sie abgenommen und gegebenenfalls erneuert werden.

Kälte dämmt die Entzündung ein, Wärme öffnet die Gefäße. Machen Sie Eispackungen zwischen den Stillzeiten, nehmen Sie eine warme Dusche, legen Sie einen warmen Waschlappen auf die Brust, berühren Sie sie intensiv mit Ihrer Hand oder wärmen Sie die Brust vor dem Stillen mit einem warmen Tuch. Auch Quark- oder Honigkompressen, ein Kartoffelwickel (Packung oder Säckchen mit warmen, gepellten Kartoffeln) oder Auflagen von Kohlblättern lindern die Beschwerden. Darüber hinaus können Sie die Milch mit dem homöopathischen Mittel Phytolacca zum Fließen bringen.

Wenn durch diese Maßnahmen innerhalb von 24 Stunden keine Besserung eintritt, sollten Sie auf jeden Fall ärztliche Hilfe hinzuziehen. Wahrscheinlich werden Ihnen Antibiotika verordnet, weiterstillen können Sie trotzdem, wenn Sie den Arzt bitten, ein Präparat zu wählen, das dem Kind nicht schadet. Untersuchungen der *La Lèche Liga*, die seit vielen Jahren stillende Mütter berät, ergaben, dass Brustentzündungen durch häufiges Stillen, Bettruhe, warme Kompressen und Antibiotika innerhalb von drei Tagen abheilen können, während Frauen, die auf Anraten ihres Arztes sofort abstillen, sich zum Teil noch sehr lange mit Infektionen und Schmerzen herumquälen. Selbst bei einem operativ behandelten Abszess ist es angeraten, weiterzustillen, da die Brust so besser heilen kann.

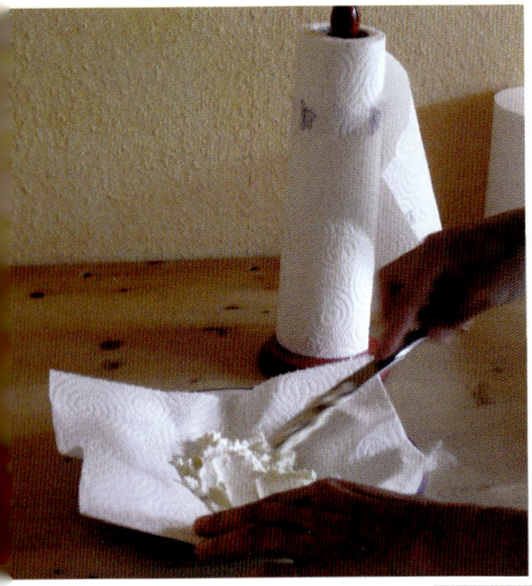

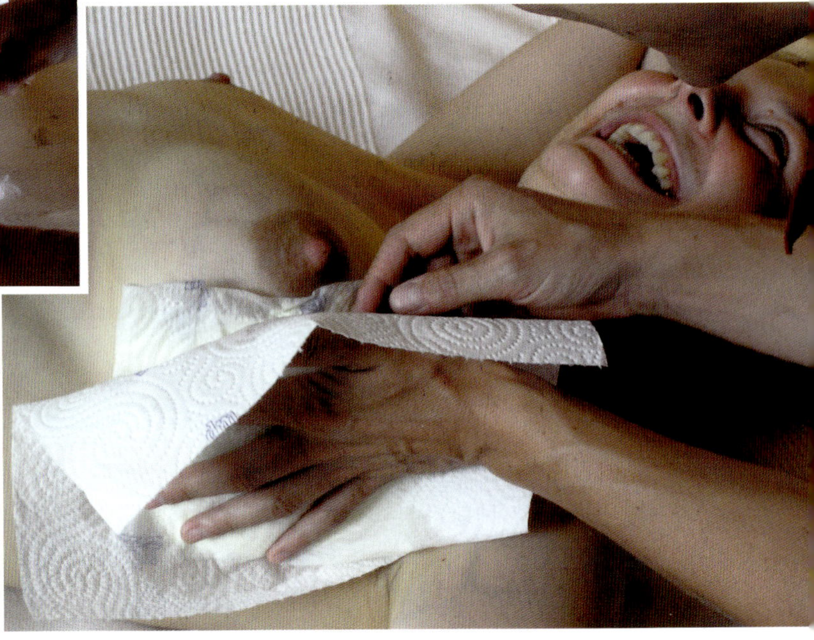

Abstillen

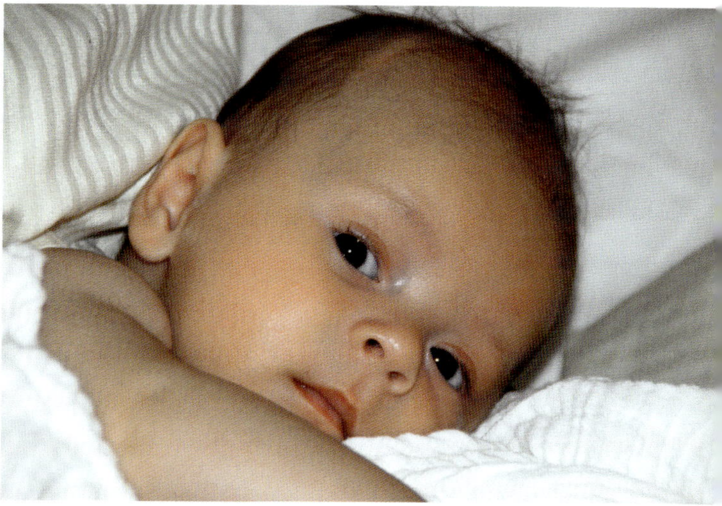

Wie lange ein Kind gestillt werden soll, lässt sich zwar nicht in Monaten angeben, trotzdem ist eine klare und eindeutige Antwort möglich: Solange Mutter und Kind Freude daran haben. Wenn eine(r) von beiden nicht mehr will, ist der Zeitpunkt für das Abstillen gekommen. Idealerweise geschieht dies im Einvernehmen von Mutter und Kind.

Wenn die Mutter den Zeitpunkt des Abstillens dem Kind überlässt, kann es sein, dass das Stillen neun Monate oder aber auch viel länger dauert. Je häufiger das Kind noch trinkt, desto wahrscheinlicher ist es, dass es die Brust noch lange braucht. Wichtig ist, dass die Mutter spürt und respektiert, wenn das Kind sich abstillen möchte, auch wenn sie selbst diese liebe Gewohnheit noch nicht unbedingt aufgeben mag.

Die Mutter stillt das Kind ab

Je länger der Abstillprozess dauert, desto besser für das Kind, und desto besser auch für Ihre Brust, die sich dann schrittweise zurückbilden und eventuell noch vorhandene Milch resorbieren kann. Wenn Sie während der ersten Monate abstillen, ersetzen Sie zunächst eine Brustmahlzeit durch eine Flaschenfütterung und warten mindestens eine Woche (besser noch länger), bis Sie bei einer weiteren Mahlzeit die Brust mit der Flasche tauschen. Wenn das Baby über vier Monate alt ist, können Sie statt Flaschennahrung auch feste Nahrung geben, die nach und nach die Muttermilch ersetzt.

Wenn Sie den Zeitpunkt des Abstillens selbst bestimmen, sollten Sie ihn möglichst nicht in die heiße Jahreszeit legen, weil das Baby bei der Umstellung dann Magen-Darm-Störungen bekommen kann. Auch wenn es dem Kind nicht gut geht (z.B. bei Krankheiten, nach Impfungen, während des Zahnens), sollten Sie mit dem Abstillen noch warten.

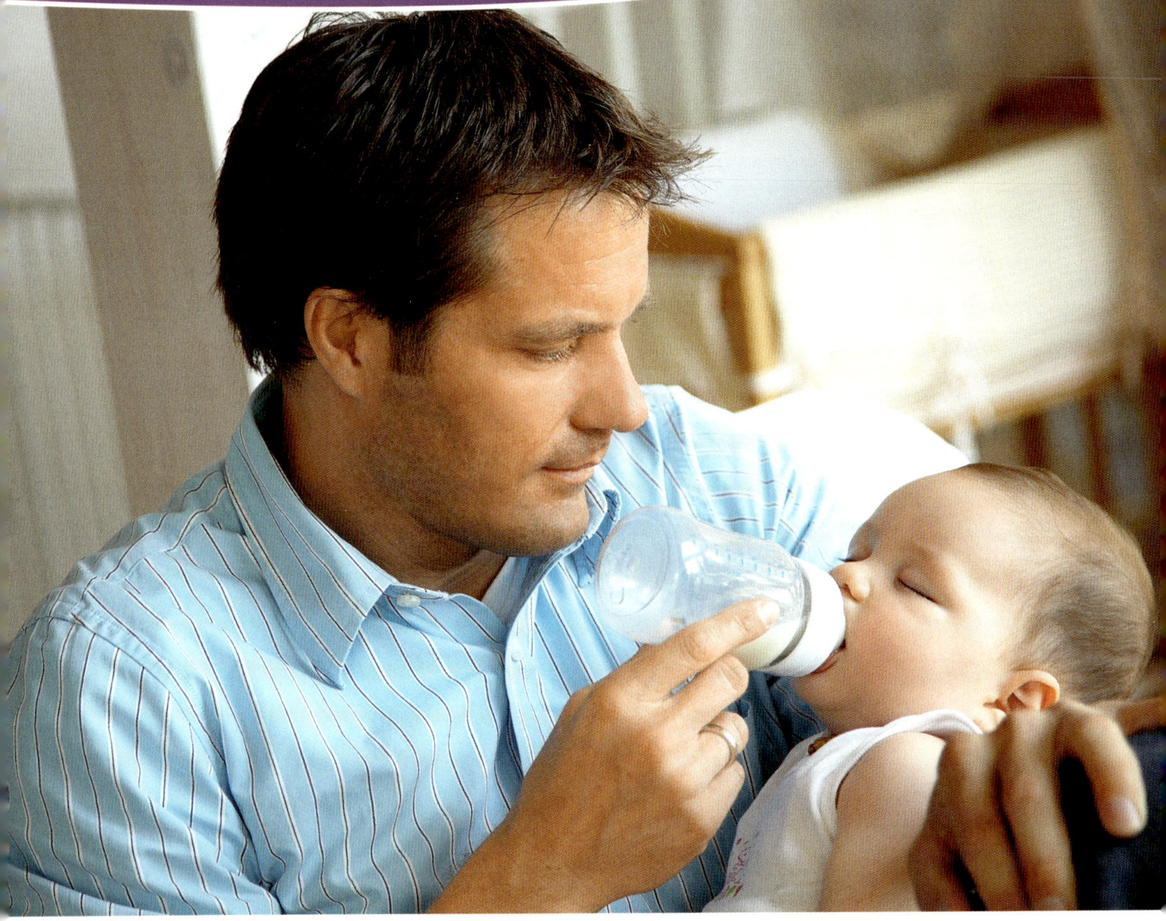

Wenn die Mutter abstillen will, kümmert sich am besten der Vater um das Kind.

Es ist oft nicht leicht, ein stillbegeistertes älteres Kind von der Brust zu entwöhnen. »Patentrezepte« gibt es nicht, da es beim Abstillen um die Beziehung zwischen zwei Menschen geht. Jedes Kind reagiert anders. Der schwerere, aber letztendlich auch für die gemeinsame Zukunft fruchtbarere Weg ist, sich mit dem älter werdenden Kind direkt auseinanderzusetzen. Es gehört Stärke und Energie dazu, den Wunsch, mit dem Stillen aufzuhören, durchzusetzen und die Gefühle des Kindes auszuhalten. Wenn das Kind Ihre Entschlossenheit spürt, kann es sich aber meist gut anschließen. Sie können mit ihm sprechen, ihm sagen, wie es Ihnen geht, dass Sie vielleicht ganz erschöpft sind oder was immer der Grund sein mag. Schon kleine Kinder, auch wenn sie unserer Sprache noch nicht mächtig sind, scheinen die Worte und ihre Bedeutung zu verstehen und können erstaunlich wohlwollend reagieren. Schwerer wird es, wenn Sie selbst hin- und hergerissen sind. »Nachts war es am schwierigsten, standhaft zu bleiben«, erzählen viele Frauen.

Um das Abstillen einzuleiten, fahren Sie am besten ein Wochenende weg, während Sie das Kind vom Vater gut versorgt wissen. Hat dieser einen guten Kontakt zum Baby, wird es Sie nicht so stark vermissen, und dieses Vorgehen kann weniger schmerzlich sein, als dem Kind die Brust zu verweigern. In der Zwischenzeit kann das Baby lernen, dass es auch ohne Brust geht, und wenn Sie bei der Rückkehr mit Bestimmtheit sagen, dass die Milch weg ist, wird es sie bald vergessen. Möglicherweise reicht es auch schon, wenn sich der Vater zu den Zeiten oder in den Situationen, in denen sonst gestillt wurde, mit dem Kind beschäftigt oder es versorgt, vielleicht auch nachts im Nebenzimmer schläft.

Wenn das Abstillen von der Mutter ausgeht, kann das Kind darüber traurig sein und verstärkte Aufmerksamkeit und Zuwendung einfordern, um seinen Schmerz zu überwinden. Wenn Sie klar in Ihrer Entscheidung sind und dem Kind beim Verlust der Brust einfühlsam beistehen, ohne es übermäßig zu bedauern, kann es durch diese Erfahrung auch wachsen.

Abruptes Abstillen – z.B. aus medizinischen Gründen – kann ein Kind in tiefe Depressionen stürzen und auch für die Mutter traumatisch sein, aber manchmal lässt es sich einfach nicht vermeiden. Dann müssen Sie bis zu zwei Wochen lang ein Medikament einnehmen, das die Freisetzung von Prolaktin im Körper hemmt und so die Milchproduktion drosselt, leider aber recht unangenehme Nebenwirkungen haben kann (Erbrechen, Magenkrämpfe, Schwindel, Muskelzittern). Sie können das Abstillen auch auf natürlichem Weg fördern, indem Sie das homöopathische Mittel Phytolacca einnehmen und wenig trinken (vorzugsweise Salbeitee). Wenn die Brust schmerzt, helfen kühle Umschläge mit Quark wie bei einem Milchstau (siehe Seite 246).

Das Kind stillt sich selbst ab

Wenn das Kind sich von einem Tag auf den anderen abstillt, kann das für die Mutter nicht nur sehr traurig, sondern auch körperlich recht unangenehm sein. Ist das Kind eigentlich noch gar nicht »abstillreif«, können Sie versuchen, seine Gründe herauszufinden (Erkältung mit verstopfter Nase, der Gaumen tut vom Zahnen weh, Probleme mit der Brustwarze, ausspritzende Milch, Verunsicherung durch Flaschenfütterung etc.) und eventuell Abhilfe schaffen. Wenn es jedoch wirklich Abschied von der Brust nimmt, ist es wichtig, den Entschluss des Kindes zu respektieren. Wenn der Busen spannt, brauchen Sie nur gerade so viel Milch abzudrücken, bis das Druckgefühl verschwindet (nicht leerpumpen, da sonst die Milchproduktion weiterhin angeregt wird).

Sollten Sie sich unter Druck gesetzt fühlen, weil etwa Freunde, Verwandte oder Bekannte meinen, es sei Zeit endlich abzustillen, können Sie sich Unterstützung in einer Stillgruppe suchen. Wichtig ist allein, dass Sie spüren, dass Ihr Kind die Geborgenheit an der Brust noch eine Weile braucht und Sie innerlich bereit sind, sie ihm zu gewähren.

Der Abschluss der Stillzeit bedeutet einen Abschied von einer Lebensphase tiefer Verbundenheit mit Ihrem Baby. Es ist einer der vielen kleinen Abschiede entlang des Wegs, bevor Sie Ihr Kind ins Leben entlassen. Wenn Sie darüber traurig sind, dürfen Sie ruhig die Tränen laufen lassen. Trauer ist die Brücke zum Neubeginn.

Wenn es Ihnen schwerfällt, sich aus der Symbiose mit Ihrem Kind zu lösen, sollten Sie sich nach den Gründen fragen. Vielleicht ist das Kind Ersatz für eine unglückliche Paarbeziehung? Vielleicht gibt Ihnen das Stillen ein gewisses Maß an Selbstwertgefühl, an dem Sie die Qualität Ihres Mutterseins messen? Sie sollten immer wieder überprüfen, inwieweit Sie sich an die Stillbeziehung klammern oder ob Sie frei und bereit sind, sie jederzeit aufzugeben.

Wie lange Sie Ihr Kind auch gestillt haben mögen, Sie können sicher sein, dass Sie damit einen guten Grundstein für seine gesunde Entwicklung gelegt haben.

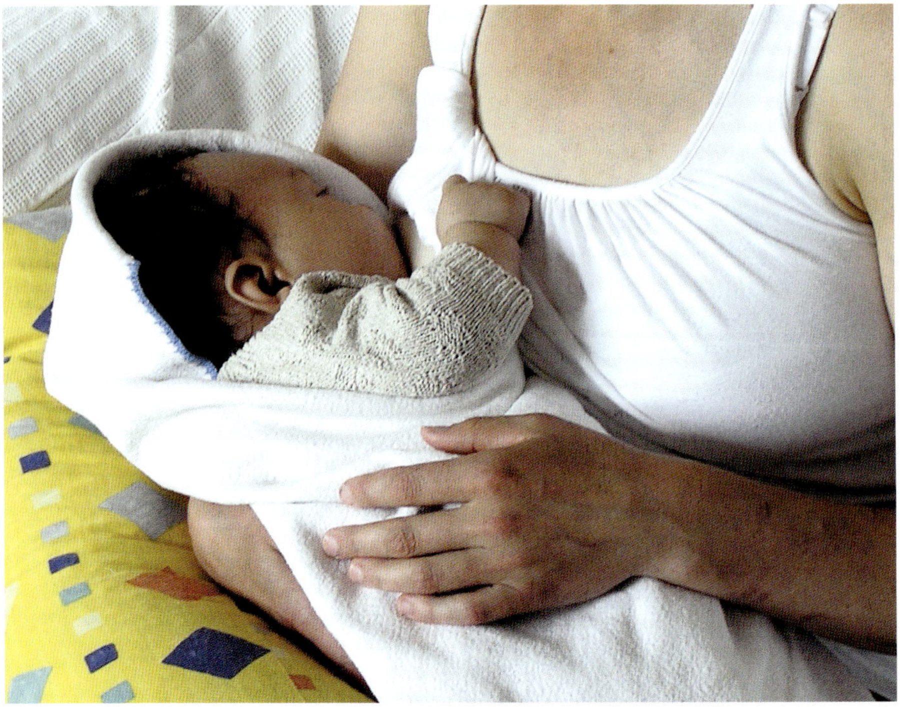

Stillen nach dem Kaiserschnitt

Ein Kaiserschnitt ist kein Grund, nicht zu stillen – ganz im Gegenteil. Das Stillen tröstet oft sogar über die Enttäuschung, nicht »normal« entbunden zu haben, hinweg. Wenn Sie wissen, dass Sie mit einem Kaiserschnitt entbinden werden, nehmen Sie rechtzeitig mit einer Stillberaterin und einer Stillgruppe Kontakt auf, wo Sie wichtige Informationen über das Stillen nach einem Kaiserschnitt erhalten. Vielleicht macht Ihnen das nachfolgend geschilderte Beispiel Mut:

»Nach intensiver Vorbereitung auf die Geburt unseres ersten Kindes war der dann notwendig werdende Kaiserschnitt eine riesige Enttäuschung, zumal unser kleiner Sohn für fünf Tage in die Kinderklinik musste. (...) Die nächsten Tage waren eine ziemliche Quälerei. Weder wollte Philipp an der Brust trinken, noch wurde er von dem satt, was ich abpumpte. Gottlob hatte sich mein Mann auch ausführlich über das Stillen informiert und konnte mir nun immer tröstlichen Zuspruch geben. Wir beschlossen sehr bald, die Klinikzeit ›mit Anstand hinter uns zu bringen‹ und dann zu Hause einen völlig neuen Anlauf zu nehmen. Zu Hause konnte ich unser Kind eigentlich zum ersten Mal so richtig genießen. Mein Mann hatte sich für diese Zeit Urlaub genommen und versorgte den ganzen Haushalt. Ich lag mehrere Tage nur auf dem Sofa oder im Bett und stillte – so etwa alle zwei Stunden. Schon bald floss die Milch reichlich, und bereits am vierten Tag bekam Philipp bei jeder Mahlzeit so viel, dass er längere Schlafpausen einlegte und sich selbst auf fünf bis sechs Mahlzeiten umstellte.
Erst zu diesem Zeitpunkt, mit einem satten, gestillten, zufriedenen Säugling im Arm, habe ich mir selbst die riesige Enttäuschung eingestehen können, die der Kaiserschnitt und die anschließende Trennung von unserem Kind für mich bedeutet hatten. Nur durch den innigen Kontakt zu unserem Kind, der in den Monaten danach durch das Stillen gegeben war, konnte ich diese Enttäuschung verarbeiten.«

Bei den Texten dieses Kapitels handelt es sich um leicht abgeänderte Auszüge aus: Hannah Lothrop, Das Stillbuch, Kösel-Verlag, München.

Web-Tipps

www.afs-stillen.de
Homepage der Arbeitsgemeinschaft Freier Stillgruppen e.V., mit vielen wichtigen Tipps und Hinweisen zum Stillen und einer Adressliste mit Stillberaterinnen und -gruppen in Wohnortnähe.

www.stillen.de
Homepage des Ausbildungszentrums für Laktation und Stillen. Mit vielen Informationen und einer Adressliste von Laktationsberaterinnen.

www.stillen-info.de
Homepage der »Deutschen Liga für das Kind in Familie und Gesellschaft e.V.« und der »Nationalen Stillkommission am Bundesinstitut für Risikobewertung«, Berlin. Mit Kontaktadressen von Hebammen, Stillgruppen und Laktationsberaterinnen.

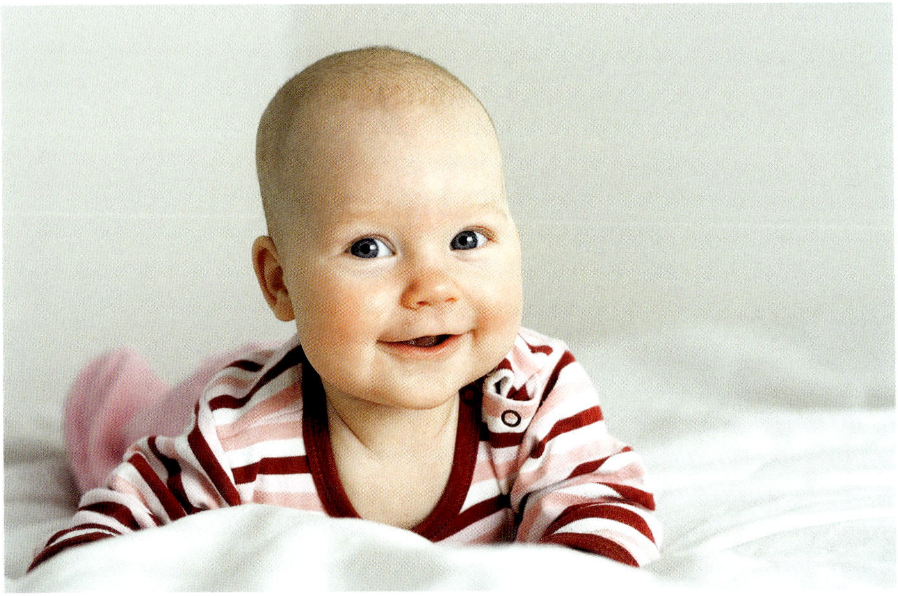

»Am wichtigsten ist die Beratung zu Hause«

Interview mit der Freiburger Hebamme Claudia Rothärmel-Fuchs

Annette Bopp

In den ersten Tagen nach der Geburt stillen die meisten Frauen ihr Baby, wie eine bayrische Studie 2006 zeigte, die 146 Kliniken, 10 Geburtshäuser und 30 Hausgeburtshebammen sowie 3800 Mütter einbezogen hatte. Nur jede zehnte Schwangere entschied sich schon vorher gegen das Stillen. Die häufigsten Gründe : »Ich finde das Fläschchen bequemer«, »Ich hatte schon beim ersten Kind Probleme damit«, »Ich muss bald wieder zurück in den Beruf«, »Mir ist das zu viel Stress«, »Ich möchte wieder rauchen« oder »Ich möchte wieder Alkohol trinken«.

Aber auch bei den Stillfreudigen sank die Quote schon wenige Wochen nach der Geburt rapide. Nach zwei Monaten hatten bereits 20 Prozent der Frauen abgestillt, am Ende des vierten Lebensmonats durfte nur noch jedes zweite Baby an die Mutterbrust, nach sechs Monaten nur noch jedes fünfte. Die Daten, so die Studien-Autorinnen, wurden zwar nur für Bayern erhoben, in den anderen Bundesländern dürfte die Situation jedoch kaum anders sein. Damit liegen die Stillquoten weit unter der Empfehlung der Weltgesundheitsorganisation (WHO), ein Baby sechs Monate lang voll zu stillen.

Die Freiburger Hebamme Claudia Rothärmel-Fuchs, die auf eine über 20-jährige Erfahrung in der Betreuung von Frauen vor, bei und nach der Geburt zurückblicken kann, erklärt, worauf dieser drastische Rückgang bei der Stillfreudigkeit zurückzuführen ist, welche Probleme die Frauen vom Stillen abhalten können und was dagegen zu tun ist.

Warum stillen so viele Frauen schon in den ersten 14 Tagen nach der Geburt ab?

Die meisten geben auf, weil Schwierigkeiten auftauchen: Das Kind trinkt nicht richtig, die Brustwarze ist wund, die Milch staut sich oder die Brustdrüse hat sich entzündet. Oder das Kind will alle zwei Stunden an die Brust – was viele Frauen nervt und überfordert. Das Stillen klappt nur selten auf Anhieb problemlos.

Was läuft am häufigsten verkehrt?

Es fängt schon im Kreißsaal an. Mutter und Kind werden in den ersten zwei Stunden – der wichtigen Prägephase – nicht in Ruhe gelassen. Das Baby wird gewaschen, gewogen, gemessen, untersucht, angezogen – und das ausgerechnet in einer Zeit, wo der Saugreflex am stärksten ausgeprägt ist! Bei Frühgeborenen oder nach einer sehr anstrengenden Geburt kann es sein, dass das Baby erst mal etwas irritiert ist und nicht gleich an der Brust saugt. Dann ist es wichtig, dass es nicht die Flasche bekommt, sondern ausgedrückte oder abgepumpte Muttermilch vom Löffelchen oder aus einer Pipette – wie bei einem Vögelchen, das aus dem Nest gefallen ist. Wenn man diesen Kindern gleich ein Fläschchen gibt, werden sie an der Brust schnell trinkfaul. Viele Frauen resignieren dann und geben das Stillen gleich wieder auf. Auch wissen die meisten nicht, dass sie im Wochenbett und danach von Hebammen betreut werden können – das nehmen immer noch viel zu wenige Frauen in Anspruch. Unsicherheit, Ratlosigkeit und mangelnde Unterstützung – das sind die Hauptgründe für frühes Abstillen.

Woran hapert es vor allem?

Vielerorts geht es schon in der Klinik los: Kinderkrankenschwestern auf Entbindungsstationen kennen sich mit Stillproblemen oft weniger gut aus als Hebammen. Auch herrscht auf den meisten Stationen Personalmangel. Manchmal wird in der kurzen Hungerphase nach der Geburt Tee gegeben, damit fängt das Übel dann oft schon an. Beim Fläschchen tropft die Flüssigkeit von allein in den Mund des Babys, an der Brust muss es kräftig saugen, damit etwas kommt, es muss sich die Milch regelrecht erarbeiten – das kann bereits »Saugverwirrung« stiften, und die Stillprobleme sind vorprogrammiert. Und wenn dann noch der Arzt oder jemand aus der Familie sagt: »Das hat eh nicht viel Sinn«, ist alles gelaufen.

Sind Hungerphase und Gewichtsverlust nach der Geburt normal?

Ja, sogar notwendig – damit sich der Verdauungstrakt umgewöhnen kann. Würde das Baby sofort sehr nährstoffreiche Milch trinken, könnte das der Darm gar nicht verkraften. Er kennt ja bisher nur das Fruchtwasser, er hat sich gerade vom »Kindspech« befreit. Es braucht also diese kurze Hungerstrecke nach der Geburt, in der die Muttermilch sehr dünnflüssig ist und den Darm nicht belastet. Spätestens nach etwa zehn bis zwölf Tagen verfügt er über alle nötigen Stoffe, dann kann er die Milch verdauen und die Nährstoffe ins Blut aufnehmen. Da entwickelt ein Baby richtig Hunger und will oft trinken. Nach ein paar Tagen hat es meist einen Rhythmus gefunden. Das muss man wissen und auch die nötige Geduld aufbringen, um diese Entwicklung in Ruhe zuzulassen.

Welche Rolle spielt das Rooming-in für das Stillen?

Wenn das Kind immer bei der Mutter ist, kann sie es jederzeit anlegen, wenn es jammert. Deshalb ist das Rooming-in so wichtig, und zwar von Anfang an. Kein Kind sollte heute mehr im Säuglingszimmer liegen, auch nicht stundenweise – es ist ein Unding, Mutter und Kind nach der Geburt zu trennen, ganz egal, zu welcher Tages- oder Nachtzeit das Kind geboren wurde. Die Hormone sorgen dafür, dass eine Frau in den ersten zwölf Stunden nach der Geburt hellwach bleibt. Außerdem passt niemand besser auf das Kind auf als die Mutter – sie merkt sofort, wenn das Baby nicht richtig atmet oder sich seltsam verhält. Wenn man ihr einredet, dass sie nicht gut genug auf ihr Kind aufpassen kann, besteht darin ja schon die erste Verunsicherung. Die natürliche Kompetenz, über die jede Frau verfügt, wird dadurch gestört. Selbst wenn sie einnickt, wird sie sofort hochschrecken, wenn das Baby auch nur den kleinsten Mucks macht – oft sogar schon kurz vorher. Das hat die Natur so eingerichtet, zum Schutz des Babys. Deshalb sollten die Kinderkrankenschwestern die Frau bestärken, ihr Sicherheit vermitteln und sie dabei unterstützen, dass das Baby Tag und Nacht bei ihr neben dem Bett bleibt – auch später zu Hause, in den ersten Wochen. Man kann das Baby sogar problemlos bei sich im Bett schlafen lassen.

Mit welchen Schwierigkeiten kämpfen die Frauen dann zu Hause?

Zum einen haben sie zu wenig Vorbilder – oft wurde die Generation der Mütter und Großmütter nicht gestillt, Stillen in der Öffentlichkeit ist vielerorts tabu, und die Großfamilie schon lange ausgestorben. Außerdem sind viele Frauen schlicht überfordert – mit der gesamten Umstellung, mit Haushalt, Mann, Familie, Geschwisterkindern, oft auch mit dem »Baby-Blues«. In den ersten zwei Lebenswochen hat das Kind noch keinen festen Rhythmus – die meisten wollen alle zwei bis drei Stunden an die Brust. Wenn eine Frau dann nicht im Haushalt komplett entlastet und selbst gut versorgt wird, greift sie oft entnervt zum Fläschchen. Jede Frau sollte deshalb schon rechtzeitig vor der Geburt des Kindes dafür sorgen, dass sie in den ersten zwei bis drei Wochen zu Hause komplett entlastet ist und sich nur um sich und das Baby kümmern muss. Das hilft ungemein – vorausgesetzt, es sind Menschen, mit denen sich die Wöchnerin gut versteht, und nicht etwa die ungeliebte Schwiegermutter ...

Viele Frauen sagen: »Ich habe zu wenig Milch, mein Kind wird nicht satt.«

Dann wären Generationen von Menschen verhungert! Es kommt sehr selten vor, dass die Muttermilch wirklich nicht reicht. Oft entsteht dieser Eindruck in den Wachstumsphasen des Kindes am dritten und zehnten bis zwölften Tag nach der Geburt sowie nach sechs bis acht Wochen und drei Monaten. Da will das Baby besonders häufig trinken, oft alle zwei bis drei Stunden, auch nachts. Das bedeutet nicht, dass es nicht satt wird – es hat nur mehr Hunger als sonst. Und je häufiger das Kind trinkt, desto mehr Milch produziert die Brust. Nach ein paar Tagen hat sich das alles eingependelt, und die Abstände zwischen den Stillphasen vergrößern sich wieder.

Muss man das Kind nach dem Stillen wiegen?

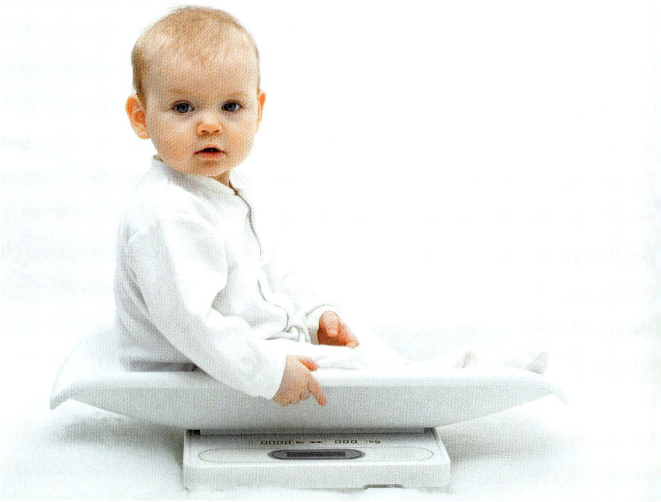

Das wurde lange Zeit an den Kliniken propagiert, aber es ist meist unnötig. Die Mütter machen sich mit dem Wiegen mehr verrückt als dass sie sich damit beruhigen. Auch da könnte eine betreuende Hebamme für mehr Geduld und Gelassenheit sorgen. Wer unbedingt will, kann einmal in der Woche wiegen – das reicht völlig.

Wie kommt es zu einem Milchstau?

Meist durch zu viel Stress. Ein Milchstau ist fast immer harmlos, wenn die Frau eine Hebamme um Rat fragen kann und sie sofort anruft, wenn sie spürt, dass die Brust hart, rot oder heiß wird. Meistens ist irgendwo ein Milchgang verengt oder ein ganzes Areal von Milchgängen. Bevor sie dann die Milch abpumpt oder das Kind trinken lässt, muss sie dafür sorgen, dass sich die Milchgänge öffnen – über Wärme, am besten mit feucht-heißen Umschlägen. Wenn die Milch abgeflossen ist, kann sie einen kühlenden Quarkwickel machen, damit sich die Milchgänge wieder zusammenziehen. Auch mit homöopathischen Mitteln und vor allen Dingen Ruhe und Entlastung lässt sich die Milch gut wieder zum Fließen bringen, sodass es nicht zu einer Brustentzündung kommt und das Stillen ganz normal weitergehen kann.

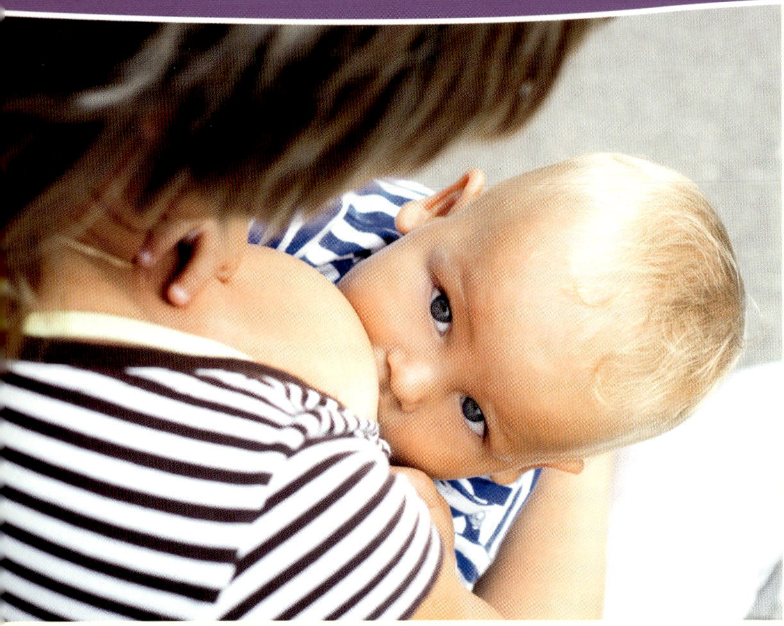

Für viele Frauen ist Stillen im ersten Jahr die einfachste und bequemste Art der Säuglingsernährung.

Kann das Stillen schmerzhaft sein?

Ja, das kommt vor. In den ersten Minuten muss das Kind die verengten Milchgänge frei saugen, das spüren viele als schmerzhaftes Ziehen. Beim zweiten Kind werden dadurch auch Nachwehen ausgelöst – die Gebärmutter zieht sich spürbar zusammen. Das muss man wissen, sonst macht das Angst.

Bekommt man vom Stillen einen Hängebusen?

Schon in der Schwangerschaft wird die Brust weicher. Frauen, die ihre Mädchenbrust behalten wollen, dürfen im Grunde nicht schwanger werden. Das Stillen verändert den Busen jedoch weniger, als immer behauptet wird. Manche Frauen haben Angst, durch das Stillen für ihren Partner weniger attraktiv zu sein, oder der Mann ist eifersüchtig auf das Kind, das jetzt von der Brust Besitz ergriffen hat, die doch eigentlich ihm »gehört« ... Wenn Frauen mit der Hebamme über diese Ängste und Eifersüchteleien offen sprechen können, löst sich vieles von allein – auch im Gespräch zu dritt.

Beeinträchtigt ein Kaiserschnitt das Stillen?

Es dauert meist mindestens eine Stunde, bis die Frau nach einem Kaiserschnitt versorgt ist – in dieser Zeit kann sie das Kind auf jeden Fall nicht stillen. Das ist genau die Zeit, in der der Saugreflex beim Kind am intensivsten ausgeprägt ist. Auch muss das Kind, das plötzlich aus seinem »Häuschen« im Mutterleib gerissen wird, erst einmal in dieser Welt ankommen – das beeinträchtigt den Saugreflex ebenfalls. Ein weiteres Problem sind die Wundschmerzen der Frau. Meist bekommt sie dagegen Schmerzmittel – und die gehen beim Stillen teilweise aufs Kind über und machen es schläfrig. Es meldet sich zu selten und wird nicht richtig wach, wenn man es weckt und anlegen möchte. Wenn die Frau keine Schmerzmittel erhält, spürt sie die Wundschmerzen meist stark – und es fällt ihr schwer, sich auf die Seite zu drehen oder sich aufzusetzen. Sie braucht also ständig jemanden, der ihr beim Anlegen des Babys hilft. Werden Frauen von einer Hebamme gut unterstützt, können sie aber auch nach einem Kaiserschnitt stillen – sehr gut sogar!

Was ist von der Plakette »babyfreundliches« oder »stillfreundliches Krankenhaus« zu halten?

Die Frauen werden dort eher als in anderen Häusern zum Stillen ermutigt. Die Plakette ist aber keine Garantie. Die Hauptprobleme entstehen zu Hause, und da braucht es dann den Rat der Hebamme.

Stört die Rückbildungsgymnastik das Stillen?

Wenn eine Frau alles daran setzt, sechs Wochen nach der Geburt wieder rank und schlank zu sein, wird sie rasch Probleme beim Stillen bekommen. Denn das ständige Turnen und Zusammenziehen der Beckenboden- und Bauchmuskulatur wirkt sich auch auf den Milchfluss aus. Deshalb sollte die Rückbildungsgymnastik anfangs sehr sanft sein und sich auf den Beckenboden konzentrieren (siehe Seite 54). Nach sechs bis acht Monaten kann die Frau mit einem intensiveren Training beginnen. Dann hat sich das Stillen so eingespielt, dass es meist keine Probleme mehr gibt.

Karotte, Kürbis, Hirseflocken

Renate Rustemeyer

Erde, die uns dies gebracht, Sonne, die es reif gemacht – liebe Sonne, liebe Erde, euer nie vergessen werde!

Christian Morgenstern, Schriftsteller und Dichter (1871-1914)

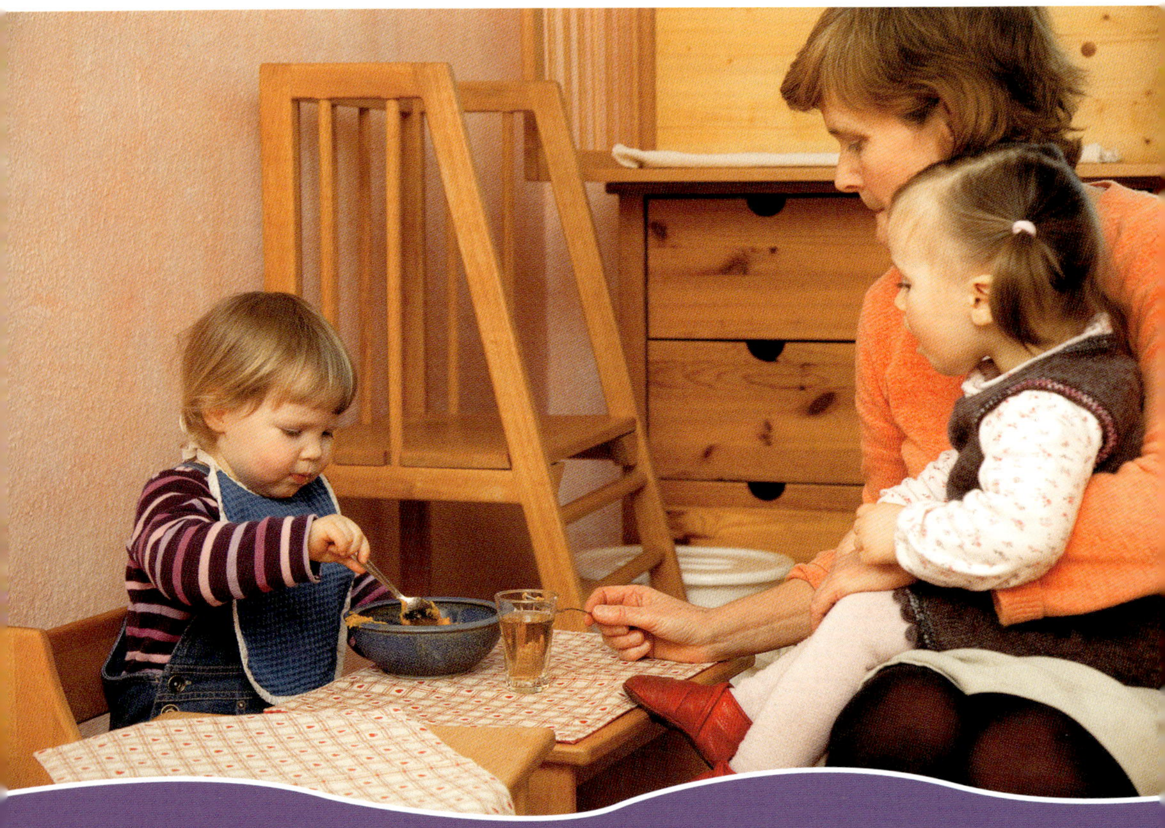

Die erste feste Nahrung

Gegen Ende des ersten Lebenshalbjahres kann ein Baby Beikost in Form von Brei bekommen. Sie ersetzt Schritt für Schritt eine Milchmahlzeit nach der anderen und leitet zur Kleinkind-Ernährung über. Die Beikost versorgt das Kind mit zusätzlichen Nährstoffen, ermöglicht ihm neue Geschmackserlebnisse und berücksichtigt den Willen des Kindes, sich auch im Essen immer mehr den anderen Familienmitgliedern anzugleichen.

Der richtige Zeitpunkt für Beikost

Etwa mit vier bis sechs Monaten ist ein vertieftes Interesse des Babys an seiner Umgebung zu beobachten. Mit zielgerichteten Greifbewegungen steuert es begehrte Objekte an und packt dann kräftig zu. Das Kind ist jetzt länger wach und nimmt in jeder Hinsicht stärker am Familienalltag teil. Mehr und mehr sieht und begreift es auch, dass es noch andere Formen des Essens gibt, als an der Mutterbrust oder aus dem Fläschchen zu trinken.

Irgendwann in diesem Zeitraum wird das Kind den Eltern ins Essen greifen, und das eroberte Lebensmittel auch gleich probieren wollen. Gleichzeitig mit dieser motorisch-sozialen Entwicklung wird das Kind auch körperlich reif für festere Nahrung. Zudem lernt es, die Speisen mit den Lippen von einem Löffel abzunehmen. Dies ist möglich geworden, weil der Zungenstoßreflex aus der Saugphase sich zurückbildet. Die Zunge schiebt den Brei nicht mehr stoßweise aus dem Mund, sondern rollt sich. Der Brei gelangt so in den hinteren Mundraum und wird reflektorisch geschluckt. Der Magen-Darm-Trakt verträgt nun auch andere Nahrung als immer nur Milch, parallel reifen Leber und Nieren.

Jedes Kind braucht für diese Entwicklungsschritte seine eigene Zeit. So erklärt sich auch, dass es für das eine Kind gut ist, bereits im fünften Lebensmonat mit Beikost zu beginnen, für ein anderes erst nach sechs oder sieben Monaten.

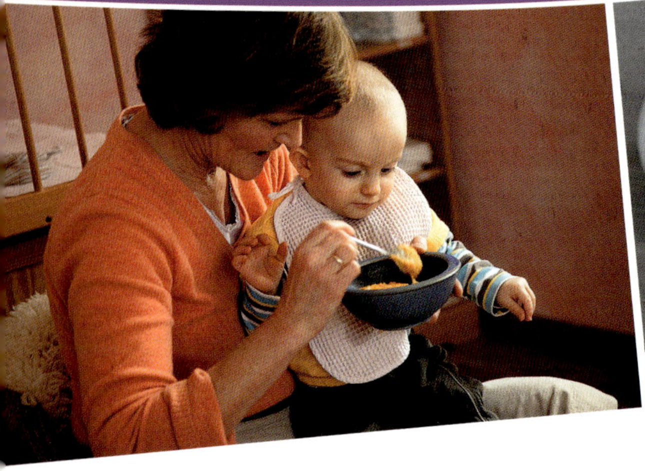

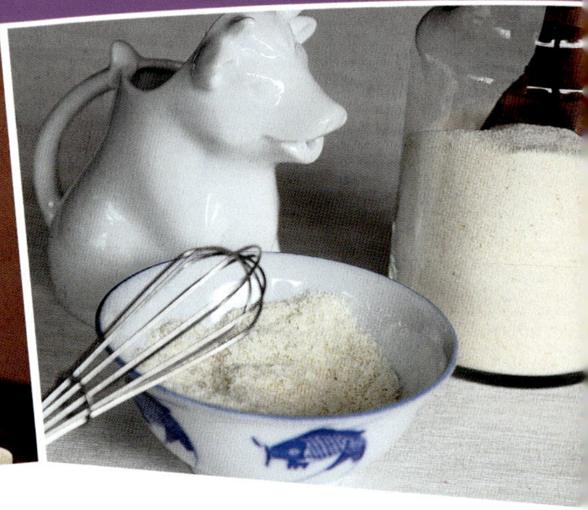

Ob zu Hause oder in der Krippe, ob auf dem Schoß oder im Bänkchen: Hauptsache, es schmeckt!

Der erste Brei

Das Kind erhält zunächst nur pflanzliche Lebensmittel. Ein Gemüsebrei versorgt es mit wichtigen Mineralstoffen und Vitaminen, die aus einem milchfreien Brei gut verwertet werden können. Die Faseranteile im Gemüse, die Ballaststoffe, erleichtern dem Darm die Verdauung.

Beginnen Sie mit einem Brei aus Karotte, Pastinake oder Kürbis. Alle diese Gemüsesorten sind leicht verdaulich, haben einen süßlichen Geschmack und lassen sich gut vermusen. Mit diesen drei Sorten haben Sie zu jeder Jahreszeit ein Gemüse in guter Qualität zur Auswahl.

Tipp

Für den Brei dünsten Sie das geputzte und kleingeschnittene Gemüse in etwas Wasser weich und zerdrücken es anschließend mit der Gabel oder mixen es mit dem Pürierstab auf. Geben Sie ein paar Tropfen kaltgepresstes Pflanzenöl – zum Beispiel Raps-, Sonnenblumen- oder Weizenkeimöl aus biologischem Anbau – dazu. Damit wird das Kind mit Omega-3-Fettsäuren versorgt, und der Körper kann das fettlösliche Betacarotin gut verwerten. Würzen Sie den Brei nicht – weder mit Salz noch mit anderen Gewürzen. Der unverfälschte natürliche Geschmack ist dem Kind am liebsten – und bekommt ihm auch am besten. Zur Sättigung wird nach diesen Probierlöffelchen noch gestillt oder ein Fläschchen gegeben.

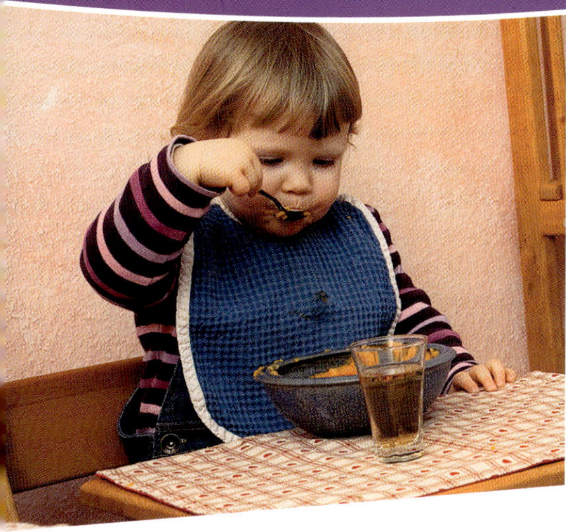

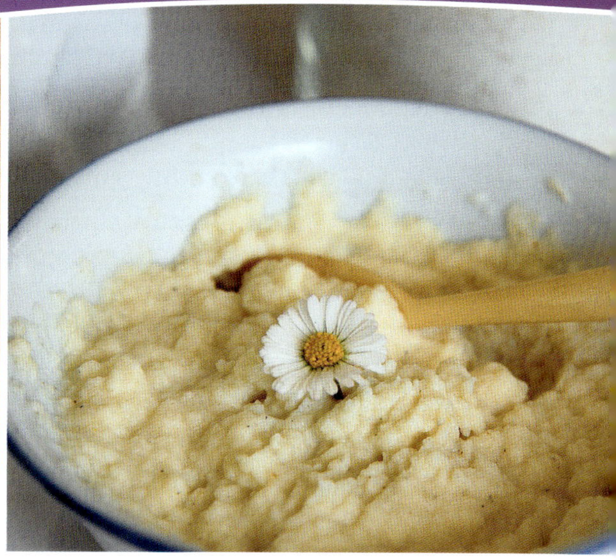

Das Auge isst mit – auch schon bei Babys. Ein Gänseblümchen krönt den Hirsebrei.

Bieten Sie dem Kind den Brei lauwarm auf einem kleinen Löffel aus weichem Material mit runden Kanten an. Gut geeignet sind neben den verbreiteten Löffelchen aus Plastikmaterial vor allem solche aus Perlmutt oder Horn, die auch komplett geschmacksneutral sind. Löffel aus Edelstahl haben oft scharfe Kanten und sind deshalb für Babys eher ungeeignet.

Lassen Sie sich nicht entmutigen, wenn das Kind den Brei nicht gleich annimmt. Probieren Sie es einfach einen Tag später erneut und experimentieren Sie mit Temperatur und Zerkleinerungsgrad des Gemüses. Nur bei sehr deutlichen Signalen der Ablehnung kehren Sie zur gewohnten »Milch pur« zurück – das Kind braucht dann anscheinend noch ein wenig Zeit, bevor es sich auf das neue Esserlebnis einlassen kann.

Es hat sich bewährt, die erste Breimahlzeit immer zu einer bestimmten Tageszeit anzubieten, am besten mittags. So kann sich auch die mütterliche Brust an den nun geringeren Milchbedarf gewöhnen.

Wenn das Kind das erste Gemüse gut annimmt, können Sie den Brei noch nahrhafter machen. Denn Gemüse allein macht auf Dauer nicht satt, daher wird der Brei mit Kartoffeln oder Getreideflocken sowie deutlich mehr Öl komplettiert. Ersetzen Sie ein Drittel der Gemüsemenge durch 50 Gramm Kartoffel oder 20 Gramm Reisflocken, und rühren Sie vor dem »Servieren« noch einen Esslöffel Öl hinein. Bei dieser Zusammensetzung können Sie es in den nächsten drei bis vier Wochen erst einmal belassen. Ergänzen Sie das Ganze allenfalls durch eine weitere Gemüsesorte (Karotte, Pastinake und Kürbis lassen sich gut kombinieren). Babys brauchen noch keine große Vielfalt im Nahrungsmittelangebot – sie waren monatelang die Muttermilch gewöhnt, da ist schon der erste Brei eine geschmackliche Sensation, die es erst einmal zu verarbeiten gilt und die bis auf Weiteres nicht langweilig wird.

Bei anderen Gemüsesorten als den bereits empfohlenen ist Vorsicht angesagt. Alle Kohlsorten, abgesehen von Kohlrabi oder Brokkoli, sollten Sie erst nach dem zehnten Lebensmonat geben – sie sind für kleinere Säuglinge noch zu schwer verdaulich. Spinat, Rote Bete und Fenchel lassen Sie besser weg – diese enthalten meist zu viel Nitrat. Tomaten, Zwiebeln, Porree, Auberginen, Paprika sowie Hülsenfrüchte gibt es erst, wenn das Kind rund um seinen ersten Geburtstag anfängt, das Gleiche wie der Rest der Familie zu essen.

Karotten sind für den ersten Brei besonders beliebt: Sie schmecken süßlich und lassen sich genauso gut musen wie Kartoffeln.

Wenn das Kind mit der Gemüsemahlzeit vertraut ist und etwa 150 Gramm davon verzehrt, braucht es nicht mehr nachgestillt zu werden oder ein zusätz-

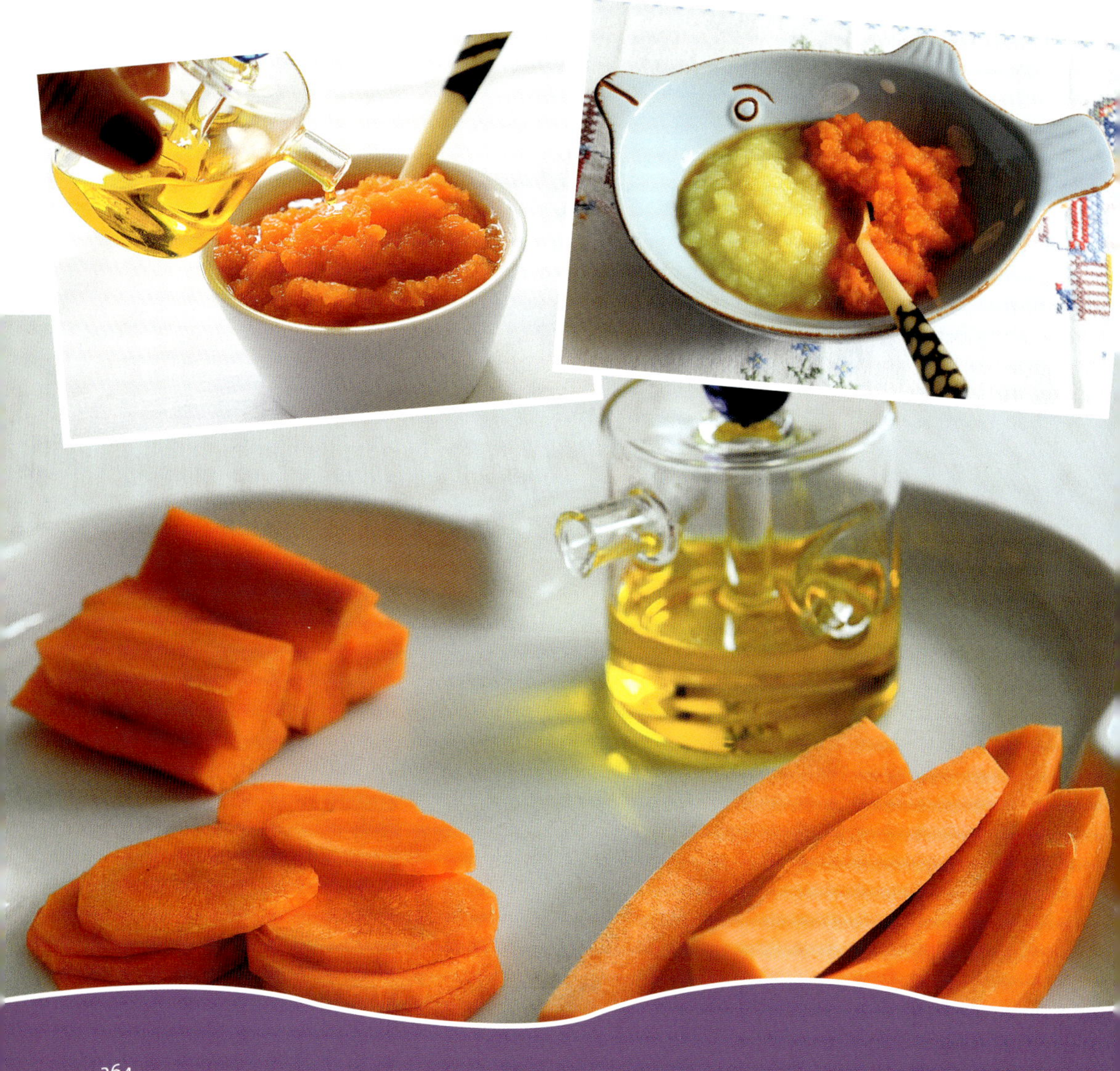

liches Fläschchen zu bekommen. Diese Menge ist als Richtwert zu sehen. Manche Kinder sind auch mit 120 Gramm bereits satt und entwickeln sich gut. Andere würden gerne mehr essen. Für sie kann der Gemüseanteil des Breis erhöht werden. Dann ist der Magen stärker gefüllt und auch die Vielesser-Babys sind zufrieden, ohne überfüttert zu werden.

Jetzt können Sie dem Brei eine weitere Zutat hinzufügen: Fleisch oder ein geeignetes vegetarisches Lebensmittel mit hohem Eisengehalt.

Fleisch im ersten Lebensjahr

Die Frage, ob die Beikost im ersten Lebensjahr auch Fleisch enthalten soll, wird in der Kinderheilkunde kontrovers diskutiert. Im Mittelpunkt steht, ob über fleischlose Ernährung der Eisenbedarf des Kindes ausreichend gedeckt werden kann.

Eisen ist als Bestandteil des roten Blutfarbstoffs unentbehrlich für den Sauerstofftransport. Aus der Nahrung wird es nur schlecht aufgenommen, einige Bestandteile in Lebensmitteln – beispielsweise Vitamin C oder Fruchtsäuren sowie Kräuter – fördern die Aufnahme von Eisen, andere bremsen sie.

Bei Babys ist der Eisenvorrat, den sie noch im Mutterleib anlegen konnten, ab etwa dem sechsten Lebensmonat aufgebraucht. Für gestillte Kinder ist das Eisen aus der Muttermilch gut verwertbar, nicht gestillte sollten Brei aus Vollkorn-Getreideflocken oder mit dem Gemüsebrei 20 Gramm Fleisch erhalten, das ist etwa ein Teelöffel voll. Infrage kommen magere Sorten wie Rind-, Kalb- oder Lammfleisch sowie Geflügel (Huhn, Pute). Weil das Kind ja nur sehr kleine Mengen benötigt, können Sie diese am besten in Bio-Qualität einkaufen, damit Sie auf jeden Fall eine gute, rückstandsfreie Fleischqualität erhalten. Bei Geflügel ist auf eine artgerechte Haltung zu achten – es lohnt sich, genau nachzufragen!

Für die Zubereitung schneiden Sie das Fleisch klein und dünsten es ungewürzt in wenig Wasser. Anschließend zerkleinern Sie es mit dem Pürierstab oder im Mixer, gegebenenfalls zusammen mit dem Gemüse.

Wenn Sie Ihr Kind mit Produkten aus Vollkorngetreide wie Hirse oder Hafer ernähren, braucht es nicht zwingend Fleisch. Der vegetarische Gemüsebrei wird mit 10 Gramm Hirse- oder Haferflocken zur vollwertigen Mahlzeit. Optimiert wird diese noch durch ein Vitamin-C-reiches Dessert aus Obstsaft oder Obstpüree, mit dem die Eisenverwertung gesteigert wird.

Auf Wurst sollten Sie im ersten Lebensjahr ganz verzichten. Sie ist viel zu stark gewürzt und zu salzig.

Gemüse-Kartoffel-Fleisch-Brei

100 Gramm Gemüse
50–60 Gramm Kartoffeln
20 Gramm gehacktes, mageres Fleisch
(möglichst in Bio-Qualität)
1 Esslöffel kaltgepresstes Pflanzenöl
(Raps-, Sonnenblumen-, Weizenkeimöl)

Gemüse und Kartoffeln in kleine Stücke schneiden, zusammen mit dem Fleisch in einen Topf geben und nur so viel Wasser zugießen, dass das Gemüse bedeckt ist. 10 Minuten dünsten, dann pürieren. Vor dem Servieren das Öl unterrühren.

Als Nachtisch: 3 Esslöffel Obstsaft oder -püree.
Der Brei kann auch auf Vorrat gekocht werden.

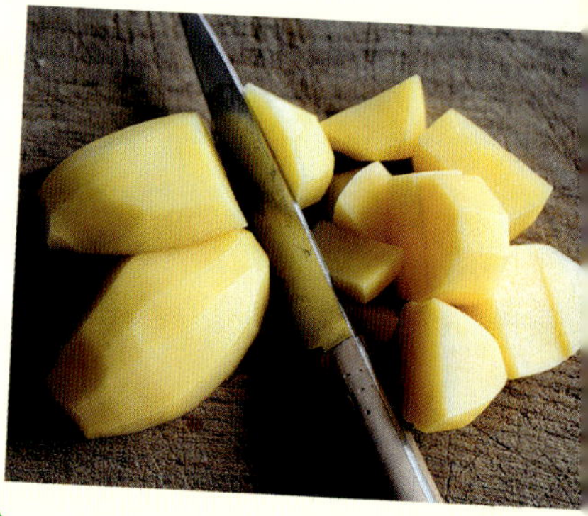

Vegetarischer Brei

100 Gramm Gemüse
50–60 Gramm Kartoffeln
10 Gramm Vollkorn-Hirseflocken
1 Esslöffel Öl

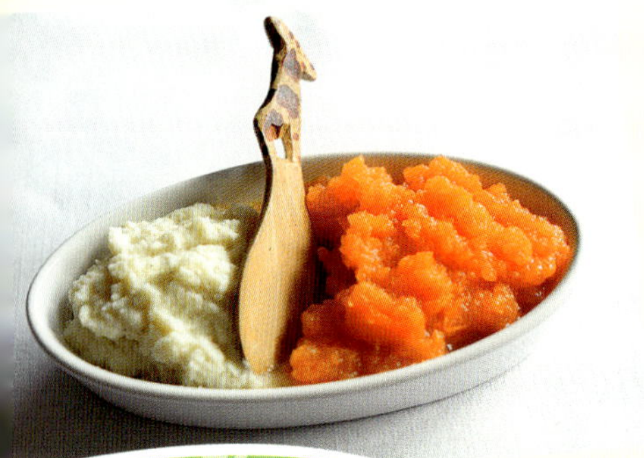

Zubereitung siehe oben, die Hirseflocken zusammen mit 3 Esslöffel Wasser etwa zwei Minuten mitkochen.

Als Nachtisch: 3 Esslöffel Obstsaft oder -püree.

Getränke

Gegen den Durst können Sie dem Kind etwas Wasser aus einem Glas anbieten. Auch ungesüßter, dünn aufgebrühter Tee (Kräuterteemischung oder Rooibostee ohne Aromen) ist geeignet (zum Trinken aus dem Glas siehe auch Seite 203). Das Kind entscheidet selbst, ob und wie viel es trinken will.

Über die Trinkwasserqualität geben das örtliche Wasserwerk oder die Gemeindeverwaltung Auskunft. Bei Nitratwerten nahe dem empfohlenen Grenzwert ist es ratsam, im ersten Lebensjahr auf stilles Mineralwasser auszuweichen. Aber nicht jedes ist für Babys tauglich, manche sind zu salzig (auch wenn Sie als Erwachsener das nicht schmecken). Im Handel findet sich Mineralwasser mit dem Aufdruck »Für die Säuglingsernährung geeignet«. Dann liegt der Nitratwert unter 10 mg, der Nitritwert unter 0,02 mg pro Liter Wasser. Der Wert für Natrium – als Maß für den Salzgehalt – sollte auf jeden Fall unter 20 mg, für Fluorid unter 1,5 mg und für Sulfat unter 240 mg liegen.

Nach dem ersten Lebenshalbjahr ist es nicht mehr nötig, das Wasser abzukochen. Gefiltertes Wasser sollten Sie jedoch nicht geben, weil im Filter wertvolle Mineralstoffe hängen bleiben, auch können sich darin Keime festsetzen.

Selbst kochen oder Gläschenkost?

Sie können Gemüsebrei selbst kochen oder aus dem Gläschen füttern – beides ist kindgerecht, und es gibt für beide Varianten gute Argumente. Wenn Sie sich fürs Selbermachen entscheiden, kaufen Sie unbedingt frische Ware. Gemüse aus biologischem Anbau, zeitnah zur Ernte gekauft, eignet sich dafür am besten.

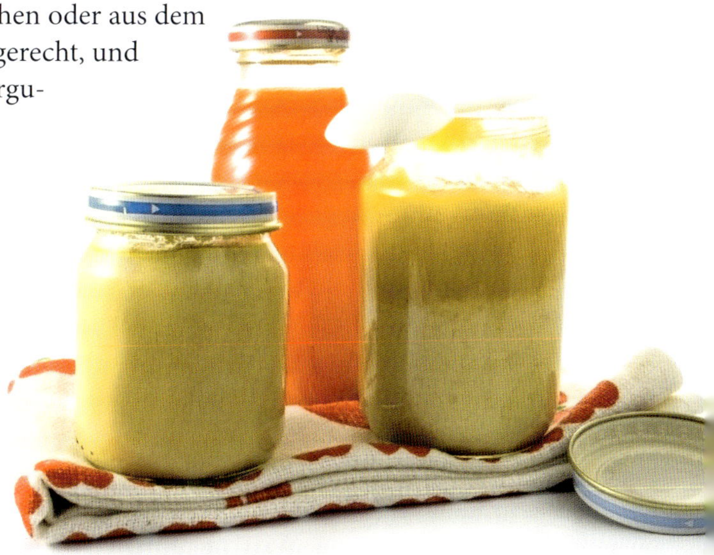

Das Selbermachen hat den Vorteil, dass Sie genau über die verwendeten Zutaten Bescheid wissen und dass es preisgünstiger ist als

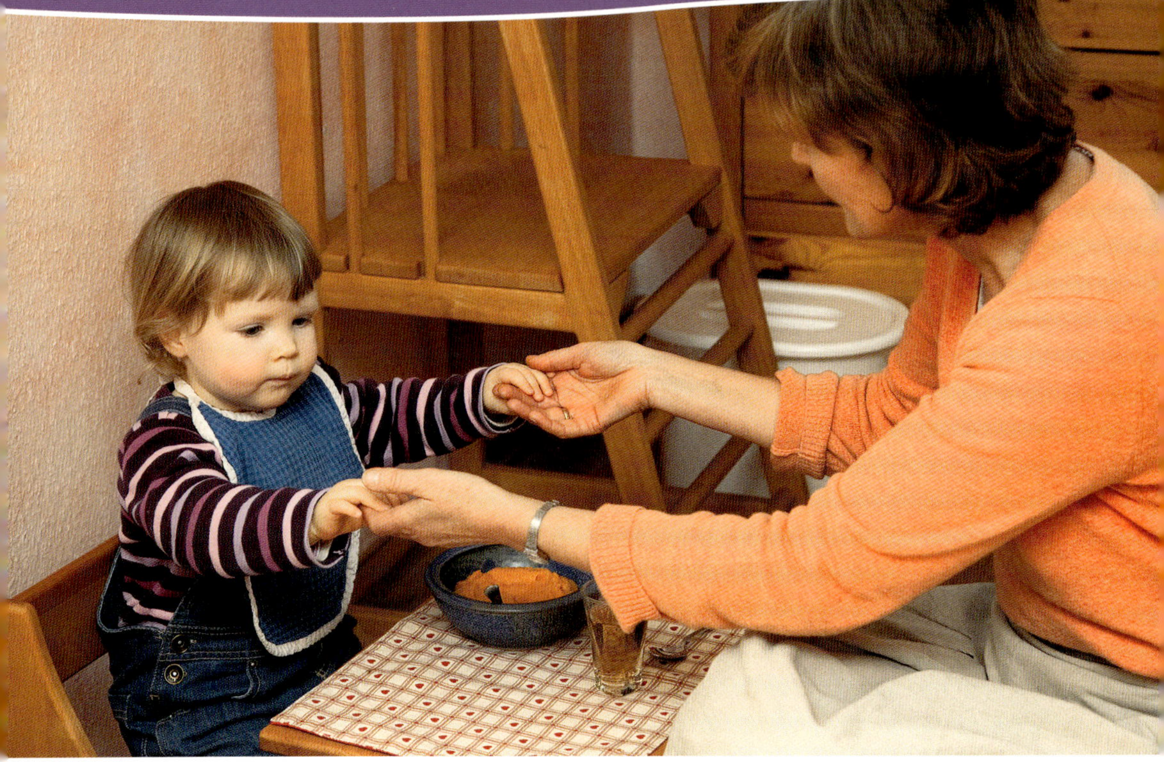

Tischkultur von Anfang an: Wir wünschen uns »Guten Appetit«!

Fertignahrung. Auch schmeckt frisch Zubereitetes besser, intensiver und jedes Mal ein klein wenig anders. Da die Konsistenz des Breis beim Selbstkochen nicht so homogen ausfällt wie aus dem Gläschen, sind die Kinder bereits gröbere Anteile gewöhnt und lassen sich in der Regel leichter auf Familienkost umstellen.

Baby-Fertigkost unterliegt strengen lebensmittelrechtlichen Kontrollen, beispielsweise auf Schadstoffarmut oder Nitratgehalt. Auch verarbeiten viele Gläschen-Hersteller das Gemüse unmittelbar nach der Ernte, wenn der Gehalt an Vitaminen und Nährstoffen am höchsten ist. Dennoch gibt es auch hier Qualitätsunterschiede, und eine sorgfältige Auswahl ist wichtig: Der Brei sollte nur die gewünschten Zutaten enthalten, weder gezuckert noch gesalzen sein und keine Dickungs- oder Bindemittel (z.B. Reisstärke), Aroma-/Geschmacksstoffe oder sonstige Lebensmittelzusätze enthalten. Vorsicht: »kristallzuckerfrei« heißt nur, dass kein weißer Haushaltzucker zugesetzt worden ist – andere Zucker möglicherweise schon (z.B. Maltodextrin, Saccharose, Dicksaft). Viele sogenannte »Gute-Nacht-Breis« sind gezuckert. Bei manchen Zutaten sind die Hersteller an veraltete Vorschriften gebunden, zum Beispiel dürfen sie nur einen geringeren Fettanteil als nötig zugeben. Für unterwegs und bei Zeitmangel sind Gläschen aber sicher eine Erleichterung.

Getreide-Milch-Brei

Nach einem Monat Gemüsebrei wird die nächste Flüssigmilch-Mahlzeit durch den zweiten Brei ersetzt. In der Regel wird dafür die Still- oder Fläschchen-Mahlzeit am frühen Abend gewählt. Dann sind die Kinder noch konzentriert genug für den Löffel, während sie kurz vor dem Einschlafen dazu zu müde wären und lieber saugen möchten.

Nach den Allergie-Empfehlungen der vergangenen Jahre spricht nichts dagegen, den Abendbrei mit Kuhmilch anzurühren – also schon ab dem sechsten oder siebten Lebensmonat. Der Körper des Kindes scheint sich in diesem Altersabschnitt gut mit dem artfremden Kuhmilcheiweiß auseinandersetzen zu können und eine Toleranz zu entwickeln. Somit muss nicht mehr länger auf die gute und kindgerechte Kalziumquelle Kuhmilch verzichtet werden. Der Brei liefert dem Baby außerdem für die Nacht ausreichend Kalorien, damit es leichter durchschläft. Für die Flüssigmahlzeiten sind in den ersten zehn bis zwölf Lebensmonaten Muttermilch oder industrielle Säuglingsmilch reserviert. Wenn das Baby noch gestillt wird, sollte dies vor allem morgens und abends vor dem Einschlafen geschehen, um die Brust in regelmäßigen zeitlichen Abständen zu leeren.

Für die Hauptmahlzeit am Abend rühren Sie den Getreidebrei mit Vollmilch an. Verwenden Sie dazu pasteurisierte Vollmilch mit einem Fettgehalt von 3,5 bis 3,8 Prozent. Milch direkt vom Bauern oder die sogenannte Vorzugsmilch aus dem Reformhaus sollte bis zum vierten Lebensjahr vor dem Verzehr auf etwa 80° C erhitzt werden.

Als Getreide eignen sich für den Einstieg in den zweiten Brei besonders die glutenfreien Reis- oder Hirseflocken. Bald schon können auch Hafer- und Dinkelflocken eingeführt werden, dies jedoch schrittweise in monatlich steigenden Mengen. In der Praxis sieht das so aus: Im ersten Monat, in dem das Kind glutenhaltiges Getreide erhält (also Hafer, Dinkel oder Weizen), wird die Menge auf 20 Gramm pro Tag begrenzt. So viel braucht man auch für den Brei. Darüber hinaus bekommt das Baby nur glutenfreies Getreide, also zum Knabbern oder Lutschen eine Reiswaffel und kein Brotstückchen – das gibt es erst im nächsten Monat, wenn die Menge auf 40 Gramm gesteigert wird.

Gluten ist ein Bestandteil des Getreideeiweißes, der manchmal nicht vertragen wird und schwere Durchfälle auslösen kann (Zöliakie). Gegen diese genetisch bedingte Krankheit kann nach neuesten Forschungsergebnissen am besten ein Schutz aufgebaut werden, wenn ab etwa dem sechsten Lebensmonat monatlich steigende Mengen an glutenhaltigem Getreide gegeben werden. Am günstigsten wirkt es sich aus, wenn das Kind in diesem Zeitraum auch noch ein- bis dreimal am Tag gestillt wird.

Rezept für einen Getreide-Milch-Brei

200 Milliliter Milch
2 Esslöffel Getreideflocken
2 Esslöffel Obstmus oder zuckerfreies Apfelmark

Die Milch mit den Getreideflocken verrühren und aufkochen. Zwei, drei Minuten nachquellen lassen, dann das Obstmus einrühren. Frisch gemahlenes Getreide oder Grieß müssen länger ausquellen.

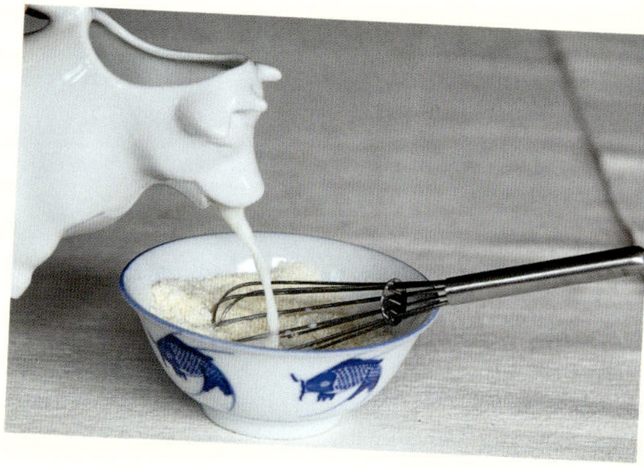

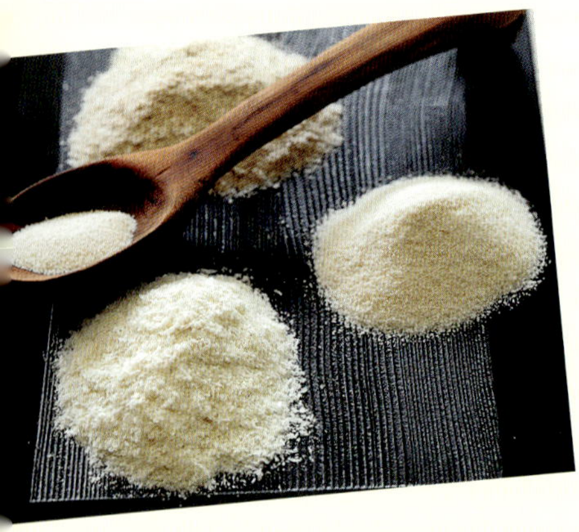

Rezept für einen Getreide-Obst-Brei

90 Milliliter Wasser
20 Gramm Getreide
(ca. 1 gehäufter Esslöffel)
1 Teelöffel Keimöl oder Butter
100 Gramm Obstpüree

Das gemahlene Getreide mit Wasser verrühren, aufkochen und nachquellen lassen. Alternativ können auch Getreideflocken verwendet werden. Obstpüree unterrühren und Keimöl bzw. Butter dazugeben. Das Obstmus kann selbst zubereitet oder als zuckerfreies »Bio-Mark« gekauft werden.

Getreide-Obst-Brei

Etwa einen weiteren Monat später taucht der dritte Brei im Speiseplan auf. Die meisten Kinder erhalten ihn am Nachmittag, einige auch als zweites Frühstück nach einer frühen Milchmahlzeit oder vor einem späten Mittagessen. Dieser Brei enthält keine Milchprodukte und ist wegen seines Getreide- und Obstanteils ein guter Ballaststofflieferant. Daneben wird das Baby über das Obst mit wertvollen Vitaminen versorgt. Fett ist als dritte Zutat wichtig, damit der Brei sättigt.

Von den Obstsorten, die Sie gerieben oder zerdrückt unter den Brei mischen, ist der Apfel sicher am beliebtesten – und jederzeit in Bio-Qualität erhältlich. Je nach Jahreszeit bieten sich auch Birnen, Honigmelonen, Nektarinen oder Aprikosen an. Leider kann die Verträglichkeit des Obstes nicht klar vorausgesagt werden. Heidelbeeren zum Beispiel lösen bei vielen Kindern Verstopfung aus, Kirschen oder Pflaumen blähen manchmal. Bekannt ist, dass Zitrusfrüchte und säurereiche Beeren leicht zu einem wunden Po führen. Bananen sind bei Eltern und Kindern gleichermaßen beliebt, weil sie

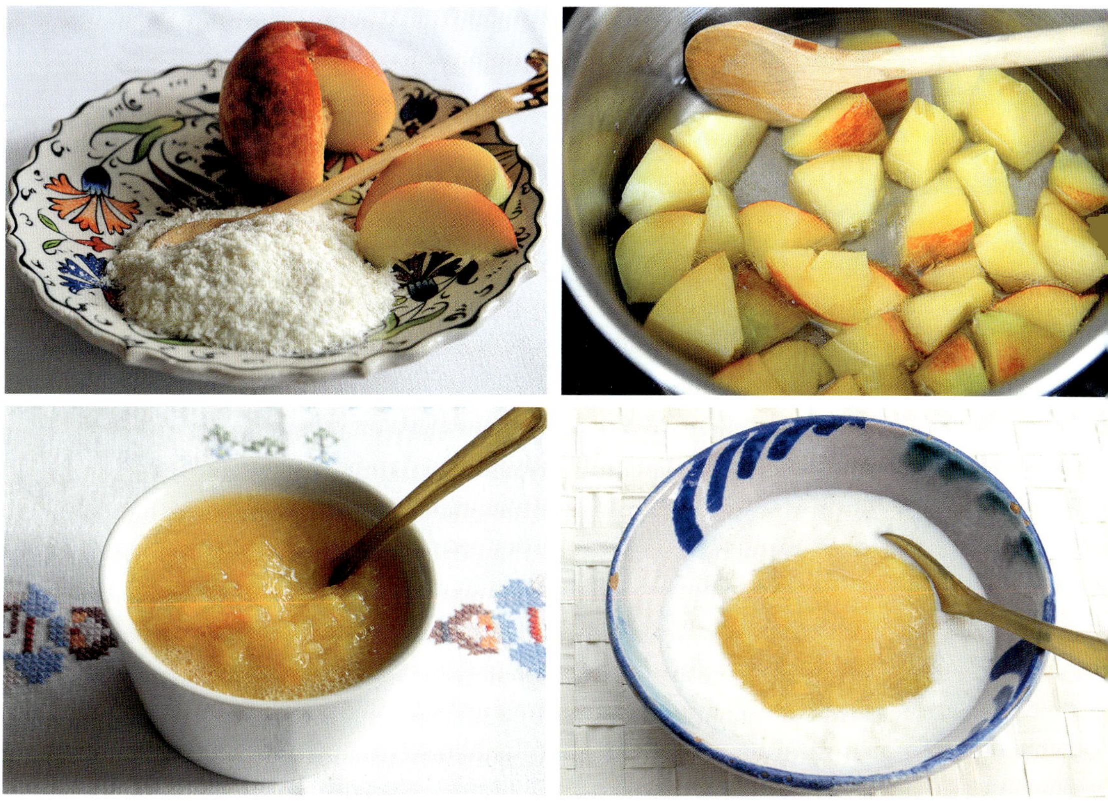

Lecker: ein Nektarinen-Hirse-flocken-Brei

einfach und vielseitig zu verwenden sind sowie angenehm süß schmecken. Da sie aber immer unreif geerntet werden müssen, um nach dem Transport aus Übersee reif in Europa anzukommen, sind sie dem heimischen Obst qualitativ nicht gleichwertig. Außerdem soll jedes Obst anfangs gedünstet oder zumindest in heißem Wasser aufgemixt gegeben werden – bei Bananen jedoch denkt kaum jemand ans Erhitzen.

Als Getreide können die Flocken gegeben werden, die das Kind schon vom Milchbrei kennt. Sie sind ernährungsphysiologisch immer wertvoller als ein Brei mit Zwieback oder zerdrückten Kinderkeksen.

Das Kind erhält damit zwei Monate nach Beikostbeginn *zwei milchfreie Gemüse- oder Getreidebreisorten,* einen *Milchbrei* und etwa zwei *Milchmahlzeiten* – vorzugsweise gestillt. Der auf diese Weise zusammengestellte Speiseplan versorgt Ihr Baby mit allen benötigten Nährstoffen und entspricht den Empfehlungen der Allergieprävention. Bald nachdem sich das Breifüttern so richtig eingespielt hat, lässt das Interesse des Babys an diesem »musigen« Essen auch schon wieder nach. Es äußert ganz klar seinen Willen, am Familienessen teilzunehmen. Und wieder beginnt ein neuer Lebensabschnitt in Hinblick auf das tägliche Essen!

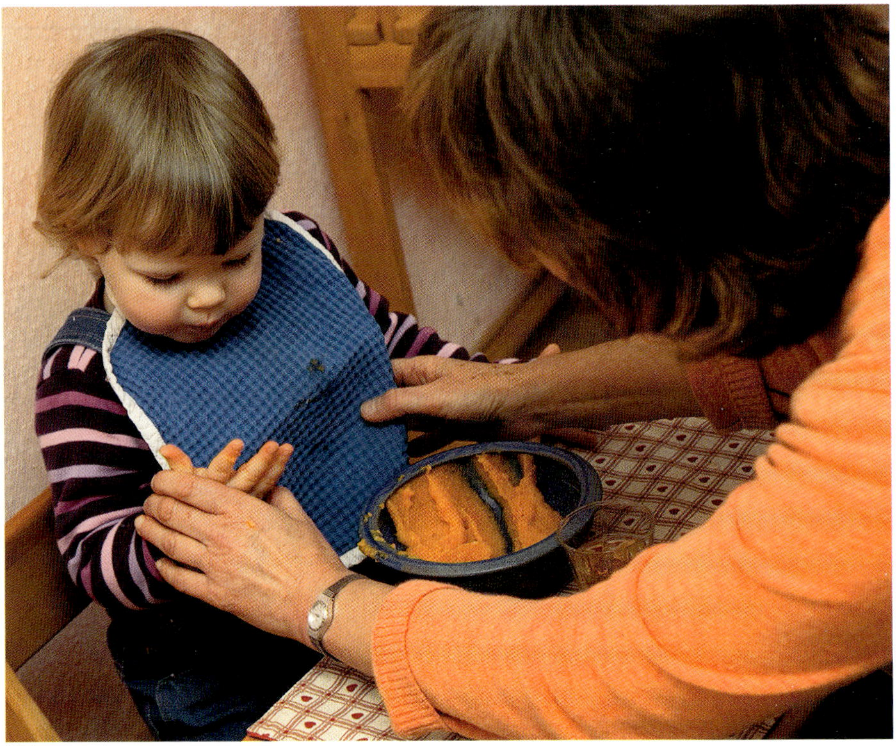

Ein bisschen Brei ist an die Finger gekommen – mit dem Lätzchen als Serviette kein Problem.

Speiseplan Beikost

ca. 5. bis 7. Monat	Gemüse-(Fleisch)-Brei	erste »feste« Mahlzeit
1 Monat später	Getreide-Milch-Brei	zweite »feste« Mahlzeit
1 Monat später	Getreide-Obst-Brei	dritte »feste« Mahlzeit

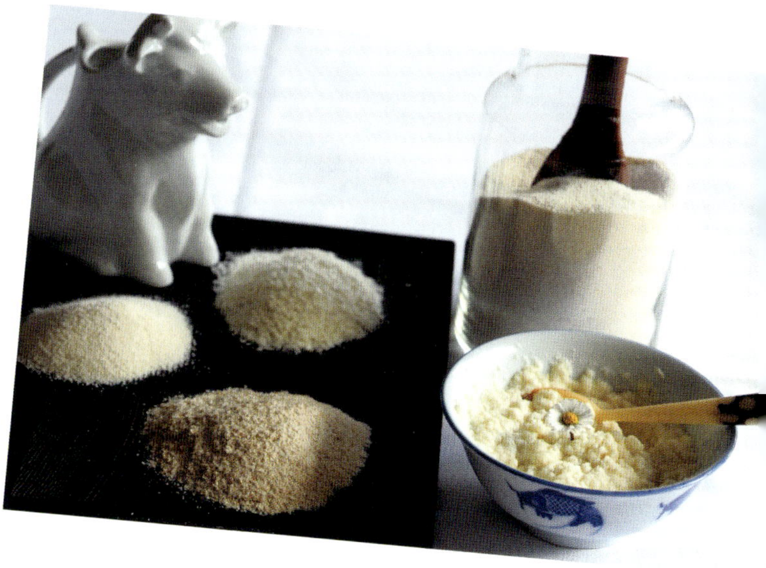

Web-Tipps

www.daab.de
Homepage des Deutschen Allergie- und Asthmabundes

www.fke-do.de
Webseite des Forschungsinstituts für Kinderernährung in Dortmund

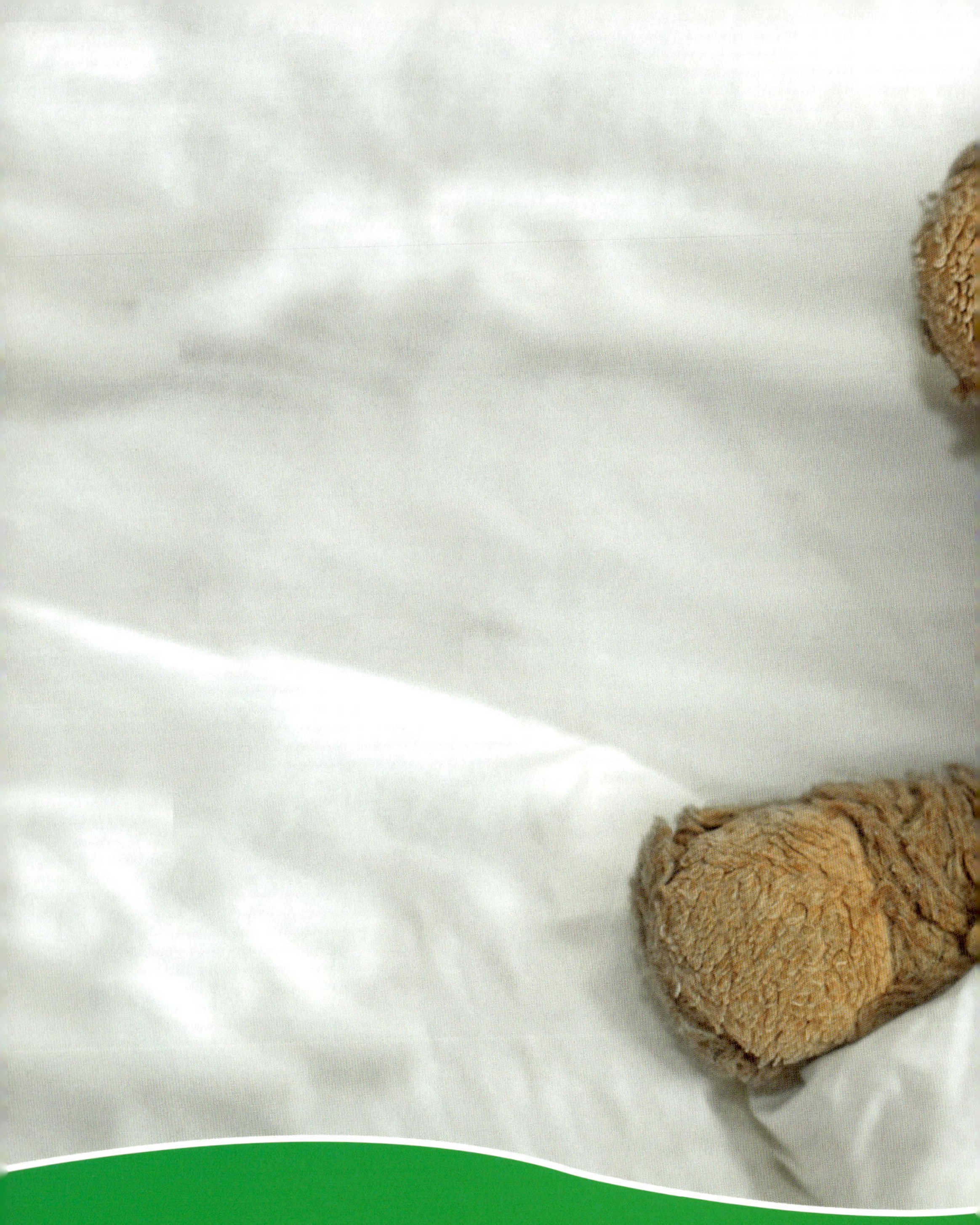

Baby-Gesundheit

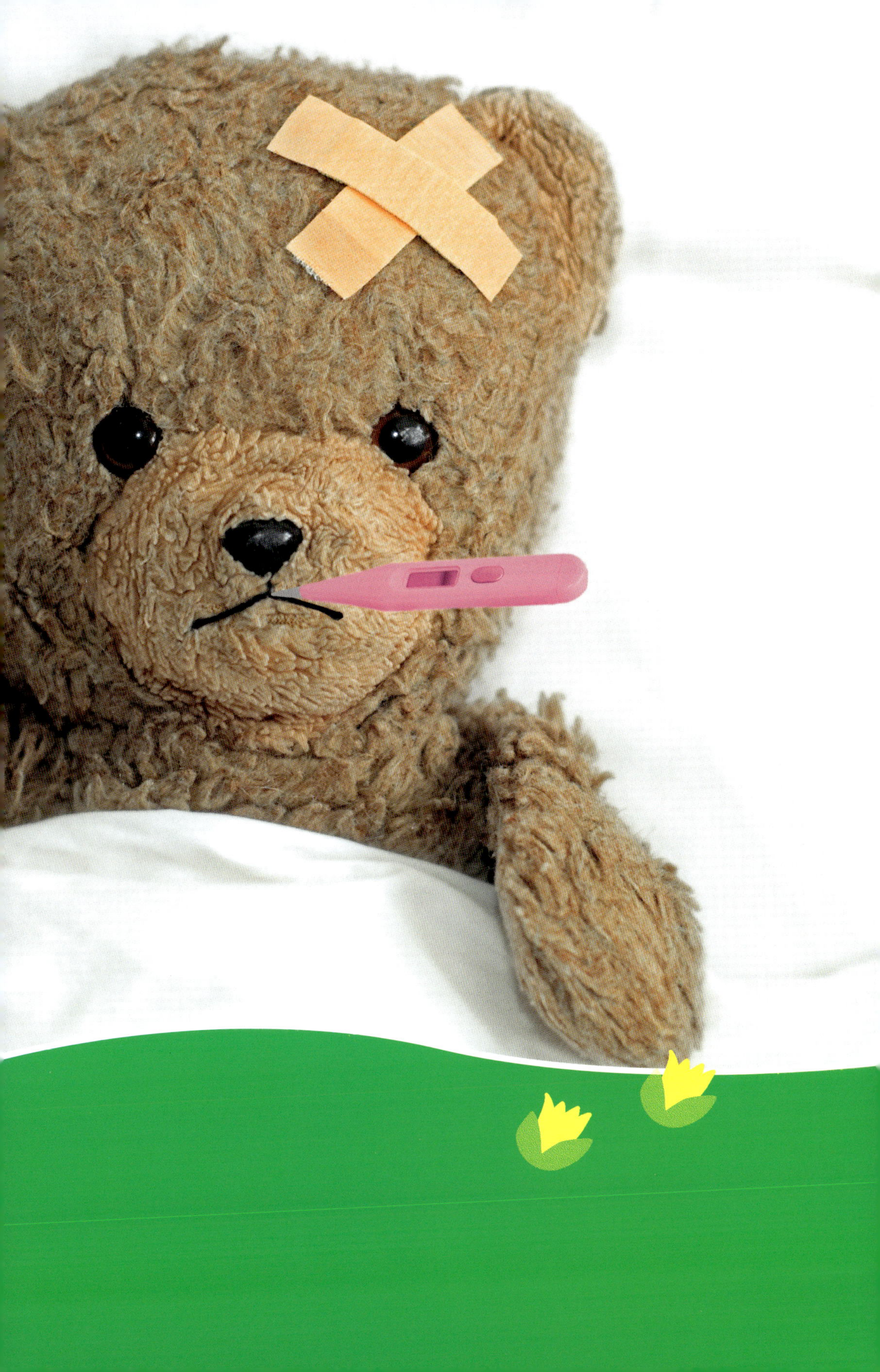

Heile, heile Segen

Annette Bopp
Fachliche Beratung: Dr. med. Alfred Längler, Gemeinschaftskrankenhaus Herdecke

Die Krankheit des Menschen ist nicht, was sie schien – ein Maschinendefekt. Sie ist nichts als er selbst, besser: seine Gelegenheit, er selbst zu werden.

Viktor von Weizsäcker, Arzt (1886-1957)

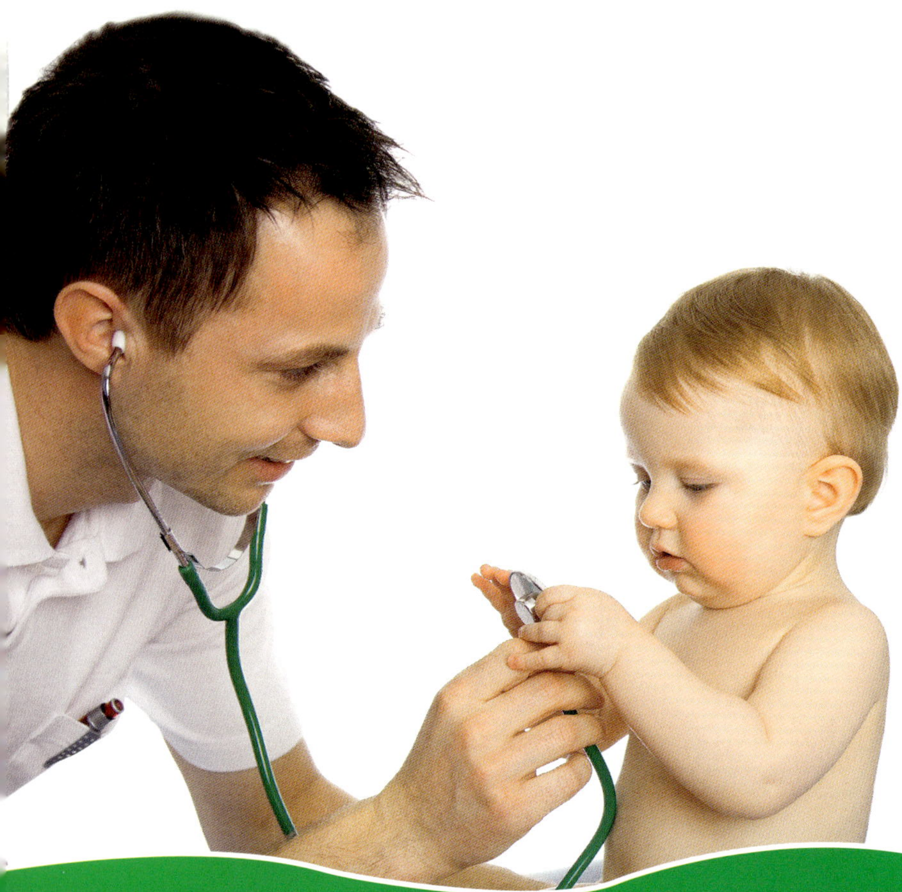

Krankheiten im ersten Lebensjahr und ihre Behandlung

Wenn das Baby krank wird, geraten viele Eltern in Panik – das Kind kann noch nicht sprechen, sie wissen sich kaum zu helfen und sind völlig ratlos. Erfahrene Großeltern sind dann oft eine große Hilfe – aber auch der Kinderarzt, der gerade im ersten Lebensjahr ein wichtiger Begleiter ist. Suchen Sie ihn schon während der Schwangerschaft mit Bedacht aus, denn wenn Ihr Kind krank wird, haben Sie dafür oft keine Ruhe mehr – dann wollen Sie einfach nur schnell Hilfe bekommen. Kümmern Sie sich rechtzeitig darum, dass Sie einen Arzt finden, dem Sie vertrauen können und der Ihre Haltung zu wichtigen Fragen (Impfen, Naturheilmittel, Umgang mit Antibiotika, Fieber usw.) teilt oder zumindest Ihre Ansichten respektiert.

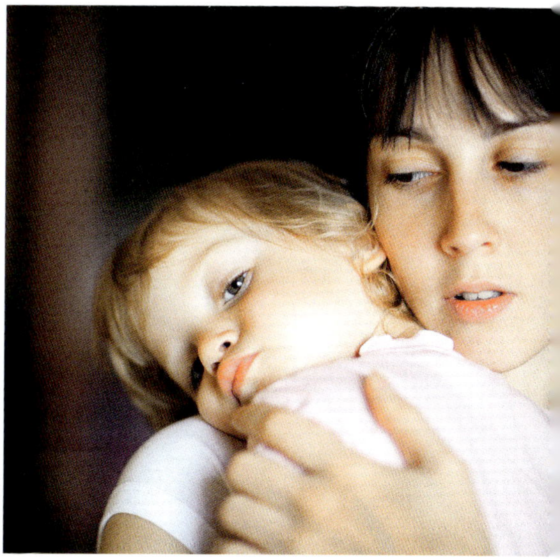

Kranke Kinder brauchen viel Fürsorge und Nähe.

Im besten Fall bleiben Sie diesem Kinderarzt treu, solange Ihr Kind heranwächst. Wenn der Arzt Ihr Kind und seine Eigenheiten von Geburt an kennt, kann er seine Entwicklung besser einschätzen als ein Arzt, der das Kind zum ersten Mal sieht. Sie sollten mit ihm auch besprechen, dass er im Notfall Hausbesuche macht – ein fieberndes, krankes Kind aus dem Bett zu reißen, es Wind und Wetter aussetzen zu müssen, um in die Arztpraxis zu fahren, ist weder für den kleinen Patienten ratsam noch für die anderen Kinder, die die Praxis aufsuchen und sich möglicherweise anstecken.

Viele Fragen lassen sich telefonisch klären, wenn der Kinderarzt das Kind im Laufe der Zeit regelmäßig sieht und so seinen Entwicklungsprozess verfolgen kann. Manches reguliert sich überdies von selbst – Kinder haben meist starke Selbstheilungskräfte, und nicht jede Erkältung bedarf ärztlicher Betreuung. Hören Sie, wenn Ihr Kind krank wird, vor allem auch auf Ihre innere Stimme – Eltern spüren oft sehr genau, ob das Kind ernsthaft erkrankt ist oder ob es sich nur um eine vorübergehende Unpässlichkeit handelt. Nicht selten sind Bauchweh, Fieber oder Erbrechen Zeichen einer körperlichen oder seelischen Überforderung – mit einem oder zwei Tagen Bettruhe verschaffen sich die Kinder die nötige Auszeit, um zur Ruhe zu kommen und wieder Kraft zu schöpfen. Mit der Zeit können Sie solche Bagatell-Erkrankungen zunehmend von ernsthaften Krankheiten unterscheiden.

Das Neugeborene

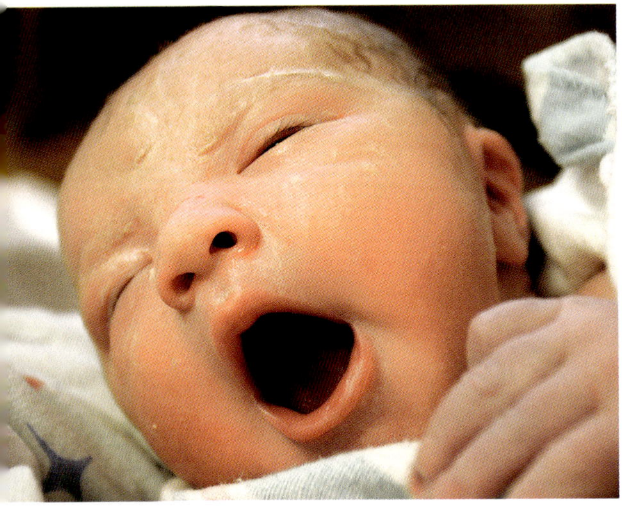

Gerade geboren und noch mit etwas Käseschmiere bedeckt ist dieses Baby.

Unmittelbar nach der Geburt ist das Baby noch rot und schrumpelig, die Haut oft von Käseschmiere bedeckt (siehe Seite 154), aber schon wenige Stunden später wird sie glatt und rosig. Viele Babys »häuten« sich in den ersten Tagen, indem die oberste Hautschicht abschuppt. Auch wenn es eigenartig aussieht, ist das kein Grund zur Sorge. Lassen Sie die Haut dann komplett in Ruhe. Sie brauchen das Kind weder zu baden noch einzucremen oder -ölen. Unter den abgestoßenen Hautschüppchen tritt schnell eine zarte, gesunde und glatte Babyhaut zutage.

Viele Eltern wundern sich über das Herzklopfen des Babys – es schlägt mit circa 120 Schlägen pro Minute sehr rasch. Beim Trinken, das für das Kind besonders anstrengend ist, sind es nicht selten kurzfristig sogar bis zu 180 Schläge pro Minute! Auch das ist normal – der Herzschlag normalisiert sich erst in der Pubertät auf die auch bei Erwachsenen üblichen circa 70 Schläge in der Minute.

Die Atmung des Kindes ist ebenfalls vergleichsweise rasch. Babys atmen manchmal so zart und flach, dass man es kaum hört – und nicht wenige Mütter lauschen dann voller Sorge, ob ihr Kind überhaupt noch lebt. Meist tut es dann irgendwann einen tiefen Seufzer, und alle sind beruhigt …

Ein Neugeborenes kann noch nicht gut sehen – was sich an dem ungerichteten Blick zeigt, der oft noch ganz verschwommen ist. Auch kann es noch keine Farben unterscheiden, sondern nur Dunkel und Hell – was übrigens mit ein Grund dafür ist, dass die Brustwarzen bei Schwangeren dunkel werden – die Babys sehen sie dann besser und finden leichter den Weg zur »Quelle«.

In den ersten Stunden nach der Geburt scheidet das Kind eine schwarze, klebrige Masse aus dem Darm ab, das »Kindspech«. Es sind Reste dessen, was es im Mutterleib über das Fruchtwasser geschluckt hat. Innerhalb der ersten Lebenstage befreit sich der Darm komplett davon und produziert künftig gelblichen Stuhl. Er ist meist sehr dünnflüssig, fast wässrig und riecht angenehm aromatisch. Wenn die Windel nicht gleich gewechselt wird, kann er auch etwas grünlich werden – das ist harmlos. In den ersten Monaten findet sich häufig mehrmals täglich eine Portion Stuhl in der Windel, nicht selten jedoch auch nur einmal in acht oder zehn Tagen. Solche Unregelmäßigkeiten sind bei Säuglingen die Regel – das Kind ist dann nicht krank und es hat auch keine Verstopfung. Es verdaut die Muttermilch einfach so gut, dass es kaum etwas auszuscheiden gibt.

Gelbsucht

Zwei Drittel aller Babys bekommen in den ersten Tagen nach der Geburt eine leichte Gelbsucht. Anders als bei Erwachsenen beruht sie jedoch nicht auf einer Leberentzündung, sondern auf einem harmlosen Anpassungsvorgang, denn nach der Geburt baut der kindliche Organismus überschüssige rote Blutkörperchen ab. Der dabei frei werdende rote Blutfarbstoff (Hämoglobin) wird in der Leber in fettlösliches Bilirubin umgewandelt, das über die Gallenflüssigkeit und den Darm ausgeschieden wird.

Bei vielen Neugeborenen ist die noch unreife Leber damit jedoch überfordert, sodass das Bilirubin nicht schnell genug abtransportiert wird und sich in die Haut einlagert – die sich dadurch gelb verfärbt. Solange die Haut nicht sehr gelb wird, besteht kein Grund zur Sorge. Die Gelbsucht klingt innerhalb weniger Tage von alleine ab. Achten Sie darauf, dass das Baby möglichst viel trinkt und viel natürliches Licht erhält, indem Sie es dem Tageslicht aussetzen. Dafür muss es nicht extra ins Freie – normales Licht hinter geschlossenen Fenstern genügt.

Ist die Gelbsucht sehr ausprägt, wird das Kind zunehmend schläfrig und trinkt es schlecht, kann der Kinderarzt den Bilirubin-Gehalt im Blut bestimmen. Eventuell ist dann eine Phototherapie erforderlich, bei der das Kind einmal täglich eine viertel oder halbe Stunde unter Speziallampen mit blauem

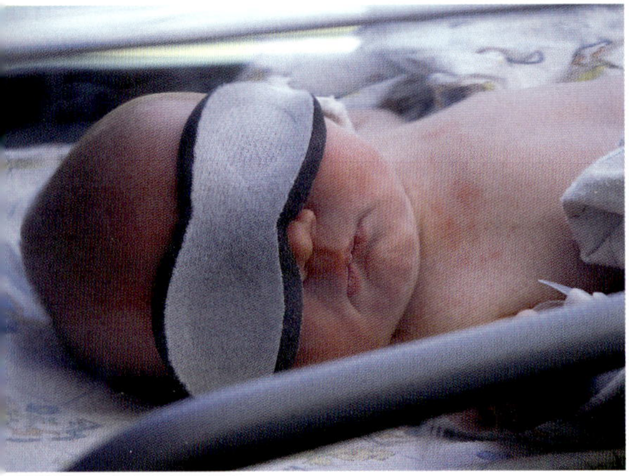

Licht (ohne UV-Anteile) bestrahlt wird. Dabei entsteht wasserlösliches Lumirubin, das über die Nieren und somit schneller ausgeschieden wird als Bilirubin. Da das blaue Licht die Netz- und Bindehaut der Augen schädigen kann, muss das Baby während der Bestrahlung mit einer dunklen Abdeckung geschützt werden. Auch ist es ratsam, das Kind möglichst oft anzulegen, damit es den durch die Bestrahlung gesteigerten Wasser- und Salzverlust über die Haut wieder ausgleichen kann.

Nabelpflege

Ob das Kind bzw. der Erwachsene später einen hübschen Nabel hat, entscheidet sich in den ersten Lebenstagen. Deshalb sollten Sie viel Wert auf eine gute Nabelpflege legen.

Säubern Sie den Stumpf täglich mit Salbei- oder Calendula-Essenz. Sie können ihn bei jedem Wickeln auch mit etwas Muttermilch betupfen – das desinfiziert und fördert das Abheilen.

Verwenden Sie keinesfalls antibiotische Cremes oder Puder. Nabelinfektionen kommen selten vor und nur, wenn Sie die oben angegebenen Maßnahmen nicht beachten.

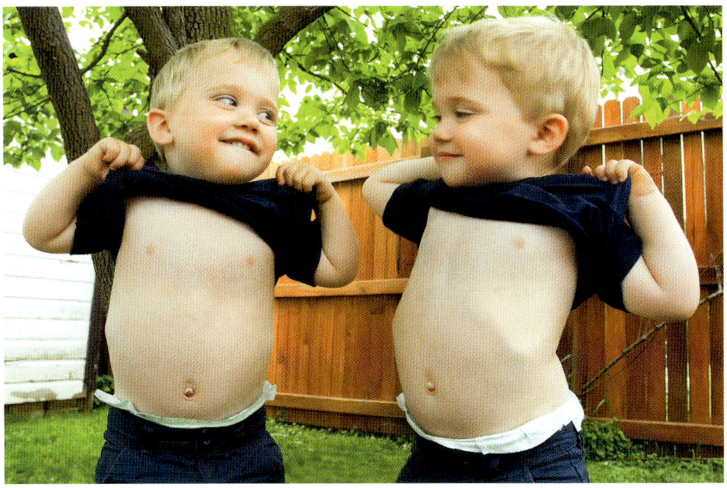

Erste kinderärztliche Untersuchungen

Der körperliche Zustand des Neugeborenen wird unmittelbar nach der Geburt mithilfe des sogenannten Apgar-Wertes beschrieben. Dieser erfasst Aussehen, Aktivität, Atmung und Kreislauf des Kindes bei der Entbindung sowie fünf und zehn Minuten danach. Dabei werden Hautfarbc, Puls, Muskelspannung, Atmung und die Reaktion auf Reize registriert. Zwei Punkte maximal gibt es dafür jeweils, sodass ein Kind – wenn alles in Ordnung ist – bestenfalls 10/10/10 Punkte erreichen kann (drei Werte für drei Zeitpunkte). Der Apgar-Wert gibt Aufschluss über die wichtigsten Lebensfunktionen – er zeigt nicht an, wie sich das Kind entwickeln wird und ist deshalb nur begrenzt aussagefähig – auch Babys mit schlechten Apgar-Werten können sich prächtig entwickeln, und niedrige Werte brauchen Sie nicht unbedingt zu beunruhigen. Meist wird nach der Entbindung routinemäßig etwas Nabelschnurblut entnommen, um den Säuregrad des Blutes (pH-Wert), die Blutgruppe und den Rhesusfaktor zu bestimmen.

Wenn einige Stunden nach der Geburt etwas Ruhe eingekehrt ist, betrachtet die entbindende Frauenärztin/der Frauenarzt oder eine Kinderärztin/ein Kinderarzt das Baby noch einmal ausführlich – das ist die erste einer Reihe von Vorsorgeuntersuchungen (U 1), die Kinder bis zu ihrer Jugend durchlaufen. Wann welche Untersuchung an der Reihe ist, können Sie dem gelben Vorsorgeheft entnehmen, das Ihnen die Hebamme nach der Geburt aushändigt. Am besten geschieht die U 1 während des ersten Wickelns, damit das Kind für die Untersuchung nicht extra ausgezogen werden muss. Sie kann auch nach der zweistündigen Prägephase (siehe Seite 44) erfolgen, wenn das Kind sowieso gewaschen und angezogen wird. So kann es anschließend in Ruhe schlafen und sich erstmal von den Strapazen der Geburt erholen.

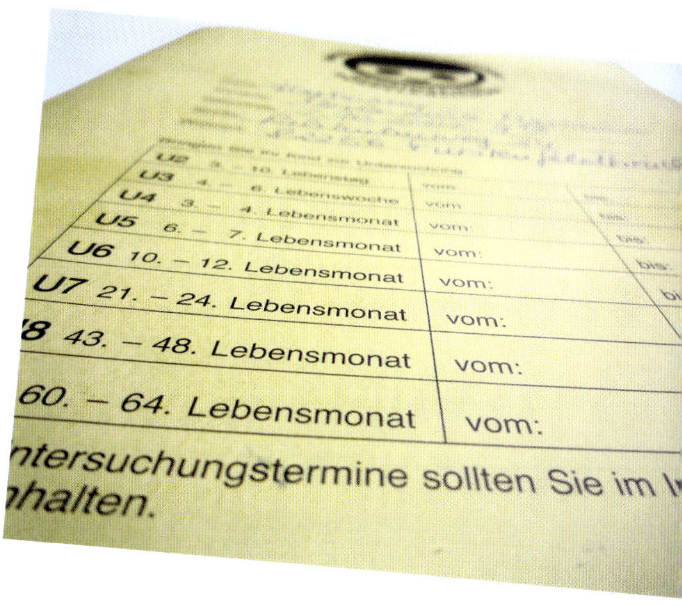

Zwischen Geburt und elftem Lebensjahr gibt es insgesamt elf Vorsorgeuntersuchungen, bis zum 18. Geburtstag kommen weitere zwei Jugenduntersuchungen hinzu (eine zwischen 13 und 15 und eine weitere zwischen 17 und 18).

Die Vorsorgeuntersuchungen U 1 bis U 11

Bei der **U 1**, die innerhalb der ersten Stunden nach der Geburt durch den entbindenden Arzt erfolgt, geht es ums

Anschauen: das gesamte Äußere des Kindes, Zustand der Haut, Symmetrie der Füße, Wirbelsäule und Pofalten, Fontanelle

Abhören: Herz und Lunge (um Fehlbildungen und Atmungsunregelmäßigkeiten zu erkennen)

Abtasten: Bauch, Leistenpuls; bei männlichen Babys wird geprüft, ob sich die Hoden in den Hodensäckchen befinden oder ob möglicherweise ein Hodenhochstand vorliegt.

Noch in der Klinik erfolgt meist ein Hörtest. Dafür wird dem Kind während des Schlafs ein kleiner Stöpsel in den Gehörgang gelegt, mit dem über einen Sensor innerhalb von wenigen Sekunden die Hörfähigkeit des Innenohrs bestimmt werden kann. Dieser Test ist sehr sinnvoll, um früh eine Innenohrschwerhörigkeit zu erkennen. Ist das der Fall (was extrem selten vorkommt), können rechtzeitig gezielte Fördermaßnahmen dazu beitragen, dass das Kind normal sprechen lernen kann.

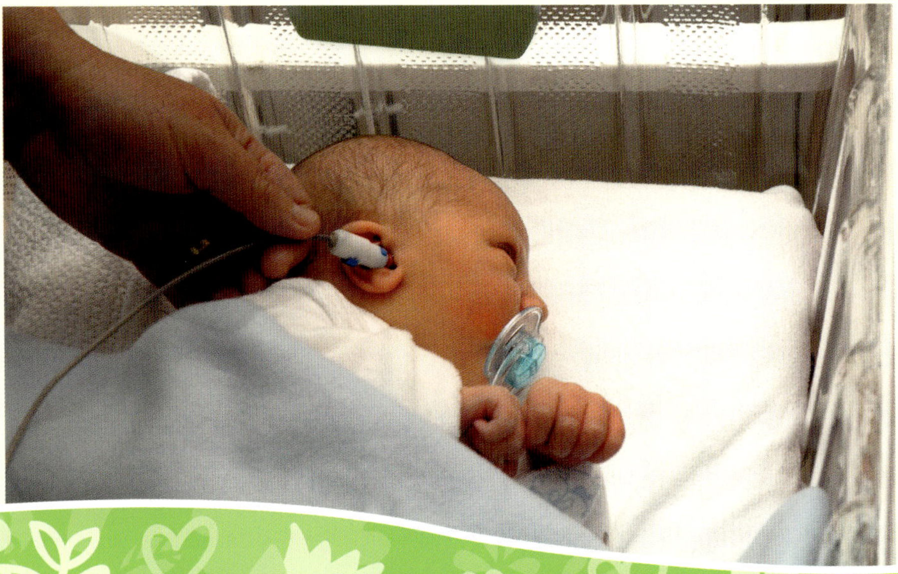

Im Schlaf erfolgt der Hörtest bei Babys – der Schnuller ist dafür nicht nötig, hilft aber manchmal, ein etwas »feuchtes« Ohr durch die Saugbewegungen »freizupumpen«.

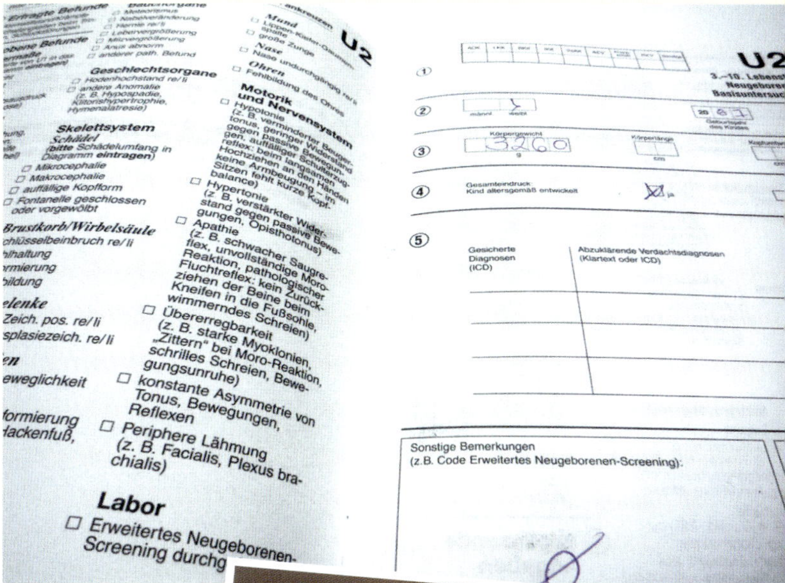

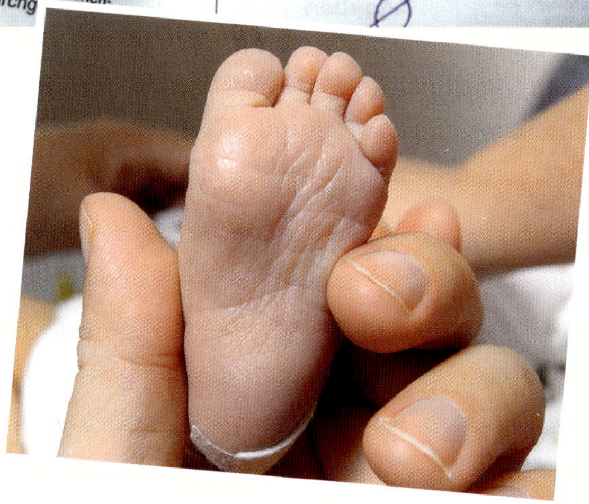

Die **U 2** findet zwischen dem dritten und zehnten Lebenstag statt. Wenn Sie nicht mehr in der Klinik sind, wo die U 2 kurz vor der Entlassung nach Hause vorgenommen werden kann, können Sie den Kinderarzt bitten, dafür einen Hausbesuch zu machen, damit Sie dafür nicht extra die Wohnung verlassen müssen. Der Arzt schaut sich das nackte Baby noch einmal von Kopf bis Fuß genau an, misst Länge, Gewicht und Kopfumfang und vergleicht die Messwerte mit den Normwerten einer Tabelle. Außerdem entnimmt er etwas Blut aus einer Vene, um damit den »Guthrie-Test« vorzunehmen. Wenn die Hebamme dies im Rahmen der häuslichen Nachsorge macht, entnimmt sie das Blut mit einer Lanzette aus der Ferse, dort ist das Kind am wenigsten schmerzempfindlich. Legen Sie die Prozedur am besten in eine Zeit zwischen zwei Stillmahlzeiten, halten Sie das Kind dabei im Arm und sprechen Sie beruhigend mit ihm. Sind die sechs Tropfen aus der Ferse gequetscht, können Sie das Kind anlegen, und der Schmerz ist schnell vergessen.

Verweigern Sie den Guthrie-Test nicht, weil Sie Sorge haben, dem Kind wehzutun – er kann lebenswichtig sein, denn er zeigt Stoffwechsel- und Hormonkrankheiten an, die unbehandelt zu schweren, bleibenden Schäden führen können. Dazu gehören z.B. Schilddrüsenunterfunktion (Hypothyreose), Milchzuckerunverträglichkeit (Galaktosämie) sowie eine Störung im Eiweißstoffwechsel (Phenylketonurie, abgekürzt PKU). Der Test ist nach dem amerikanischen Kinderarzt Robert Guthrie benannt, der diese Analysemethode entwickelt hat.

Der Kinderarzt wird darüber hinaus auf eine Rachitis- und Kariesprophylaxe mit Vitamin D bzw. Fluorid verweisen (siehe Seite 287) und Hinweise geben, in welcher Umgebung das Kind schlafen sollte, damit das Risiko für einen Plötzlichen Kindstod minimiert wird.

In der vierten bis sechsten Lebenswoche gehen Sie für die **U 3** in die Praxis des Kinderarztes. Er prüft noch einmal die Körperfunktionen des Babys, horcht es ab und macht eine Ultraschalluntersuchung der Hüftgelenke. Dabei lässt sich erkennen, ob eine Fehlstellung vorliegt, die unbehandelt zu schweren bleibenden Schäden führt (hinkender Gang, schwere Arthrose, frühzeitiger Gelenkersatz). Eine solche Hüftdysplasie haben 1 bis 3 Prozent aller Neugeborenen, Mädchen häufiger als Jungen.

Mit dem Hämmerchen prüft der Kinderarzt die Reflexe am Knie.

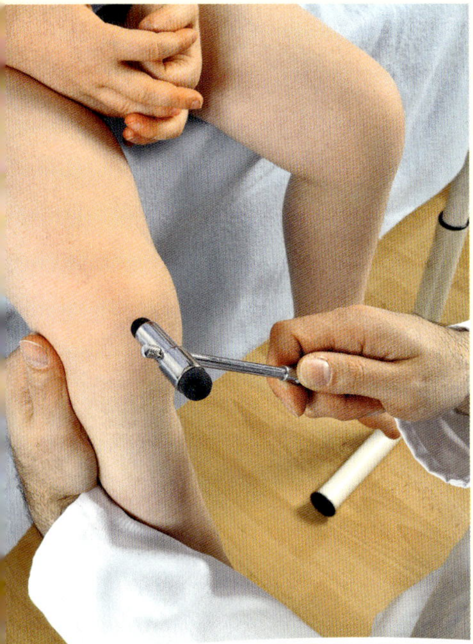

Bis zum zweiten Geburtstag des Kindes finden weitere vier Vorsorgeuntersuchungen statt: die **U 4** im 3./4., die **U 5** im 6./7., die **U 6** im 10./12. und die **U 7** im 21.-24. Lebensmonat. Dabei prüft der Kinderarzt jeweils die körperliche und geistige Entwicklung des Kindes, sein Wachstum, seine Fähigkeiten.

Bis zum dritten Geburtstag folgt dann noch die seit 2008 eingeführte **U 7a**, bei der geprüft wird, ob das Kind Allergien oder Übergewicht hat, ob es normal spricht und sich Zähne und Kiefer gut entwickeln.

Die **U 8** findet zwischen dem 43. und 48. Lebensmonat statt und dient dazu, die Koordinationsfähigkeit sowie Reflexe, Muskulatur, Aussprache und Zahnentwicklung des Kindes zu prüfen.

Die **U 9** erfolgt kurz vor der Einschulung. Hier schaut der Kinderarzt noch einmal genau, ob alle Voraussetzungen gegeben sind, dass das Kind in der Schule gut mitkommt.

Die **U 10** zwischen dem 7. und 8. Lebensjahr dient dazu, Lern-, Lese-, Rechtschreib- und Rechenstörungen sowie weitere Entwicklungsverzögerungen zu erkennen.

Ähnliches leistet auch die **U 11** im 10. bis 11. Lebensjahr, wobei hier auch bereits eine Beratung zum richtigen Umgang mit Suchtmitteln und Medien erfolgen soll.

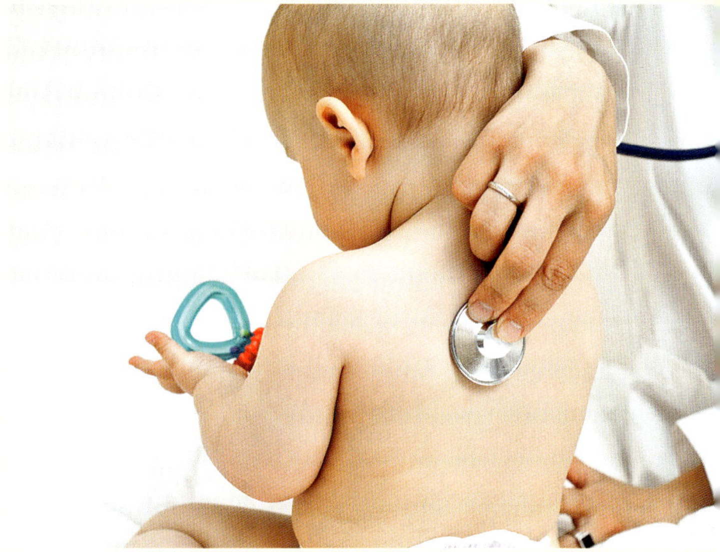

Das Abhorchen lassen sich Babys meist gern gefallen.

Auf den Umschlagseiten und am Ende des gelben Vorsorge-Heftes finden Sie Code-Nummern, mit denen der Arzt die Untersuchungsergebnisse auf dem Statistikbogen vermerkt. Außerdem finden Sie Gewichts-, Längen- und Kopfumfangskurven, an denen Sie die körperliche Entwicklung Ihres Sprösslings verfolgen können. Bedenken Sie dabei jedoch, dass jedes Kind sein eigenes Entwicklungstempo hat – solange es Fortschritte in seiner Entwicklung zeigt und keinen Stillstand oder gar Rückschritte, besteht kein Grund zur Sorge. Viele Spätzünder haben sich als hoch intelligent und lebenstüchtig gezeigt, und nicht wenige Frühstarter hatten später Probleme. Tabellen und Statistiken liefern nur eine Orientierung. Lassen Sie Ihrem Kind seine Individualität – es in eine Frühförderung zu drängen, nur weil es irgendeiner Norm nicht entspricht, liegt nicht im Interesse einer gesunden Entwicklung.

Vitamin K

Vitamin K ist wichtig, damit das Blut gerinnen kann – deshalb enthält die Vormilch, die das Kind sofort nach der Geburt saugt, eine größere Menge davon als die spätere Muttermilch. Normalerweise erhält das Baby genügend Vitamin K über die Muttermilch – schon 1 Millionstel Gramm genügt, um den Tagesbedarf zu decken. Ältere Kinder bilden Vitamin K im Dickdarm oder beziehen es aus grünem Blattgemüse, Salat, Kohl, Karotten und Sojaöl.

Gestillte Babys erhalten etwas weniger Vitamin K als Flaschenkinder. Hin und wieder wurde beobachtet, dass es bei voll gestillten Kindern aufgrund eines Vitamin-K-Mangels zu Blutungen kam (zum Teil auch im Gehirn) – allerdings ließ sich nicht vorhersehen, bei welchen Babys eine Gefahr dafür vorlag. Das führte dazu, dass alle Neugeborenen eine Extradosis Vitamin K erhalten, vorzugsweise als Tropfen, und zwar am ersten Lebenstag sowie bei der U 2 und U 3 in einer Dosis von jeweils 2 Milligramm – das ist das 2000-fache des normalen Bedarfs.

Vielleicht hat der niedrige Vitamin-K-Gehalt der Muttermilch jedoch durchaus einen Sinn – das Gerinnungssystem des Neugeborenen kann dadurch langsamer und womöglich gründlicher reifen. Auch schützt ein niedriger Gehalt an Vitamin K vor Chromosomenbrüchen und somit vor Schäden am Erbmaterial.

Um sowohl eine Überdosis zu vermeiden als auch das Kind möglichst gut vor Blutungen zu schützen, können Sie dem Baby ein Vierteljahr lang täglich vor dem Stillen zwei Tropfen eines verdünnten Vitamin-K-Präparates geben (Rezeptur: *Phytomenadion* (PHEOR) 6,26 mg, *Oleum amygdalarum ad* 20,0 – diese Mischung kann jede Apotheke zubereiten), ggf. ergänzt durch eine einmalige Gabe von 1 Milligramm Vitamin K nach der Geburt. Mit den Tropfen erhält das Baby immer noch etwa die 20-fache Menge an Vitamin K als aus Muttermilch allein.

Bei jeder Form außergewöhnlicher Blutungen – ob punktförmige Blutungen in der Haut, Nasenbluten, schwarz gefärbter Stuhl (Hinweis für Magen-Darm-Blutungen) oder blaue Flecken – sollten Sie das Kind unverzüglich vom Kinderarzt untersuchen lassen.

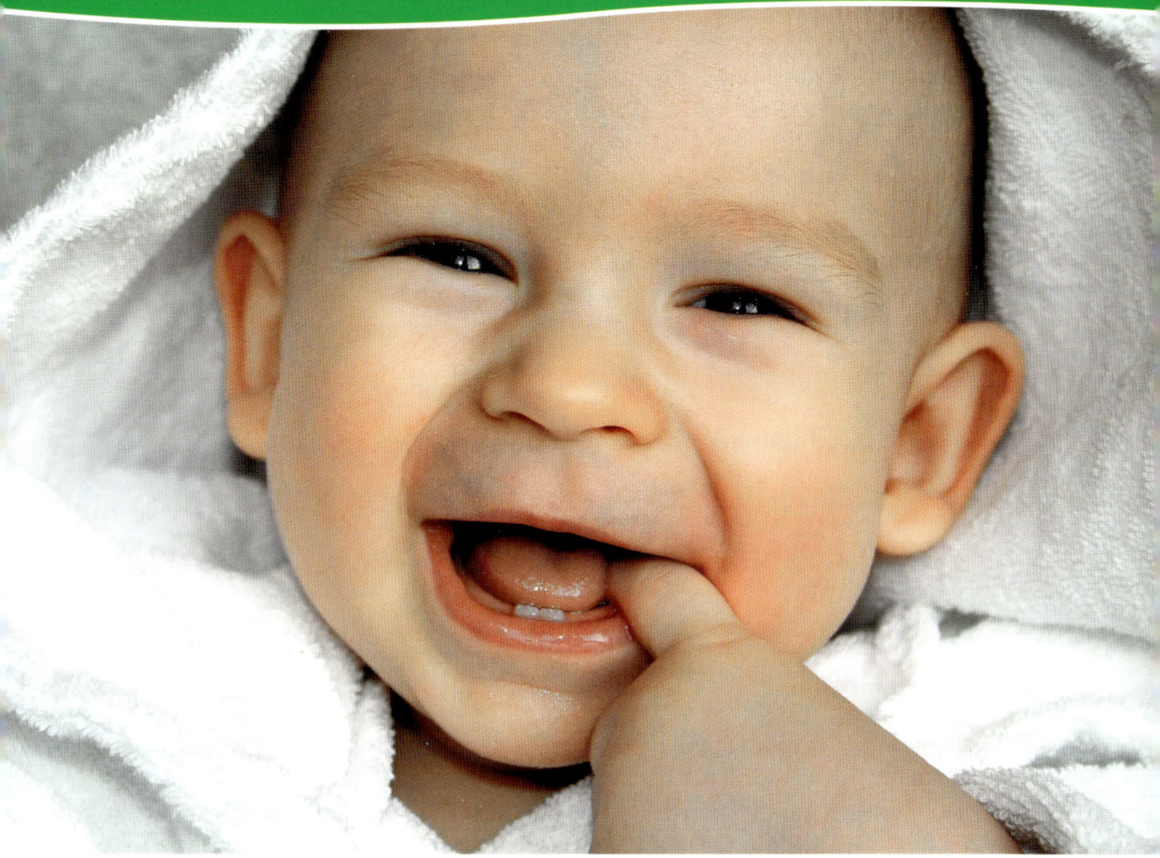

Die ersten Zähne! Wann sie durchbrechen, ist bei den Kindern sehr verschieden.

Fluor

Fluor schützt vor Karies. Es härtet den Zahnschmelz und macht ihn widerstandsfähiger gegen Zahnbelag und die darin enthaltene Säure. Diese bildet sich, wenn Speisereste – insbesondere zuckerhaltige – von Bakterien zersetzt werden, deren Stoffwechselprodukte die Zahnoberfläche angreifen. Daraus entsteht dann mit der Zeit ein Loch.

Aber: Karies ist meist keine Fluor-Mangelkrankheit. Sie entsteht nicht, weil die Kinder zu wenig Fluor bekommen, sondern weil sie sich zu selten die Zähne putzen. Und wenn sie es tun, bürsten sie sie meistens nicht gründlich genug. Sicher profitieren einige Kinder, denen die Natur keinen sehr festen Zahnschmelz in die Wiege gelegt hat, von zusätzlichen Fluor-Gaben. Es hilft jedoch nichts, dem Kind Fluor-Präparate zu geben und zu meinen, damit sei es vor Karies geschützt. Solange es sich nicht gründlich die Zähne putzt und täglich Bonbons, Schokolade, gesüßten Tee und Limonade zu sich nimmt, nutzt alles Fluor nichts.

Schlechte Zähne sind überdies oft ein Hinweis für schlechte oder mangelhafte Ernährung. Vollwertige Kost, die wenig Weißmehl und raffinierten Zucker, jedoch viel Vollkornprodukte, frisches Obst und Gemüse aufweist, sorgt durch die in ihr enthaltenen vielen Mineralien und Spurenelemente von ganz allein für stabile Zähne. Und wenn außerdem täglich nach dem Frühstück und vor dem Schlafengehen – möglichst auch noch nach dem Mittagessen – die Zähne mit einer für das Alter geeigneten Zahnpasta mehrere Minuten lang gründlich geputzt werden, hat Karies kaum eine Chance. Dies umso mehr, als so gut wie jede Zahnpasta fluoridiert ist, ebenso Zahnlack und Mundwasser. Auch Speisesalz gibt es heute nicht mehr nur mit Jod, sondern auch mit Fluor angereichert zu kaufen. Als Kariesschutz braucht heute also kein Baby mehr Fluorid-Tabletten einzunehmen.

Falls Sie es doch tun wollen, schadet es wahrscheinlich nicht. Erkundigen Sie sich aber auf jeden Fall vorher nach dem Fluorgehalt Ihres Trinkwassers, um Überdosierungen zu vermeiden.

Vitamin D

Dieses Vitamin fördert die Knochenbildung und ist deshalb für Säuglinge und Kleinkinder besonders wichtig. Der Körper nimmt es mit der Nahrung auf oder bildet es selbst in der Haut, braucht dafür aber die UV-Strahlung aus dem Sonnenlicht.

Ein Mangel an Vitamin D führt zu einer Krankheit, die vor hundert Jahren noch sehr gefürchtet war: Rachitis. Dabei werden die Knochen weich, weil sie aufgrund des Vitamin-D-Mangels kein Kalzium verwerten und einlagern können. Typisches Anzeichen dafür ist die Trichter-Brust, bei der sich das Brustbein nach innen wölbt, weitere Hinweise sind deformierte Handgelenke und krumme Beine sowie Krampfanfälle.

Die Rachitis ist eine echte Zivilisationskrankheit, weil sie nur bei Mangel an Sonnenschein, schlechter Ernährung und vorwiegend in Industrieballungsgebieten auftrat, wo Anfang des 20. Jahrhunderts Abgase und Rauchwolken aus Fabrikschloten den blauen Himmel verdunkelten. Heute kommt sie kaum noch vor, weil die Kinder von Beginn an an die frische Luft kommen und weil sowohl die Ernährungs- als auch die Wohnverhältnisse mit denen vor hundert Jahren in keiner Weise mehr vergleichbar sind.

Trotzdem erhält heute immer noch jede Mutter nach einer Klinikentbindung eine Packung »D-Fluoretten«. Das sind kleine Tabletten, die dem Säugling täglich einmal in den Mund gelegt werden sollen. Sie enthalten sowohl

Vitamin D als auch Fluoride zur Kariesprophylaxe (siehe dazu Seite 287). Diese Tabletten soll das Kind dann täglich bis zum dritten Geburtstag bekommen.

Aber nicht jedes Kind braucht eine solche relativ hohe Standarddosis an Vitamin D. Voll gestillte Babys bekommen mit der Muttermilch genügend davon, und normalerweise werden die Kinder auch nach der Stillzeit gesund ernährt, bei jedem Wetter und zu jeder Jahreszeit täglich im Kinderwagen spazieren gefahren oder zum Schlafen auf den Balkon oder auf die Terrasse gestellt. Bei blauem Himmel erhalten sie ausreichend Licht, damit sich in der Haut genügend Vitamin D bildet, nur wenn wochenlang dicke Wolken den Himmel verdecken, kann es mal kritisch werden – aber das kommt hierzulande nur selten vor.

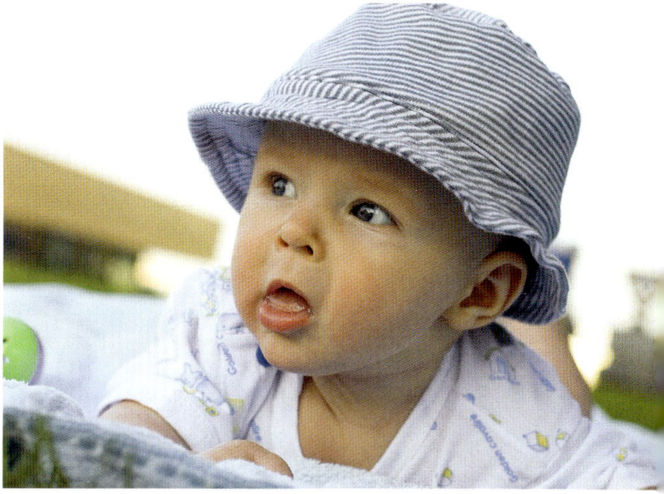

Wenn Babys täglich an die frische Luft kommen, brauchen sie normalerweise keine Vitamin-D-Tabletten.

Eine Vitamin-D-Prophylaxe gegen Rachitis ist heute also kaum noch erforderlich. Im Gegenteil: Ständig in hoher Dosis zugeführtes Vitamin D hat durchaus auch Nachteile. Es führt dazu, dass die Knochen vorzeitig hart werden. Körperliche Entwicklung und Knochenverfestigung stehen dann nicht mehr im Einklang miteinander.

Die routinemäßige tägliche Gabe von Vitamin D-Tabletten ist deshalb umstritten. Kinder, die im Frühling oder Sommer geboren werden, brauchen in den ersten Lebensmonaten meist kein künstliches Vitamin D. »Winter-Kinder« hingegen, deren Geburtstag im Oktober, November, Dezember, Januar oder Februar liegt, sollten vor allem in den dunkleren Monaten vom Kinderarzt alle vier bis sechs Wochen untersucht werden, wenn sie keine Vitamin D-Tabletten bekommen. Kinder mit einer beginnenden Rachitis sind tags und nachts oft unruhig und schwitzen, vor allem an Händen und Fußsohlen und am Hinterkopf, obwohl sie nicht zu warm angezogen sind. Der Arzt kann mit einigen Tastgriffen an Rippen und Hinterkopf schnell erkennen, ob Vitamin-D-Mangel droht. Dann ist es immer noch früh genug, mit Tropfen oder Tabletten den Mangel auszugleichen.

Auch kann der Knochenaufbau bei Babys im ersten Winter mit homöopathischen Mitteln auf sanfte Weise unterstützt werden.

»Frühchen«

Wenn Ihr Baby zu früh auf die Welt gekommen ist, wird es noch eine Zeit lang im Brutkasten in der Klinik bleiben müssen. Die Neugeborenenmedizin (Neonatologie) hat sich in den vergangenen Jahrzehnten stürmisch entwickelt, sodass heute selbst extrem zu früh Geborene (mit einem Gewicht um oder sogar unter 500 Gramm) überleben.

Damit das Baby, das meist an ein aus dem Nest gefallenes Vögelchen erinnert, auch unter diesen Bedingungen gut gedeiht, sollten Sie so oft und so lange wie möglich bei ihm sein. Die meisten Neugeborenen-Stationen ermöglichen heute das sogenannte Känguruhen (siehe Seite 48), bei dem das Kind unmittelbar Hautkontakt mit Mutter oder Vater hat (das geht meist auch mit beatmeten Kindern!). Es liegt auf der Brust, spürt die Wärme des Erwachsenen, hört seinen beruhigenden Herzschlag und riecht den vertrauten Duft (Achtung: Kein Parfum benutzen und auch keine stark parfümierten Seifen – der körpereigene Geruch wird damit übertönt und reizt die empfindliche Nase des Neugeborenen unnötig). Es fühlt sich geborgen und beschützt. Känguruh-Kinder atmen und entwickeln sich besser, nehmen rascher zu und können früher gestillt werden.

Muttermilch kann abgepumpt werden, das Kind erhält sie dann in kleinen Mengen – zum Saugen ist es meist noch zu schwach. Erst später, wenn es bereits zu Kräften gekommen ist, kann es auch angelegt werden.

Sind Eingriffe am Baby nötig (Absaugen, Sonden vorschieben), können Sie das Kind mit Streicheln oder Handauflegen beruhigen und ihm signalisieren: Ich bin bei dir, ich pass auf dich auf. Es hat sich gezeigt, dass die Kinder dann besser gedeihen und die medizinischen Maßnahmen weniger abwehren.

Um das grelle Krankenhauslicht abzuhalten, kann der Inkubator mit einem blauroten Schleier abgedeckt werden – was dem Licht in der Gebärmutter entspricht.

Häufige Beschwerden im ersten Lebensjahr

Die häufigsten Probleme machen im ersten Lebensjahr Blähungen oder »Dreimonats-Koliken«, Übelkeit und Erbrechen, Schnupfen und Husten sowie Zahnungsbeschwerden. Meist ist Fieber das erste Anzeichen dafür, dass das Kind krank wird. Auf diese Beschwerden wollen wir im Folgenden näher eingehen.

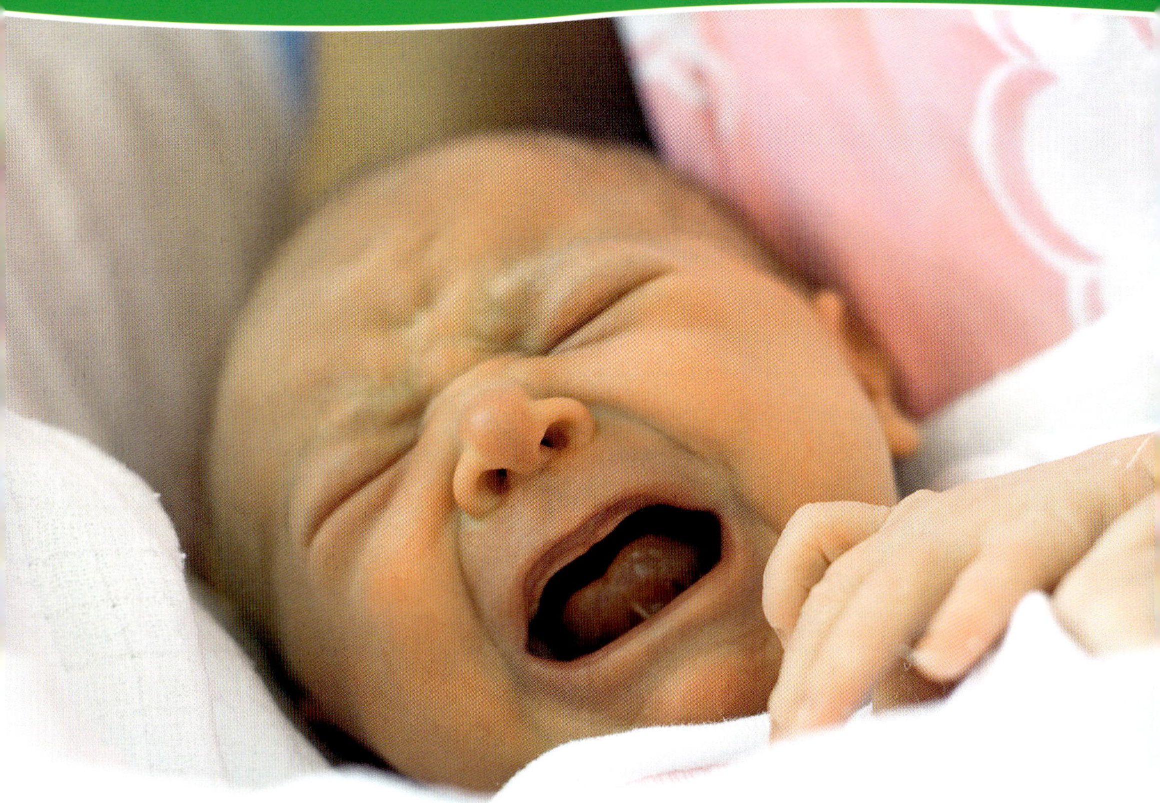

»Dreimonats-Koliken« sind meist Ausdruck von Anpassungsschwierigkeiten.

Blähungen oder »Dreimonats-Koliken«

Jedes Baby muss sich erst einmal an das Leben außerhalb des Mutterleibs anpassen. Manchen fällt das leicht, andere quälen sich wochenlang damit. Vor allem die Verdauung ist ein Prozess, den der kleine Organismus lernen muss – der Darm nimmt erst nach der Geburt seine Tätigkeit auf. Für das Kind ist das ungewohnt – es rumpelt und pumpelt im Bauch, die Darmbewegungen können recht heftig sein und gluckernde Geräusche erzeugen oder auch spürbare Wellen. Empfindliche Kinder erschreckt das, sie reagieren mit Geschrei – anders können sie ihrer Verwirrung nicht Ausdruck verleihen.

Möglicherweise tut das Kind mit seinem Protest auch lediglich kund, dass es auf vielerlei Weise – und nicht immer mag sich das angenehm anfühlen – damit beschäftigt ist, sich an die neue Umgebung zu gewöhnen. Mit einer falschen Ernährung der stillenden Mutter haben solche »Blähungen« eher selten zu tun. Meist reguliert sich das Ganze innerhalb der ersten drei Lebensmonate, was diesen Beschwerden auch die Bezeichnung »Dreimonats-Koliken« eingetragen hat.

Das können Sie bei Anpassungsschwierigkeiten tun

- Bisher hat das Kind vor allem den Herzschlag, die Darmgeräusche und das Rauschen des Blutes in der großen Schlagader im Bauch der Mutter gehört – nun wird sein feines und empfindliches Gehör mit ganz anderem »Lärm« konfrontiert. Schützen Sie das Kind deshalb vor Radio, Fernsehen, Computerspielen und Straßenlärm. Musik sollten Sie höchstens leise spielen – oder, wenn Sie mögen, selbst ein Lied singen!
- Im Bauch der Mutter war es gerade zum Schluss der Schwangerschaft sehr eng, sodass das Kind sich selbst deutlich spüren konnte. Nach der Geburt jedoch liegt es oft ohne jede Begrenzung im Bettchen. Weil es noch kein Gefühl für den eigenen Körper hat, fühlt es sich durch diese »Entgrenzung« verunsichert, es wird nervös und weinerlich und schreit. Deshalb hilft es in den ersten Wochen nach der Geburt sehr, das Baby stramm in eine Wickeldecke einzuschlagen, in ein Steckkissen zu legen (siehe Seite 200) oder es zu pucken (siehe Seite 158).
- Manchmal hilft es, das Kind in einem Tragetuch dicht am Körper zu tragen – dabei riecht es Mutter oder Vater, es hört den Herzschlag, es spürt sich am anderen, es ist fest eingehüllt, es fühlt sich sicher. Auch erinnern die wiegenden Bewegungen beim Tragen an die Zeit im Mutterleib – und somit an Vertrautes, Gewohntes. Auch bei der Hausarbeit oder beim Kochen können Sie das Kind im Tragetuch halten – wenn ihm das guttut und sich das Schreien dadurch legt.
- Sie können ausprobieren, ob es sich in der sogenannten »Fliegerstellung« beruhigt: Kopf und Bauch des Babys ruhen auf Ihrem Unterarm, die Hand greift zwischen den Beinchen durch in Richtung Po, die andere Hand stützt am Rücken die Lage mit ab. Achten Sie darauf, dass der Rücken des Kindes mit einer Wolldecke warm gehalten wird. Die Babys finden diese Lage oft angenehm, weil der Bauch schwer gegen den warmen Arm sinken kann und dabei jede Spannung verliert. Der Kopf liegt sicher und geborgen in der Ellenbogenbeuge oder auf dem Unterarm.
- Manchmal wird das Kind aber auch gerade zu viel getragen und möchte lieber in der Wiege, im Stubenwagen oder Bettchen seine Ruhe haben.

- Je sicherer und gelassener Sie als Mutter bzw. Vater sind, desto sicherer und gelassener ist auch das Kind. Halten Sie deshalb jede Art von Stress so gut wie möglich fern. Nehmen Sie sich in den ersten Wochen und Monaten nichts anderes vor, als sich wirklich ausschließlich um Ihr Kind zu kümmern. Ausgehen, Freunde treffen, reisen und vieles andere, was Ihnen vorher selbstverständlich war, können Sie später wieder. Je ruhiger Ihre Tage verlaufen, desto ruhiger bleibt auch Ihr Kind. Denn Abwechslung gibt es trotzdem immer noch mehr als genug.
- Wenn das Kind nicht gestillt wird, verträgt es möglicherweise die Kunstmilch nicht so gut. Sie können ausprobieren, ob es mit hypoallergener Milch, die kein tierisches Eiweiß enthält, besser zurechtkommt.
- Mit jeder Stillmahlzeit kommt Luft in den Bauch – die Menge entspricht in etwa der, die ein Erwachsener zu sich nimmt, wenn er eine Flasche Sprudel (Mineralwasser mit Kohlensäure) austrinkt! Die Luft, die das Kind auf ganz natürliche Weise aufnimmt, indem es saugt und dabei gleichzeitig atmet (Säuglinge können das noch!), diese Luft muss es erstmal wieder loswerden. Geschieht das nicht auf dem »kurzen« Weg über das Bäuerchen, gelangt die Luft in den Darm. Dort kann sie manchmal schmerzhafte Blähungen verursachen, weil sie über viele Meter durch den Darm hindurch bis zum »Ausgang« transportiert werden muss. Je häufiger das Kind angelegt wird, desto mehr schreit es dann, sodass es die Mutter erneut anlegt. So entsteht ein Teufelskreis, den Sie am besten durchbrechen, indem Sie wirklich nur zu bestimmten Zeiten – etwa alle vier Stunden – stillen (in den Wachstumsphasen am dritten und zehnten bis zwölften Tag nach der Geburt sowie nach sechs bis acht Wochen und drei Monaten auch häufiger, siehe Seite 256). Schreit das Kind zwischendurch, hat es meist weniger Hunger als Durst – dann können Sie ihm ein kleines Fläschchen ungesüßten Fencheltee anbieten.
- Achten Sie darauf, dass das Stillen nicht viel länger dauert als 10 bis 15 Minuten. Anschließend nuckelt das Kind nur noch und saugt dann oft mehr Luft in den Bauch als Milch.
- Um alle geschluckte Luft auf dem »kurzen« Weg über das Bäuerchen wieder loszuwerden und nicht auf dem »langen« Weg über den Darm,

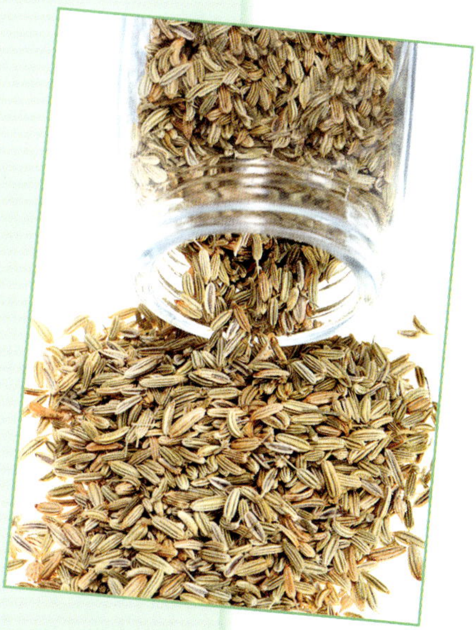

Fenchelsamen wirkt, als Tee zubereitet, verdauungsfördernd und krampflösend.

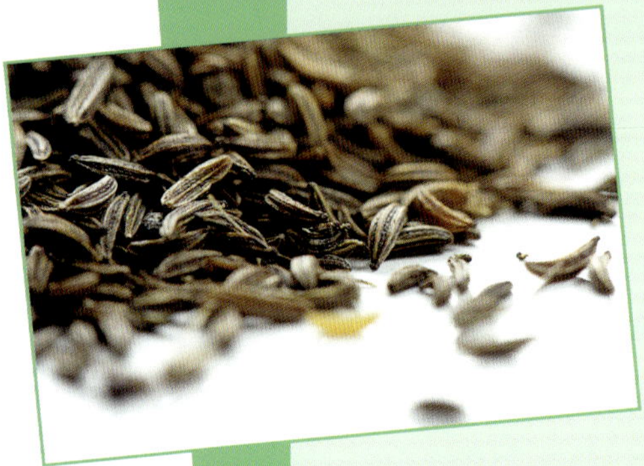

können Sie das Kind nach dem ersten Aufstoßen für etwa zehn Minuten hinlegen und dann noch einmal hochnehmen, um es aufstoßen zu lassen.

Einige Mittel können helfen, dass es im Bauch des Kindes weniger grummelt: Reiben Sie den Bauch bei der Pflege mit etwas Melissenöl oder »Baby-Bäuchleinöl« ein (immer im Uhrzeigersinn). Deutliche Blähungen können Sie mit Kümmel- oder Kamillenzäpfchen sowie mit Nicotiana comp. (Globuli) lindern. Auch Kamillen/Kupfer- oder Melisse/Kupfer-Tropfen sowie Kamillenwurzel (Globuli) können bei Blähungen helfen.

Auch Kümmel – als Tee oder Salbe – hilft verdauen.

✔ Achten Sie darauf, dass der Bauch des Babys immer schön warm ist. Bei Bedarf können Sie auch einen Bauchwickel mit Melissenöl machen.

Neugeborene können Sie nicht verwöhnen!

Viele Eltern meinen, ihr Kind schon in den ersten Lebensmonaten erziehen zu müssen, und lassen es schreien, wenn ansonsten alles in Ordnung scheint – wenn es also trocken, satt und warm ist. Ein Baby kann in dieser Zeit jedoch noch nicht zielgerichtet schreien – es weint nicht absichtsvoll, um etwas zu erreichen, es hat noch keine Vorstellung davon, was Schikanieren bedeutet.

Wenn das Kind in den ersten drei bis vier Lebensmonaten schreit, können Sie deshalb davon ausgehen, dass es sich aus irgendeinem Grund nicht wohlfühlt und Ihre Hilfe braucht. Lassen Sie es nicht einfach schreien – es bekommt davon keine kräftigen Lungen, sondern erfährt eher, dass Sie es im Stich lassen. Sie brauchen es nicht jedes Mal hochzunehmen. Manchmal genügt es bereits, wenn es Ihre Hand auf seinem Bauch spürt. Wenn Sie aufmerksam beobachten, wann das Kind sich meldet, werden Sie bald den Grund für seinen Protest herausfinden.

Lässt ein Kind sich mit nichts beruhigen, verspannt es sich sehr und schreit es vor allem sehr schrill, sollten Sie es dem Kinderarzt vorstellen.

Übelkeit und Erbrechen

Manche Kinder reagieren auf Störungen aller Art mit Erbrechen. Oft spucken sie auch, wenn sie krank werden oder bei ansteigendem Fieber, weil die Verdauungstätigkeit den Magen dann zu stark belastet. Oder sie haben sich einen Magen-Darm-Virus eingefangen.

Erbrechen ist bei Säuglingen immer besonders gefährlich, weil der Organismus viel Flüssigkeit braucht und das Kind dann auszutrocknen droht. Solange es noch in etwa genauso viel trinkt wie es ausscheidet, ist alles in Ordnung.

Verweigert es aber die Brust, spuckt es alles sofort wieder aus oder bleibt auch ein Fencheltee nicht im Bauch, und steigt die Körpertemperatur über 38,5° C an, sollten Sie möglichst umgehend einen Kinderarzt aufsuchen. Unter Umständen ist dann eventuell ein kurzer Krankenhausaufenthalt sinnvoll, um den Körper über Infusionen vor dem Austrocknen zu bewahren.

Mutters Hand auf dem Bauch wirkt beruhigend bei vielen Wehwehchen und Kümmernissen.

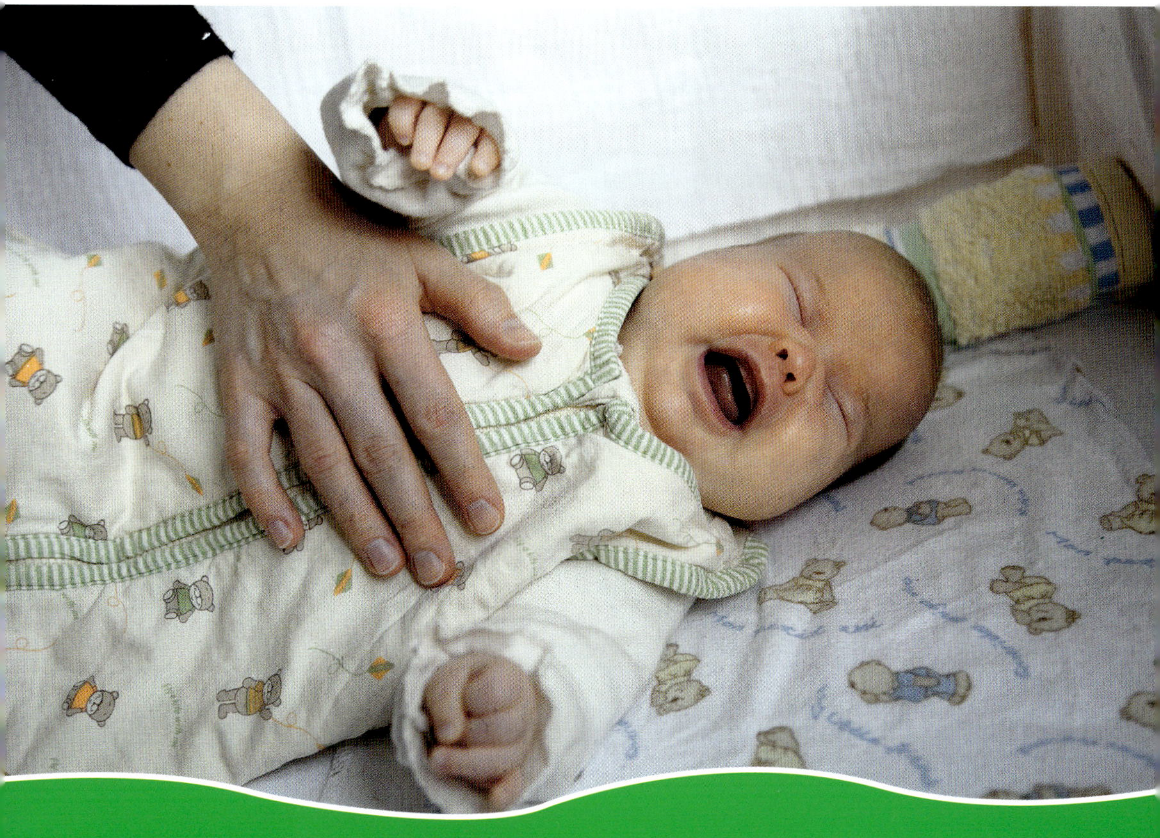

Das können Sie bei Übelkeit und Erbrechen tun

- Muttermilch ist auch bei einem Magen-Darm-Infekt das beste Heilmittel. Um den Magen nicht unnötig zu belasten, sollten Sie dem Kind zwischen den Stillmahlzeiten immer wieder ein Fläschchen mit ungesüßtem Fencheltee anbieten.
- Flaschenkinder sollten kurzfristig ausschließlich gesüßten Fencheltee bekommen (1 gestrichener Teelöffel Traubenzucker auf 100 Milliliter Tee), dem Sie auch eine Prise Salz beigeben, damit das Kind genügend Mineralstoffe aufnimmt (hat sich das Erbrechen gelegt, lassen Sie Zucker und Salz wieder weg). Behält das Kind den Tee bei sich, können Sie nach zwölf Stunden Reisschleim dazufüttern (gibt's als Pulver zum Anrühren). Kinder, die älter als sechs Monate sind, vertragen auch Karottensaft mit Reisschleim (1 Esslöffel auf 100 Milliliter Brei). Anschließend sollten Sie wieder auf die gewohnte Kostform übergehen.
- Als Flüssigkeitsersatz sind neben Fenchel- auch Kamillen- und Kümmeltee geeignet. Früchtetees aus Hagebutte, Malve oder Apfel enthalten zu viel Säure. Auf keinen Fall dürfen Sie dem Kind Colagetränke geben, sie sind zu zuckerhaltig, und dieser Zucker wird anders als Traubenzucker bei einem Magen-Darm-Infekt nicht abgebaut, sondern vergoren. Das führt zu Blähungen und/oder erneutem Erbrechen.

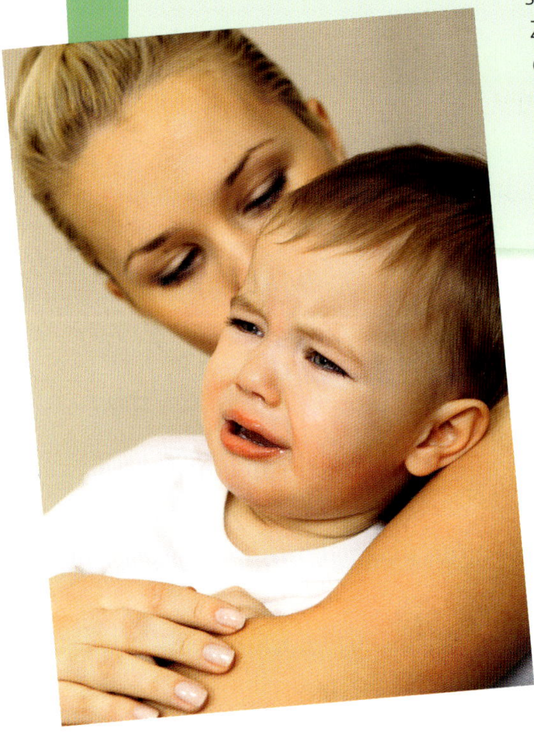

Übelkeit ist für Kinder besonders beunruhigend und macht viele ängstlich. Die Nähe von Mama oder Papa ist dann besonders wichtig.

Schnupfen

Ein Schnupfen kommt bei Säuglingen häufiger vor und ist meist harmlos. Da sie beim Trinken jedoch durch die Nase atmen müssen, was mit verstopfter Nase kaum möglich ist, gibt es oft Probleme beim Stillen.

Das können Sie bei Schnupfen tun

- ✔ Träufeln Sie ein paar Tropfen Muttermilch in die Nase, bevor Sie das Kind anlegen. Muttermilch enthält Antikörper, die mit dazu beitragen, dass die entzündete Schleimhaut in der Nase abschwillt.
- ✔ Fertignahrung hat diese Wirkung nicht. Flaschenkindern können Sie etwas 0,9-prozentige Salzlösung in die Nase sprühen. Damit kann das Sekret besser abfließen, und die Nase wird vorübergehend frei.
- ✔ Wenn das nicht ausreichend hilft, können auch Nasentropfen mit einem schleimhautabschwellenden Wirkstoff (z.B. Xylometazolin) gegeben werden. Diese Tropfen gibt es in speziellen Zubereitungen für Säuglinge rezeptfrei in Apotheken. Damit sie die Schleimhäute nicht austrocknen, sollten diese Mittel jedoch höchstens zwei bis drei Tage lang und nicht häufiger als zwei- bis dreimal täglich angewendet werden, z.B. vor dem Stillen oder Einschlafen.
- ✔ Abends können Sie Brust und Rücken mit einem für Säuglinge geeigneten Erkältungsbalsam einreiben – die aufsteigenden Dämpfe riechen angenehm und lassen freier atmen, sodass das Einschlafen nicht mehr schwerfällt. Ätherische Öle in höherer Konzentration sind bei Kleinkindern nicht ratsam, weil sie dazu führen können, dass sich die Bronchien verengen und Atemnot entsteht.

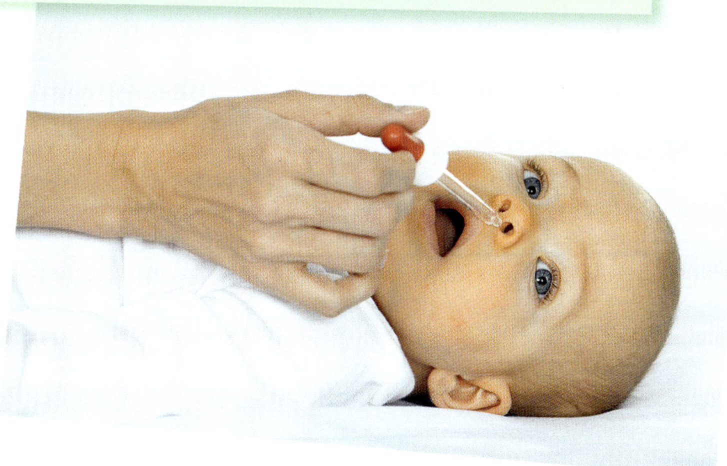

Husten

Jedes Kind hat mehrmals im Jahr einen »banalen« Erkältungshusten. Typisch dafür ist, dass der Husten nachts stärker ist als tagsüber. Hausmittel helfen gegen solchen Husten am besten – und Wärme. Achten Sie darauf, dass das Kind draußen immer warm genug angezogen ist und vor allem eine Mütze trägt, damit Kopf und Ohren warm bleiben.

Das können Sie bei Husten tun

- ✔ Das Kind sollte viel trinken, damit sich der Schleim lösen kann. Gute Hustentees sind ungesüßter Salbei- oder Thymiantee. Machen Sie einen Brustwickel mit Lavendelöl. Viele Kinder können damit ungestört schlafen. Tränken Sie dafür ein handflächengroßes Baumwolltüchlein (Taschentuch) mit 10-prozentigem Lavendelöl (Oleum Lavandulae 10%). Schlagen Sie es in Alufolie ein und wärmen Sie es circa zehn Minuten lang zwischen zwei Wärmflaschen gut an. Dieses Läppchen legen Sie so warm es geht auf die Brust des Kindes, decken es mit etwas Rohwolle oder einem dünnen Wolltuch ab und ziehen das Hemdchen (möglichst aus einem Wolle-Seide-Gemisch) des Babys darüber. Wickeln Sie zusätzlich einen Wollschal um den Oberkörper und legen Sie das Kind so schlafen.
- ✔ Auch ein Wickel mit Thymiantee wirkt schleim- und krampflösend, vor allem bei Reizhusten. Für den Wickel tränken Sie ein Baumwolltuch in frisch aufgebrühtem Thymiantee, wringen es sorgfältig aus und legen es so warm wie möglich auf die Brust des Kindes. Mit einem Wollschal umwickeln, damit das Kind warm bleibt.

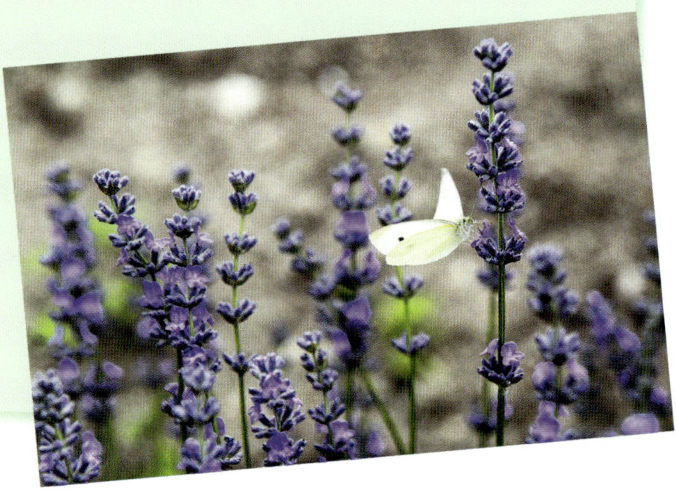

Lavendel wirkt beruhigend und riecht angenehm.

✔ Wärmend und krampflösend wirkt eine Kartoffelauflage, sie hält auch gut die Wärme. Für die Auflage ein bis zwei große Kartoffeln abbürsten und weich kochen; ungeschält auf ein Baumwolltuch legen und dieses von allen vier Seiten um die Kartoffeln schlagen, dass ein kleines Päckchen von der Fläche der kindlichen Brust entsteht. Nun die Kartoffeln mit einem Holzbrettchen von außen zerdrücken. Ist die Auflage nicht mehr zu heiß (Temperatur am besten am Handrücken prüfen), legen Sie das gesamte Päckchen mit der dünnen Tuchschicht (also nicht mit den eingeschlagenen Seitenteilen) auf die Brust des Kindes und wickeln einen Wollschal darüber.
Lassen Sie die Auflage etwa 30 Minuten liegen, dann ist sie meist abgekühlt. Schläft das Kind dabei ein, lassen Sie es schlafen – gut zugedeckt, kühlt die Brust nicht aus. Anschließend die Brust mit etwas Lavendelöl oder Bronchialbalsam einreiben.

Alarmzeichen für schwerere Krankheiten
Hält der Husten länger als eine Woche an, sollten Sie mit dem Kind zum Kinderarzt. Knisternde Atemgeräusche, beschleunigte Atmung, ausgeprägte Mattigkeit, Appetitlosigkeit und hohes Fieber können Ausdruck einer Lungenentzündung sein. Sie muss immer ärztlich behandelt werden (allerdings sind nicht zwangsläufig Antibiotika erforderlich).

Treten plötzlich nachts bellender Husten oder pfeifende Atemgeräusche auf, haben sich vermutlich Kehlkopf und Rachen entzündet – das sind typische Hinweise auf einen Pseudokrupp-Husten. Bringen Sie das Kind dann sofort an die frische Luft: Fenster öffnen, auf Balkon oder Terrasse gehen und die feucht-kühle Nachtluft atmen lassen. Oft beruhigt sich der Hustenanfall damit. Wenn nicht, rufen Sie den Notarzt oder bringen das Kind kurzfristig zum nächsten kinderärztlichen Notdienst. Manchmal ist es nötig, das Kind im Krankenhaus medikamentös weiterzubehandeln.

Ein pfeifendes Einatemgeräusch kann darauf hindeuten, dass das Kind einen Fremdkörper verschluckt hat. Auch dann müssen Sie sofort einen Arzt rufen.

Wenn das Kind anfallsweise stakkatoartig hustet und zähen, fadenziehenden Schleim produziert, deutet das auf einen Keuchhusten hin.

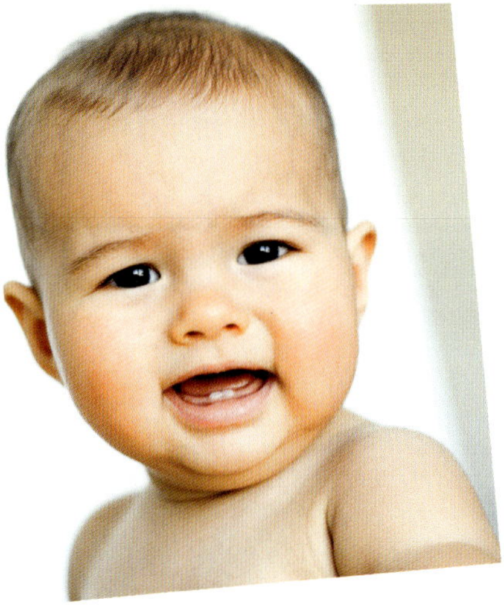

Zahnungsbeschwerden

Dass bei Babys die Milchzähne durchbrechen, merken Sie vor allem daran, dass das Kind stärker sabbert als sonst und ständig auf irgendetwas herumkaut – auf den Fingern, der Faust, Bauklötzen oder sonstigen Gegenständen, die der Zahnleiste einen kräftigen Widerpart bieten. Manchmal fiebert das Kind auch etwas oder bekommt einen Infekt (Schnupfen, Husten, Ohrenschmerzen). Das ist kein Wunder – denn Zähne bekommen ist anstrengend, und die Infektabwehr kann dabei schon etwas nachlassen.

Das können Sie bei Zahnungsbeschwerden tun

- ✔ Sie können das Zahnen unterstützen, indem Sie dem Kind etwas in die Hand geben, worauf es gefahrlos herumkauen kann: ein glattes Stück Holz, einen Beißring, einen harten Kanten Schwarzbrot.
- ✔ Ein altes Hausmittel bei Zahnungsbeschwerden ist Veilchenwurzel. Sie können sie in der Apotheke besorgen – das knorrige Stück Wurzel ist anfangs sehr hart, wird aber mit dem Einspeicheln nachgiebiger und bekommt dann genau die Konsistenz, die beim Zahnen angenehm ist. Auch wirken die in der Wurzel enthaltenen Öle lokal etwas schmerzlindernd. Hygienisch bestehen gegen Veilchenwurzel keine Bedenken – die Wurzel ist genauso sauber wie ein Püppchen oder ein Schmusetuch. Sie brauchen sie lediglich hin und wieder unter fließendem Wasser abzuspülen. Achten Sie aber darauf, dass nicht mehrere Kinder am selben Stück Wurzel nuckeln. Gegenüber den Plastik-Beißringen, die im Kühlschrank aufbewahrt werden und über die Kälte schmerzdämpfend wirken, hat die Veilchenwurzel den Vorteil, dass sie nicht aus Kunststoff besteht und keine Weichmacher enthält.
- ✔ Sie können die Zahnleiste auch mit homöopathisch verdünntem Arnika-Wurzelextrakt einreiben, um Schmerzen und Schwellung zu lindern. Tritt Fieber auf, können Sie dem Kind Apis Belladonna (Globuli) geben. Auch Viburcol®-Zäpfchen bzw. Fieber- und Zahnungszäpfchen sind hilfreich.

Von den Zähnen sieht man anfangs nicht viel – auf der Zahnleiste zeigt sich allenfalls eine leichte Rötung oder kleine Schwellung. Selten entsteht an der Stelle, wo der Zahn durchbricht, ein kleiner Bluterguss, der auch manchmal bluten kann. Er bildet sich innerhalb weniger Tage von selbst zurück.

Fieber

Fieber ist eine überaus gesunde Reaktion des Organismus auf die Einwirkung von etwas Fremdem. Das können Mikroorganismen sein wie Bakterien oder Viren, die bei Temperaturen über 39 bis 40 °C zuverlässig abgetötet werden, aber auch ein Splitter, der in die Haut eingedrungen ist. Fieber begleitet alle entzündlichen Prozesse. Es kann außerdem darauf hinweisen, dass die Wärmeregulationskraft des Menschen zu schwach ist – dann reagiert der Organismus schon bei geringer Belastung mit leichtem Fieber. Oder das Kind verarbeitet damit etwas Anderes, was viel Kraft gekostet hat – seelisch und/oder körperlich (Familienfest, Kindergeburtstag, Reise, Wachstumsschub).

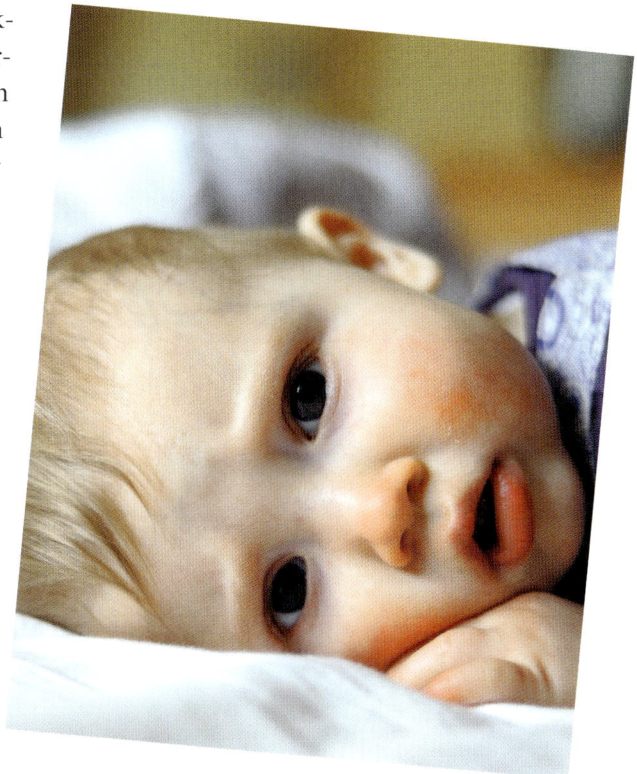

Fieber entsteht auch, wenn der Körper durch Wind, Nässe und Kälte unterkühlt wird. Die Gegenreaktion mit Wärme schützt ihn vor dem Erfrieren und ist somit ein Überlebensprinzip, denn alle Vitalfunktionen – Atmung, Kreislauf, Stoffwechsel – hängen davon ab, dass die Temperatur konstant um 37 °C liegt.

Säuglinge bekommen oft schon bei leichten Infekten hohes Fieber, meistens von einem Tag auf den anderen. Sie werden matt, haben geschwollene Augenlider, sind quengelig und sehr anlehnungsbedürftig. Die Bäckchen röten sich, und die Augen glänzen unnatürlich.

Anfangs fröstelt das Kind meist, es ist auffällig blass und hat kühle Haut. Manche Kinder erbrechen auch und werden etwas apathisch. Zu Recht: Der Organismus ist ganz und gar darauf konzentriert, die Temperatur im Körperinneren zu erhöhen, indem er die Durchblutung der Haut verringert und den Stoffwechsel in der gesamten Muskulatur ankurbelt. Spielen, Essen und Verdauen sind dann eine unnötige Belastung – der Körper braucht alle Energie, um das Fieber zustande zu bringen. Das zeigt sich auch daran, dass das Kind flach und schnell atmet und das Herz wesentlich schneller schlägt als sonst. Der Puls kann – je nach Alter – bis auf 160 Schläge in der Minute ansteigen – Kinder verkraften das gut.

In dieser Situation dürfen Sie auf keinen Fall das Fieber zu senken versuchen – weder durch Medikamente noch durch Wadenwickel. Wichtig ist vielmehr, den Körper durch Wärme von außen darin zu unterstützen, die erwünschte Fiebertemperatur möglichst zügig zu erreichen: mit warmen Decken, Wärmflasche, heißem Tee. Auch feucht-warme Pulswickel um die Handgelenke mit Arnika-Essenz unterstützen den Wärmeorganismus: Einen Esslöffel Essenz in einem viertel Liter heißem Wasser lösen, ein Baumwolltaschentuch darin tränken und um die Handgelenke wickeln, mit einem Wolltuch (Stulpen) abdecken. Den Pulswickel alle zehn Minuten erneuern, aber nicht häufiger als dreimal hintereinander. Wenn das Kind währenddessen einschläft, kann der Pulswickel liegenbleiben.

Bei Kindern klettert das Fieber häufig rasch auf 39 bis 40 °C. Durch die Wärme verbraucht es recht viel Flüssigkeit, weshalb Sie darauf achten sollten, dass Ihr Baby immer genügend trinkt, am besten dünnen, warmen Tee. Gönnen Sie dem Kind viel Ruhe, dunkeln Sie das Zimmer etwas ab und geben Sie älteren Kindern, die bereits feste Nahrung zu sich nehmen, nur sehr leichte Kost zu essen – wenn überhaupt. Gut geeignet sind Kompott, Apfelmus, gedämpftes Gemüse mit etwas Butter oder Öl, Haferflockensuppe – und von allem immer nur kleine Portionen. Keine Sorge, wenn das Kind während der Fiebertage abnimmt – es holt den Verlust anschließend schnell und mit Riesenappetit wieder ein.

Babys und Kleinkinder fiebern schnell und hoch – eine gesunde körperliche Reaktion.

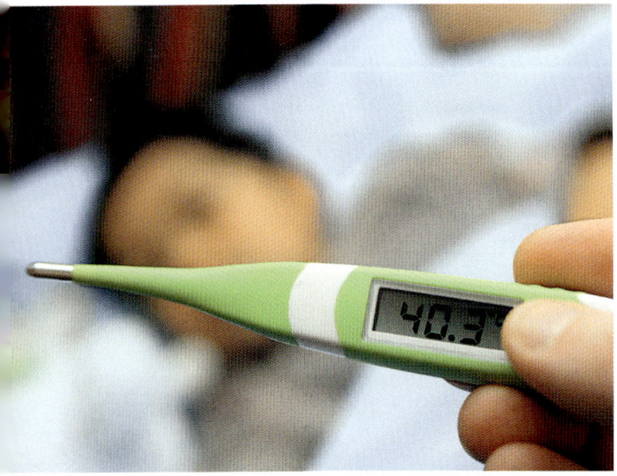

Zum Fiebermessen benutzen Sie am besten eines der gängigen Thermometer mit Digitalanzeige, und zwar vorzugsweise im Mund unter der Zunge oder – noch exakter – im After. Wenn Sie die Spitze des Thermometers mit etwas Salbe einfetten, rutscht es leicht in den After hinein und stört das Kind auch nicht. Messen Sie unter der Zunge, sollte das Thermometer drei bis vier Minuten liegen bleiben, die Messung im After geht mit ein bis zwei Minuten wesentlich schneller. Bei Säuglingen messen Sie das Fieber am besten auf dem Wickeltisch, während das Kind auf dem Rücken liegt. Um den After gut zu erreichen, heben Sie die Beinchen etwas an und sprechen dabei beruhigend mit dem Kind.

Elektronische Thermometer zum Messen an der Stirn oder im Ohr liefern meist unzuverlässige Messwerte und sind deshalb nicht zu empfehlen.

Das können Sie bei Fieber tun

Das Fieber kann ruhig ein bis zwei Tage lang auf 39 bis 39,5 °C bleiben – dann haben Viren und Bakterien kaum Überlebenschancen, und ein Infekt klingt rasch wieder ab. Steigt das Fieber sehr hoch, hält es zu lange an und stört es den Nachtschlaf oder ist das Kind davon sehr benommen und unruhig, können Sie es senken, indem Sie das Kind lauwarm abwaschen oder einen Wadenwickel machen. Wichtigste Voraussetzung dafür ist, dass der Fieberhöhepunkt bereits erreicht ist und dass vor allem die Waden und Füße richtig gut warm sind – Zeichen dafür, dass das Kind das Zuviel an innerer Wärme über die Haut an der Peripherie (Füße, Beine) loszuwerden versucht.

Für den Wadenwickel tauchen Sie ein Baumwolltuch (Stoffwindel, Küchenhandtuch) in lauwarmes (nicht kaltes!) Wasser, dem Sie etwas Zitronensaft oder Obstessig zugesetzt haben. Wringen Sie das Tuch gut aus und schlagen Sie es glatt um jede Wade, und zwar vom Fußgelenk bis unter das Knie. Wickeln Sie ein Wolltuch darüber und decken Sie das Kind mit einer leichten Wolldecke zu.

Ist das Fieber sehr hoch, die Wickel nach einer Viertelstunde erneuern, aber nicht häufiger als dreimal hintereinander. Anschließend eine halbstündige Pause einlegen. Insgesamt können Sie diese Prozedur dreimal wiederholen – allerdings ist das Fieber meist schon nach einer Wickelserie deutlich gesunken. Unter 38,5 °C sollte es auch nicht gedrückt werden – sonst wird der Organismus zu stark belastet und die Abwehrkraft geschwächt. Anschließend schlafen die Kinder meist ein. Werden die Füße während des Wickels kalt, sollten Sie die Tücher sofort abnehmen und den Wickel beenden.

Sie können das Kind beim Wickeln auch lauwarm mit einem feuchten Lappen abwaschen, bevor Sie es wieder ins Bett legen. Wenn Sie dem Waschwasser etwas Pfefferminztee zusetzen, erfrischt das zusätzlich.

Weil die Lippen leicht austrocknen, sollten Sie sie mehrmals täglich mit einem Fettstift eincremen.
Ein fieberndes Kind gehört grundsätzlich ins Haus – in dieser Zeit sollten Sie es weder ins Freie stellen noch spazieren gehen. Der Körper braucht möglichst gleichbleibende Wärme und keine zusätzliche Belastung wie Wind oder Sonne. Ist das Kind zwei Tage fieberfrei, kann es wie gewohnt wieder nach draußen.
Bei einem hoch fiebernden Kind sollten Sie Ihr Bett in Reichweite des Kindes aufstellen – es kann immer sein, dass das Kind nachts etwas zu trinken braucht oder ein Wadenwickel nötig wird. Auch wirkt die unmittelbare Nähe von Mutter oder Vater beruhigend.
Wenn das Fieber trotz Wadenwickel weiter steigt oder länger als zwei bis drei Tage über 39 °C anhält, sollten Sie einen Arzt rufen. Es ist besser, wenn er dann einen Hausbesuch macht, denn mit einem hoch fiebernden Kind sollten Sie nicht aus dem Haus gehen, auch nicht in die Arztpraxis und schon gar nicht mit öffentlichen Verkehrsmitteln.

Fieberkrampf

Ein Fieberkrampf ist eine anlagebedingte Reaktion auf einen schnellen Anstieg oder auch ein sehr rasches Absinken der Körpertemperatur, seltener auch auf besonders hohes Fieber. Er tritt nur im Säuglings- und Kleinkindalter auf, später nicht mehr. Manche Kinder haben nur einmal im Leben einen Fieberkrampf, andere neigen häufiger dazu.

Für Eltern ist so ein Krampfanfall ein Schock, aber für das Kind meist völlig harmlos – denn er ist nur sehr selten Anzeichen für eine Epilepsie, selbst wenn er häufiger vorkommt.

Ein Fieberkrampf entsteht vorwiegend in der Anstiegsphase des Fiebers, meist zwischen 38 und 39 °C, und vor allem im Zusammenhang mit Infekten. Das Kind wird dann plötzlich sehr blass, es verdreht die Augen und/oder bekommt einen starren Blick, manchmal hält es den Atem an, und die Gliedmaßen werden plötzlich steif. Es ist nicht ansprechbar und wird nicht selten für eine bis fünf Minuten ohnmächtig. Manchmal beginnen Arme, Beine oder das Gesicht rhythmisch zu zucken.

Nach wenigen Minuten ist der ganze Spuk vorbei. Das Kind kommt wieder zu sich, wird rosig, das Zucken hört auf. Und meistens ist es anschließend ziemlich müde und schläft schnell ein.

So unheimlich das Ganze aussieht und so erschreckend es beim ersten Mal ist, so harmlos ist ein Fieberkrampf meistens – und so selten: Nur etwa fünf Prozent aller Kinder haben irgendwann einmal einen Krampf bei Fieber, vielfach bleibt er einmalig und kommt nicht häufiger vor.

Das können Sie bei einem Fieberkrampf tun

- ✔ Am wichtigsten: Bewahren Sie die Ruhe. Sorgen Sie dafür, dass das Kind nicht friert. Wenn es erbricht, legen Sie es auf die Seite, damit es das Erbrochene nicht einatmet.
- ✔ Wenn der Fieberkrampf nach drei bis fünf Minuten vorbei ist, brauchen Sie das Kind erst am Tag danach dem Arzt vorzustellen. Hält er länger an, sollten Sie unverzüglich den Notarzt alarmieren (über Feuerwehrnotruf 112). Er kann den Krampf medikamentös lösen.
- ✔ Ein Fieberzäpfchen mit Paracetamol ist nicht sinnvoll, weil es zwar das Fieber relativ rasch auf niedrigere Temperaturen drückt, aber nur kurze Zeit wirkt. Steigt die Körpertemperatur dann wieder an, kommt es relativ leicht erneut zu Krampfanfällen.
- ✔ Wenn Sie wissen, dass ein Kind zu Fieberkrämpfen neigt, sollten Sie grundsätzlich darauf achten, dass es immer warm genug angezogen ist. Falls es dann infektbedingt Fieber bekommt, steigt dieses nicht so abrupt an. Außerdem sollten Sie bei jeder Erkrankung, die mit Fieber einhergeht, die Temperatur mit Wadenwickeln oder Abwaschungen niedrig halten.
- ✔ Lassen Sie sich vom Arzt ein Zäpfchen mit einem krampflösenden Wirkstoff verschreiben (Diazepam), das Sie im Notfall geben können, wenn der Fieberkrampf länger als drei bis fünf Minuten dauert.

Dreitagefieber

Viele Babys bekommen in der zweiten Hälfte des ersten oder auch im zweiten Lebensjahr ein sogenanntes »Dreitagefieber«, auch »*Exanthema subitum*« genannt, »plötzlicher Hautausschlag«. Nomen est omen: Ganz plötzlich, aus heiterem Himmel, bekommt das Kind hohes Fieber bis 40 °C, das unbeeinflussbar über zwei bis drei Tage anhält. Meist sinkt es am dritten Tag schlagartig ab, und es zeigt sich ein Hautausschlag, der den ganzen Körper mit Ausnahme des Gesichts fleckig überzieht. Danach ist meist alles wieder vorbei.

Ursache ist eine Infektion mit Viren aus der Herpes-Familie. Die Kinder erholen sich nach dem Fieber rasch. Häufig entwickeln sie anschließend Fähigkeiten, die sie vorher noch nicht hatten, z.B. Krabbeln, Kriechen, Laufen.

Fiebrige Kinder gehören immer ins Haus. Meist verlangen sie von selbst nach Ruhe.

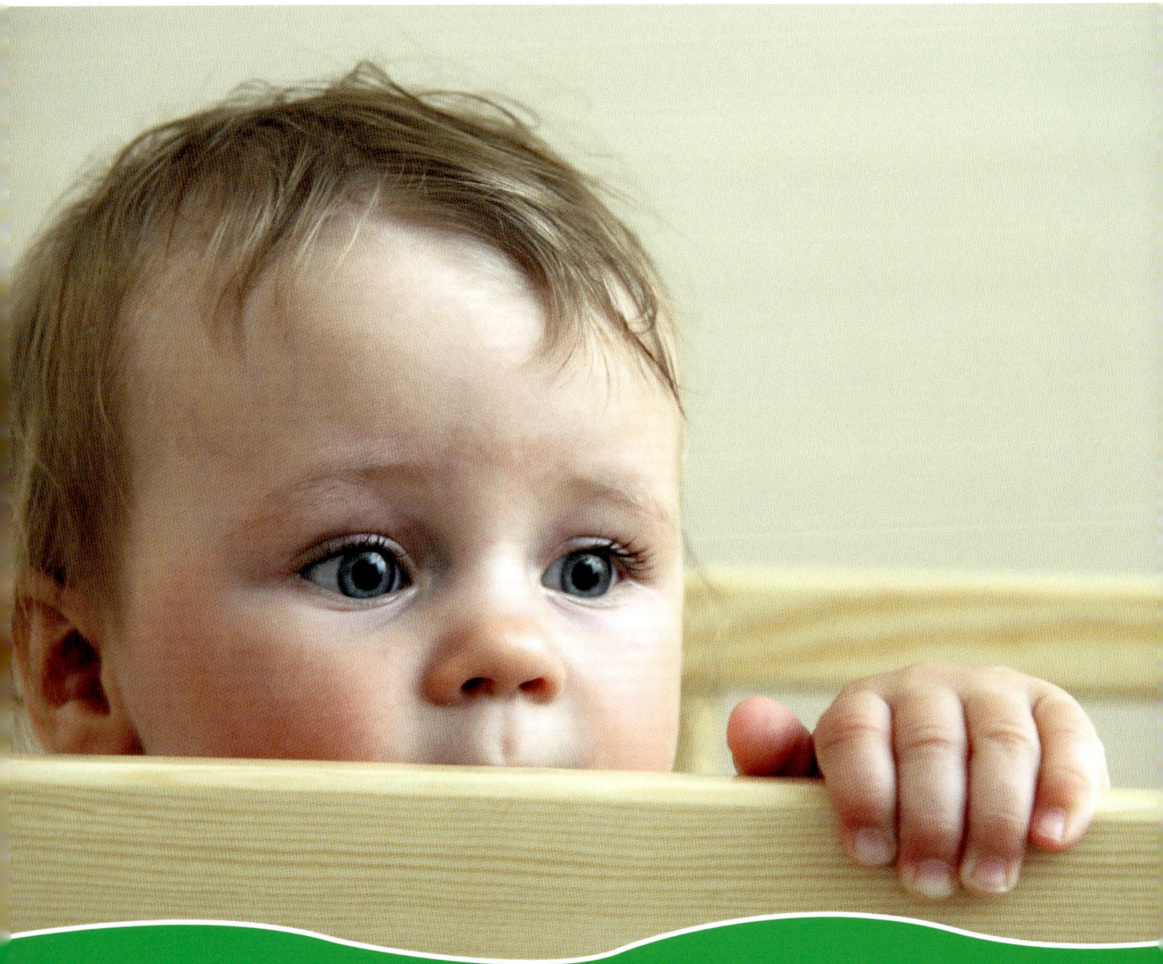

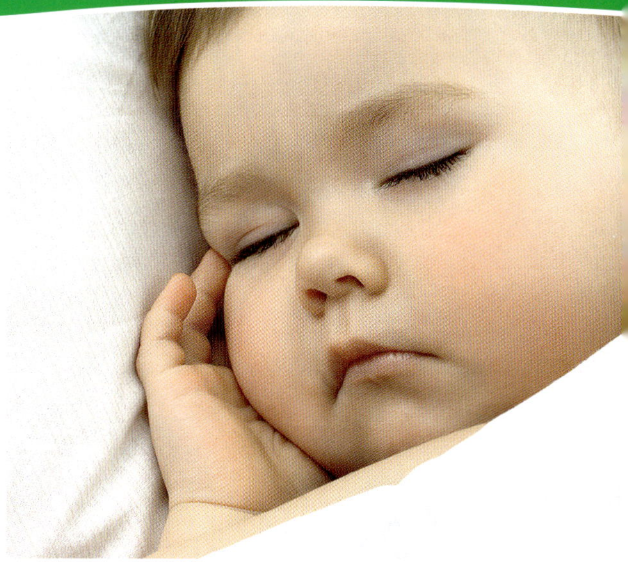

Dreitagefieber brauchen Sie nicht zu behandeln. Im Gegenteil: Wenn Sie das Fieber über die drei Tage, die die Krankheit dauert, zulassen, wird der Organismus mit den Viren schnell fertig. Stören Sie ihn nicht dabei, indem Sie das Fieber senken.

Sorgen Sie dafür, dass das Kind neben den üblichen Stillmahlzeiten bzw. der Breikost viel trinkt – am besten ungesüßten Fencheltee. Ansonsten braucht es nur Ruhe. Wenn weitere Symptome hinzukommen, sollten Sie im Zweifelsfall einen Arzt aufsuchen.

Impfungen

Nach der Geburt ist der Säugling noch mehrere Monate lang über von der Mutter in der Schwangerschaft übertragene Antikörper im Blut vor Krankheiten geschützt. Diesen »Nestschutz« baut der kindliche Organismus im Lauf des ersten Lebenshalbjahres nach und nach ab. Nur voll gestillte Kinder bekommen auch in der Zeit danach noch Abwehrstoffe über die Muttermilch.

Irgendwann jedoch stehen alle Eltern vor der Frage: Wogegen soll ich mein Kind impfen lassen und wann? Wie jedes Arzneimittel, so birgt auch eine Impfung Risiken und Nebenwirkungen – im Gegensatz zu einem Medikament wird sie jedoch einem gesunden Kind gegeben, das durch diese Maßnahmen keinesfalls krank werden sollte. Auch wenn Impfschäden sehr selten vorkommen, so sind sie doch möglich. Eltern sollten deshalb bei der Nutzenabwägung auch die Risiken einer Impfung mit bedenken und mit dem Kinderarzt besprechen.

Zweifellos hat das Impfen in der Vergangenheit dazu beigetragen, gefährliche Krankheiten, beispielsweise die Pocken, komplett auszurotten. Andere Krankheiten wie die Kinderlähmung konnten durch Impfungen weitgehend reduziert, aber nicht ganz verdrängt werden. Sobald weniger Kinder dagegen geimpft werden, kann sich die Krankheit erneut ausbreiten. Deshalb ist es so wichtig, dass gegen einige besonders gefährliche Infektionen auch heute noch jedes Kleinkind geimpft ist. Dazu gehören Kinderlähmung (Poliomyelitis,

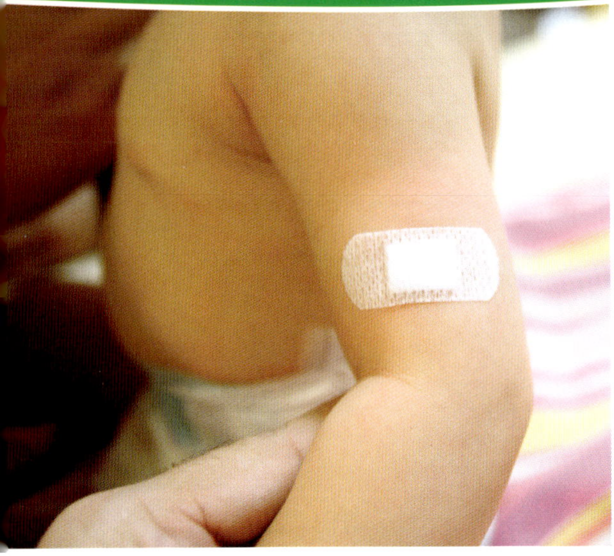

Kleiner Pieks – großes Pflaster!

kurz Polio), Wundstarrkrampf (Tetanus) und Diphtherie.

Sinnvoller als das Kind einfach pauschal gegen alles, was es gibt, zu impfen, ist es, eine der individuellen Familiensituation angepasste Entscheidung zu fällen. So mag es im Einzelfall durchaus richtig und sinnvoll sein, ein Kind im ersten Lebensjahr »durchzuimpfen« – wie es auch Gesichtspunkte geben kann, das Kind erst im zweiten Lebensjahr und nur gegen bestimmte Krankheiten zu impfen. Zu beachten ist auch, ob die Gefahr besteht, dass ein Säugling durch ältere Geschwister angesteckt werden kann oder nicht.

Nehmen Sie sich genügend Zeit und Ruhe, um diese wichtige Frage zu entscheiden. Es gibt viele Möglichkeiten, sich im Internet über Pro und Contra der jeweiligen Impfung zu informieren (Adressen siehe Seite 313). Respektiert der Kinderarzt Ihre Entscheidung nicht, sollten Sie nach einem anderen Ausschau halten – gerade in solchen wichtigen Fragen sollten Sie an einem Strang ziehen und sich nicht kontrovers begegnen.

Es gibt keinen Grund, das Impfen zu überstürzen. Lassen Sie Ihr Kind nicht impfen, »weil man das eben so macht« oder weil andere Ihnen ein schlechtes Gewissen einreden, wenn Sie einen anderen Weg gehen wollen.

Mit entscheidend dafür, wann und gegen welche Krankheiten Sie Ihr Kind impfen lassen, ist, ob Sie gewährleisten können, das Kind im Krankheitsfall angemessen zu pflegen und zu Hause zu betreuen. Und ob Sie eher zu den ängstlichen Menschen gehören, die mit Krankheiten nicht gut umgehen können oder aus der Familie bereits eine Art »Erfahrungsschatz« im Umgang mit Kinderkrankheiten mitbringen (z.B. aufgrund kleinerer Geschwister).

Immer wieder lässt sich beobachten, dass Kinderkrankheiten dazu beitragen, dass sich das Kind langfristig gesund entwickeln kann. Nicht wenige Kinder machen nach einer durchgestandenen Krankheit regelrechte Entwicklungssprünge. Auch muss sich das Immunsystem mit den aktiven Krankheitserregern ganz anders auseinandersetzen als mit abgeschwächten Keimen oder Bruchstücken davon.

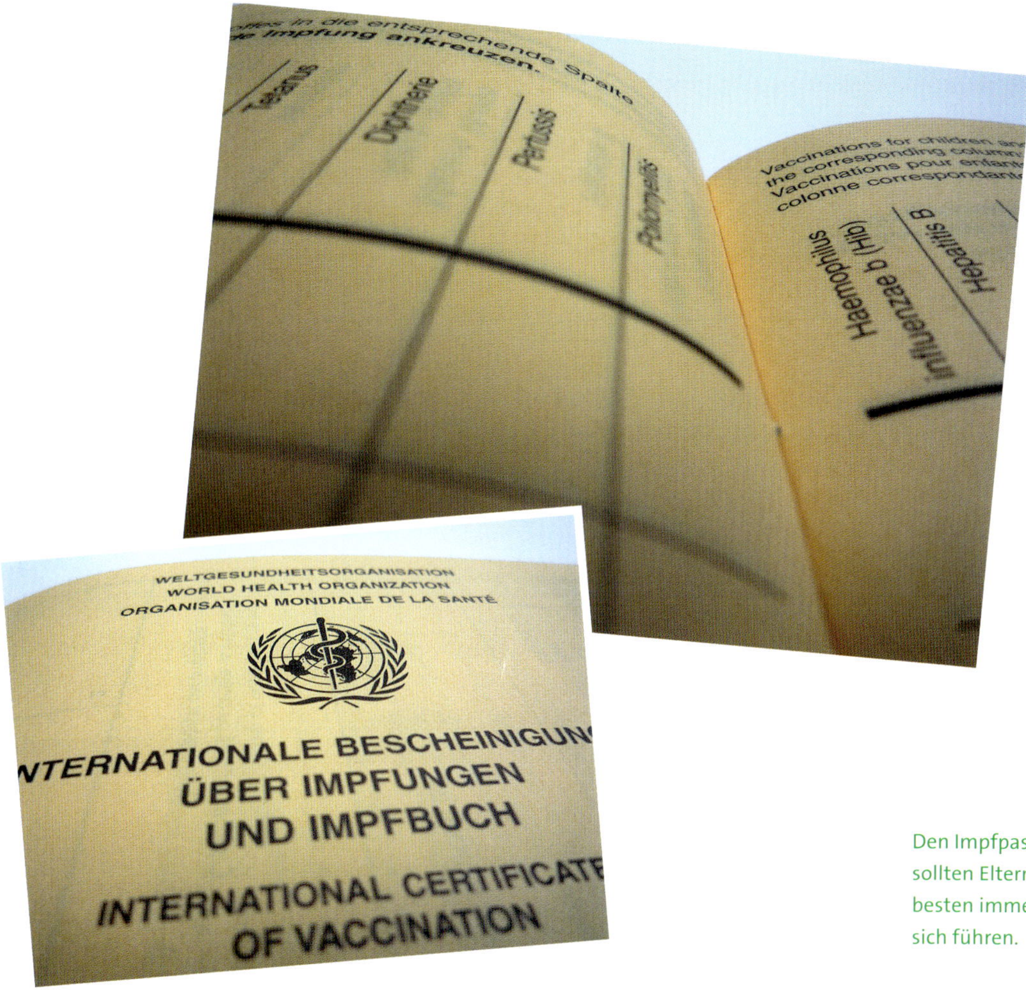

Den Impfpass sollten Eltern am besten immer mit sich führen.

Wann und wogegen impfen?

Viele Kinderärzte beginnen schon im dritten oder vierten Lebensmonat ganz selbstverständlich mit Fünf- oder Sechsfach-Impfungen – entsprechend den Empfehlungen der Ständigen Impfkommission am Robert-Koch-Institut (STIKO). Wenn der Nestschutz entfällt, soll das Kind so bereits seine eigene Immunität entwickelt haben. Es ist jedoch fraglich, ob das wirklich so gelingt. Auch ist das Kind in dieser Zeit meist keineswegs gefährdet, an einer der Krankheiten, gegen die es geimpft wird, zu erkranken (mit Ausnahme von Haemophilus influenza B und Keuchhusten). Ein Baby, das beispielsweise noch nicht krabbelt und läuft, wird sich kaum blutig schlagen und an Wundstarrkrampf-Erregern infizieren. Die Impfung gegen Tetanus kann somit getrost nach dem ersten Geburtstag erfolgen oder in einer Zeit, wenn das Kind im Freien zu krabbeln und zu laufen beginnt. Bei älteren Kindern können möglicherweise auftretende Nebenwirkungen besser erkannt und behandelt werden.

Wichtig ist auch, dass Sie sich klarmachen: Eine Impfung schützt immer nur begrenzte Zeit. Sie muss deshalb im Jugendlichen- oder Erwachsenenalter aufgefrischt werden, was die meisten vergessen. Je mehr Kinder schon als Säuglinge geimpft werden, desto größer ist das Risiko, dass sie erst als Erwachsene erkranken. Dann verlaufen Kinderkrankheiten meist jedoch wesentlich schwerer und folgenreicher, vor allem Masern, Mumps und Keuchhusten. Wer die Krankheit jedoch bereits als Kind durchgemacht hat, ist aufgrund der dabei gebildeten Antikörper meist lebenslang sicher vor einer weiteren Ansteckung geschützt.

Eine Impfung gegen **Keuchhusten** (Pertussis) muss dreimal wiederholt werden, bevor ein Schutz besteht. Erkrankt der Säugling in dieser Zeit daran, verläuft die Krankheit meist heftiger und dramatischer als bei älteren Kindern. Sie bekommen bei den Hustenanfällen oft kaum noch Luft, manchmal setzt die Atmung sogar völlig aus. Erkrankt ein Geschwisterkind im ersten Lebensjahr des Säuglings an Keuchhusten, kann das Baby mit Antibiotika geschützt werden. Bekommt es selbst Keuchhusten, sollte es stationär im Krankenhaus behandelt werden.

Röteln ist eine absolut harmlose Krankheit ohne bedenkliche Nebenerscheinungen. Problematisch wird eine Röteln-Infektion lediglich für Schwangere. Sind sie nicht dagegen geschützt und erkranken in den ersten Schwangerschaftsmonaten an Röteln, kann das Ungeborene davon geschädigt werden, oder es kann zu einer Fehlgeburt kommen. Es ist deshalb sinnvoll, dass Mädchen in der Kindheit eine Röteln-Infektion durchmachen – die dabei vom Organismus gebildeten Antikörper schützen ein Leben lang, eine Impfung dagegen in aller Regel nur maximal zehn Jahre. Wird also bereits das Baby im ersten Lebensjahr gegen Röteln geimpft, besteht später, wenn das Mädchen geschlechtsreif ist, kein Impfschutz mehr. Und selbst wenn im zehnten oder zwölften Lebensjahr der Impfschutz aufgefrischt wird, hat er seine Wirksamkeit zehn Jahre später wieder verloren, mithin also in einem Alter, wenn eine Schwangerschaft besonders wahrscheinlich ist. Es ist deshalb sinnvoll, mit dieser Impfung abzuwarten, bis das Kind 15 oder 16 Jahre alt ist. Zeigt dann eine Blutuntersuchung, dass das Kind keine Röteln hatte (manchmal verläuft die Infektion auch »stumm«, ohne die typischen roten Punkte am Körper), ist die Impfung sinnvoll und notwendig und sollte unbedingt nach zehn Jahren wiederholt werden.

Ähnliches gilt für **Mumps**, das nur bei Jungen das Risiko für eine Hodenentzündung birgt, die in seltenen Fällen dazu führen kann, dass später keine Kinder gezeugt werden können. Hat ein Junge als Kind Mumps gehabt, ist er lebenslang davor geschützt. Bekommt er es im Erwachsenenalter, besteht ein höheres Risiko, dass die Krankheit schwerer verläuft. Jungen, die mit 16 oder 18 keine Mumps-Antikörper im Blut haben, sollten in diesem Alter deshalb besser geimpft werden. Bei Mädchen gehört Mumps zu den harmloseren Krankheiten.

Gegen **Hepatitis B** müssen Säuglinge meist noch nicht geimpft werden, weil diese Form der Leberentzündung ausschließlich durch Blut oder Geschlechtsverkehr übertragen wird. Außerdem haben zahlreiche Untersuchungen gezeigt, dass die Impfung nicht zuverlässig wirkt – bei vielen Menschen lassen sich anschließend keine Antikörper gegen Hepatitis B nachweisen.

Generell ist es ratsam, das Kind im Frühling oder Sommer zu impfen, weil es dann seltener erkältet ist. Geimpft werden darf nämlich nur, wenn das Kind frei von Infekten ist – und im Herbst und Winter kommen Husten und Schnupfen nun einmal erheblich häufiger vor. Auch sollten Sie genau abwägen, ob eine Mehrfachimpfung tatsächlich sinnvoll ist. Zwar lässt es sich dem Kind dann ersparen, mehrfach den Pieks der Nadel ertragen zu müssen, andererseits ist es fraglich, dem Immunsystem so früh schon eine derart große Menge an Fremdeiweiß zuzumuten. Möglicherweise fällt die Immunantwort dann nicht so stark aus wie bei einer Einzelimpfung – so genau weiß man das alles nicht. Ratsam ist es auf jeden Fall, bei Jugendlichen im Alter zwischen 16 und 18 Jahren den Antikörper-Status zu erheben, damit klar ist, welche Impfungen noch nachzuholen oder aufzufrischen sind.

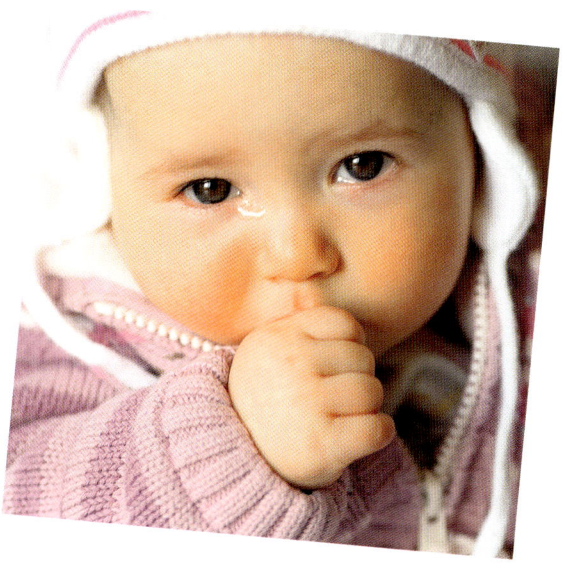

Was ein krankes Kind braucht

Wenn ein Kind krank wird, sollten Sie für eine angemessene Umgebung sorgen. Hier sind die wichtigsten Hinweise:

- Achten Sie darauf, dass im Krankenzimmer Ruhe herrscht, und ziehen Sie die Vorhänge vor oder lassen Sie die Jalousien herunter. Kranke Kinder sind meistens lichtempfindlich.
- Die Temperatur im Kinderzimmer darf etwas kühler sein als sonst – vor allem, wenn das Kind fiebert (ca. 17 bis 18 °C tagsüber und 14 bis 15 °C nachts).
- Zu Beginn einer Krankheit fröstelt das Kind oft. Decken Sie es dann gegebenenfalls mit einer zusätzlichen Wolldecke zu.
- Wenn das Kind hoch fiebert, sollten Sie darauf achten, dass es nicht nassgeschwitzt ist. Mit Bodys oder Hemdchen aus einem Wolle-Seide-Gemisch bleibt es auf jeden Fall warm.
- Lüften Sie den Raum mehrmals täglich fünf bis zehn Minuten lang. Packen Sie das Kind dann bis zur Nasenspitze gut ein, damit es keine Zugluft abbekommt.
- Sorgen Sie dafür, dass die Luft im Raum nicht zu trocken wird. Sie können Schüsseln mit Wasser zum Verdunsten aufstellen oder feuchte Tücher über einen Wäscheständer oder die Heizung hängen.
- Waschen Sie sich häufiger als sonst die Hände – das ist die beste Desinfektionsmaßnahme.
- Wenn das Kind nicht mehr gestillt wird, sollte es nur leichte Kost bekommen (z.B. Hirsebrei) und viel trinken, am besten dünnen, warmen Fencheltee.
- Waschen Sie das Kind nicht zu oft – Körperpflege ist für kranke Kinder eher anstrengend. Da es nicht schmutzig wird, genügt es, wenn Sie es mit dem Waschlappen kurz abreiben. Ein Tropfen Rosmarin- oder Lavendel-Badezusatz im Waschwasser sorgt für einen angenehmen Duft und erfrischt zusätzlich.

Web-Tipps

www.wickel-co.de
Alles, was Sie für einen Wickel brauchen (Einschlagtücher aus Wolle-Vlies mit Klettverschluss in verschiedenen Größen, Auflagen, Kompressen) plus nützliche Anleitungen und Infos.

www.wachswerk.de
Wickel und Auflagen aus reinem Bienenwachs (gut bei Erkältungen)

www.aerzte-fuer-individuelle-impfentscheidung.de
Homepage eines Ärzte-Zusammenschlusses, die sich dafür einsetzen, dass das Impfen nicht staatlich reglementiert wird, sondern in der individuellen Entscheidungsfreiheit der Eltern bleibt. Mit vielen Informationen rund ums Impfen und Adressen von Ärzten, die Eltern dabei unterstützen.

www.rki.de
Homepage des Robert-Koch-Instituts, das mit der Ständigen Impfkommission (STIKO) seitens des Bundesministeriums für Gesundheit für Impffragen zuständig ist.

www.jungebad.com
Hersteller von Armaturen für Öldispersionsbäder und Ölen (gut bei Hautproblemen, vor allem auch bei Neurodermitits)

www.dr-heberer.de
Hersteller von Heublumensäckchen (gut bei Bauchweh)

Ringelblume (Calendula)

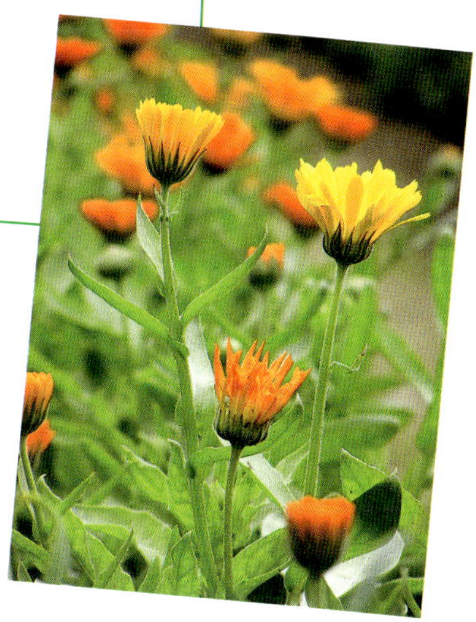

Das Ohr

Joachim Kunze

Die Aufmerksamkeit ist in der Tat nicht einfach eine Tugend oder das Ergebnis einer Erziehung: Sie ist ein Zustand des Seins. Es ist der Zustand, ohne den wir nie fähig sein werden, vollkommen zu sein. Es ist im eigentlichen Sinn der Horchwinkel des Universums.

Jacques Lusseyran, Schriftsteller und Hochschullehrer (1924-1971)

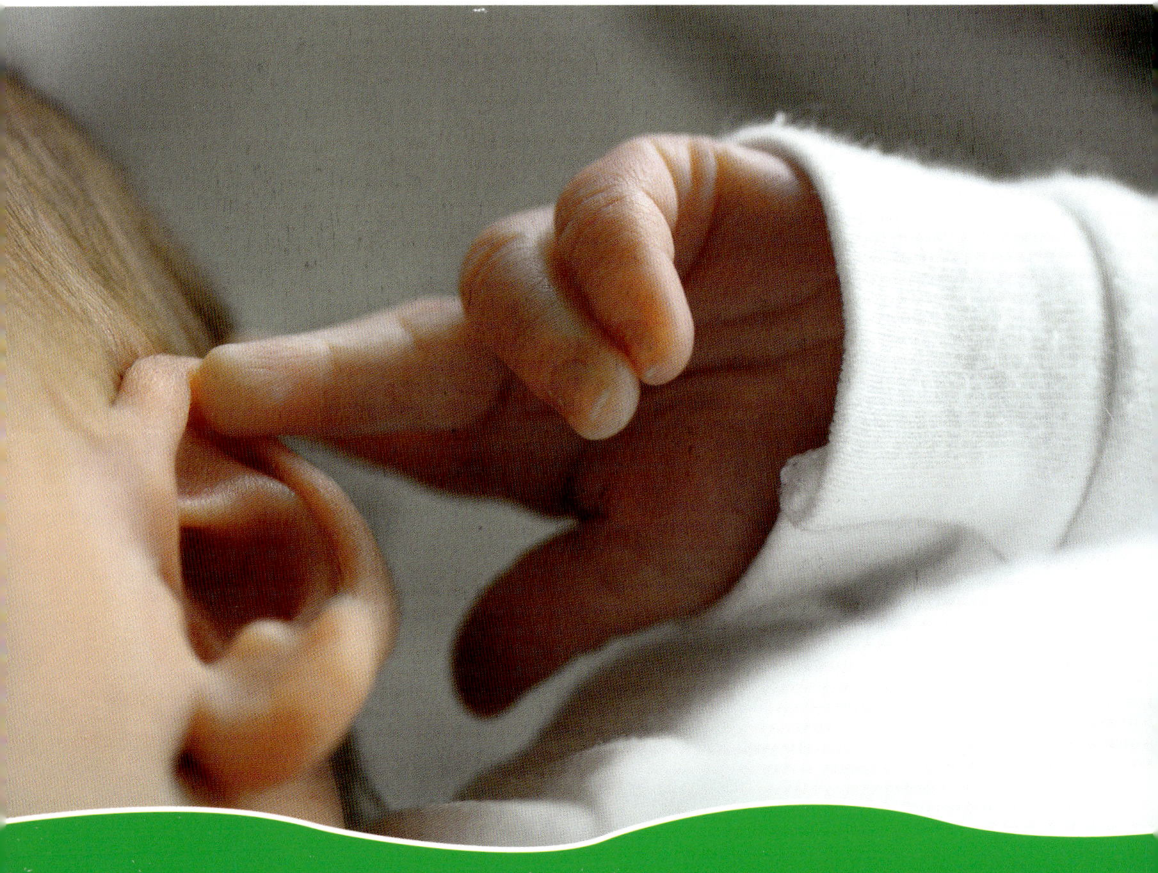

Das unterschätzte Orientierungsorgan

Wenn wir geboren werden, finden wir uns in einer Umgebung wieder, für die uns wahrscheinlich jedes Verständnis fehlt. Wie sollten wir es auch aufbringen können? Alles ist anders, in gewisser Weise unwirklich, und wahrscheinlich bezieht dieses Gefühl sogar unseren eigenen Körper mit ein. Im Verhältnis zu der vertrauten Welt im Mutterleib sind wir mit völlig neuen, unbekannten Eindrücken konfrontiert. Anstelle des temperierten Fruchtwassers umgibt uns Luft mit schwankenden Temperaturen, und wir müssen unsere Möglichkeit zur Wärmeregulierung erst einmal entdecken. Auch die Lichteindrücke sind uns fremd, und alles klingt ganz andersartig. Schließlich kommt noch eine neue Empfindung hinzu, die nur schwer auszumachen ist, weil sie ununterbrochen und gleichmäßig auf uns wirkt: die Schwerkraft.

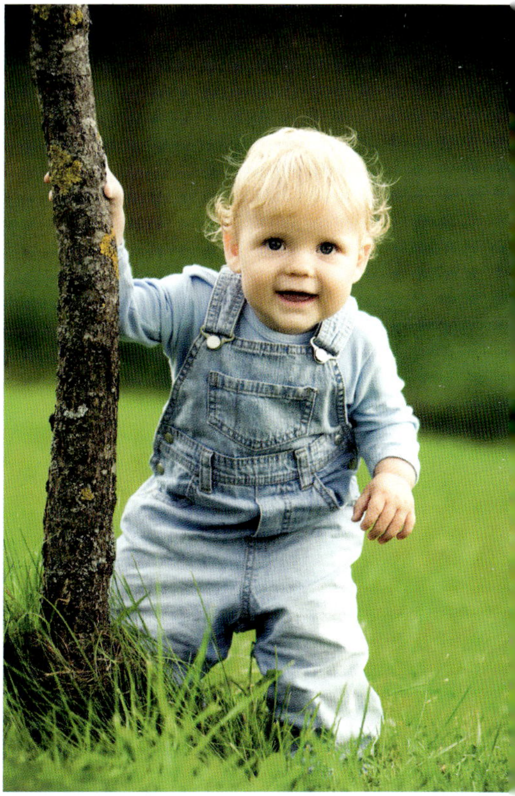

Trotz der völlig fremden Umgebung und ohne Kenntnis dieser neuen Welt nehmen wir ihre Herausforderungen an. Ein innerer Impuls ist offensichtlich so stark, dass wir uns einfach auf Entdeckungsreise begeben, anscheinend ausreichend ausgestattet mit Mut machenden Erfahrungen aus einer früheren, vorgeburtlichen Zeit.

Dazu ein Beispiel: Wie kommt ein Kind dazu, sich auf seine im Vergleich zu seinem Körper winzigen Füße zu stellen, wo sich doch der schwerste Punkt, der Kopf, am entgegengesetzten Ende befindet? Es muss sich gegen die Schwerkraft erheben – von den Regeln der Statik her betrachtet ist dieses Vorhaben zum Scheitern verurteilt, und doch haben die Kinder nicht den geringsten Zweifel, dass es klappen wird – und nach mehreren Anläufen ist es meist auch so.

Lassen wir zunächst die Überlegung beiseite, wie das Kind zu der inneren Überzeu-

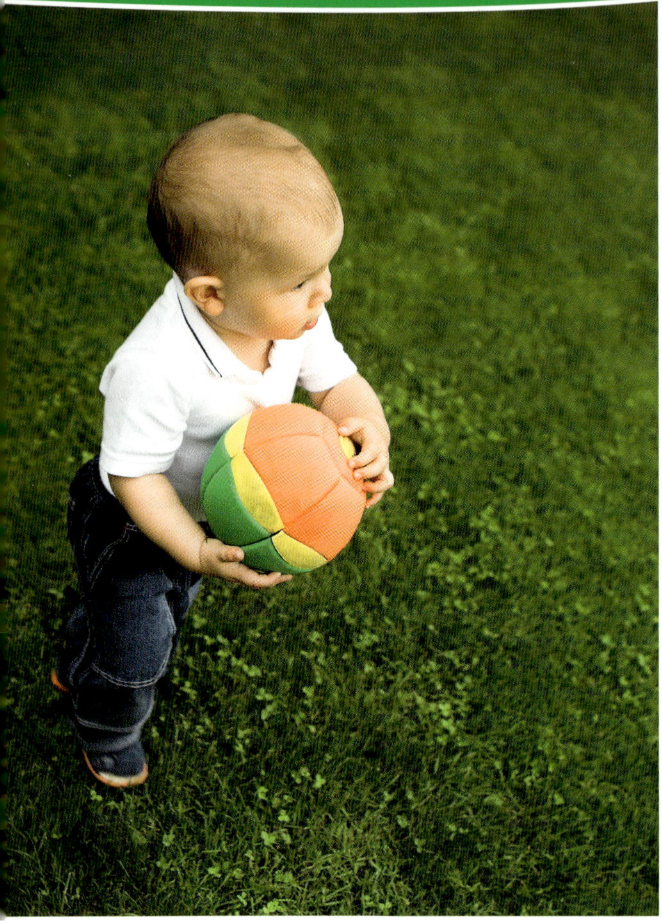

Einen guten Standpunkt hat dieser kleine Mann bereits gefunden.

gung kommt, dass das Projekt »aufrichten und stehen« gelingen könnte. Eines ist sicher: Ein Kind benötigt auf jeden Fall zum Erreichen des selbst gesteckten Zieles ein geeignetes Handwerkszeug. Dieses besteht zum einen aus dem Körper, der so konstruiert sein muss, dass das Ziel »technisch« umgesetzt werden kann. Dazu bedarf es unter anderem der Beine mit ihren Muskeln, Gelenken und einem elektrischen (neurologischen) Steuersystem. Zum anderen braucht das Kind ein verlässliches Messsystem, das es ständig auf dem Laufenden hält, ob es bei der Umsetzung der Bewegungsabläufe beim Aufrichten und Stehen gut vorangeht. Dazu muss es auch ein Gefühl für eventuell notwendige Korrekturen der Bewegungen entwickeln. Und schließlich sollte es die besonders erfolgreichen Abläufe speichern. Dann kann es sie bei einem erneuten Versuch wiederholen und als gute Erfahrung verankern.

Dieses Messsystem stellt ein Organ zur Verfügung, dem wir das spontan nie zutrauen würden: *das Ohr*. Später kommt noch das Sehen hinzu, das Ohr dominiert anfangs jedoch über das Sehen. Zur Orientierung im dreidimensionalen Raum müssen wir unseren Standort korrekt wahrnehmen können. Dazu kann das Ohr die drei Ebenen des Raumes – Länge, Breite, Höhe – einzeln durch die Wahrnehmung der Schwerkraft erfassen, es kann messen, wo wir uns im Verhältnis zu diesen drei Ebenen befinden. Zuständig sind dafür die sogenannten Bogengänge des Gleichgewichtsorgans im Innenohr.

Nun sind wir mit zwei Ohren ausgestattet, die wir vor allem beim Hören benötigen. Diese doppelte Messung bietet einerseits den Luxus, unseren Standort sehr genau ausmachen zu können, andererseits kann es aber zu Irritationen führen, wenn beide Ohren nicht ganz gleichmäßig messen.

Der sichere Standort

Um uns zu orientieren, müssen wir letztlich wissen, wo unten ist und wo oben, wo links und wo rechts und natürlich auch, wo vorne und hinten ist. Das klingt so einfach wie einleuchtend, ist aber alles andere als banal. Das Entdecken des *Unten* bedeutet die Erfahrung, dass der Boden trägt, dass ich mich auf ihn einlassen und ihn nicht – wie zum Beispiel heißen Sand – nur auf Zehenspitzen betreten kann. In der Kindesentwicklung geht diese Entdeckung des Unten einher mit der Entwicklung der Tiefensensibilität im Inneren.

Dazu ein Beispiel: Jeder, dem schon einmal bei einer Zugfahrt die Füße eingeschlafen sind, und der sich plötzlich auf den Weg in den Speisewagen machen will, kennt dieses diffuse Gefühl beim Laufen. Man ahnt, dass man weiterhin Füße hat, man kann sie auch bewegen, und trotzdem bleibt eine merkwürdige zweifache Verunsicherung: Man ist sich seiner Füße nicht sicher, und man weiß auch nicht so recht, ob der Boden, auf dem man geht, nicht doch nachgeben könnte. Kommt das Gefühl in die Beine zurück, sind beide Verunsicherungen sofort verschwunden.

Vielleicht kann man sich so vorstellen, was ein Kind bei der Ausreifung der Tiefensensibilität leisten muss. Es erfährt sie über die Empfindung, welchen Druck das eigene Gewicht auf den Boden ausübt. Diese Reifung benötigt eine gewisse Zeit und wird immer wieder geübt, zum Beispiel durch Hüpfen und Springen. Eine gut entwickelte Tiefensensibilität bildet die Basis, sich getragen, gestützt, später auch unterstützt zu fühlen. Sie legt den Grundstein für das Vertrauen, sich auch im übertragenen Sinne auf etwas verlassen und auf andere Menschen einlassen zu können. Das ist eine wesentliche Voraussetzung für die Entwicklung von Bindungsfähigkeit.

Das *Oben* entspricht einer entgegengesetzten Dynamik. Sie steht für die Aufrichtung, für das Bedürfnis zu wachsen, es alleine schaffen zu wollen. Letztlich entspricht es dem Impuls nach Autonomie. Oben und Unten sind in ihrer Dynamik einander entgegengesetzt und im Grunde nicht vereinbar, sie bedürfen eines ständigen Ausgleichs.

Bei der Dimension von *Links* und *Rechts* wird besonders deutlich, wie wichtig die verlässliche Messung beider Ohren ist. Das beginnt schon im Stehen auf einer geraden Fläche. Sind beide Ohren gleich »geeicht«, so wird der Gleichgewichtssinn dafür sorgen, dass wir unser Gewicht gleichmäßig auf beide Körperhälften verteilen. Dann stehen wir gerade, ohne uns dafür anstrengen zu müssen, und es fällt uns leicht, die Balance zu halten. Umgekehrt spüren wir sofort, wenn wir auf einer ungeraden Fläche stehen oder das Gewicht wie beim Treppenlaufen ständig ungleichmäßig verteilen. Dann können wir bei einer guten Abstimmung beider Ohren sofort und mit geringem Aufwand nachkorrigieren, um das Gleichgewicht wiederherzustellen. Messen aber beide Ohren unterschiedlich, kommt es zu Irritationen.

Ein Beispiel: Obwohl der Stuhl, auf dem man sitzt, still steht, fühlt man sich wie auf einem wackelnden Boot. Der Versuch, das vermeintliche Schaukeln auszugleichen, führt zu einem »Gegenwackeln«. Für Außenstehende entsteht der Eindruck, es handele sich um einen »Zappelphilipp«. Auch ständige Unruhe, Hyperaktivität, sogar diffuse Übelkeit bis hin zu Schwindel können auf voneinander abweichende Messungen der Ohren zurückgehen. Die Anstrengung, das Empfinden von Ungleichgewicht zu kompensieren, bindet in hohem Ausmaß unsere Aufmerksamkeit, vergleichbar mit einer Situation, bei der man über eine eisglatte Straße geht. Während man sich darauf konzentriert, nicht hinzufallen, steht die Konzentrationsfähigkeit für

Fest auf beiden Füßen stehen – die Ohren helfen bei der Orientierung im Raum.

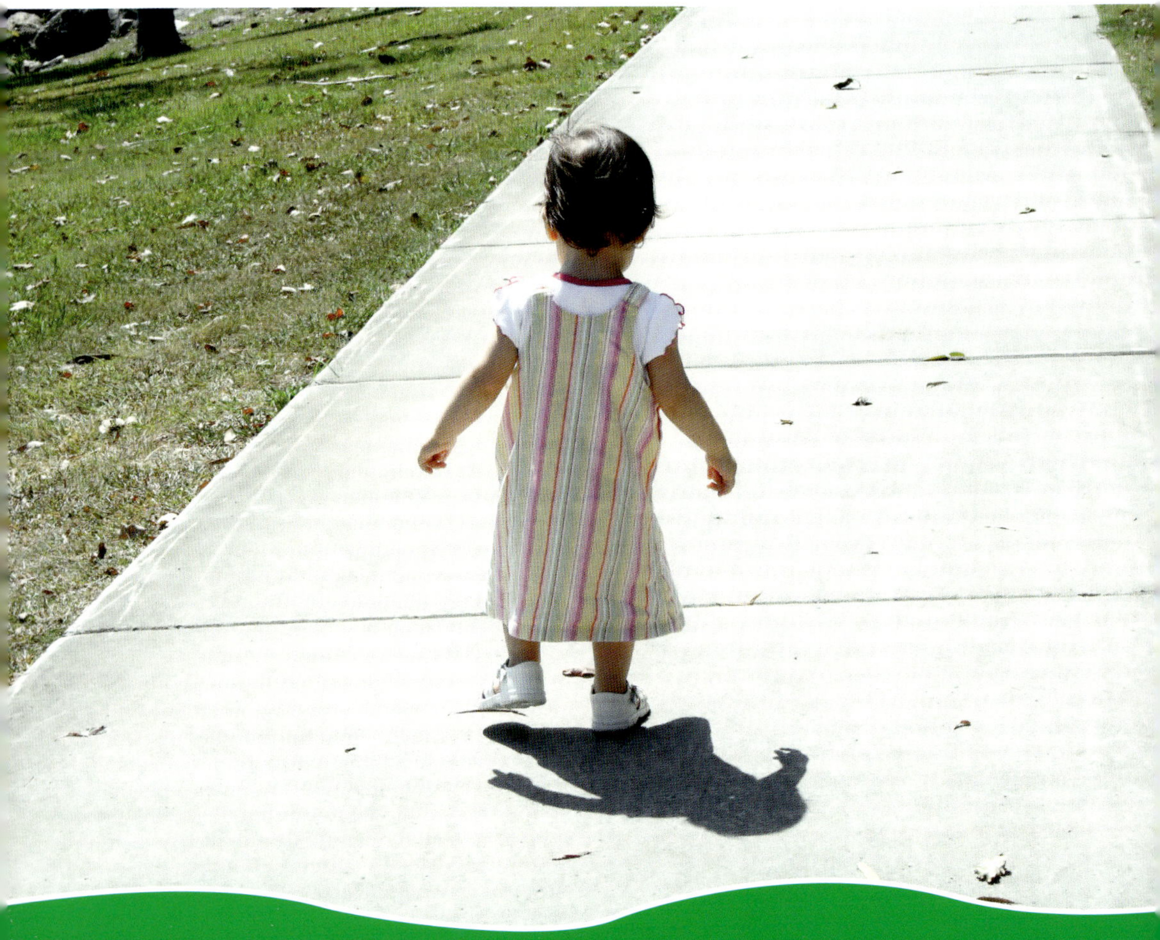

andere Anforderungen, die von außen gestellt werden, verständlicherweise nur eingeschränkt zur Verfügung. Auch die Merkfähigkeit ist beeinträchtigt. Im sozialen Verhalten zieht man sich dann oft zurück oder überspielt die Verunsicherung offensiv, mitunter sogar aggressiv. Nur bei einer ungestörten Abstimmung zwischen beiden Ohren kann es zu einer ökonomischen Arbeitsaufteilung zwischen beiden Gehirnhälften kommen und sich ein effizientes Zusammenspiel von linker und rechter Körperhälfte einstellen. Man stelle sich vor, die beiden Seiten würden sich beim Laufen nicht abstimmen, und man würde zum Beispiel beide Beine gleichzeitig nach vorne bewegen oder beide Beine würden in fernöstlicher Höflichkeit zueinander sagen: »Bitte nach Ihnen« – man käme nicht vom Fleck.

In einer späteren Entwicklungsphase im Verhältnis von Links und Rechts geht es darum, emotionale Impulse und rationale Erkenntnisse abwägen zu können und sich der Herausforderung gewachsen zu fühlen, das, was für einen selbst wichtig ist, und das, was die Außenwelt erwartet, in ein konstruktives Miteinander überführen zu können.

Hinter der Wahrnehmung des *Vorne* und des *Hinten* verbergen sich mehrere Aspekte. Wir kennen das von dem Gefühl einer starken Beschleunigung und plötzlichen Bremsens. Ein anderes Beispiel: Wenn wir still stehen, spüren wir, ob wir Rückenwind haben oder Gegenwind bekommen. Ist dieser Anteil des Gleichgewichtssinns gut entwickelt, so tun sich die Kinder mit dem Erlernen der Uhr leichter. Ein gutes Zeitgefühl ist wiederum für das Verständnis von Grammatik eine wichtige Voraussetzung. Denn Vorne und Hinten richtig beurteilen zu können, heißt, unterscheiden zu können, was vor einem liegt und was man hinter sich gelassen hat. Mit dieser Empfindung gelingt es, dem eigenen Handeln eine Struktur in der Zeit zu verleihen.

Betrachtet man diese verschiedenen Aspekte des *Unten* und *Oben*, *Links* und *Rechts*, *Vorne* und *Hinten*, so erkennt man, wie weitreichend die Bedeutung einer gut entwickelten Orientierungsfähigkeit ist.

Der eigene Standpunkt

Sicherheit im Gleichgewichtssinn ist daher ein grundlegender Baustein, um später seinen Platz in der Welt zu finden und ihn einnehmen zu können. Aber das reicht noch nicht aus. Kennen wir nämlich unseren Standort, kommt als weitere Herausforderung hinzu, erkennen zu können, wo wir uns in Bezug auf unsere Umgebung befinden. Die deutsche Sprache liefert dazu zwei unterschiedliche Begriffe. Das eine ist der Stand**ort**, für den der beschriebene Gleichgewichtssinn die nötigen Informationen liefert. Das andere ist der Stand**punkt** als Beschreibung einer Begegnung (Punkt = Kreuzung zweier Linien).

Dazu müssen wir wissen, ob uns eine Sache etwas angeht. Nur die Akustik gibt uns darüber eine eindeutige und verlässliche Information, das Auge täuscht: Wenn zwei Züge nebeneinander stehen und einer fährt an, bedarf es einer Zusatzinformation wie zum Beispiel dem Wackeln des anfahrenden Zuges, um zu wissen, ob es sich um den eigenen Zug handelt oder nicht.

Dagegen ist die akustische Analyse eindeutig: Sogar im Tiefschlaf wacht unser Ohr darüber, ob sich zum Beispiel eine Mücke auf uns zu bewegt oder nicht. Tut sie das, werden wir unweigerlich von unserem Stammhirn geweckt und zwar nicht, weil die Mücke so laut war (die S-Bahn in der Nachbarschaft ist viel lauter), sondern weil aus der Schalldruckzunahme pro Zeiteinheit ableitbar ist, dass das Signal uns etwas angeht. Unser Gehirn weckt uns dann mit der Information, dass dieses Ereignis eventuell eine Bedrohung darstellen könnte.

Jetzt wird es spannend: Die Schlussfolgerung daraus heißt nämlich, dass eine akustische Analyse als emotionales Erlebnis wahrgenommen wird. Wir kennen das von der Filmmusik. Stellt man einen Film an und unterdrückt den Ton, so wird es sehr schwer sein, sich zu orientieren, um was für einen Film es sich handelt. Wenn man etwa an eine Szene denkt, in der eine Person allein durch einen Wald geht, so könnte es sich sowohl um einen Naturfilm handeln als auch um einen Krimi. Stellen wir die Musik an, wissen wir dagegen sofort, was los ist. Wir könnten sogar in einen Nebenraum gehen, und trotzdem würde uns die Dramaturgie des Filmes nicht verborgen bleiben. Deshalb gab es bei Stummfilmen immer eine entsprechende musikalische Untermalung.

Über die Akustik stellen wir also einen eindeutigen emotionalen Bezug zu unserer Umgebung her. Im Umkehrschluss heißt das: Unsicherheiten in emotionaler Bewertung, also in der Fähigkeit, sich seines eigenen Standpunkts sicher zu sein, gehen praktisch immer mit einer Beeinträchtigung der Hörverarbeitung einher.

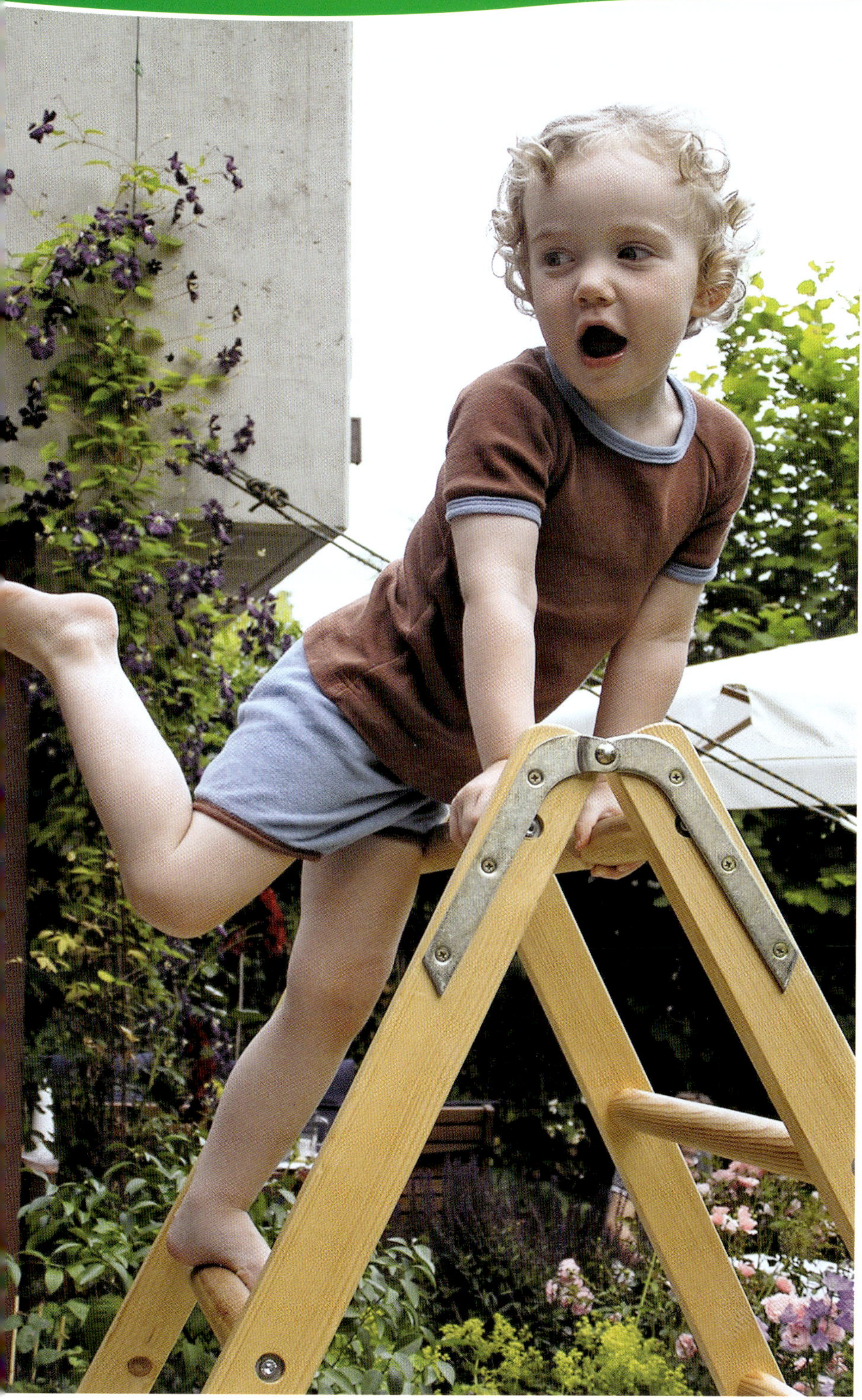

Ein sicherer Standpunkt auf hoher Leiter – und ein selbstbewusstes Kind!

Hinweise für Eltern

Natürlich ist es in den ersten Lebensjahren nicht so leicht herauszufinden, ob diese Messfunktionen auch in vollem Umfang zur Verfügung stehen. Es gibt jedoch ein paar typische Situationen, anhand derer Eltern aufmerksam werden und sich dann weiteren fachlichen Rat holen können. Einige Beispiele sollen das veranschaulichen:

Wenn Eltern ihr Kind hinlegen und es sich innerhalb kurzer Zeit schief ausrichtet, und wenn das nicht nur wenige Male, sondern immer wieder in ähnlicher Weise geschieht, kann das ein Hinweis auf ein entsprechend verschobenes körperliches Selbstbild des Kindes sein. Das Ganze erinnert an einen Motorradfahrer in einer Kurve. Aufgrund der Fliehkraft neigt er seinen Körper nach innen, indem er zunächst die Spannung auf der einen Seite der Wirbelsäule im Verhältnis zur anderen Seite verstärkt und damit eine Gewichtsverlagerung ermöglicht. Wenn nun ein Kind sich so hinlegt, als ob sich sein Körper in einer Kurve befände, ist dies ein deutliches Indiz dafür, dass das Messorgan des Organismus – das Ohr – nur so den Körper als ausbalanciert registriert. Die unterschiedliche Muskelspannung links und rechts der Wirbelsäule jedoch wird das Kind schon bald als unangenehm und anstrengend empfinden und die Lage korrigieren. Das wiederum irritiert den Gleichgewichtssinn. So beginnt das Kind, sich hin- und herzuwälzen, es schläft unruhig, dreht sich ständig ein Stück weiter, sodass es beim Aufwachen dann quer im Bett liegt oder mit dem Kopf am Fußende. Die schiefe Ausrichtung des Körpers wird also als relative Ruheposition empfunden. Kann eine solche Ruheposition jedoch gar nicht erst gefunden werden, sondern stellt sich beim Hinlegen sofort ein diffuses Unruhegefühl ein, reagiert ein Kind verunsichert oder beginnt zu schreien, vor allem, wenn es auf den Rücken gelegt wird.

Beides weist darauf hin, dass die Gleichgewichtsorgane im rechten und linken Innenohr die Schwerkraft unterschiedlich wahrnehmen – manchmal ist das der Beginn eines sogenannten »Hyperaktivitätssyndroms«. Das Kind kann nicht zur Ruhe kommen, weil die Gleichgewichtsorgane in jeder Lage »Störung« funken. Das Kind hat das Gefühl, als befinde es sich ständig in einem schwankenden, unberechenbaren Zustand – obwohl die äußere Umgebung objektiv gesehen ruhig und verlässlich ist. Kommt in dieser Situation von außen ein starker Reiz, übertönt dieser die unspezifische innere Unruhe und dominiert die Sinne, sodass eine vermeintliche Ruhe einkehrt. Sobald der starke Reiz nachlässt, steigt die innere Unruhe jedoch wieder an, und alles beginnt von vorne. So erklärt sich auch die Gier mancher Kinder nach immer stärkeren Reizen – sie sind das Einzige, was ihre innere Unausgeglichenheit übertönt.

Darauf sollten Sie achten

Generell lassen sich aus der Beobachtung der Bewegungsabläufe wichtige Hinweise auf die Funktion des Gleichgewichtssinns ableiten. Dabei kommt es vor allem darauf an, ob das Kind Bewegungen gut koordinieren kann:

- ✔ Rollt es verstärkt über eine Seite ab oder zu beiden Seiten gleich gut?
- ✔ Setzt es auf beiden Seiten ähnlich viele Muskeln ein?
- ✔ Kann es beide Beine gleich gut strecken?
- ✔ Entwickelt es in beiden Beinen etwa gleich viel Kraft?
- ✔ Sind Einseitigkeiten – oft fälschlicherweise als »Schokoladenseiten« gelobt – typisch für das Kind, oder ist von einer nicht glücklich verlaufenden Abstimmung im Gleichgewichtsempfinden auszugehen?
- ✔ Bei älteren Kindern kommt es darauf an, ob sie auf einem Bein stehen und auf dem linken und rechten Fuß gleichermaßen gut hüpfen können.
- ✔ Ein weiterer Maßstab ist das akustische Hörvermögen. Erschrickt das Kind, sobald ein unerwartetes Geräusch vorkommt? Geschieht das unabhängig von der Lautstärke und von der Richtung, aus der ein Geräusch kommt?
- ✔ Um uns in einem Raum mit viel Hall (z.B. Bahnhofshalle) unterhalten zu können, benötigen wir die sogenannte »Akkomodationsfähigkeit«, wir müssen uns anpassen können. Dann können wir Stör- und Nutzschall gut voneinander unterscheiden. Einen Hinweis darauf, dass diese Akkomodationsfähigkeit nicht gut ausgeprägt ist, gibt der Staubsauger: Wird das Kind von seinem Brummen stark irritiert und vermag es andere Geräusche nicht davon zu unterscheiden, kann es die Schallquellen im Raum nicht zuordnen und wird von allem verängstigt.

Therapeutische Ansätze – vom Gleichgewicht zum Hören, vom Hören zum Gleichgewicht

Das Ohr ist wie ein Haus mit zwei Eingängen: Durch die erste Tür kommt die Schwerkraft herein. Wir können sie fühlen und auf sie mit unseren sensomotorischen Fähigkeiten antworten. Durch die zweite Tür tritt der Schall ein, also alles, was wir hören. Beide Informationsarten benötigen wir, um uns zu orientieren, und beide beeinflussen sich wechselseitig. Ist eine von beiden gestört, gibt es viele Möglichkeiten, einen Ausgleich zu schaffen. So verfügen wir bei sensomotorischen Auffälligkeiten über ein großes Repertoire an physiotherapeutischen Maßnahmen, die seit langem erfolgreich eingesetzt werden. Sie bestehen aus übenden, stimulierenden und zum Teil auch manipulierenden Verfahren und wurden im Laufe vieler Jahre ständig verfeinert. Sie können auch eingesetzt werden, wenn eine Hörschwäche die Sprachentwicklung und generell die emotionale Entwicklung hemmt. Das alte Sprichwort »Wer nicht hören kann, muss fühlen«, erhält hier eine neue, sinnstiftende Bedeutung fern jeglicher Strafe.

Dass das Gleichgewichtsorgan über das Hören beeinflusst werden kann, war über Jahrzehnte hinweg weitgehend in Vergessenheit geraten. Diesem Ziel dienen Sprech- und Singreime, Kreisspiele und Reigen mit den dazugehörigen Musikin- strumenten.

Heute machen sich viele Frühförderungsprogramme oder auch die musikalische Früherziehung diese Weisheit wieder zu eigen. Parallel dazu wurden in den vergangenen Jahren verschiedene Techniken des Hörtrainings entwickelt – allerdings vorwiegend für Schwierigkeiten, die im engeren Sinne mit dem qualitativen Hören zu tun hatten. Wie bei den sensomotorischen Techniken finden sich sowohl übende (»Welcher Vogel singt denn da?«) als auch stimulierende Verfahren, bei denen die Aufmerksamkeit im Hören immer wieder auf bestimmte Frequenzen gelenkt wird.

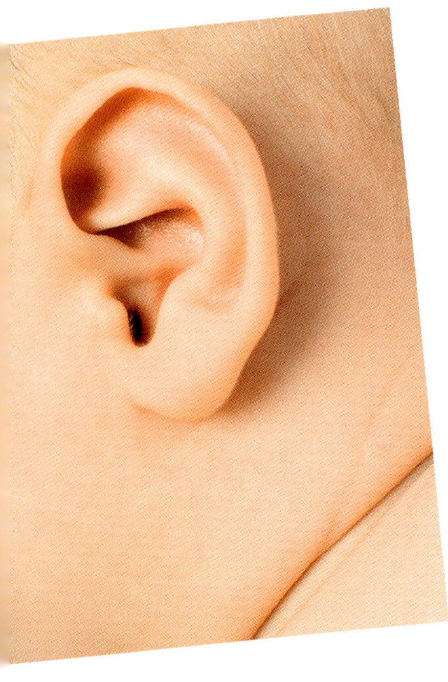

Die Anpassungsfähigkeit des Ohres an unterschiedliche akustische Gegebenheiten ist enorm. Wenn in einem Keller beispielsweise plötzlich das Licht ausgeht und nichts mehr zu sehen ist, schaltet das Ohr sofort auf eine wesentlich höhere Empfindlichkeitsstufe um. Kleinste Geräusche werden gleichsam »gezoomt«, um sie als Ausgleich für das weggefallene Sehen zur

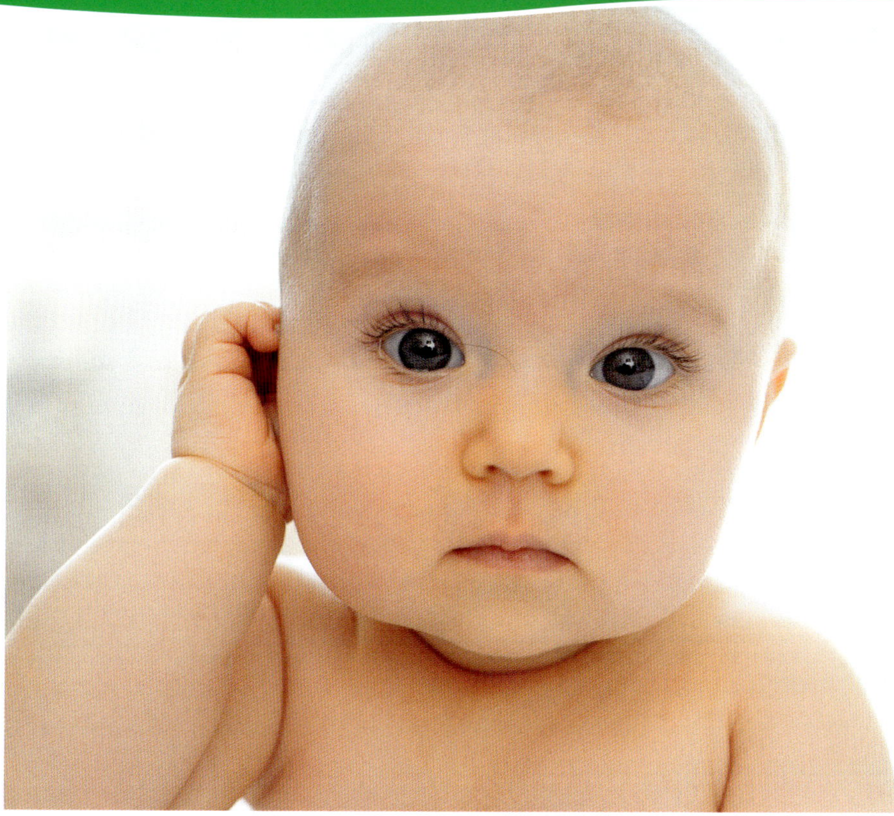

Orientierung zu benutzen. Viele Menschen beginnen dann automatisch damit, mit den Füßen auf dem Boden zu scharren. Je nachdem, wie sich das so entstehende Geräusch anhört, lassen sich Rückschlüsse darauf ziehen, ob noch viel freier Raum vorhanden oder ob eine Wand unmittelbar in der Nähe ist.

Die Fähigkeiten im qualitativen Hören gehen aber noch weiter: In einem Umfeld mit extrem vielen und lauten Signalen vermag das Ohr Geräusche zu dämpfen und sogar zu filtern, sodass sich Stör- und Nutzschall gut voneinander unterscheiden lassen. So ist auch in einer akustisch schwierigen Umgebung (Restaurant, Hauptverkehrsstraße zur Rushhour) eine gute Vorder- und Hintergrunddifferenzierung zu leisten.

Ein weiteres Beispiel: Zwei Personen unterhalten sich, während in einem Nebenraum gut hörbar Musik läuft. Normalerweise kann man sich auf diese akustische Konstellation gut einstellen, solange sich die Situation nicht ändert. Ganz anders verhält es sich, wenn während der Unterhaltung ein Kind ständig die Tür auf- und zumacht – was einen ungleich größeren Störfaktor darstellt. Nicht, weil die Tür auf- und zugeht, sondern weil das Ohr sich ständig wieder neu justieren muss. Sich auf den Gesprächspartner und seine Worte zu konzentrieren, wird dann überaus anstrengend. Die Unterscheidung von Stör- und Nutzschall ist schwierig genug, die wechselnden Nebengeräusche erschweren dies noch weiter.

Dieses Beispiel liefert einen Hinweis darauf, wie einer Person, die nicht gut akkommodieren kann, zu helfen wäre: Man müsste eine künstliche Hörsituation schaffen, bei der beispielsweise Musik akustisch ständig so verändert wird, dass das Ohr permanent nachregulieren und das Akkommodieren üben muss. Dafür kommt es nicht auf den Inhalt der Musik an, sondern auf die präzise Ausgestaltung der verschiedenen akustischen »Milieus« (ein wesentlicher Unterschied zu musiktherapeutischen Ansätzen). Derart gezielt und individuell eingesetzte akustische Reize können die Funktion des Orientierungsorgans dauerhaft verbessern. Aber es geht auch umgekehrt: Hat sich das Hören gut reguliert, steigert sich so auch die Sicherheit im Umgang mit der Schwerkraft und damit die sensomotorische Kompetenz.

Auf dieser Erkenntnis aufbauend wurde in den letzten Jahren ein Verfahren entwickelt, das die Regulierung des Gleichgewichts gezielt beeinflussen kann. Akustische Signale lassen sich so gezielt einsetzen, dass sich eine Dysbalance bei den Gleichgewichtsorganen im Innenohr (Vestibularapparat)

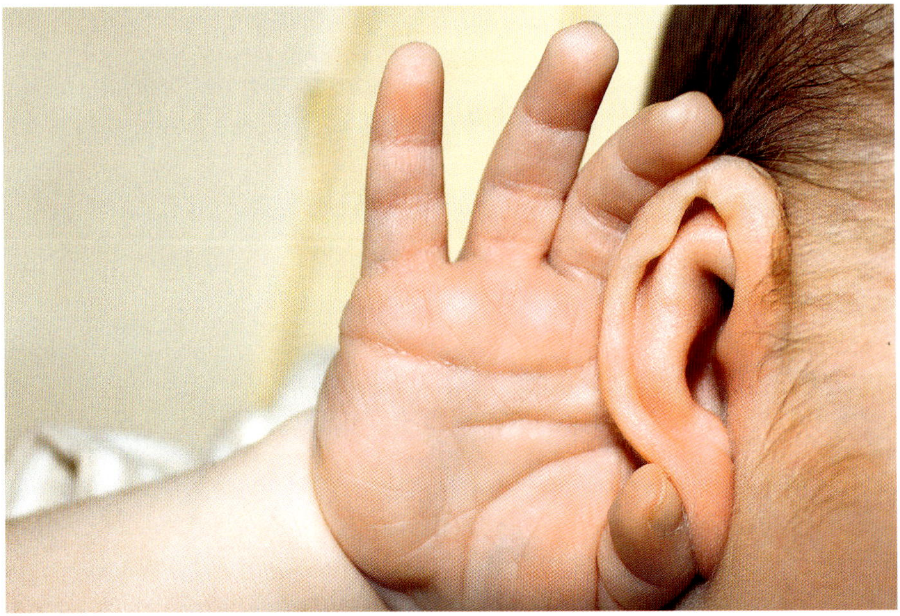

normalisiert und sich die Anpassungsfähigkeit verbessert. Die Messorgane – die Sinneszellen im Innenohr – werden dabei quasi nachgeeicht und neu aufeinander abgestimmt (»EarBalancing«).

Auf diese Weise lässt sich – auch schon im ersten Lebensjahr – eine Kompetenz erwerben, die ein Leben lang vorhält. Wir wissen heute, dass eine sichere Orientierungsfähigkeit im Umgang mit den Herausforderungen des Lebens auch davon abhängt, ob beide Ohren auf denselben Reiz in gleicher Weise reagieren. Bei Bedarf können hier schon sehr früh – aber ebenso gut auch noch in den Jahren danach – die Weichen so gestellt werden, dass das Kind mit einer guten und verlässlichen Orientierung aufwachsen kann. Dann sind Oben und Unten, Links und Rechts, Vorne und Hinten wirklich in Balance und die Voraussetzungen geschaffen, sich körperlich und seelisch mit einem hohen Maß an innerer Verlässlichkeit, Selbstvertrauen und eigener Gestaltungsfähigkeit kraftvoll zu entfalten. Insofern ist eine achtsame Begleitung des Kindes in der Reifezeit des Gleichgewichtssinnes und bei der Entwicklung der Hörverarbeitung ein wichtiger Baustein für einen erfüllten Lebensweg.

Web-Tipp

www.ototraining.de
Noch mehr Informationen über die Möglichkeiten, mit einem individuellen Training die Regulationsfähigkeit des Ohres zu optimieren.

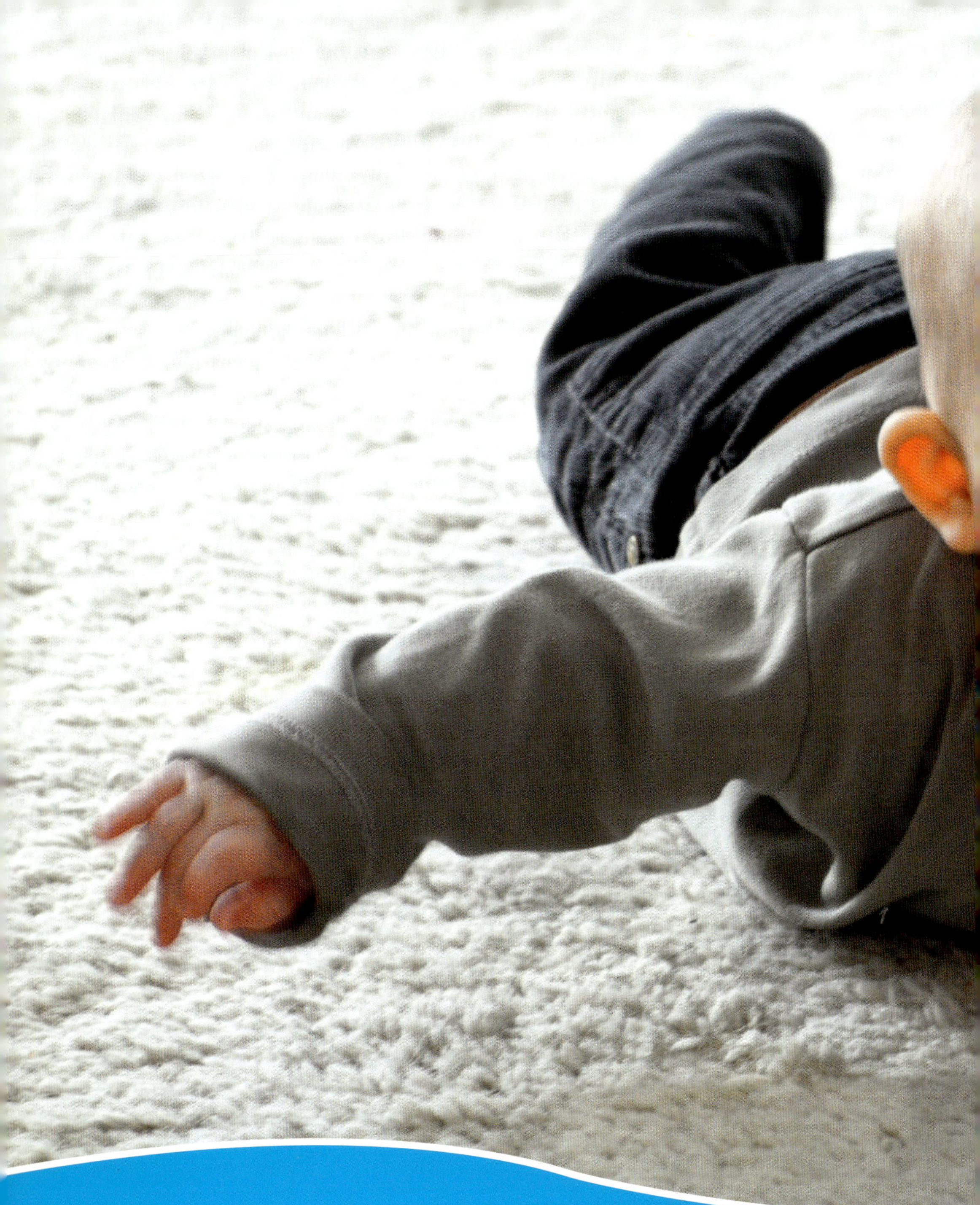

Entwicklung

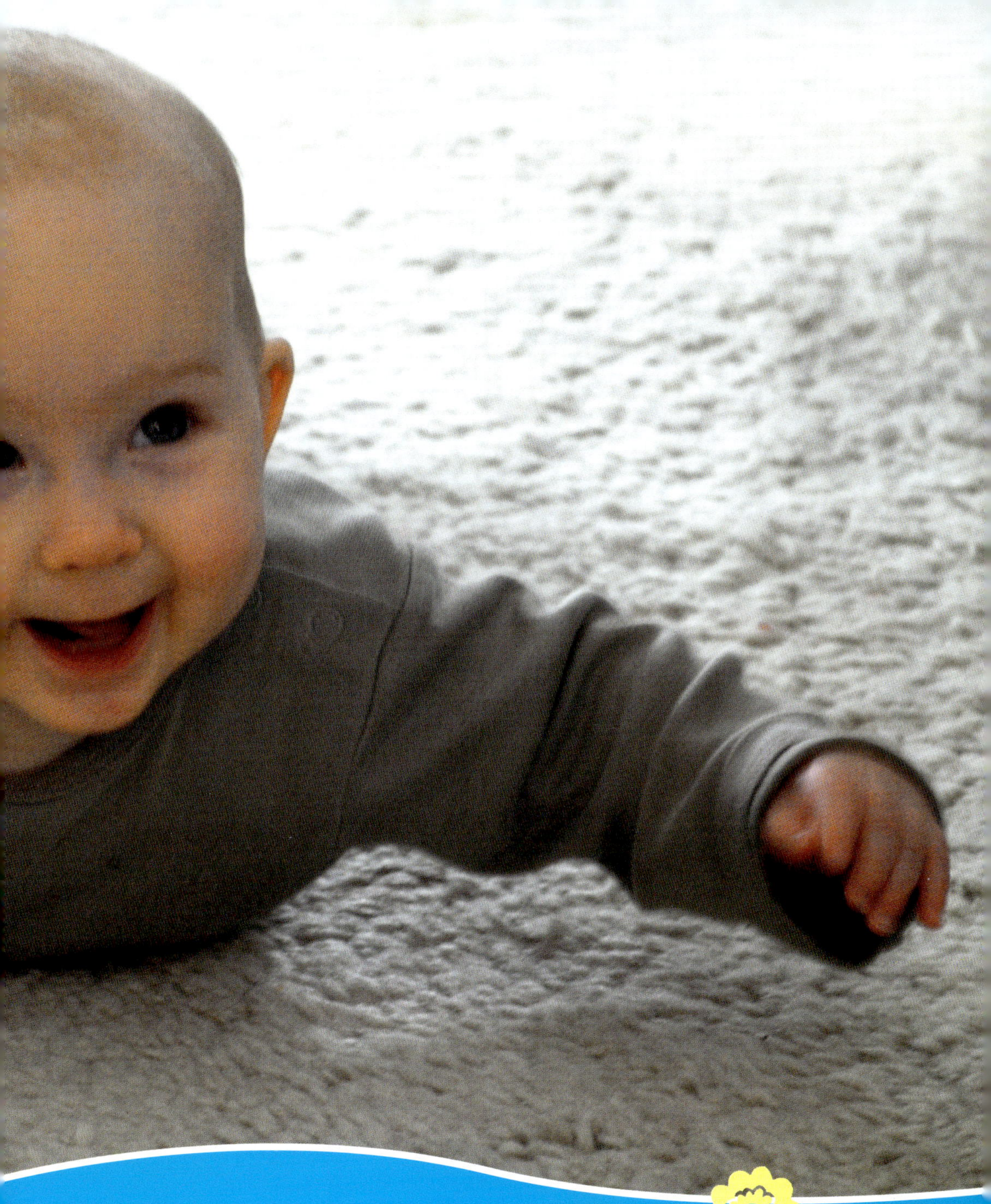

& Förderung

Hab Geduld mit mir!

Birgit Krohmer und
Annette Bopp

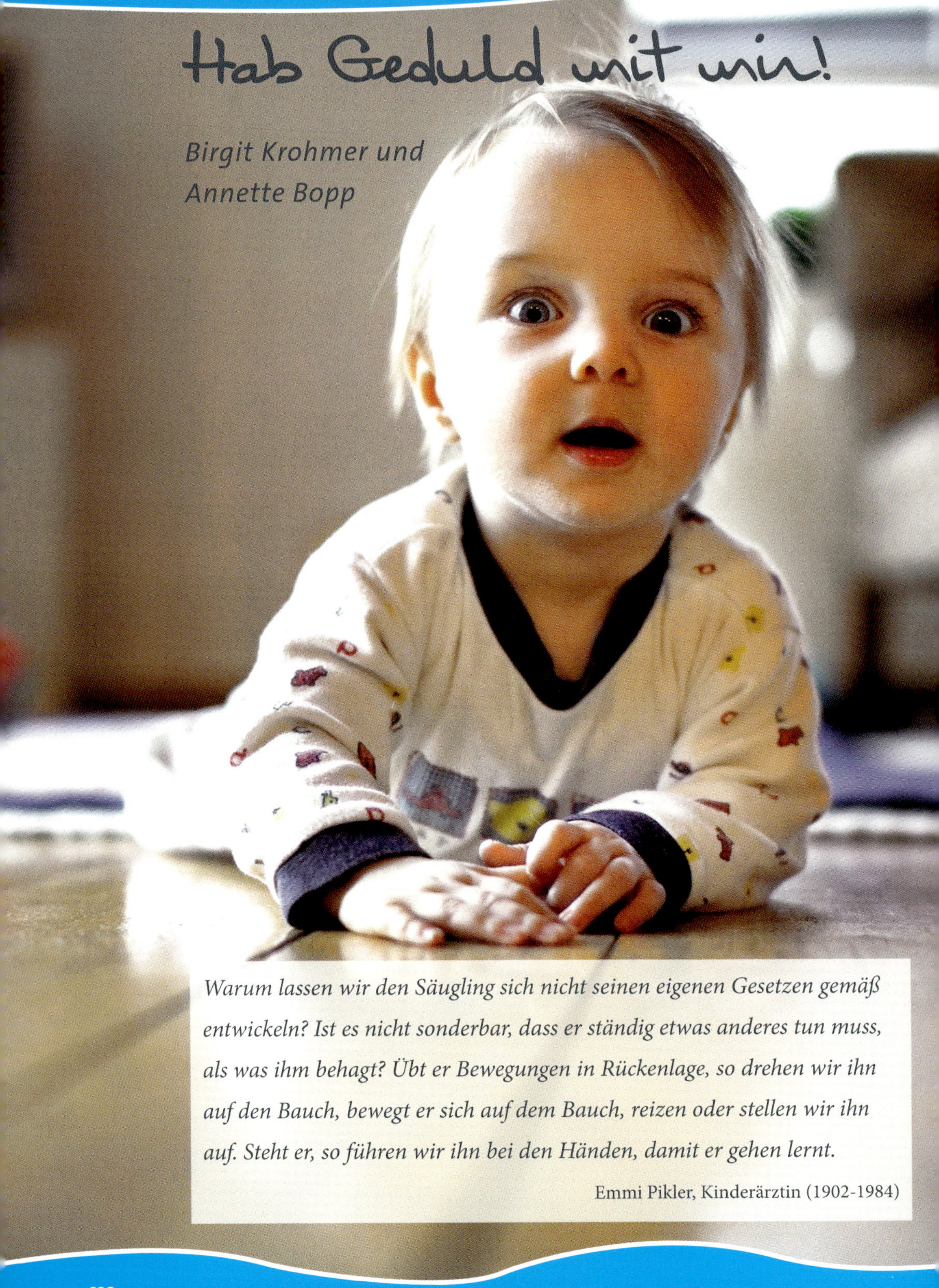

Warum lassen wir den Säugling sich nicht seinen eigenen Gesetzen gemäß entwickeln? Ist es nicht sonderbar, dass er ständig etwas anderes tun muss, als was ihm behagt? Übt er Bewegungen in Rückenlage, so drehen wir ihn auf den Bauch, bewegt er sich auf dem Bauch, reizen oder stellen wir ihn auf. Steht er, so führen wir ihn bei den Händen, damit er gehen lernt.

Emmi Pikler, Kinderärztin (1902-1984)

Die Bewegungsentwicklung des kleinen Kindes

Dass ein Kind aus der Horizontalen in die Vertikale gelangt, aus dem Liegen ins Gehen, ist eine grandiose Leistung. Sie erfolgt Schritt für Schritt – vom Drehen über das Rollen, Robben und Auf-dem-Bauch-Kriechen bis zum Krabbeln, Sitzen, Aufrichten und Stehen. Erwachsene haben meist nur das Ziel vor Augen – das Gehen – und übersehen, wie sinnvoll und notwendig die verschiedenen Zwischenschritte sind. Ein Kind spürt selbst, wann es reif ist für den nächsten Entwicklungsschritt, und wenn Sie es nur lassen, wird es von ganz allein aus dem Liegen in die Aufrichtung und zum Gehen gelangen.

Stattdessen werden die meisten Kinder jedoch viel zu früh in irgendwelche Positionen gebracht, die ihnen weder guttun noch ihrem derzeitigen Entwicklungsstand entsprechen, geschweige denn, dass sie diese Positionen auch wirklich nutzen könnten. Bis ein Kind frei gehen kann, dauert es meist ungefähr ein bis zwei Jahre – je nachdem, welche Konstitution das Kind hat und wie ungestört es sich entwickeln darf.

Der Bericht einer Mutter:

»Vor einem Jahr erzählte mir meine Freundin Sibylle begeistert: ›Stell dir vor, Valentin sitzt schon – dabei ist er doch erst vier Monate alt!‹ Natürlich ist Valentin das Musterkind schlechthin! Eines, das alles viel früher kann als andere Babys. Sibylle ist mächtig stolz darauf. Meine Tochter Lisa dagegen ist ein ziemlicher Versager. Sie brauchte satte neun Monate, bis sie sich bequemte, frei zu sitzen! Und sie war über 15 Monate alt, als sie ihren ersten eigenständigen Schritt tat. Sie nimmt keinerlei Rücksicht auf meine mütterlichen Bedürfnisse, mit ihren Leistungen angeben zu können, sie entwickelt sich langsam, dafür gründlich. Was sie versucht, übt sie so lange, bis es wirklich klappt. Wochenlang probte sie beispielsweise das Gehen im ›Bärengang‹ – einer Mischung aus Krabbeln und Laufen. Auf allen vieren wackelte sie quer durch die ganze Wohnung, binnen Kurzem sogar erstaunlich schnell. Danach hielt sie sich lange Zeit irgendwo fest, wenn sie sich auf ihre zwei Beinchen stellte, hangelte sich so an Couchtisch und Sofa entlang, immer wieder und mit Inbrunst. Inzwischen läuft Lisa mühelos und sicher über Stock und Stein, und wenn sie sich hinsetzt, tut sie das mit pfeilgerade aufgerichtetem Rücken. Ihre Bewegungen sind harmonisch und anmutig. Aber für alles braucht sie ihre Zeit.

Im mütterlichen Wettrennen um das sich am schnellsten entwickelnde Kind konnte ich also nie mithalten. Zum Glück. Denn vor wenigen Tagen – Valentin ist inzwischen knapp über ein Jahr alt – rief Sibylle mich ziemlich aufgelöst an: ›Wir waren gerade beim Kinderarzt. Stell dir vor, Valentin muss jetzt jede Woche zweimal zur Krankengymnastin! Seine Rückenmuskeln sind zu schwach, er hält sich falsch, wir müssen täglich Gymnastik machen, damit er nicht krumm wird.‹«

Sibylle und ihr Sohn sind kein Einzelfall. Es gibt Eltern, die einen ausgeprägten Ehrgeiz haben, dass ihr Sprössling alles viel früher kann als andere. Sie ermuntern ihr Kind zu Taten, für die es noch gar nicht reif ist. Sie stopfen ihm Kissen in den Rücken und setzen es auf, obwohl es das von selbst noch nicht tun würde und auch gar nicht dazu in der Lage ist, den Oberkörper selbst stabil zu halten. Sie reichen ihm einen Finger und führen es an der Hand durch die Wohnung, sobald es sich an Tisch-, Stuhl- oder Regalkanten hochzieht. »Es läuft!« erzählen sie dann mit stolzgeschwellter Brust, »schon mit acht Monaten!«

Lassen statt helfen

Wenn ein Kind sich nicht seiner Entwicklung gemäß bewegen darf, sondern in Haltungen gezwungen wird, die seiner Entwicklung vorauseilen, können sich seine Muskeln nicht so aufbauen, wie es erforderlich wäre. Viel zu früh wird es genötigt, Muskeln am Rumpf und an den Beinen in Anspruch zu nehmen, die es noch gar nicht richtig ausgebildet hat. Kein Kind hat schon mit fünf Monaten ausreichend Stabilität und Kraft zum freien Sitzen. Und kein an beiden Händen geführtes Kind bekommt ein sicheres Gefühl für die Balance auf zwei kleinen Füßen. Es vertraut darauf, dass ständig jemand da ist, an dem es sich festhalten kann. Natürlich will es laufen wie seine großen Vorbilder. Der Anreiz, es gründlich zu lernen, entfällt jedoch. Denn es ist ja immer jemand da, der es führt. Solche Kinder fallen häufiger als andere und tun sich insgesamt schwerer, auf eigenen Beinen zu stehen. Eltern, die ihr Kind dazu anhalten, sich möglichst früh aufzurichten und aufzustehen, erreichen damit also genau das Gegenteil ihrer Absichten: Das Kind wird unsicherer anstatt sicherer, es braucht länger, bis es frei sitzen, stehen und gehen kann. Sogar Haltungsschäden können sich ausbilden, die dann mit kostspieliger und mühsamer Krankengymnastik therapiert werden müssen.

Mehr noch: Eltern manövrieren ihr Kind damit in eine Abhängigkeit, weil sie es in Lagen bringen, die es selbst weder einnehmen noch ausnutzen und auch nicht verlassen kann. Ein Kind, das sich selbstständig aufgesetzt hat, kann sich jederzeit wieder alleine hinlegen. Ein Säugling, der aufgesetzt wurde, ohne dass er diese Position selbstständig wieder verlassen kann, ist gezwungen, so lange sitzen zu bleiben, bis ihm der Erwachsene in eine andere Lage verhilft. Versucht er, ein Spielzeug zu erreichen, verliert er unter Umständen das Gleichgewicht, kippt um und tut sich womöglich weh. Er wird durch diese Erfahrung unsicher und ängstlich, fühlt sich hilflos und überfordert. Umgekehrt werden Erwachsene den ständigen »Service« am Kind meist bald leid – das Kind versteht jedoch keineswegs, warum die vorher so bereitwillig angebotene Hilfe nicht ständig verfügbar ist. Aus gut gemeinter Ermunterung wird so eine für beide Seiten gleichermaßen ungute Abhängigkeit.

Was passiert bei solchen Erfahrungen mit dem Selbstbild des Kindes? Es prägt sich ein, dass der Erwachsene ihm alles zeigen muss, dass es nicht alleine lernen kann. Aber nur selbstbestimmtes Lernen führt zu einem gesunden Selbstbewusstsein! Ein Kind, das hingesetzt wird, obwohl es das von alleine noch nicht kann, findet den freien Blick auf seine Umgebung höchst attraktiv – muss es sich dann doch selbst nicht mehr dafür anstrengen. Es verliert das Interesse, am Boden zu spielen und sich die Aufrichtung in die

Ein Baby, das sich frei bewegen darf, hat ganz von allein den Drang, seine Umgebung zu erkunden.

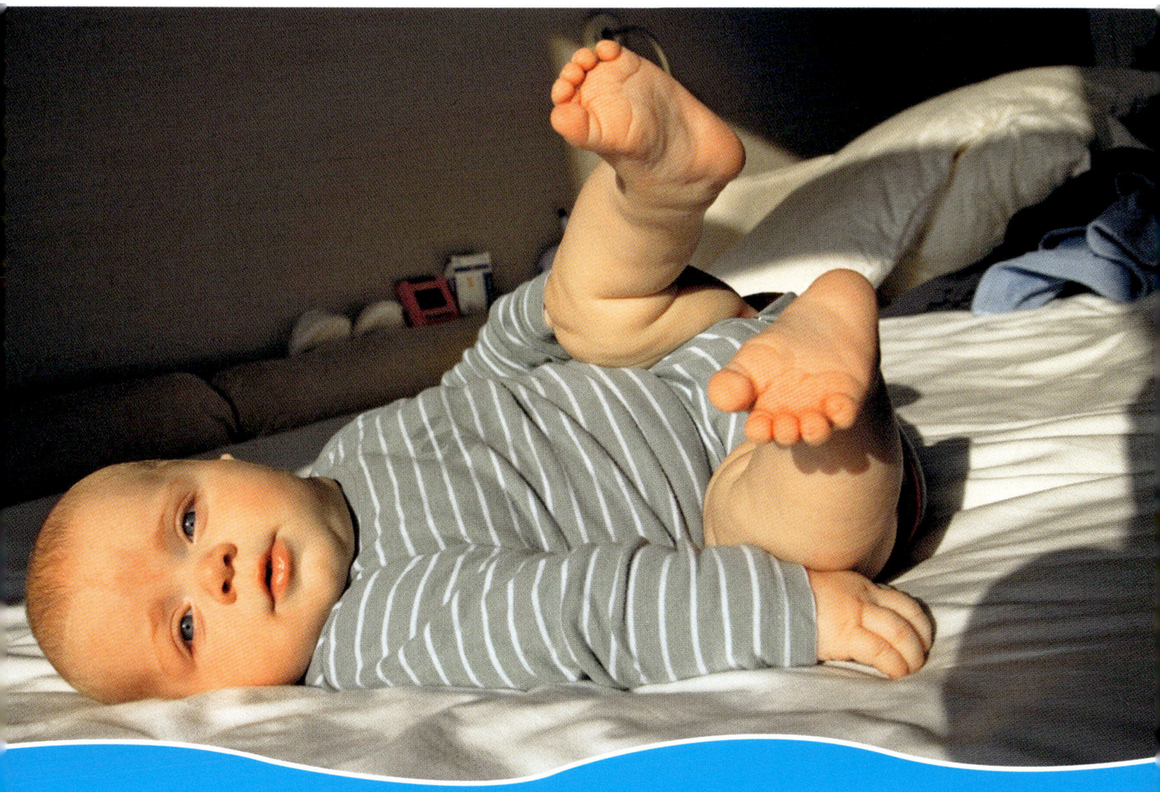

Senkrechte durch Kriechen und Krabbeln, Festhalten und Hochziehen von der Horizontalen aus selbst zu erarbeiten. Mehr noch: Wird es von Erwachsenen in eine Lage gebracht, die es selbst noch nicht einnehmen kann, vermag es diese auch nicht eigenständig zu verlassen – so entsteht Abhängigkeit. Denn der Erwachsene muss jedes Mal, wenn das Kind seine Lage verändern möchte, herbeieilen, um ihm dabei zu helfen.

Es ist so einfach, dem Kind eine gesunde Bewegungsentwicklung und damit auch eine einwandfreie Haltung sowie ein selbstbewusstes Lernen zu ermöglichen. Die Zauberworte dafür heißen: Raum, Ruhe und Zeit lassen. Wenn Babys sprechen könnten, würden sie ihren Eltern täglich viele Male sagen: »Lass mich doch! Lass mir Zeit, es selbst zu tun, und störe mich nicht dauernd beim Üben!«

Eltern, die sich ständig in die Bewegungsversuche ihres Kindes einmischen, hindern es daran, selbst aktiv zu werden. Seine Neugier erlahmt, es wird träge und gewöhnt sich daran, dass Mutter oder Vater ständig zur Stelle sind, um ihm irgendwelche Dienste zu leisten. Dann sind Eltern auf dem besten Wege, sich einen »kleinen Tyrannen« heranzuziehen.

Selbst gut gemeinte Hilfe und Förderung ist eher dazu angetan, das Kind von seiner natürlichen Entwicklung abzuhalten und es anders zu orientieren, als es in dieser Phase für das Kind stimmig ist.

Ein Kind braucht Zeit. Für alles. Hektik, Unruhe, ein vom Terminplan diktierter Tagesablauf, bei dem alles wie am Schnürchen klappen muss, ist Gift für ein Kleinkind. Was es von Mutter, Vater oder seiner Betreuungsperson am allermeisten braucht – außer Liebe – ist Geduld und Respekt vor seinen unermüdlichen Lernversuchen. Das sind die wichtigsten elterlichen Tugenden. Es kostet unendlich viel Geduld, dem Kind die nötige Zeit zu lassen, damit es sich seinen Anlagen gemäß entwickeln kann. Es bedeutet, sich selbst und seine Erwartungen bewusst zurückzunehmen, um das Kind nicht von außen zu beeinflussen. Der Lohn ist ein Kind, das sich selbst erfahren und kennenlernen, das Selbstvertrauen entwickeln durfte. Solche Kinder können generell viel mehr mit sich anfangen, ruhig für sich sein und sich konzentriert in ein Spiel vertiefen, weil sie gar nicht erst in die Abhängigkeit geraten, auf die Hilfe des Erwachsenen angewiesen zu sein.

Diese Geduld aufzubringen, fällt anfangs gar nicht so leicht. Es gehört eine gute Portion Selbstsicherheit dazu, ein instinktives Wissen darum, dass es richtig ist, das Kind gewähren zu lassen. Wenn ständig Omas und Opas, Tanten und Onkel, Väter, Partnerinnen oder andere Bekannte den Umgang mit dem Kind mit einander widersprechenden Rat- und Vorschlägen beeinflussen, ist es oft mühsam, diesen Weg zu gehen. Wenn Sie solchen Mut aufbringen, werden Sie jedoch reich beschenkt: Beobachten zu dürfen, wie sich

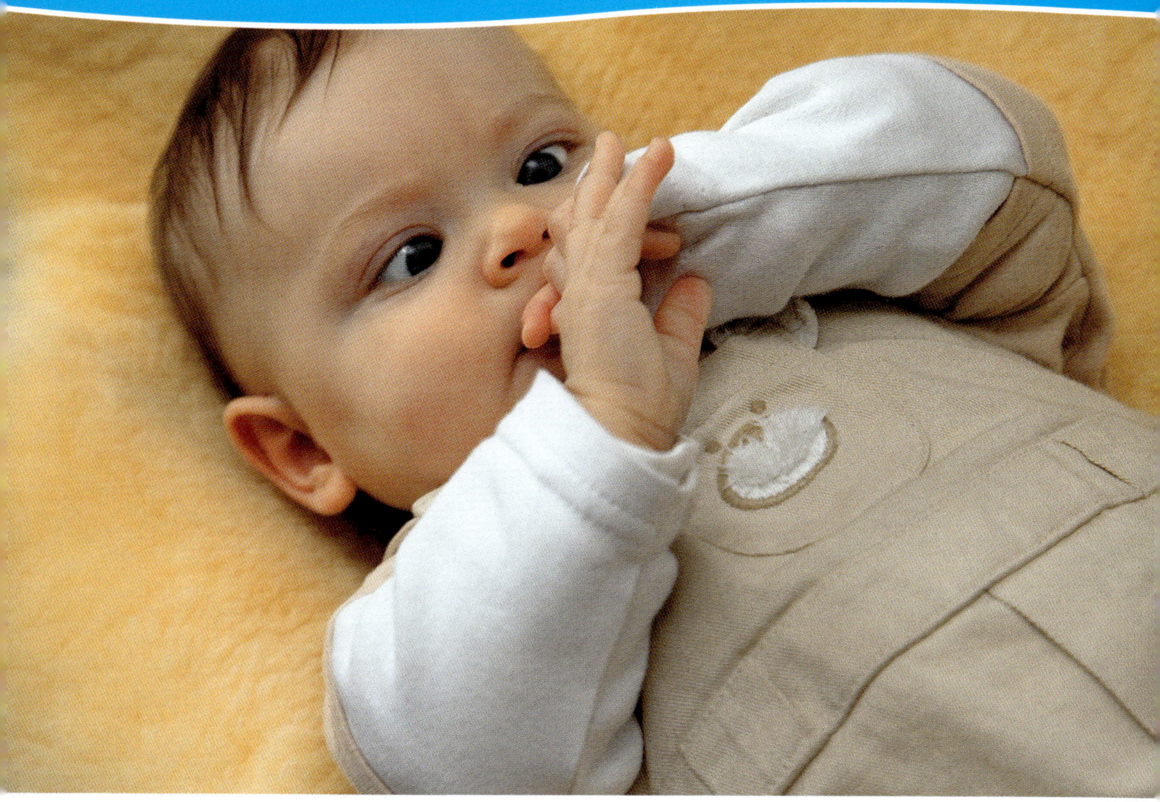

ein Kind die Welt erobert, eröffnet auch Erwachsenen ganz neue Ansichten und Einsichten. Mit jedem Schritt, den das Baby in seiner Entwicklung vollzieht, gibt es auch für den Erwachsenen etwas Neues zu entdecken.

Die Hände sind das schönste Spielzeug in den ersten Lebensmonaten – und gehen nie verloren!

Bewegung entwickelt sich von Anfang an

Bewegungsentwicklung beginnt mit der Geburt: Die Händchen finden zum Mund, werden zum Saugen und Betrachten entdeckt, können sich öffnen und schließen. Auch kann das Baby beide Hände in der Mitte zusammenführen und ebenso die Arme in die Weite auseinanderbreiten – Fähigkeiten, die die Grundlage bilden für jegliches Hantieren. Unglaublich, was Hände und Finger alles können! Sie lassen sich drehen und wenden, beugen und strecken. Sie kommen und gehen, können fliegen und zu Boden gleiten. Und – dies vor allem – sie sind ständig verfügbar, sie sind immer erreichbar, sie können nicht aus dem Bett fallen, sie gehen nie verloren. Ein Baby kann stundenlang mit den eigenen Händchen spielen – wenn man es nur lässt, wenn

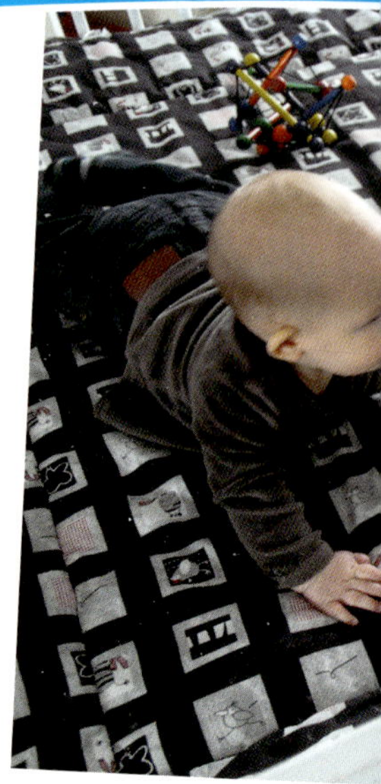

nicht ständig etwas anderes passiert, was die Aufmerksamkeit von diesem wunderbaren Spiel ablenkt (siehe Seite 361).

Ein in Ruhe aufwachender Säugling räkelt, reckt und streckt sich – Wellness pur für den ganzen Leib! Lassen Sie dem Kind diese Freude! Nehmen Sie es nicht sofort auf, wenn Sie merken, dass es wach geworden ist. Das Kind kommt bei diesem Räkeln zu sich und erfährt Wohlgefühl durch seine eigene Bewegung – ganz ohne weiteres Zutun des Erwachsenen. Sein Bett wird dadurch zu einem Ort des Behagens, in das es sich nach der anregenden Zeit der Pflege und der Kommunikation mit dem Erwachsenen gern wieder zurücklegen lässt.

Alle Bewegungen des Babys – Strampeln, Zappeln, rudernde Armbewegungen – haben ihren Sinn. Das Kind erhält dabei ein Gefühl für den eigenen Körper und seine Dimensionen, es erspürt seine Beweglichkeit und trainiert die Muskeln. Was für ein Erlebnis stellt es für einen Säugling dar, die eigenen Beine zu entdecken! Beine, die zu ihm gehören, an denen sogar noch ein Fuß ist, dessen Zehen es in den Mund nehmen kann! Und was für ein Wunder, dass die eigene Hand fühlbar über das Bein streichen kann! Solche Erfahrungen können Babys nur machen, wenn sie auf dem Rücken liegen. Dann können sie den Kopf drehen, haben Hände und Beinchen frei und können »alle viere« ergreifen und betrachten.

Viele Eltern legen ihr Kind jedoch schon in den ersten Lebenswochen in seinen Wachzeiten auf den Bauch, um die Nackenmuskulatur zu stärken und dem Kind somit zu ermöglichen, den Kopf besser halten und steuern zu können. Ein auf dem Bauch liegender Säugling befindet sich aber zunächst in einer Zwangslage, aus der er sich noch nicht befreien kann – er kann sich ja noch nicht drehen. Die Händchen liegen rechts und links neben dem zur Seite gedrehten Kopf, sodass das Kind immer nur eine Hand sieht. In Bauchlage hat das Kind kein natürliches Blickfeld, und es kann auch nicht das Gesicht der Person sehen, die an sein Bett tritt, sondern allenfalls deren Schuhe.

Das Kind wird in der Bauchlage animiert, früher den Kopf zu heben – aber wozu? Und was verpasst es stattdessen? Die Hände können nicht zueinander kommen und mit den Augen koordiniert werden – Voraussetzung für das Greifen und letztlich für jede gezielte Tätigkeit. Den Kopf zu heben, lernt das Kind im Aufrichteprozess später nebenbei – dann, wenn die Nacken- und Rückenmuskulatur durch die vielfältigen Bewegungen in Rücken-

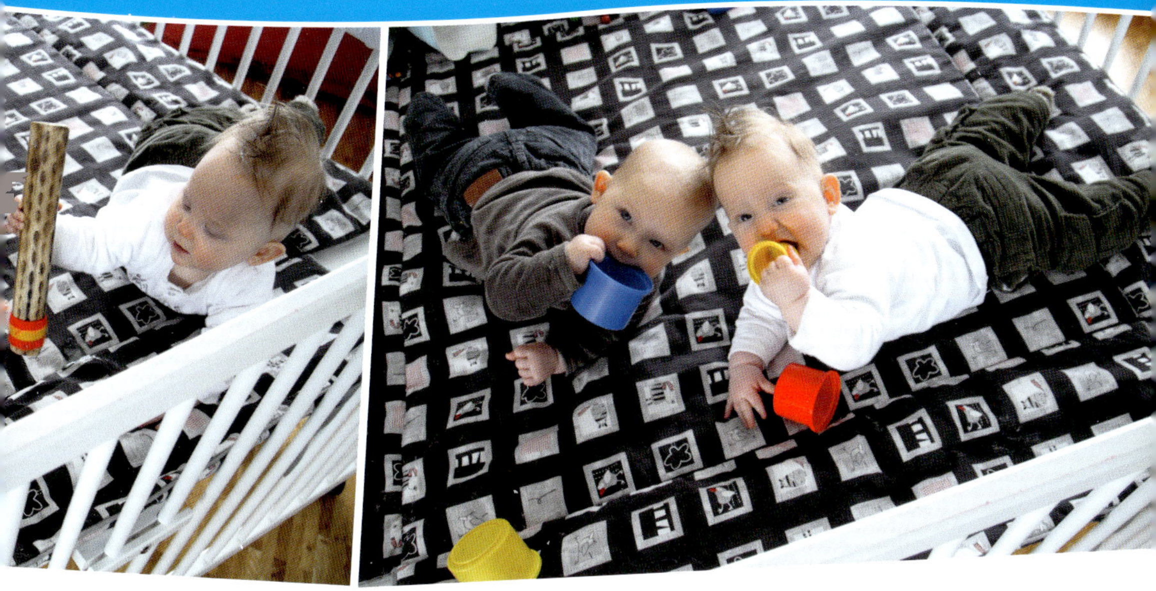

Das Spielgitter – ein sicherer »Arbeitsplatz« im ersten Lebensjahr!

lage bereits kräftiger ist und den Kopf tragen kann. Dann dreht es sich auch von selbst auf den Bauch. Legen Sie Ihr Kind bis dahin also konsequent auf den Rücken: zum Einschlafen, für das Päuschen zwischendurch, zum Spielen auf einer Decke oder später im Spielgitter sowie beim Spazierengehen im Kinderwagen.

Der richtige Aufenthaltsort

Babys brauchen immer ein bisschen mehr Platz, als sie gerade für ihre Bewegungen ausnutzen. Zunächst ist das die Wiege, der Stubenwagen, das Kinderbett. Ausgehend von der Geborgenheit des Bettchens wachsen die äußeren Grenzen des Aufenthaltsortes mit den Fähigkeiten des Kindes. Wenn es beginnt, sich zur Seite zu drehen, will und braucht es mehr Bewegungsfreiheit. Aber nicht zu viel, sonst fühlt es sich einsam und verloren. Das ist der richtige Zeitpunkt für ein geräumiges Spielgitter. Um dem Kind darin noch einen geschützten Raum zu bieten, können Sie an zwei Seiten des Gitters eine Decke befestigen, die den Innenraum abschirmt. So kann das Kind wählen, ob es sich in seine »Höhle« zurückzieht oder nach außen orientiert am Familienleben teilnimmt.

Manche Eltern haben die Sorge, dass ein Spielgitter das Kind zu sehr einengt und aufgrund seiner Gitterstruktur »gefängnisartig« wirkt. Ein Säugling, der einfach nur auf einer Decke mitten im Raum liegt, wirkt jedoch häufig etwas verloren. Er ist mehr damit beschäftigt, sich zu orientieren, und zu beobachten, was alle anderen um ihn herum tun, als dass er sich mit sich selbst abgibt. Er wird abgelenkt von dem, was in dieser Zeit eigentlich dran ist: sich und seine Bewegungsmöglichkeiten weiter zu erkunden. Ein Spielgitter dagegen ist wie ein kleines Paradies, in dem das Kind alles darf und nichts verkehrt machen kann.

Jede Begrenzung kann auf zweierlei Weise erlebt werden: einengend oder beschützend. Einengend ist sie nur dann, wenn das Kind zu wenig Spielraum hat oder vorher anderes gewöhnt war. Wenn das Spielgitter erst zum Einsatz kommt, weil das Kind beispielsweise den CD-Ständer ausräumt und die CDs zerkratzt, und Sie es dann in einen Bereich verbannen wollen, in dem es keinen Schaden anrichten kann, muss es das Spielgitter zwangsläufig als Strafraum und einschränkend empfinden. Legen Sie das Kind jedoch gleich nachdem es dem Stubenwagen entwachsen ist, in seinen Wachzeiten in das Spielgitter, erlebt es dieses als Erweiterung und freut sich, sein eigenes Reich zu haben. Es fühlt sich weder eingeengt noch eingesperrt. Es kann dort ungestört über längere Zeit tätig sein, ohne etwas falsch zu machen. Für die Erwachsenen ist das Spielgitter ebenfalls entlastend – sie können, während das Kind darin spielt, ihren anderen Aufgaben nachgehen. Das Kind fühlt sich währenddessen geborgen und ist keiner Gefahr ausgesetzt. Ein Spielgitter schafft Freiraum für das Kind und Freizeit für die Erwachsenen! Es kann in Sicht- und Rufweite der im Haushalt tätigen Person aufgestellt werden, sodass das Baby am alltäglichen Leben teilnimmt, ohne zu stören und gestört zu werden. Es kann sich frei bewegen, ohne dass ständig jemand aufpassen muss.

Ein gutes Spielgitter ist aus Holz gefertigt und hat eine Seitenlänge von mindestens 1,20 Meter. Es gibt sehr komfortable Modelle, bei denen der Boden in der Höhe verstellbar ist. In der Anfangszeit, wenn das Baby sich noch nicht aufrichtet, wird er relativ hoch eingestellt und dann mit zunehmender Beweglichkeit des Kindes immer weiter abgesenkt. Der Boden schützt vor kalten Fußböden oder im Garten vor feuchter und kalter Erde. Ein glatter Holzboden unterstützt das Kind, wenn es anfängt, zu rollen oder zu robben, wogegen ein Schaumstoffpolster auf dem Boden es bei seinen Fortbewegungsbemühungen eher hindert.

Legen Sie ein Tüchlein und ein Stoffpüppchen in das Spielgitter – zum Kuscheln und als weiches Spielzeug. Später können auch andere Gegenstände hinzukommen.

Machen Sie sich keine Sorgen, wenn das Kind anfängt, den Kopf von der Unterlage abzuheben, sich hochzuziehen, dabei umfällt und sich an den Stäben stößt oder mit dem Kopf auch mal unsanft auf dem Boden aufkommt. Es

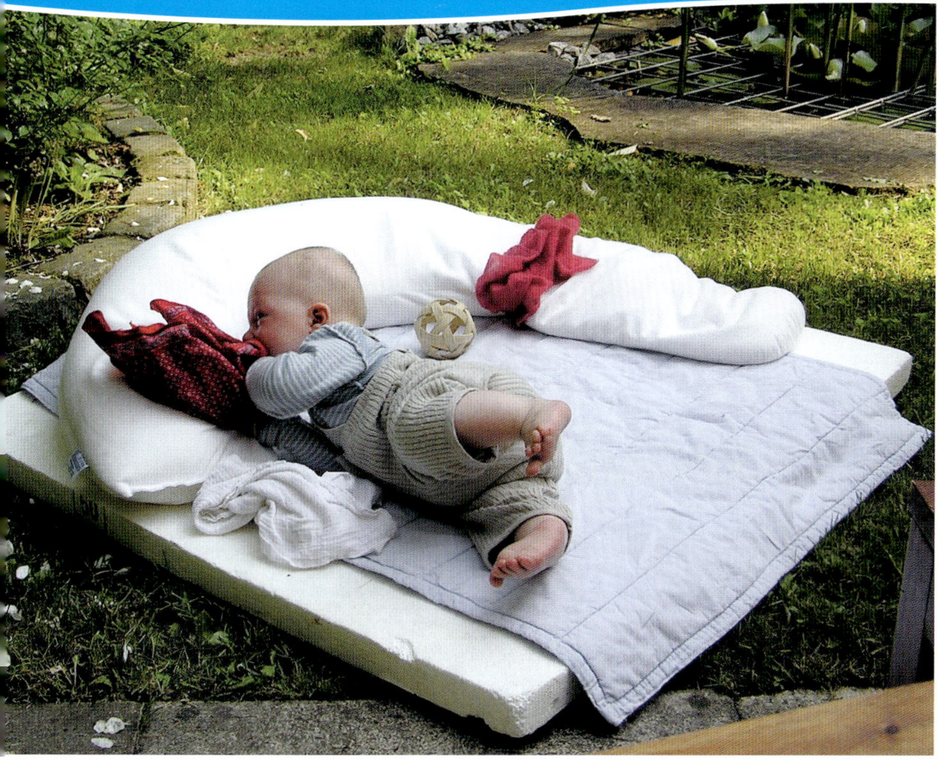

Ein improvisierter Garten-»Arbeitsplatz« – schattig und im Blickfeld der Eltern: Styropor-Unterlage, Decke, Tüchlein, Flechtball. Ein Stillkissen begrenzt den Bewegungsraum.

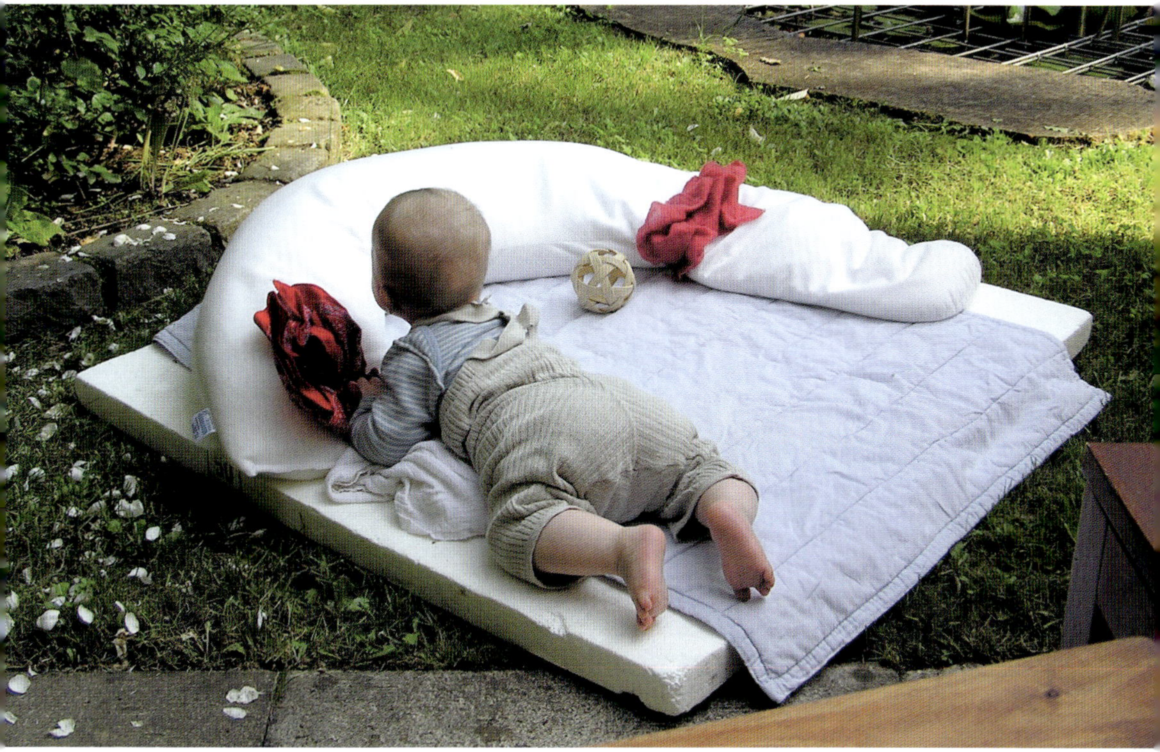

lernt dabei, achtsam zu sein und behutsam mit sich umzugehen. Geben Sie ihm die Chance, dies zu erfahren, und lassen Sie kleine »Gefahren« zu! Kein Spielgitter hat scharfe Kanten oder ist so hart, dass das Kind sich ernsthaft verletzen könnte. Lassen Sie es in diesem Alter die für das ganze Leben wichtige Erfahrung machen, dass es bei seinen Bewegungen vorsichtig sein muss, und dass ihm etwas im Wege stehen kann. Ein Kind muss fallen dürfen, damit es später ein Gefühl für sein Gleichgewicht und den sicheren Stand entwickelt. Das Fallen übt es am besten dort, wo ihm nichts passieren kann. Es wird sich sonst später umso schlimmer verletzen, weil es seine Geschicklichkeit nicht ausbilden konnte. Sie werden feststellen, dass ein Kind es nicht schlimm findet, wenn es einmal fällt – im Gegenteil, es richtet sich einfach wieder auf und probiert nicht selten das Ganze gleich noch einmal.

Fallen und wieder aufstehen sind Motive, die uns das ganze Leben begleiten. Es ist eine ermutigende und das Selbstbewusstsein stärkende Prägung, wenn schon das kleine Kind erleben darf, dass es nach jedem Fallen wieder alleine hochkommt. Eine echte Vorbereitung für das weitere Leben!

Drehen, robben, wälzen, »fliegen«

Babys sind schon mit wenigen Monaten sehr aktiv: Aus der Rückenlage dreht das Kind zuerst den Kopf zur Seite. Sobald die Händchen zueinander gefunden haben und das Kind mit beiden Händen spielt, kann es mit der einen Hand über die Mitte greifen und sich so auf die Seite legen. Das geschieht meistens zufällig, manchmal dreht sich das Kind dabei so schwungvoll um, dass es auf dem Bauch landet – dann aber nicht mehr zurückfindet. Wenn ihm diese Lage unangenehm wird, sollten Sie es sanft wieder auf den Rücken legen. Schauen Sie aber genau hin, ob es gerade daran arbeitet, sein Ärmchen, das es unter dem Rumpf »eingeklemmt« hat, wieder zu befreien. Wenn ja, brauchen Sie nichts zu tun – lassen Sie das Kind ruhig üben.

Es kann auch schon den Platz wechseln, indem es sich auf dem Rücken liegend kopfwärts schlängelt. Es dehnt dabei die Rumpfmuskulatur bzw. zieht sie zusammen. Manchmal helfen die Füßchen mit, vor allem, wenn es sich seitwärts schiebt und somit rund um den großen Kopf herum kreist.

Die Seitlage eröffnet dem Kind einen größeren Radius – es kann Gegenstände greifen, die in seiner Nähe liegen, diese zu sich heranholen, um sie genauer zu untersuchen. Ist die Neugierde befriedigt, legt es die Dinge wieder seitlich ab. Es versucht auch, Gegenstände zu erreichen, die weiter entfernt liegen – und es reckt und streckt sich dabei zu ungeahnter Länge.

Irgendwann ist es dann so weit: Es kann sich nicht nur eigenständig auf den Bauch drehen, sondern auch wieder zurück in die Rückenlage. Das ist der Beginn für das Rollen und Wälzen.

Aus der Seit- oder Bauchlage kann sich das Kind auf dem Unterarm und mit der Hand etwas hochstützen und so einen besseren Überblick über seine Umgebung gewinnen. Oder es kann, ebenfalls auf den Unterarm gestützt, mit der anderen Hand einen Gegenstand ergreifen, diesen in der Luft schütteln oder wegwerfen. Im Strecken und Überkreuzen der Arme und Beine bahnen sich bereits die Bewegungsmuster für das Kriechen und Krabbeln an.

Gerne hebt das auf dem Bauch liegende Kind den Kopf in die Höhe und streckt beide Arme und Beine gleichzeitig in die Luft. Das sieht beinahe so aus, als wolle das Kind »fliegen« oder schaukeln, und es kann gar nicht genug davon bekommen, dies immer und immer wieder zu tun. Zwischendurch legt es den Kopf auf dem Boden ab, ruht etwas aus, um dann wieder von Neuem zu »fliegen«.

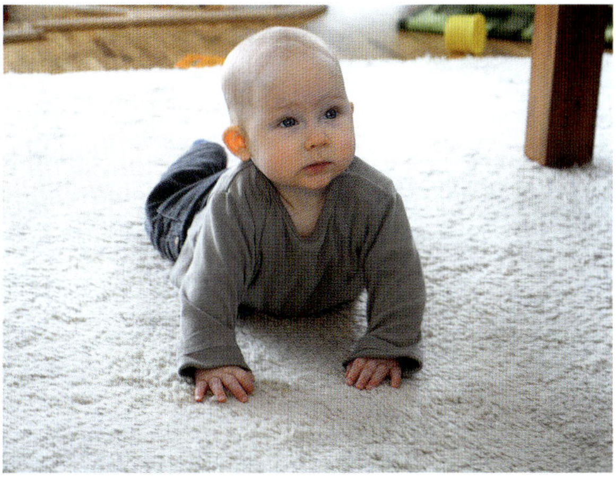

Robben, kriechen, »fliegen« – immer wieder von Neuem!

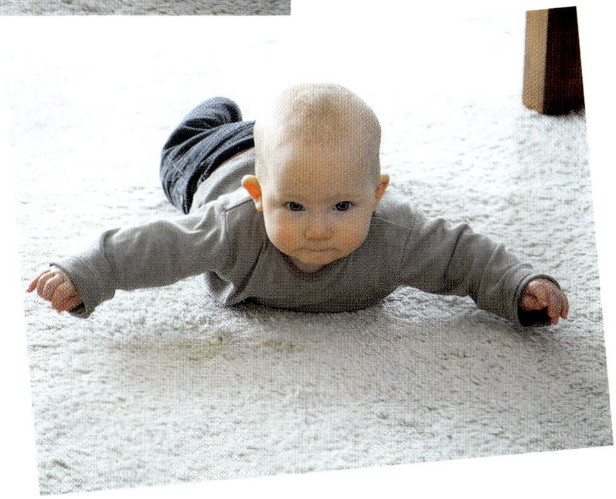

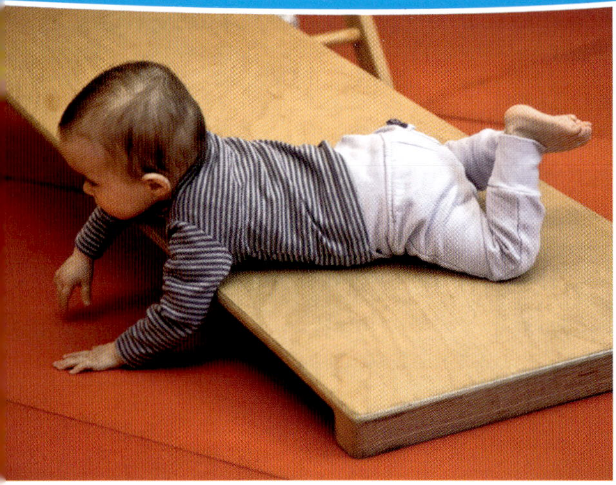

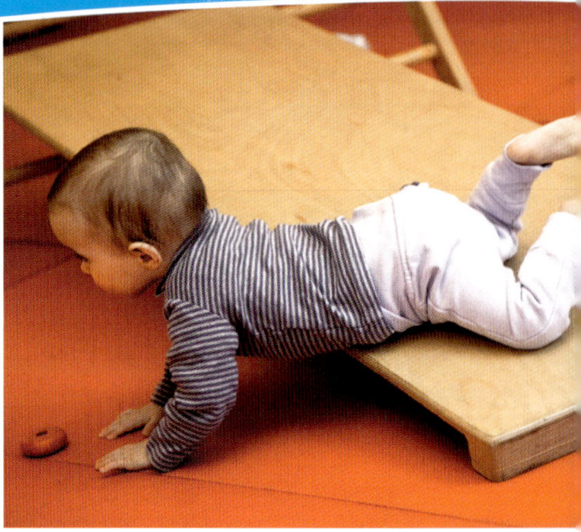

Kleine Kinder brauchen große Dinge – z.B. ein Holzbrett als schiefe Ebene zum Rauf- und Runterkrabbeln.

Je nach Bewegungsdrang braucht ein Kind jetzt mehr Platz, als es ein kleines Spielgitter bietet; wenn dieses zu eng wird, kann es sich dort nur noch hochziehen und stehen. Sie können nun einen Teil des Wohnzimmers mit einem Gitter abtrennen oder ein einzelnes Zimmer der Wohnung als Spielbereich gestalten und ihn mit einem Türgitter kindersicher machen. So hat das Kind genügend überschaubaren Freiraum. Für eine gesunde Entwicklung braucht es genügend Platz, um die verschiedenen Zwischenstufen auf allen vieren zu durchlaufen, bis zur Aufrichtung und zum freien Gehen.

Kriechen und krabbeln

Beginnt das Kind zu kriechen und zu krabbeln, können Sie ihm ein Podest in seinen Spielbereich stellen. Idealerweise ist das eine ca. 20 Zentimeter hohe Holzkiste mit einer Seitenlänge von 80 x 80 Zentimeter. Zunächst stellt Ihr Kind wahrscheinlich verschiedene Gegenstände auf das Podest und schubst diese mit großer Freude wieder hinunter. Dabei merkt es, dass dieses Podest eine gewisse Höhe aufweist. Schon indem es versucht, auf das Podest zu gelangen, um den Gegenstand dort hinzustellen, kräftigt es seine Muskulatur. Schafft das Kind es, selbst hinaufzusteigen, wird es selbstverständlich versuchen, auch wieder hinunterzukommen. Oben angekommen, ruht es sich auf dem Bauch ein wenig aus und lotet mit der ausgestreckten Hand auf der anderen Seite die Tiefe aus, um dann bäuchlings wieder hinunterzurutschen. Auf diese Weise kann es seine ersten Erfahrungen mit Höhenunterschieden machen. Dadurch hat es die Möglichkeit, sich in aller Ruhe auf die Treppe vorzubereiten, die maximale Fallhöhe vom Podest beträgt ja nur 20 Zentimeter – eine Höhe, bei der sich das Kind nicht ernsthaft verletzen kann.

Erst wenn es die nötige Muskelkraft hat, wird es das Podest kriechend und krabbelnd erobern und immer wieder vorwärts hinauf- und rückwärts hinuntersteigen, darüber hinweg kriechen, später auch darauf sitzen. Umgedreht wird das Podest zu einer Kiste, in die es ein- und aussteigen oder sich mit allen Spielsachen hinlegen, -setzen oder einkuscheln kann.

Auch eine schiefe Ebene in Haus und Garten ist jetzt ein schöner Abenteuerspielplatz. Dafür eignet sich ein schlichtes, glattes Holzbrett mit einer Leiste an der Unterseite der Oberkante, mit der Sie das Brett am Rand der Kiste einhängen können. Das Kind wird hinauf- und hinunterkriechen und -rutschen und viele Gleichgewichtserfahrungen in Schräglage machen. Mit zunehmendem Alter kann die Höhe variieren, und Sie können das Brett mit abgerundeten Sprossen versehen – Zwei- und Dreijährige krabbeln gerne auf allen vieren eine solche »Hühnerleiter« hoch und über die Gartenbank wieder herunter (siehe Seite 359). Oder sie steigen sicher und gewandt auf eine stabile Doppelleiter und freuen sich an ihren Balancier-Fähigkeiten.

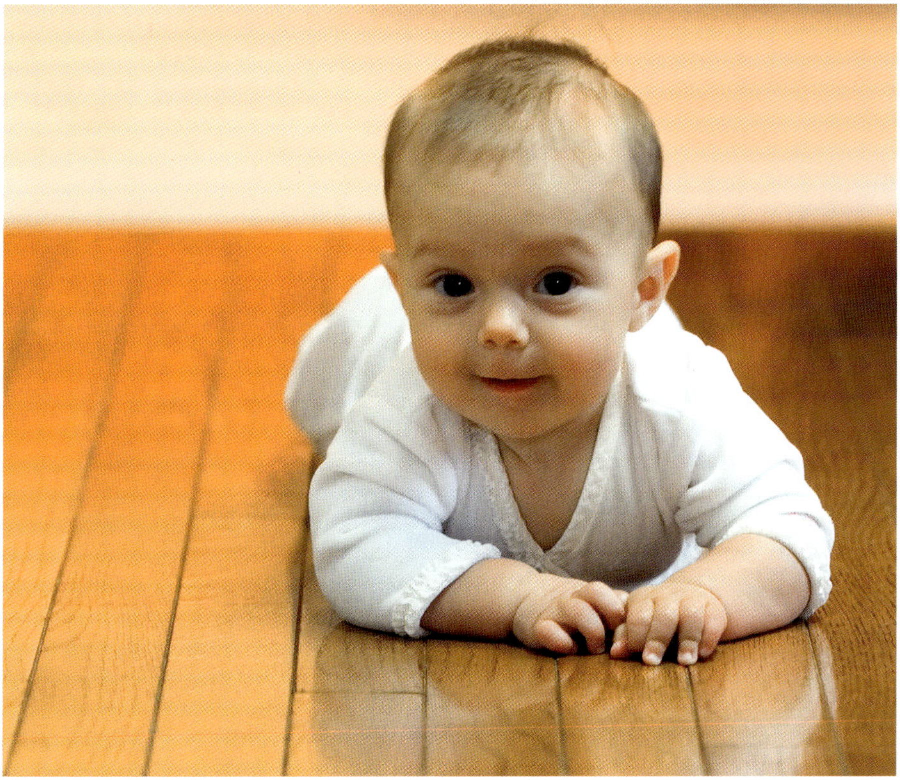

Wenn Ihr Kind ins Krabbelalter kommt, ist es Zeit, Ihre Wohnung gründlich auf Babysicherheit hin zu überprüfen. Räumen Sie alles, was kaputtgehen kann oder was das Kind nicht anfassen sollte, außer Reichweite. Schränke mit Glas und Geschirr schließen Sie ab und legen den Schlüssel nach oben in ein Regal. Reservieren Sie einige Schubladen, die das Kind öffnen und in denen es nach Herzenslust kramen kann. Es lernt dann umso leichter, dass es auch andere Schubladen gibt, die tabu sind. Das gilt übrigens genauso für Küchenschränke, wobei Sie die »verbotenen« Türen mit Kindersicherungen vor jedem Zugriff schützen können.

Wenn das Kind nicht von einem Zimmer ins andere krabbeln soll, trennen Sie den Durchgang mit einem Gitter ab. So können Sie die Türen offen lassen und den Haushalt versorgen oder einer anderen Arbeit nachgehen, während das Kind Sie jederzeit hört oder sieht. Wenn es hin und wieder meckert, weil es »hinter Gittern« ist, darf es diesen kleinen Frust ruhig mal aushalten. Sie sind ja in seiner Nähe. Trauen Sie ihm auch zu, selbst auf neue Ideen zu kommen!

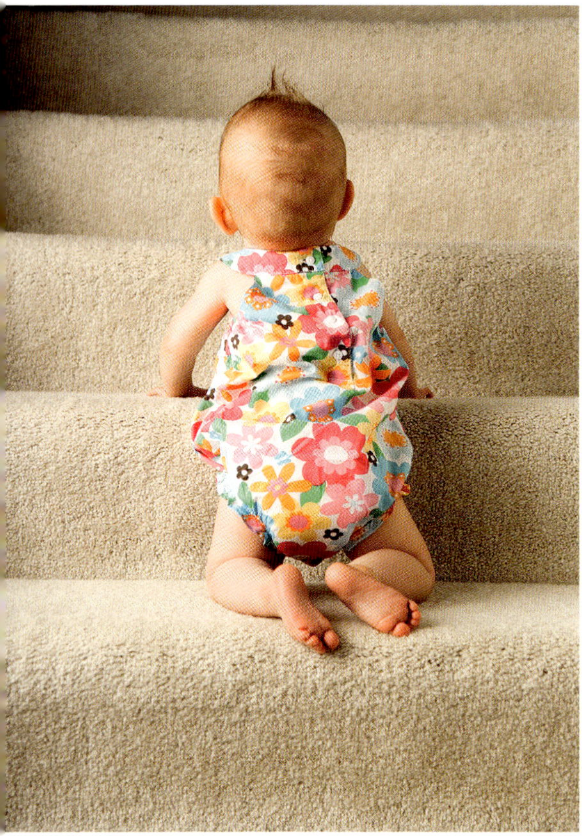

Das Kind erlebt dabei, dass es Dinge und Orte gibt, die ganz und gar ihm gehören. Dort kann es nichts verkehrt machen. In der Küche gibt es »seine« Schubladen und andere, an die es nicht darf. Mit fortschreitender Bewegungsentwicklung wächst nicht nur sein Einzugsgebiet, sondern auch sein Verständnis für »Mein« und »Dein« sowie generell für Grenzen und Regeln.

Je mobiler ein Kind wird, desto mehr »Unsinn« kann es machen. Gestalten Sie also von vornherein die Umgebung so, dass es gefahrlos auf Entdeckungsreise gehen kann. Ansonsten erlebt das Kind, dass jeder Fortschritt mit Schimpfen »belohnt« wird statt mit Freude. Es darf aber durchaus erfahren, dass es Tabuzonen gibt, die den Erwachsenen vorbehalten bleiben. Dort kann es Sie zeitweise besuchen, solange es in der Lage ist, sich an die Regeln zu halten und Sie es gut beaufsichtigen können. Im Arbeitszimmer beispielsweise kann es mit seinen Spielsachen auf dem Boden »arbeiten«, während Sie das Gleiche am Schreibtisch tun. Hat es genug, bringen Sie es wieder in seinen Bereich, wo es alles darf und wo es eine Kuschelecke für das Päuschen gibt.

Lassen Sie Ihr Kind auf diese Weise schrittweise die »große weite Welt« der restlichen Wohnung oder des Hauses kennenlernen und erkunden.

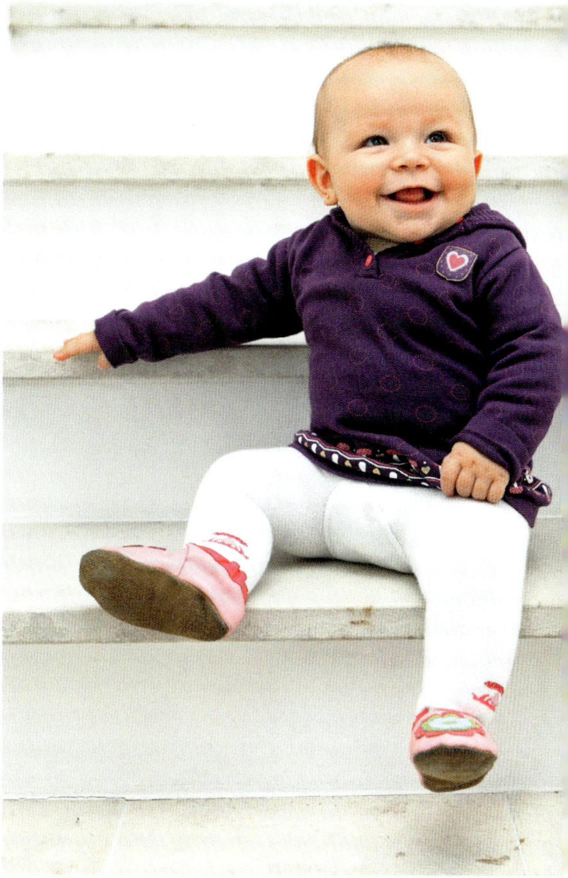

Die Treppe

Je sicherer ein Kind krabbelt, desto neugieriger wird es. Zwangsläufig kommt es irgendwann an eine Treppe. Mutter oder Vater stockt dann meist der Atem – oh Gott, es könnte fallen!

Die sichere Ausgangslage, um eine Treppe zu erkunden, ist deren unteres Ende. Im Hochklettern bereitet sich das Kind grundsätzlich schon auf das Wieder-Herunterkommen vor. Haben Sie Treppen im Haus, die vom Lebensbereich des Kindes nach unten führen, sollten Sie diese mit einem Gitter sichern.

Das Kind wird nicht von Anfang an die gesamte Treppe erobern, sondern zunächst einmal eine Stufe. Dann zwei. Dann drei. Und zwischendurch wieder hinunterrutschen. So erfährt das Kind: Es gibt ein Auf und ein Ab. Es muss einmal gegen die Schwerkraft nach oben und das andere Mal mit der Schwerkraft nach unten. Das Hochsteigen ist anstrengend, das Hinabrutschen erfordert eine gewisse Geschicklichkeit. Kleine Kinder haben normalerweise ein sehr sicheres Gefühl für den »Abgrund«, vorausgesetzt, sie durften sich bisher ungestört und weitgehend unbeeinflusst entwickeln.

Ein Kind, das schon nach der ersten Stufe wieder unsanft auf dem Boden ankommt, lässt sich Zeit, bevor es den nächsten Versuch startet, oder es geht vorsichtiger zu Werke. Erst wenn es eine gewisse Übung hat, wird es sich nach den ersten Stufen auch die ganze Treppe zutrauen.

Verlassen Sie sich auf die Selbsteinschätzung Ihres Kindes. Diese wächst durch die Auseinandersetzung mit der Schwerkraft, wenn Sie es diese Erfahrung machen lassen. Es ist eine der wichtigsten und lohnendsten Gedulds-

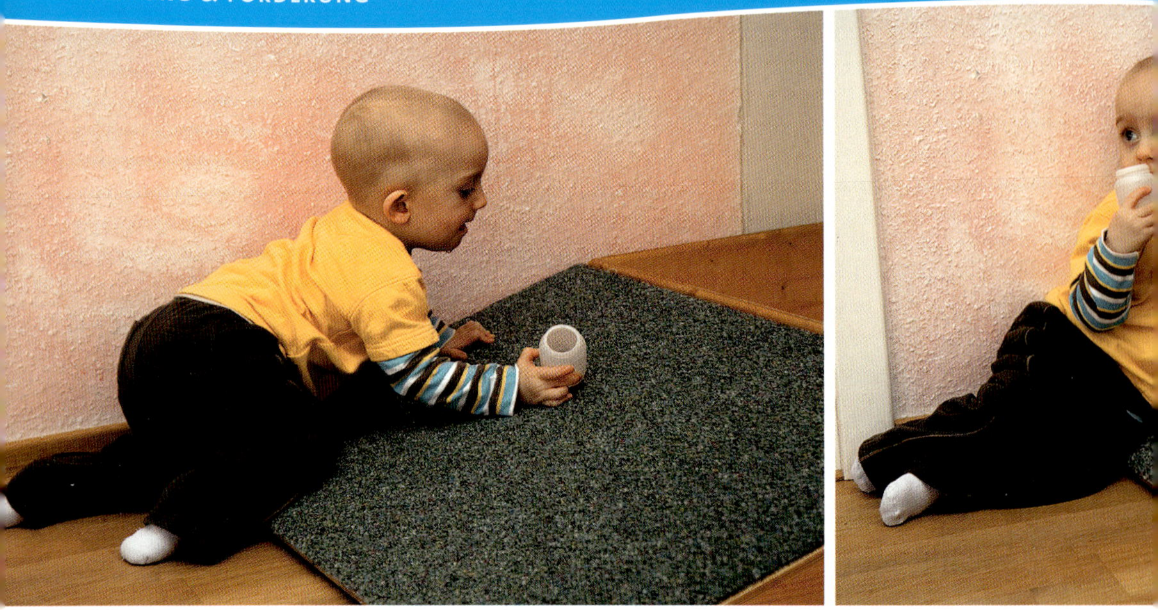

Krabbeln, ausruhen und im »Bärengang« weiter: Die schiefe Ebene ist ein ideales Übungsfeld für das Gleichgewicht.

proben, ein Krabbelkind das Treppensteigen und -rutschen eigenständig erkunden zu lassen. Ein Kind, das die Stufen bis zum ersten Absatz hinaufgekrabbelt ist und nun wieder hinunter möchte – und nur das ist ja die eigentlich gefährliche Situation –, legt sich platt auf den Boden und greift mit der Hand auf die oberste Stufe. Dann rutscht es ein Stückchen vor, schiebt den Rumpf seitlich nach vorne und stützt ein Bein auf der obersten Stufe ab. So kann die freie Hand prüfen, wie es danach weitergeht. Es fühlt, dass es nach der obersten Stufe wieder ins Leere greift. Manche Kinder bleiben dann oben, andere beginnen, sich mit dem Kopf voraus treppab zu schieben. Meistens drehen sie sich dann seitwärts, sodass sie den Rumpf auf der Fläche der Stufe abstützen können. Mit der Zeit drehen sie sich noch weiter und schieben Po und Füße nach unten, um die Stufen rückwärts nach unten zu rutschen.

Je nachdem, wie hoch und steil die Treppe ist, wird das Kind mit diesen Möglichkeiten spielen. Kinder krabbeln die Treppe von alleine rückwärts hinunter, wenn man sie diese zuvor erkunden lässt und nicht im Anfangsstadium daran hindert.

Sicherheitshalber können Sie sich beim ersten Mal einige Stufen tiefer auf die Treppe stellen und Ihr Kind bei seinen Versuchen beobachten. Seien Sie bereit, es notfalls abzufangen, aber wirklich nur notfalls. Sie greifen ganz sicher schnell genug zu, wenn es wider Erwarten abrutschen sollte. Strecken Sie aber nicht die Hände nach ihm aus, warnen Sie es nicht vor der Gefahr, sonst stören Sie seine Konzentration und Aufmerksamkeit. Auch wird es

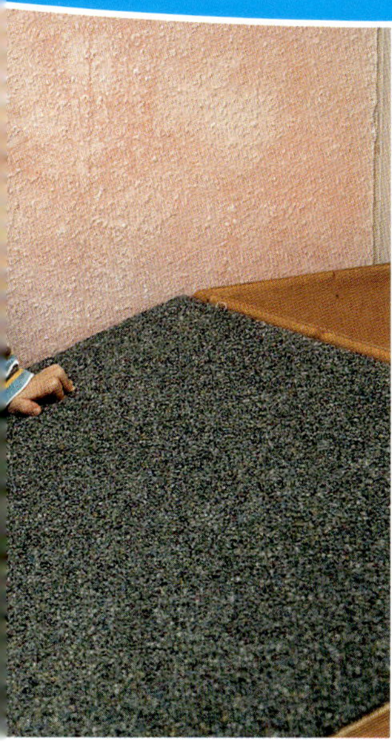

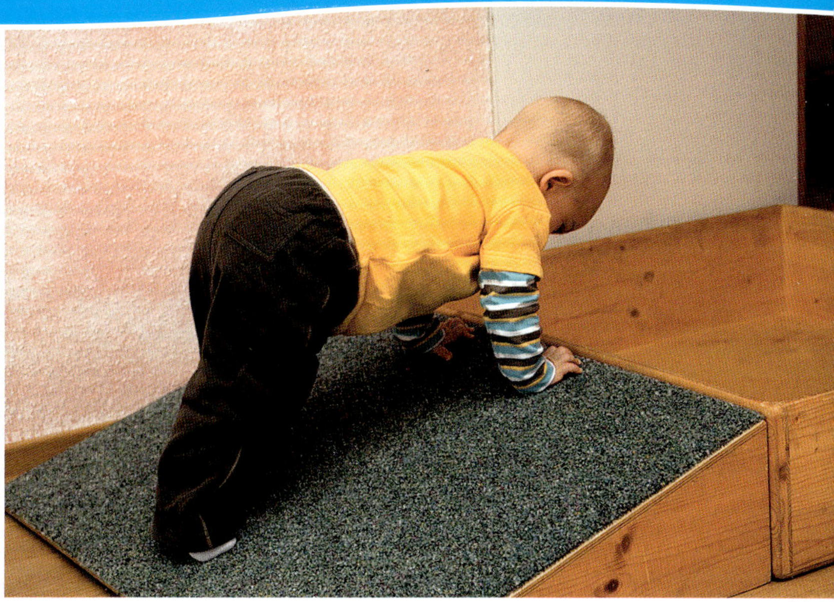

dann aufschauen und möglicherweise das Gleichgewicht verlieren, denn der Halt für das Kind kommt vom Boden. Auch wenn Sie anfangs in Sorge sind, wird Ihr Vertrauen in Ihr Kind wachsen, je genauer Sie es beobachten.

Die Freude, die Treppe alleine, ohne fremde Hilfe bewältigt zu haben, steht dem Kind förmlich ins Gesicht geschrieben! Es jauchzt und will das Ganze am liebsten gleich noch mal ausprobieren. Freuen Sie sich mit!

Wenn Sie Ihre Angst nicht überwinden können und ständig in Sorge sind, dass dem Kind etwas zustoßen könnte, ist es besser, es nicht an die Treppe zu lassen. Ihre ambivalente und besorgte Haltung würde es bei seinem Experiment zu sehr verunsichern, sodass die Unfallgefahr wächst.

Eine ähnliche Geduldsprobe kommt noch einmal, wenn das Kind anfängt, frei zu laufen. Dann wird die längst bekannte Treppe wieder spannend, weil das Kind ja jetzt ausprobieren muss, wie es ist, die Stufen hinunterzugehen, nicht zu rutschen! Auch hier ist Ihre Gelassenheit gefordert. Machen Sie es wie beim Krabbelkind: Stellen Sie sich einige Stufen tiefer, seien Sie bereit, Ihr Kind notfalls abzufangen, aber helfen Sie ihm nicht. Es tritt wahrscheinlich ganz an den Rand der obersten Stufe, schaut hinunter und überlegt, was es tun soll. Dann setzt es sich hin – immer noch vorwärts – und stellt die Füße auf die obere Stufe. Es rutscht auf dem Po bis zur Kante und bemüht sich, die Stufe sachte hinunterzurutschen. So geht es eine Stufe nach der anderen langsam abwärts.

Das ist nur eine von vielen Möglichkeiten, eine Treppe hinabzugelangen. Manche Kinder bewältigen die Treppe auch seitwärts, indem sie Stufe um

Stufe abwärts gehen und auf jeder Stufe mit beiden Füßen zum Stehen kommen. Dabei haben sie die Fläche der Stufe vor sich, nicht den »Abgrund«. Auch können sie sich jeweils auf der nächsthöheren Stufe mit der Hand abstützen.

Eine Mutter berichtet: »Meine Tochter hat es fertiggebracht, sich eine fast zwanzig Stufen lange Treppe (mit einem Absatz) hinabzuschieben, ganz, ganz vorsichtig, Stufe für Stufe, sich immer an der Wand oder am unteren Treppenlauf abstützend. Das Ganze dauerte fast eine halbe Stunde. Als sie unten war, warf sie sich platt auf den Fußboden und jauchzte vor Freude.«

Ein Kind, das sich auf diese Weise unbeeinträchtigt von den Ängsten der Erwachsenen ein relativ schwieriges Terrain wie die Treppe zu eigen machen durfte, ist auch anderen Herausforderungen gut gewachsen. Es wird immer selbstständiger – auch in der Art und Weise, wie es Herausforderungen angeht. Es weiß, dass es Mittel und Wege finden wird, auch schwierige Aufgaben zu bewältigen, und dass es selbst darauf kommen wird, welche zum jeweiligen Zeitpunkt richtig sind und den eigenen Möglichkeiten entsprechen.

Hochstuhl und Tripp-Trapp

Solange das Kind noch nicht selbstständig sitzen kann, sollten Sie es noch nicht in Stühle setzen. Beim Essen oder anderen Gelegenheiten sitzt es – wenn überhaupt – besser auf Ihrem Schoß. Dort kann es sich anschmiegen, anlehnen oder aufrichten – so, wie es für das Kind gerade richtig ist.

Erst wenn sich das Kind im freien Spiel nicht nur für einige Minuten aufsetzt, sondern so lange sitzen kann, wie eine Mahlzeit dauert, ist es reif dafür, auch beim Essen selbst auf einem Stuhl oder einer Bank zu sitzen. Wichtig ist, dass es dabei die Füße aufstellen kann.

Der Tripp-Trapp hat den Vorteil, dass das Kind ihn selbst erklimmen kann, und dass Fuß- und Sitzbrett höhenverstellbar sind. In einen Hochstuhl muss das Kind lange Zeit hineingehoben werden (manche kleinen Kletterkünstler können es auch selbst); außerdem ist er eher kippgefährdet.

Stehen und gehen

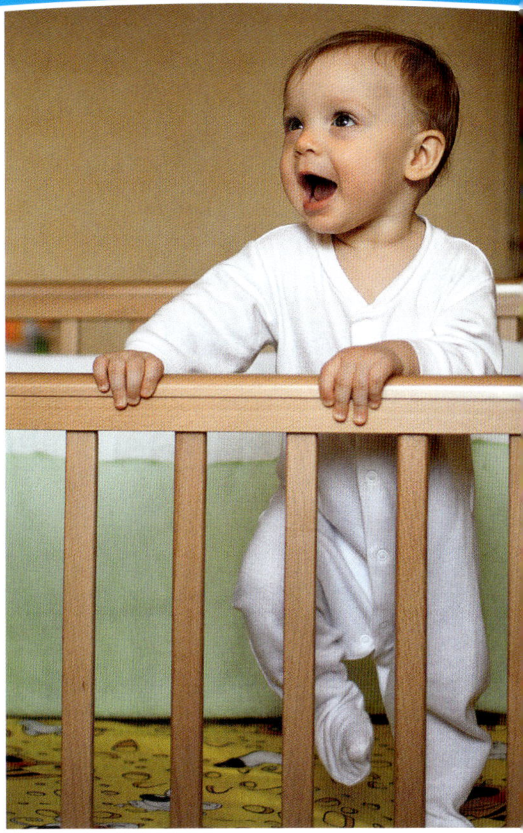

Einige Zeit, nachdem es zu krabbeln begonnen hat, fängt das Kind an, sich an festen Gegenständen hochzuziehen und zu stehen: Es übt die Senkrechte. Das heißt aber noch lange nicht, dass es bald laufen wird. Es probiert einfach aus, was es mit seinem Körper alles machen kann. Sicher fühlt es sich vorerst immer noch auf dem Boden, auf allen vieren. Es richtet sich auf und geht in die Hocke – immer im Wechsel, unzählige Male, als wolle es seinen Standpunkt ausloten und sich in der Senkrechten zentrieren.

Auch in dieser Phase ist es wichtig, dass Sie Ihr Kind gewähren lassen. Sorgen Sie dafür, dass es sich nicht ernsthaft verletzen kann. Ansonsten darf es sich ruhig mal einen Knuff an der Tischkante oder am Stuhlbein holen. Es lernt dabei, dass diese Gegenstände hart sind und dass es sich in Acht nehmen muss. Lassen Sie es auch aufs Sofa klettern und versuchen, alleine wieder herunterzukommen. Es wird schnell feststellen: Nur rückwärts geht es gut. Und wenn es tatsächlich mal herunterfällt, weil es nicht aufgepasst hat, dann fällt es ja nicht tief. Es weint, aber mehr vor Schreck als vor Schmerz. In den meisten Wohnzimmern liegt Teppichboden oder ein Teppich. Auch Parkettfußböden federn einen solchen Sturz gut ab. Bei Steinböden sollten Sie an gefährlichen Stellen für eine weichere Auflage sorgen. Außerdem sollte der Couchtisch mit seinen harten und scharfen Kanten in ausreichender Entfernung stehen.

Sie werden beobachten, dass sich das Kind seitwärts an irgendetwas entlanghangelt, an der Sofa- oder Tischkante, an einem Stuhl, oder dass es einen auf dem Boden stehenden Gegenstand mit beiden Händen packt und ihn durchs Zimmer schiebt. Es kann beim Gehen aber noch nicht loslassen. Es braucht die Stütze, um nicht das Gleichgewicht zu verlieren.

Das ist der Zeitpunkt, an dem Sie nicht der Versuchung erliegen dürfen, Ihr Kind an den Händen zu fassen und mit ihm durch die Wohnung zu wandern, aus lauter Freude, dass es ja »laufen« kann. Es kann noch nicht richtig gehen, jedenfalls noch nicht alleine, ohne sich festzuhalten. Wenn Sie es führen, geht es zwangsläufig in schiefer Körperhaltung, denn Sie bewegen sich ja

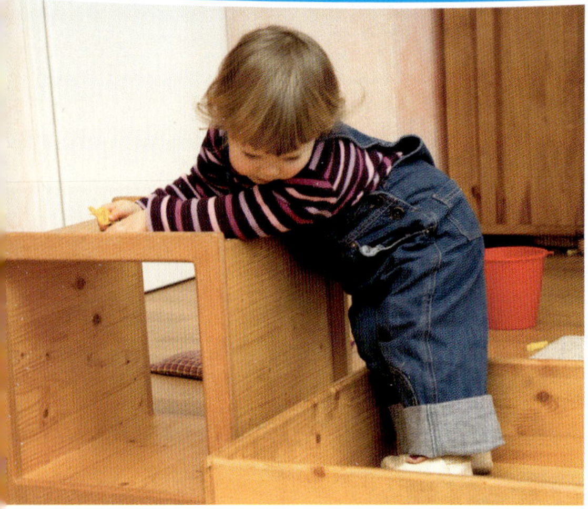

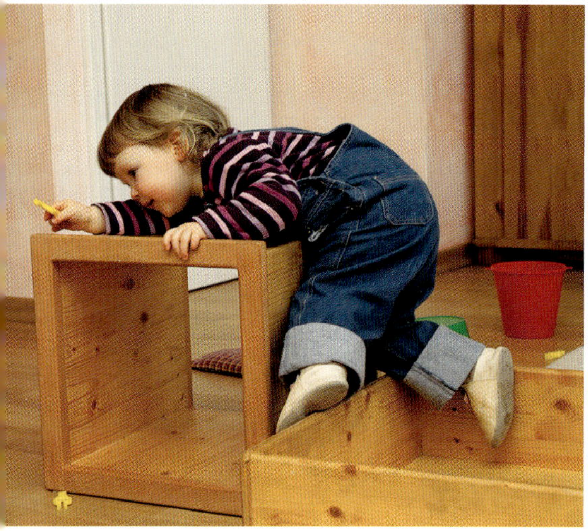

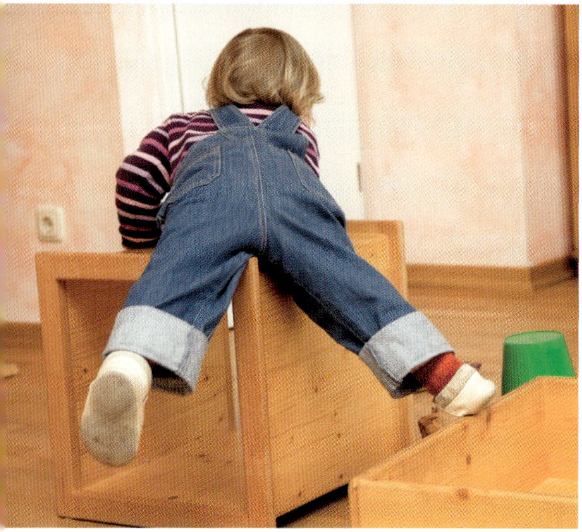

viel weiter oben, sozusagen im ersten Stock, während es selbst im Erdgeschoss bleiben muss. Es lernt nicht, wenn es fällt, die Hände auszustrecken, um den Körper abzufangen, sondern es sucht Halt an Ihrer Hand, es greift nach oben. Auf diese Weise hindern Sie es daran, die richtige Balance zu finden.

Viele Eltern wenden ein, dass ihr Kind aber so gerne an der Hand laufen möchte. Nur: Wie ist es wohl auf diese Idee gekommen? Wenn Sie es nicht erwarten können, dass das Kind läuft, schließt es sich selbstverständlich Ihren Wünschen an. Sie haben es in diese Lage gebracht und daran gewöhnt, Sie immer wieder als Laufhilfe zu engagieren. Mit ziemlicher Sicherheit werden Sie diesen »Service« jedoch bald leid sein und Mittel und Wege suchen, aus dieser Abhängigkeit wieder herauszukommen. Ihr Kind wird das kaum nachvollziehen können.

Lassen Sie ihm also die Zeit, so lange selbst zu üben, bis es seinen »Haltegriff« – den Stuhl oder was auch immer – loslässt, bis es wirklich frei und ganz alleine geht. Spornen Sie es nicht an, seine Stütze schon vorher loszulassen, indem Sie sich wenige Meter entfernt von ihm hinhocken, die Arme nach ihm ausstrecken und es zu sich locken. Natürlich will es zu Ihnen – Sie sind die stärkste Attraktion, die es kennt, und es möchte Ihre Erwartung befriedigen. Aber es kann noch nicht ganz alleine zu Ihnen gelangen. Es ist hin- und hergerissen zwischen seinem Körpergefühl, das ihm unmissverständlich sagt: »Das kannst du noch nicht« und dem ebenso unmissverständlichen Drang, zu Ihnen zu eilen. Das ist für das Kind eine ziemlich verzwickte Lage. Sie verführen es zu einer Aktion, die es noch nicht beherrscht. Sie machen es damit unsicher, nicht selbstsicher. Und Sie tun das im Grunde nicht, weil es dem Baby gefällt, sondern weil es Ihnen gefällt, dass sich das Kind in Ihre Arme stürzt. Sie verhindern, dass es in Ruhe das Gehen, das sichere Voreinandersetzen der Füße, lernt. Sie tragen dazu bei, dass es nicht sicher und im Gleichgewicht stehen kann. Ein Kind, das daran gewöhnt ist, an den Händen gezogen zu werden oder in die Arme der Eltern zu stürzen, läuft seinem Schwerpunkt hinterher – es hängt mit dem Oberkörper immer etwas nach vorne und hat keinen stabilen Stand.

Fotos auf der Seite gegenüber: Rein, raus, drunter, drüber und hindurch – stabile Kisten und Hocker als zuverlässige Erfahrungswelt.

Etwas ganz Anderes ist es, wenn das Kind bereits selbstständig geht und Sie es an die Hand nehmen, um es z.B. über die Straße zu führen – diese Art von »an der Hand gehen« ist notwendig und sinnvoll. Das Kind könnte diese Hand jederzeit loslassen und würde nicht umkippen oder in die Knie gehen.

Jedes Kind hat seinen eigenen Entwicklungs-Rhythmus. Manche Kinder laufen schon vor dem ersten Geburtstag, andere erst nach dem zweiten. Wichtig ist nicht, ob Ihr Kind schnell oder langsam auf die Füße kommt, sondern ob es sich gründlich und lückenlos Schritt für Schritt entwickeln durfte. Dann kann es auf sicheren Füßen durchs Leben gehen und ist im wahrsten Sinne des Wortes selbst-ständig.

Hände weg von Babyschaukeln, Lauflernhilfen & Co.

Manchmal traut man seinen Augen kaum, was es alles für Gerätschaften gibt, in denen Babys sich angeblich wohlfühlen sollen. So werden in der Werbung Schaukeln, Sitze, Decken, Gestelle und »Trainingscenter« mit Attributen wie »kuscheliger Nestchensitz mit Hüpf- und Hopsspaß in vier Geschwindigkeiten« angepriesen, wo »ausgleichende Naturgeräusche« und »lustige Melodien und Lichteffekte« die Aufmerksamkeit des Babys erregen sollen.

Ein Baby ist nicht in der Lage, sich gegen solche Angriffe auf seine höchst sensiblen Sinne zu wehren. Unter einer akustischen und visuellen Lawine begraben, wird es zunächst abstumpfen und mit der Zeit immer mehr und stärkere Reize brauchen, um etwas zu erleben. Wundert es dann noch, dass ein derart seelisch wie körperlich durchgeschütteltes Kind sich kaum noch fühlt und nur schwer still liegen kann? Hyperaktivität – auch hier kann sie ihren Anfang nehmen.

Davon abgesehen: Mit Hüpfen und Hopsen beginnt ein Kind erst, wenn es bereits sicher und ausdauernd laufen und Bewegungen koordinieren kann. In Tür- oder Babyhopsern und -schaukeln wird es in der Senkrechten eingehängt und so in eine Stellung gebracht, die es von selbst noch gar nicht einnehmen kann und die seiner noch zu schwachen Rückenmuskulatur abträglich ist. Wenn es sich danach nicht mehr in die Horizontale begeben will, liegt das nicht daran, dass es im Hopser so schön ist, sondern dass es den Rundum-Blick gerne wiederhätte – so einfach ist es ihm schließlich noch nie gemacht worden, das Ziel der Aufrichtung zu erlangen.
Nach einem derartigen »Tsunami« für die Sinne wird das Kind in seinem Bettchen schwerlich gut einschlafen können – aber auch dafür gibt es eine »Lösung«: Spieluhren mit Lichteffekten, kreisenden Tierfiguren und verschiedenen Liedern oder Geräuschen, direkt am Bettchen zu befestigen. Derart zugedröhnt wird das Kind vermutlich irgendwann tatsächlich erschöpft in den Schlaf fallen.
Aber damit nicht genug. Es gibt auch noch die sogenannten »Lauflernhilfen«, in denen die Kinder an einer Art fahrbarem Tischchen in einem Sack hängen, die Fußspitzen erreichen gerade den Boden. In diesen Geräten sollen sie angeblich schneller und leichter laufen lernen. Das Gegenteil ist der Fall. Sie werden trainiert, auf Zehenspitzen über den Boden zu tippeln, sie bekommen kein Gefühl für den Stand auf voller Sohle und – vor allem – für das Gleichgewicht. Mehr noch: Die ständige Spitzenstellung der Füße bewirkt eine Verkürzung der Achillessehne, was ebenfalls das Gehen erschwert und eine falsche Fußstellung zur Folge hat. Außerdem werden die Kinder auch hier in der Senkrechten gehalten, obwohl sie es von sich aus weder können noch tun würden. Das führt zu einer Überbeanspruchung von Skelett und Muskeln mit entsprechenden Haltungsfehlern, aber auch zu Ansprüchen, die sich das Kind aus eigener Kraft noch nicht erfüllen kann.
Mehr noch: Solche Lauflernhilfen stellen eine große Gefahrenquelle für schwere bis schwerste, sogar tödliche Unfälle dar. Knochenbrüche, Schädel-Hirn-Traumata, aber auch Verbrühungen und Vergiftungen gehen nicht selten auf das Konto dieser Geräte – weil Kleinkinder damit Treppen hinunterstürzen, an Töpfe mit kochend heißem Essen heranreichen oder Spülmittelflaschen und Blumendünger greifen können, die sonst für Kinderhände unerreichbar wären.
Eindeutige Worte findet die Bundesarbeitsgemeinschaft Kindersicherheit: »Finger weg von Lauflernhilfen!« heißt es in einer Stellungnahme zu den Risiken, die sich mit solcherlei Geräten verbinden. Sie seien »auch ohne Unfälle eine Gefahr für die Gesundheit, weil sie die Bewegungsentwicklung der Kinder eher behindern als unterstützen«.

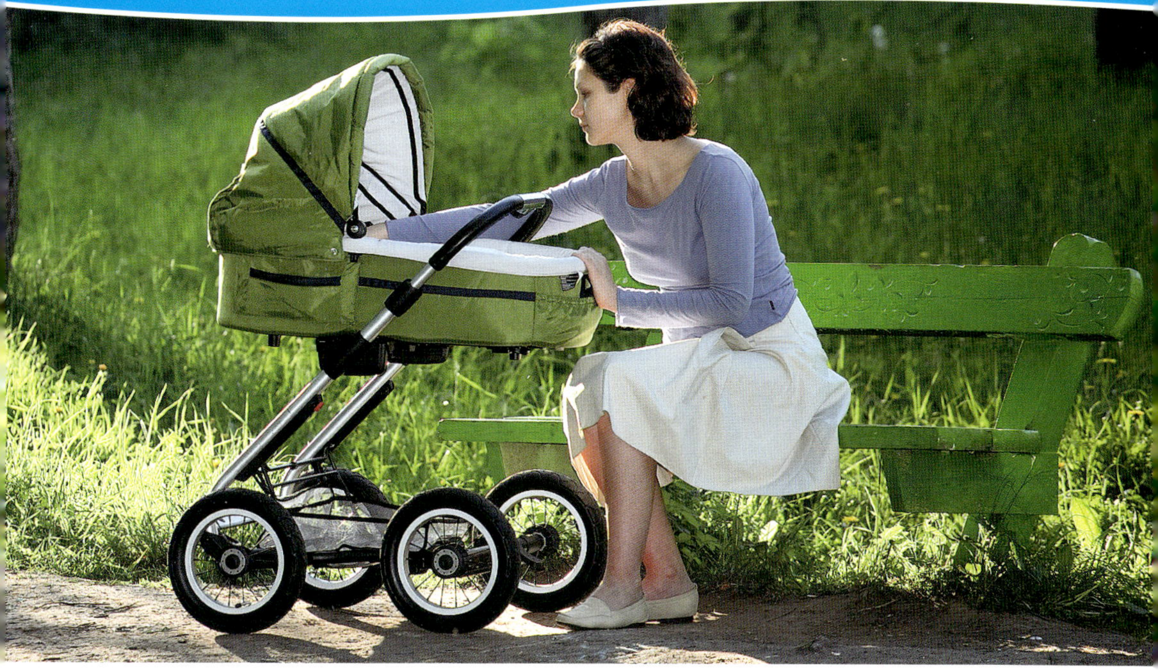

Spazierengehen, spazierenstehen

Spazierengehen gehört zu den üblichen Ritualen im Tagesablauf des Kindes. Es ist sinnvoll, dass ein Kind mindestens einmal täglich an der frischen Luft ist. Das Kind im ersten Lebensjahr braucht dafür nicht unbedingt einen Spaziergang – es kann genauso gut im Kinderwagen auf dem Balkon oder im Garten stehen. Selbst wenn Sie weder über das eine noch das andere verfügen, brauchen Sie mit dem Kind keine langen Wanderungen zu unternehmen – es sei denn, *Sie* haben das Bedürfnis, sich zu bewegen. Wenn nicht, können Sie das Kind im Kinderwagen einfach bis zur nächsten Parkbank schieben und dort gemütlich ein Buch lesen. Das geht sogar an kühlen Tagen, wenn Sie warm genug angezogen sind.

Für das kriechende und krabbelnde Kind ist es sinnvoll, den Aufenthalt an der frischen Luft in die Schlafenszeit zu legen. Gehen Sie während der Wachphasen nach draußen, müssen Sie seinen Bewegungsdrang ständig bremsen, es sei denn, Sie können es im Garten krabbeln lassen.

Sobald das Kind laufen kann, geht es freudig und gerne spazieren – allerdings entdeckt es unterwegs so viele interessante Dinge, dass es sich für Sie eher wie »Spazierenstehen« anfühlt.

Viele Mütter und Väter versuchen, ihren eigenen Bewegungsdrang und das Bedürfnis des Kindes nach frischer Luft unter einen Hut zu bringen, indem sie mit dem Kinderwagen joggen gehen oder das Kind in den Fahrradhänger setzen. Ein kleines Kind wird dabei zwangsläufig ziemlich heftig hin- und hergeschüttelt, ein größeres, wenn es nicht schläft, in seinem Bewegungsdrang gehindert. Durch die Geschwindigkeit der Sausefahrt kann es die Umwelt kaum wahrnehmen – es wird bei solchen Aktionen also auch nicht viel erleben können. Sitzt das Kind im Kinderwagen beim Joggen mit dem Gesicht nach vorn, stürmen sämtliche Eindrücke mit voller Wucht auf das Kind ein – es ist ungefähr so, als würden Sie im offenen Cabrio ohne Windschutzscheibe über die Autobahn fahren.

Es spricht nichts dagegen, dass Sie sich beim Laufen oder Fahrradfahren austoben. Für Ihr Kind ist es jedoch besser, wenn Sie es in dieser Zeit anderswo unterbringen. Vielleicht gibt es in Ihrer Nachbarschaft eine ältere Dame oder einen älteren Herrn, die das Kind für diese Zeit gerne übernehmen und seinen Schlaf im Freien bewachen. Wenn nicht, sollten Sie das Kind mit dem Gesicht zu Ihnen in den Kinderwagen legen oder setzen, sodass es Sie im Blick hat.

Ähnlich verhält es sich beim Einkaufen. Ihrem Kind macht es keine Freude, durch einen Supermarkt geschoben zu werden, wo es aufdringlicher Musik, Werbung, Stimmengewirr und zahllosen weiteren Reizen ausgesetzt ist. Es wird schnell quengeln und weinen, sodass der Einkauf auch für Sie in Stress ausartet. Vielleicht können Sie es so einrichten, dass Sie nur einmal in der Woche einen Großeinkauf tätigen und dieser von Mutter oder Vater alleine erledigt wird. Die Dinge, die Sie zusätzlich benötigen, besorgen Sie auf dem Markt oder in kleineren Geschäften in der Umgebung. Das Kind wird schnell Freude daran gewinnen, den Gemüsehändler, die Blumenfrau oder den Fleischer zu begrüßen. Und Sie selbst haben bei solchen Besorgungen mehr Muße, Zeit und Freude, die dann auch das Kind teilen kann.

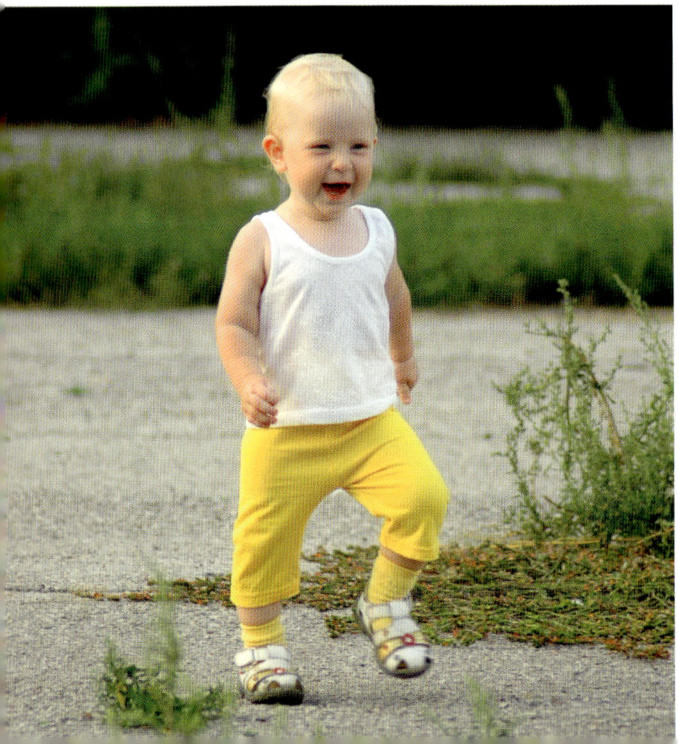

Mit strammem Schritt erobert dieser kleine Mann seine Umgebung!

Mit dem Kind unterwegs

Ein Kind im ersten Lebensjahr hat von sich aus noch kein Bedürfnis, auf Reisen zu gehen oder unterwegs zu sein. Es braucht auch keinen Urlaub und keinen Wochenendausflug – Anregung und Abwechslung bietet der normale Alltag zuhauf.

Wenn *Sie* das Bedürfnis haben, wegzugehen, oder wenn es Ihre Lebenssituation erfordert, sollten Sie bedenken, dass jeder Transport das Kind in seiner Bewegungsfreiheit einschränkt. Achten Sie deshalb auf die Wahl des Transportmittels:

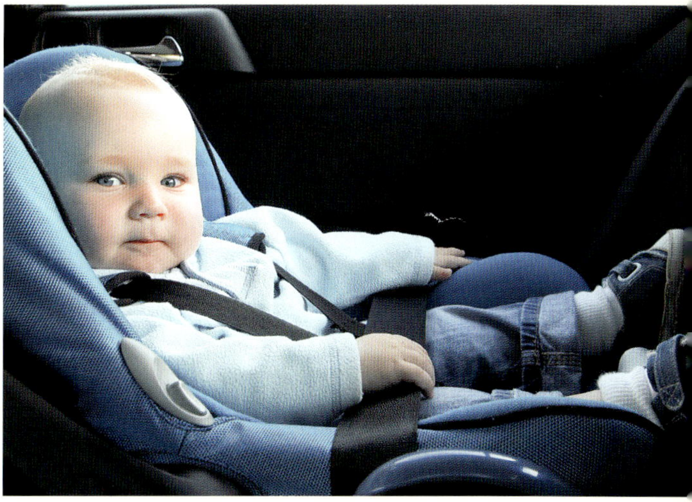

In einer **Babyschale** oder einem **Kindersitz** liegt das Kind mit krummem Rücken. Es kann nicht strampeln, es kann sich nicht drehen, und auch die Spielmöglichkeiten sind in so einer Schale sehr begrenzt. Sobald es einen Gegenstand fallen lässt, kann es ihn nicht mehr erreichen. Binden Sie das Spielzeug am Tragegriff fest, ist das Kind im Hantieren und Bewegen eingeschränkt.

Selbstverständlich müssen Sie das Kind im Auto vorschriftsmäßig transportieren. Sie sollten jedoch die Zeit, in der das Kind in der Babyschale liegt oder sitzt, auf die reine Fahrzeit beschränken und es nicht anschließend noch darin herumtragen oder hinstellen.

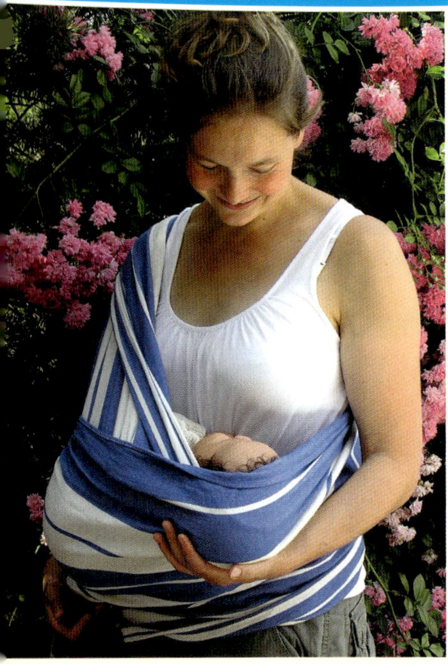

Tragetücher und **-säcke** sind wieder sehr populär geworden. Viele Mütter und Väter tragen ihr Kind vor allem in den ersten Lebensmonaten gern am Körper, sie gehen mit ihm im Tuch spazieren, zum Einkaufen, auf Reisen. Das Kind fühlt sich darin meist wohl und geborgen. Es spürt den Körper von Mutter oder Vater, es wird liegend transportiert, sanft geschaukelt und muss nicht alle Reize aus der Umwelt ertragen.

Tragesäcke, in denen die Füßchen des Kindes nach unten heraushängen, sind kein geeignetes Transportmittel. In dieser Haltung wird die Wirbelsäule überstreckt und belastet, ganz egal, wie herum man das Baby darin trägt.

Wenn das Kind anfängt zu krabbeln, sollten Sie es nicht mehr so oft tragen. Einerseits ist es dann sowieso schon ziemlich schwer, andererseits braucht es nun selbst mehr Bewegungsspielraum.

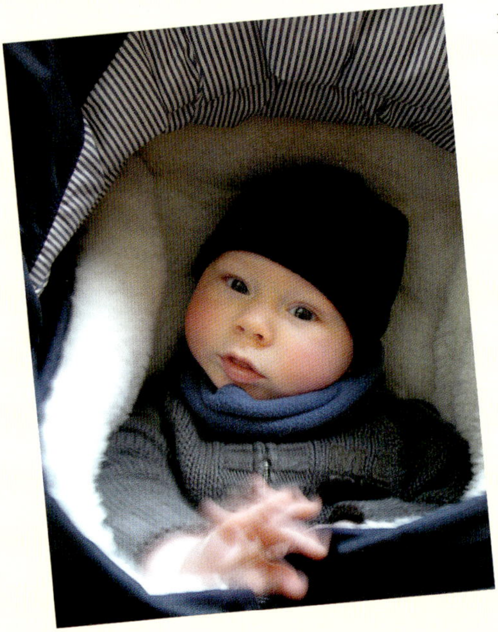

Im **Kinderwagen** ist das Kind lange Zeit gut aufgehoben. Er sollte stabil und gut gefedert sein, ein hohes, geschlossenes Verdeck haben und somit genügend Schutz bieten. Legen Sie das Kind immer so in den Wagen, dass es mit dem Gesicht zu Ihnen schaut und nicht etwa in Fahrtrichtung. Ihr vertrauter Anblick vermittelt ihm Sicherheit. Hängen Sie im Kinderwagen kein Spielzeug über den Kopf des Kindes. Es erlebt auch so genug. Wenn es mit etwas spielen will, hat es immer noch seine Händchen.

Später können Sie den Kinderwagen auf die Sitzversion umrüsten. Achten Sie schon beim Kauf darauf, dass das

Kind auch dann noch mit Blick zu Ihnen sitzen kann. Im Park oder beim Waldspaziergang können Sie es ruhig auch mal in Fahrtrichtung setzen.

In der Stadt fühlt es sich dagegen immer sicherer, wenn es Sie direkt ansehen kann. Von der Umgebung bekommt es auch so noch genug mit.

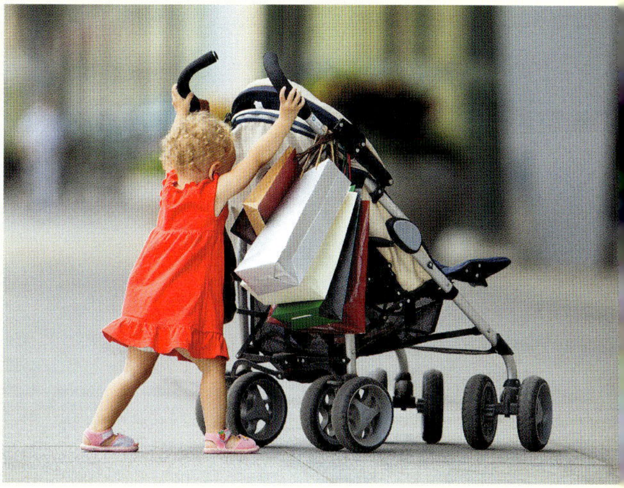

Buggys und **offene Jogger** mögen für Erwachsene praktisch sein, für Babys haben sie eher Nachteile. Ein kleines Kind, das noch nicht stabil sitzen kann, hängt eher in dem nachgiebigen Bezug als dass es sitzt. Es wird nicht gestützt und auch nicht geschützt. Es sieht nicht – wie im Kinderwagen – die Person an, die den Wagen schiebt, sondern schaut nach vorne, in Fahrtrichtung. Alle Eindrücke – und das sind überwältigend viele – stürmen ungefiltert und ungebremst auf das Kind ein. Sofern es für den Wagen eine Liegeschale für Babys gibt, sollten Sie darauf achten, dass diese es erlaubt, das Kind flach hinzulegen und dass es mit dem Gesicht zu Ihnen schauen kann.

Buggys und offene Jogger sind erst angebracht, wenn ein Kind laufen kann. Es kann den Wagen dann selbst ein Stück weit schieben, es kennt die Straßen in der Nachbarschaft, es kann sich selbstverständlich und sicher im Freien bewegen. Den Wagen benutzt es dann sowieso meist nur noch zum Ausruhen, wenn die kleinen Füße es nicht mehr tragen wollen. Wählen Sie ein Modell, bei dem sich die Rückenstütze abklappen lässt, sodass Sie das Kind, wenn es einschläft, flach hinlegen können. Das ist bequem und entlastet die Wirbelsäule.

Wenn Ihr Kind ansonsten ausreichend Zeit und Gelegenheit hat, sich zu bewegen, werden ihm die notwendigen Transporte nicht schaden, und Sie selbst sind in Ihrem Bewegungsraum nicht eingeschränkt.

Web-Tipps

www.spielzeugmacher.at
Spielgitter in verschiedenen Größen und Höhen (auch nach Maß), Wickeltischaufsätze, Rutschbretter, Dreieck-Ständer, Essbänkchen für Kleinkinder

www.kindersicherheit.de
Homepage der Bundesarbeitsgemeinschaft für Kindersicherheit mit vielen Tipps für Unfallprävention im eigenen Haushalt

Zeit geben, lernen lassen

Sie werden merken, dass Ihr Kind nicht nur ausgeglichener und fröhlicher ist, wenn Sie ihm genügend Zeit und Raum zur freien Bewegungsentwicklung geben. Es wird auch im wahrsten Sinne des Wortes selbst-ständiger. Oder, um es mit den Worten der ungarischen Kinderärztin Emmi Pikler zu sagen:

»Der Säugling erlernt also im Laufe seiner Bewegungsentwicklung nicht nur, sich auf den Bauch zu drehen, nicht nur das Rollen, Kriechen, Sitzen, Stehen und Gehen, sondern er lernt auch das Lernen. Er lernt, sich selbstständig mit etwas zu beschäftigen, an etwas Interesse zu finden, zu probieren, zu experimentieren. Er lernt, Schwierigkeiten zu überwinden. Er lernt die Freude und die Zufriedenheit kennen, die der Erfolg, das Resultat seiner geduldigen, selbstständigen Ausdauer, für ihn bedeutet.«

Ein Kind, das sich im ersten und zweiten Lebensjahr ungestört entwickeln durfte, wird sich auch später freudig und ausdauernd bewegen. Hier klettert die dreijährige Jule eine »Hühnerleiter« im Garten hinauf und über die Bank und einen Beistelltisch wieder hinunter – selbstständig und sicher.

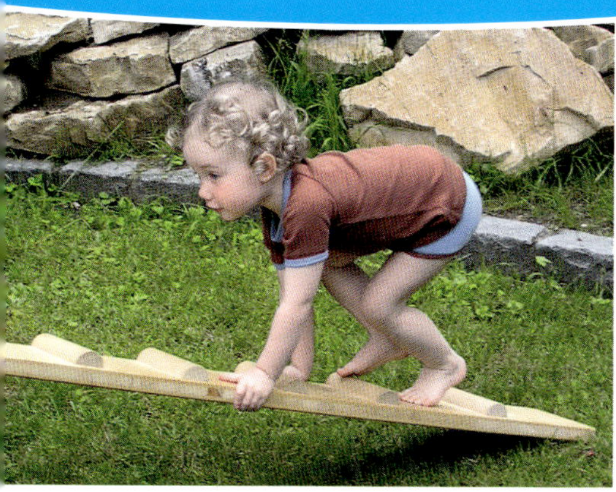

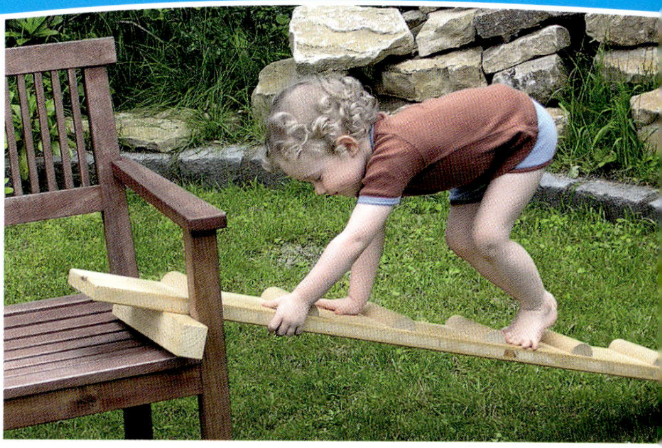

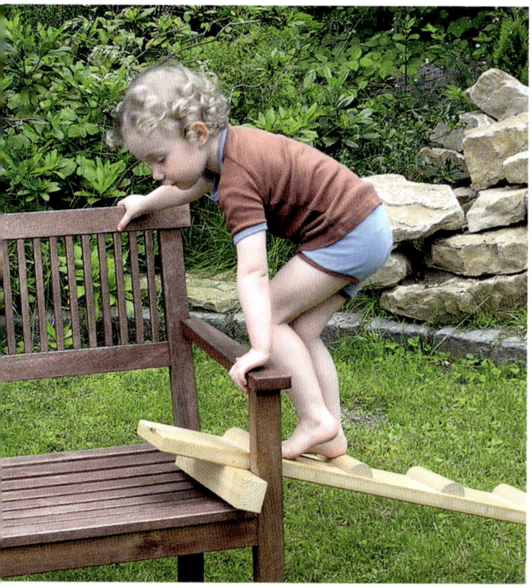

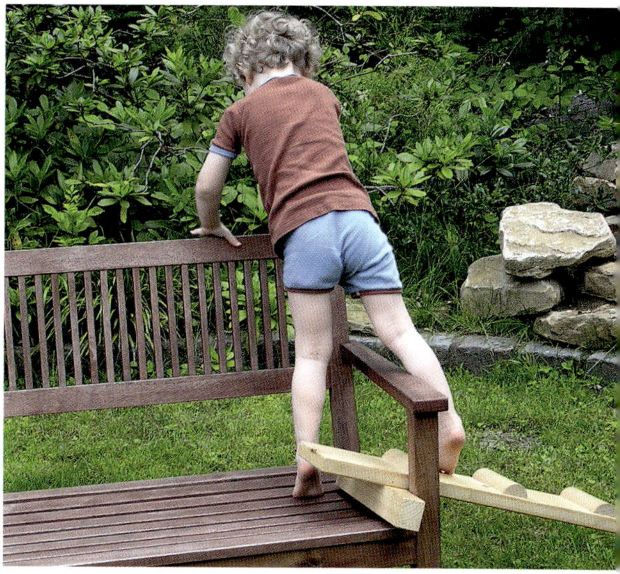

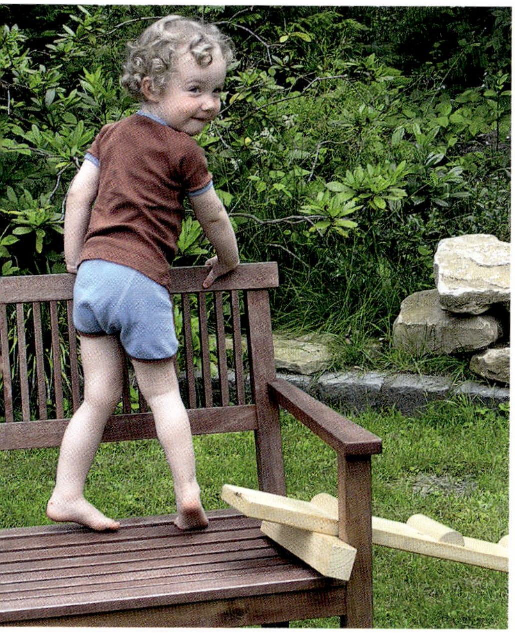

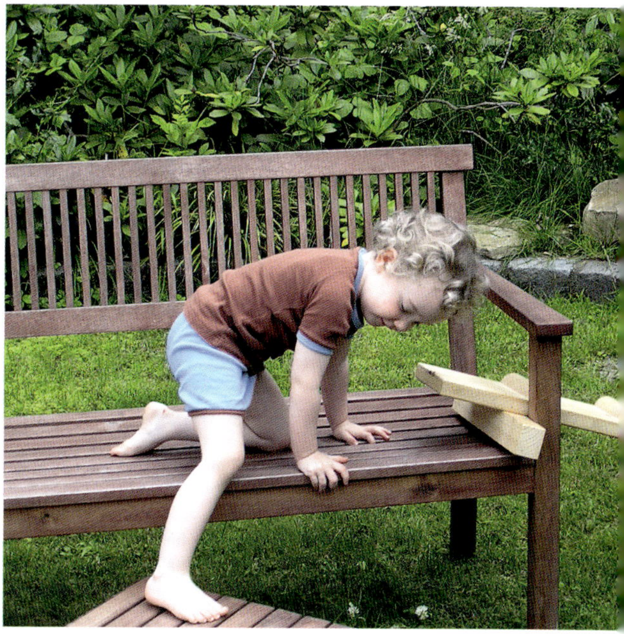

Forschen und entdecken

Birgit Krohmer und Annette Bopp

Für den Erwachsenen ist das Spiel Spaß, eine Lust, die hinzukommt zum Leben. Für das Kind ist das Spiel der ernste Inhalt des Lebens.

Rudolf Steiner, Geisteswissenschaftler und Philosoph (1861-1925)

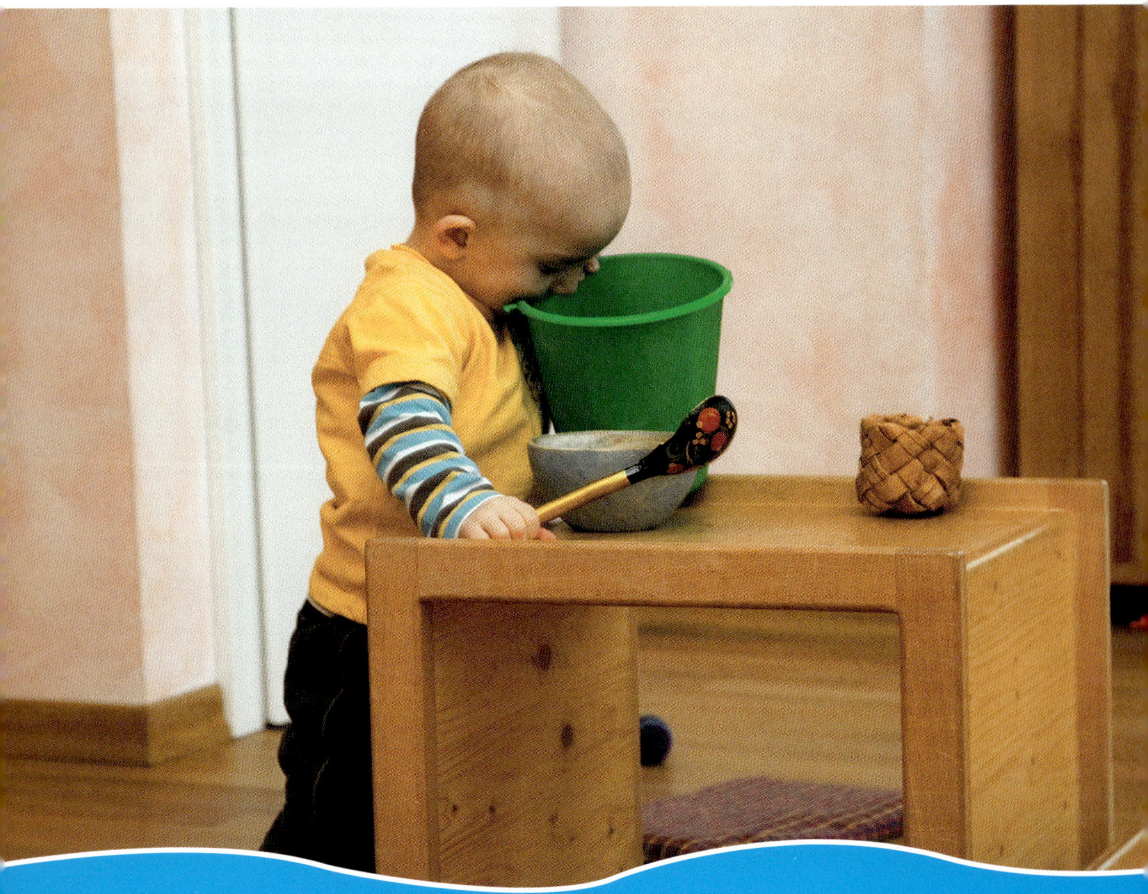

Wie Kinder spielerisch Kompetenzen erwerben

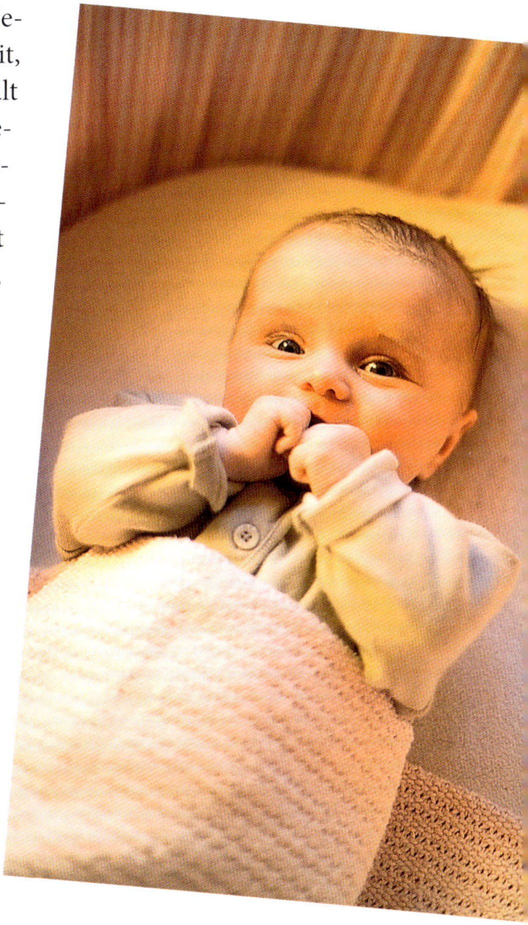

»Spiel« und »Spielen« sind individuell definierte Begriffe. Für die einen bedeutet Spielen verlorene Zeit, etwas Überflüssiges, das vom Wesentlichen abhält und allenfalls bei Kindern tolerierbar ist; andere sehen im Spiel einen noch aus der Kindheit bewahrten Ausdruck von Fröhlichkeit und Unbeschwertheit – in jedem Lebensalter. Spielen hat etwas mit Kindsein zu tun, mit Loslassen, frei sein, keine Verantwortung tragen müssen. Spielen zu dürfen ist heute jedoch ein Luxus geworden, den sich allenfalls noch Kinder leisten können – aber auch sie nur begrenzt, strukturiert, kanalisiert. Selten dürfen Kinder heute völlig frei von jeglichen Vorschriften, Zwängen, Konventionen und Terminen spielen – zu gefährlich ist die Umwelt vielfach geworden, zu unübersichtlich. Und zu wenig sind Erwachsene bereit, dem Kind zuzutrauen, dass es gut auf sich aufpassen kann, wenn es eine noch unbekannte Umgebung erkundet, der es offen und neugierig begegnet. Das gilt auch und ganz besonders für das erste Lebensjahr.

Kinder brauchen zum Spielen viel, viel weniger als Erwachsene meinen. Ein Kind im ersten Lebensjahr »spielt« nicht wirklich – es erforscht sich und sein Zuhause und macht dabei seine Erfahrungen. Es braucht dafür kein Spielzeug, es »spielt« mit dem, was sein eigener Körper und der Haushalt hergeben. Hände und Füße beispielsweise sind ein treffliches »Spielzeug« (siehe Seite 335).

Hände und Mund haben sich gefunden – ein sinnlicher Genuss!

Entscheidend dafür, ob ein Kind sich spielerisch entwickeln kann, ob es ungestört experimentieren und sich und seine Umwelt erfahren darf, ist das unmittelbare Umfeld, in dem sich das Kind bewegt, und das sich mit zunehmendem Lebensalter schrittweise erweitert: von der Wiege über Kinderbett,

Spielgitter, Zimmer, Wohnung/Haus, Garten, Straße, Wohnviertel, Dorf und Stadt bis hinein in die große, weite Welt!

Wir wollen im Folgenden näher darauf eingehen, was ein Kind in dieser Zeit braucht und wie seine Umgebung sinnvollerweise gestaltet sein sollte. Die Entwicklung des Kindes lässt sich dabei grob in Drei-Monats-Schritten zusammenfassen, anhand derer Sie Ihr Kind in seiner individuellen Entwicklung wahrnehmen und dadurch eine ihm entsprechende Umgebung vorbereiten können.

Die ersten drei Monate: Zeit der Hände

In den ersten drei Monaten findet das Kind seine eigenen Hände und entdeckt, was es damit alles tun kann. Meist saugt es zunächst an der geschlossenen Hand – es lutscht daran, schmatzt und wird hellwach, wenn Zunge und Lippen die Fingerspitzen berühren. Dies sind die Hautregionen mit den meisten Tastrezeptoren – sie sind besonders empfindsam und empfänglich für taktile Reize. Das kennen Sie aus eigener Erfahrung: Ihre Zunge spürt kleinste Unebenheiten an der Zahnoberfläche, Ihre Lippen fühlen alles Raue, und Ihre Fingerspitzen ertasten feinste Oberflächenqualitäten. Für das Kind sind solche Sinneserlebnisse wahre Sensationen – es fühlt seine Hand, es schmeckt sie, es entdeckt, dass sie sich öffnen und schließen kann, dass sie viele Finger hat.

Hingebungsvolle Fingerspiele! Gut, dass kein Schnuller diese lustvolle Begegnung von Hand und Mund verhindert.

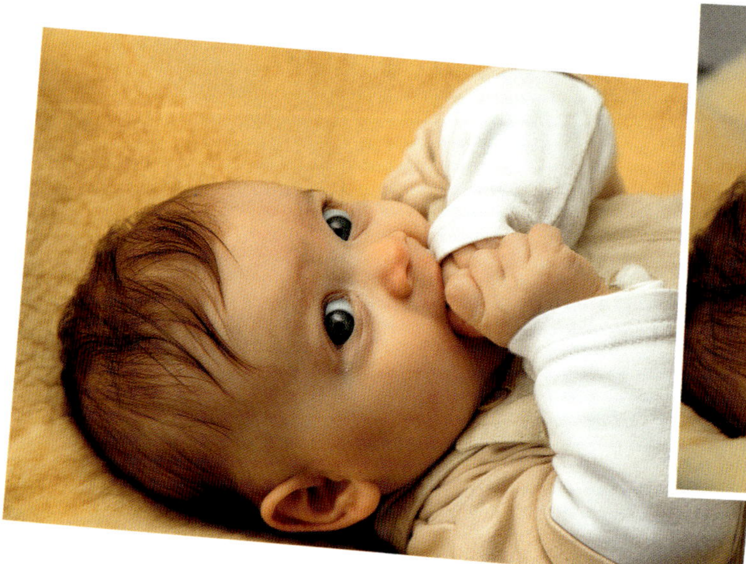

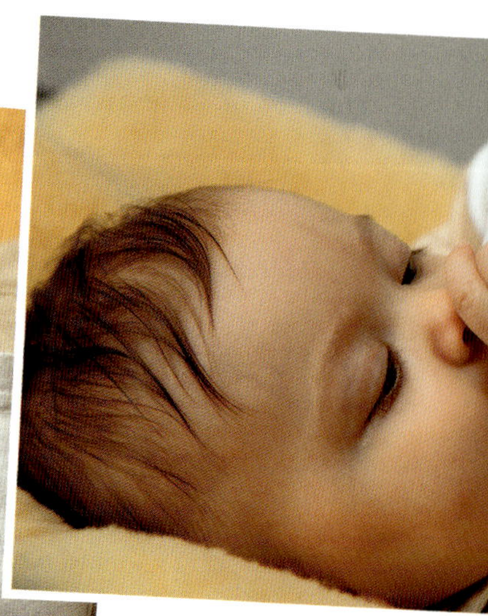

Irgendwann gerät die sich bewegende Hand auch einmal in das Blickfeld der Augen – Voraussetzung dafür, dass Hand und Augen koordiniert werden können. Die Augen folgen der Hand, und das Kind entdeckt zunächst die eine, später auch die andere Hand. Es spreizt die Finger, öffnet und schließt die Hand – womit es sich auf das Greifen, Festhalten und Loslassen von Gegenständen vorbereitet. Es merkt, dass es die Hand drehen und die Finger einzeln bewegen kann, dass sich beide Hände begegnen können und dass sich Finger ebenso wie Daumen trefflich dafür eignen, in den Mund geschoben zu werden. Auf diese Weise entwickelt das Kind wichtige feinmotorische Fähigkeiten – Fingerspitzengefühl!

Wie oft jedoch lässt sich beobachten, dass Neugeborene gerade daran gehindert werden: Über Wiege oder Wickeltisch hängen bewegliche Püppchen, Mobiles, Spieluhren sowie alle möglichen Dinge, die wackeln, zittern, schwingen oder Laute von sich geben, wenn sie von einem Luftzug bewegt werden. All dieses gut gemeinte »Spielzeug« lenkt das Kind von seinen Händen ab. Es hat keine Möglichkeit, sie zu entdecken, weil ständig etwas vor seinen Augen baumelt. Dadurch kann es nicht zu sich kommen, im Gegenteil: Es gerät schier außer sich. Es kann den Gegenstand auch nicht zu sich heranholen, denn er ist ja festgebunden. Es kann ihn nicht drehen, wenden, drücken, schmecken, lutschen oder ihn an sich nehmen. Versucht es, ihn zu greifen, fliegt er weg, schwingt dann jedoch zurück und erschreckt das Kind. Stellen Sie sich vor, Sie hätten einen solchen Gegenstand unentwegt vor Augen, ohne ihn entfernen oder in Gebrauch nehmen zu können – Sie würden innerhalb kürzester Zeit vor Nervosität nicht mehr aus und ein wissen!

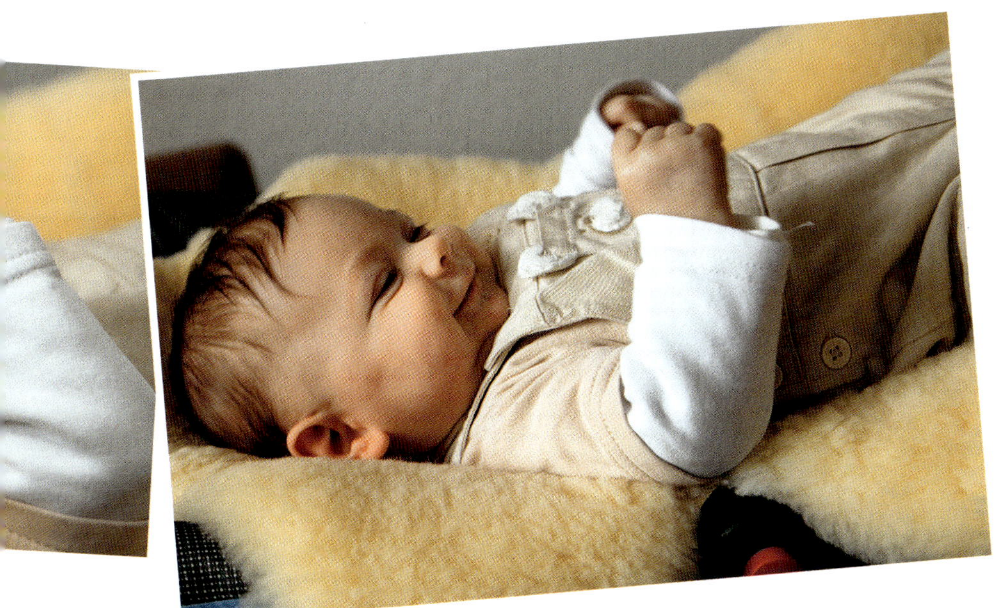

Mobiles, die sich durch Luftzug oder batteriebetriebene Motoren bewegen, bannen den Blick des Babys auf ihre auffallend bunten Flächen und halten ihn dort fest. Gibt das Mobile auch noch Musik von sich, kann das Kind nicht nachvollziehen, woher diese – für seine Ohren zudem meist recht schrillen – Töne kommen. Das Kind baut Spannung auf, Augen und Ohren werden überreizt. Welche Botschaft erfährt das Kind aus solchem Spielzeug? Die Welt ist undurchschaubar und nicht zu begreifen! Es wird daran gehindert, Erfahrungen zu sammeln, die ihm in seiner Entwicklung helfen und es voranbringen. Seine Hände und ihre Möglichkeiten bleiben ihm lange Zeit verborgen, und all die Faszinationen für die Sinne lenken das Kind von seinen eigentlichen Aufgaben in dieser Zeit ab: Auge-Hand-Koordination, Hände öffnen und schließen, Gegenstände ergreifen und loslassen.

Natürlich erzählt Ihnen die Werbung für Babyspielzeug etwas anderes. Sie versucht, Ihnen einzureden, Ihr Kind bräuchte all diese Gegenstände, damit es sich gesund entwickelt. Aufzieh- oder batteriebetriebene Spieluhren, Trainings-, Stimmen- und Musikcenter, Spielzeug mit Licht- und Geräuscheffekten schaffen jedoch eine künstliche Welt, deren Eindrücke – zum Beispiel das »Muh« und »Mäh«, das »Miau« und »Kikeriki« eines virtuellen Bauernhofes – für das Kind in keiner Weise nachvollziehbar sind.

Begriffe bildet das Kind nicht am Hören allein, sondern am unmittelbaren Erleben mit allen Sinnen. Lernt das Kind eine lebendige Katze in der Realität kennen, so erlebt es, dass diese schläft, schnurrt, frisst, schleicht und springt, dass sie gern gestreichelt wird (aber nur in einer Richtung!) und ein weiches Fell hat, aber auch Krallen. Es sieht, dass sie wegläuft oder faucht, wenn ihr etwas nicht behagt, und dass sie auf höchst unterschiedliche Art und Weise miauen und maunzen kann. Ein derart umfassender, von vielfältigem Erleben gesättigter Begriff »Katze« lässt sich auf alle Katzen und katzenähnlichen Tiere übertragen, egal, wie diese aussehen. Selbst später im Zoo wird das Kind zu Tiger oder Löwe »große Katze« sagen, weil es Ähnlichkeiten erkennt.

Bilden sich die Begriffe an künstlichen Welten wie Bilderbüchern, Plüschtieren oder »Activity-Centern«, handelt es sich eher um ein sinnentleertes Sprachtraining. Eine künstliche Bauernhofwelt kann dem Kind nichts, aber auch gar nichts von der realen Welt nahe bringen, schon gar nicht in den ersten Lebensmonaten, in denen es mit dem Bauernhof sowieso noch nichts anfangen und verbinden kann, selbst wenn es dort aufwächst.

Eine der wichtigsten Entdeckungen im frühkindlichen Leben besteht darin, die belebte von der unbelebten Welt zu unterscheiden. Entertainer mit Musik, Lichtern und künstlichen Sprachwelten bieten nicht etwa eine neue Stufe der Unterhaltung und Anregung, wie vielfach behauptet wird, sondern hindern das Kind nachhaltig daran, diese grundlegenden Erfahrungen zu machen, mehr noch: Sie bewirken seine Desorientierung.

Nur wenn Sie sich solchem, die Sinne überflutenden »Spielzeug« konsequent verweigern, hat Ihr Kind die Chance, wirklich zu spielen und dabei die Welt zu entdecken. Überlegen Sie sich deshalb gezielt, was Sie sich von Verwandten und Freunden für Ihr Kind wünschen und scheuen Sie nicht die Auseinandersetzung.

Sie brauchen keine Sorge zu haben, dass Ihr Kind für unsere moderne, mediale Welt lebensuntüchtig würde, wenn Sie solche Kunstwelten von ihm fernhalten. Je gründlicher es seine Sinne an realen Erlebnissen entwickeln und schulen darf, je ungestörter sich sein Interesse an der Umwelt und sein Forschungsdrang entfalten kann, desto souveräner wird es später mit modernen Medien umgehen können. Durch »Baby-Trainingscenter« oder Unterhaltungsspielzeug wird das Interesse an der Welt gelähmt und in der Folge die kognitive Entwicklung des Kindes beeinträchtigt, weil es diese Scheinwelt weder einzusehen noch zu durchschauen vermag.

Was braucht Ihr Kind?

In den ersten drei Monaten braucht Ihr Kind im Grunde gar kein Spielzeug. Es reicht völlig, wenn es seine Hände in Ruhe entdecken darf – es braucht weder Ablenkung noch Musik oder elektronisches Entertainment. Die Zeit der Stille und des Für-sich-Seins weckt den Hunger nach Begegnung und menschlichem Dialog, der dann in der Zeit der Pflege gestillt werden kann.

Sie können dem Baby ein Tüchlein in die Wiege legen, das Sie so zurechtzupfen, dass es in der Mitte etwas hochsteht. Auf diese Weise kann Ihr Kind das Tuch sehen, wenn es den Kopf auf die Seite dreht. Es kann danach tasten, das Tuch berühren und es ergreifen. Später kann ein weiches Stoffpüppchen ohne »Innenleben« in Form von Glöckchen oder Quietschtönen dazukommen.

An Ihrem Kind werden Sie ablesen können, wann es gegebenenfalls mehr bewältigen kann – nämlich dann, wenn es mit seinen Händen spielt und sich für seine Umgebung interessiert: Es »knuspelt« mit den Fingerchen hörbar am Geflecht des Stubenwagens, es ergreift das Bindebändchen der Jacke und untersucht es genau, es schiebt die Finger in das Knopfloch des Bettbezuges, es zippelt an Knöpfen. Dann können Sie ihm einen Holz-Greifring oder einen geflochtenen Ball aus Peddigrohr geben oder einen anderen Gegenstand, den es gut durch-schauen und be-greifen kann.

Im Freien

Wenn das Kind einige Wochen alt ist, können Sie es in seinen Ruhestunden im Kinderwagen nach draußen stellen, zum Beispiel unter einen Baum. Es wird mit seinen Händchen spielen, mit größtem Vergnügen die Blätter betrachten, die Vögel darin hören und vermutlich bald eingeschlafen sein.
Achten Sie darauf, dass ihm die Sonne nicht ins Gesicht scheinen kann – vor allem, wenn es längere Zeit draußen stehen bleibt.

Die zweiten drei Monate: Zeit des Greifens

Wenn das Kind sich für Gegenstände zu interessieren beginnt, wird es vielfältige Formen des Hantierens entdecken. Zunächst wird es die Dinge mit der Hand berühren, betasten und umfassen. Es nimmt sich einen Holzlöffel oder Greifring, schaut ihn an, führt ihn zum Mund, lutscht daran, bewegt, schüttelt, dreht ihn. Es ergreift ein Tüchlein und wedelt damit, wischt damit über eine Fläche. Oft entdeckt es in dieser Zeit rein zufällig, dass es sich hinter dem Tüchlein verstecken kann. Es kann mit Ausdauer und größtem Vergnügen »Guck-guck-Da!« spielen.

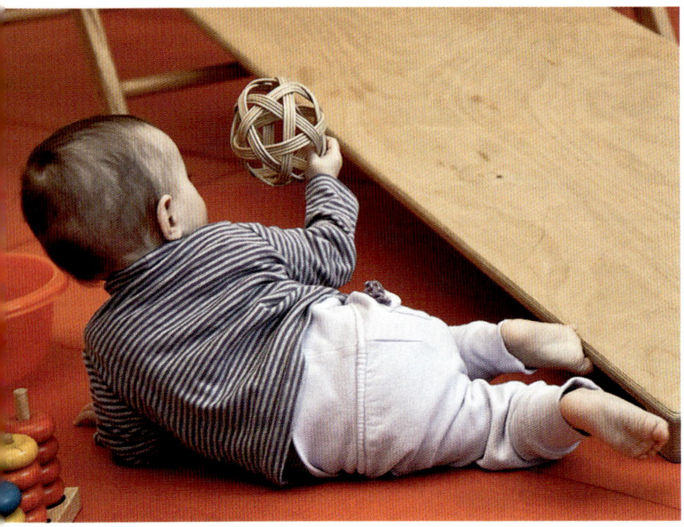

Elegant auf der Seite das Gleichgewicht haltend beschäftigt sich das Kind mit dem Flechtball.

In dieser Phase sind Gegenstände sinnvoll, die sich gut greifen lassen, keine scharfen Kanten haben und nicht wegrollen: Püppchen, Holzlöffel, Schüsselchen, kleine Deckelkörbchen. Drei bis vier solcher Spielsachen reichen völlig aus. Das Kind vertieft sich und erkundet unzählige Möglichkeiten, was sich damit machen lässt.

Zunächst greift es mit der ganzen Handfläche, dann entdeckt es die Gegenüberstellung von Daumen und Fingern, dabei sind die Fingerchen erst gestreckt und treffen flächig aufeinander (Lanzettengriff). Der Griff mit Finger- und Daumenspitze (Pinzettengriff) ist dann die differenzierteste Form des Greifens. Auch entdeckt es, dass es das Handgelenk drehen kann. Nach und nach wird es immer geschickter – ein Tüchlein fasst es anders an als einen Löffel. Es kann die Spielsachen von Hand zu Hand reichen – ausdauernd, immer wieder. Langweilig wird es ihm dabei auf keinen Fall! Säuglinge langweilen sich nicht, sie werden eher überfordert, weil Erwachsene meinen, sie ständig beschäftigen zu müssen.

Meist hat das Kind wochenlang ein Lieblingsspielzeug, das es von allen Seiten, aus der Nähe und von Ferne, betrachtet, untersucht und bewegt. Es entdeckt immer wieder neue Eigenschaften an diesem Gegenstand und wird zunehmend geschickter in dessen Handhabung.

Ein noch unbekanntes Objekt wird erst einmal mit dem bereits bekannten Repertoire erkundet. Wenn das Kind entdeckt, dass es andere Eigenschaften hat als das bisher Gewohnte, werden neue Möglichkeiten ausprobiert, und der Erfahrungsschatz des Kindes erweitert sich. Dabei gilt: Weniger ist mehr. Das Baby muss das jeweils Neue erst einmal sehr gründlich im wahrsten Sinne des Wortes *be-greifen*. Überschütten Sie also Ihr Kind nicht täglich mit neuem Spielzeug, auch nicht wöchentlich. Führen Sie neue Spielsachen erst nach und nach ein und beobachten Sie genau, ob und wie Ihr Kind damit hantiert. Nur wenn es genügend Raum und Zeit zur Vertiefung hat, kann es Eindrücke sammeln und verarbeiten. Es kann sich auf seine Sinneseindrücke konzentrieren, diese verknüpfen und sich so ein reiches Innenleben erspielen.

Ein Dialog zu vier Händen zwischen Vater und Sohn.

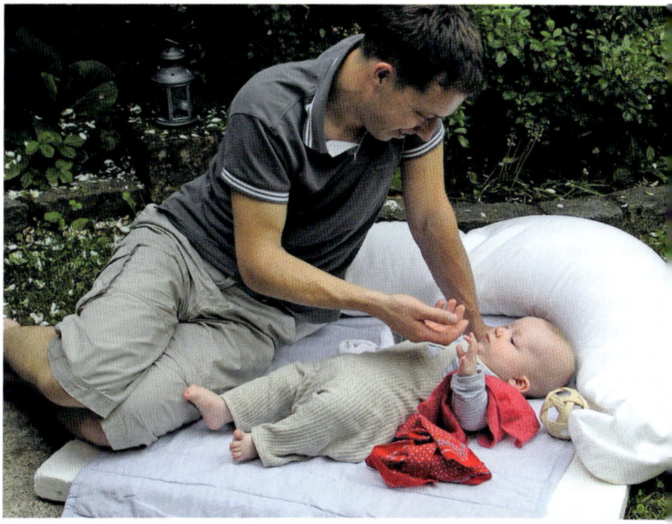

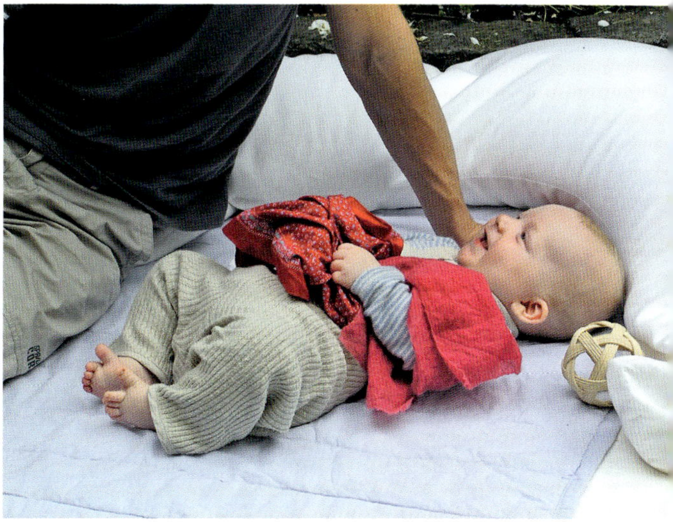

Wenn das Kind in dieser Zeit abgelenkt wird und Zerstreuung erlebt, bleibt das Greifen und Entdecken mit den Händen weniger nuancenreich. Ein reizüberflutetes Baby ist in der Welt der Reize gefangen und wird von dieser abhängig, weil es sich nicht in seiner Eigentätigkeit erlebt und die Welt ihm somit undurchschaubar und unbegreiflich erscheint. Es kann seine Erfahrungen nicht ein-sehen und bleibt ganz in der Außenwahrnehmung stecken.

Wenn sich das Kind hingegen geborgen und sicher fühlt, ermöglichen seine Neugier und Erkundungslust ganz von selbst, dass es sich alleine, selbstständig aus eigenem Interesse über längere Zeit beschäftigen kann und kein »Unterhaltungsprogramm« oder weitere Anregungen benötigt.

Sinnvolle Sinneserfahrung

Das Kind entdeckt in dieser Zeit auch, dass es mit einem Gegenstand Geräusche machen kann: Es klopft beispielsweise mit einem Greifling auf den Boden oder an den Rand des Spielgitters und erkundet damit hörend seine Umgebung. Wenn das Kind seine eigene Bewegung spürt, sieht und gleichzeitig das entstehende Geräusch hört, verbinden sich mehrere Sinneseindrücke zu einer plausiblen Erfahrung. Es nimmt wahr, dass es selbst das Klopfgeräusch verursacht. Im Innehalten und Lauschen besinnt es sich und verknüpft das Gehörte mit seiner Tätigkeit. So erlebt das Kind seine Selbstwirksamkeit (zur Entwicklung des Hörens und der damit verbundenen Orientierung in Raum und Zeit siehe auch Seite 314).

Spielzeug, das quietscht oder rasselt, klingt oder tönt, ohne dass die Quelle des Geräusches erkennbar wird, ist in dieser Phase nicht sinnvoll. Das Kind kann weder begreifen noch durchschauen, welches Material bei welcher Bewegung in welcher Kombination im Verhältnis zu seiner eigenen Tätigkeit die Effekte hervorruft. Es bleibt im Wortsinne »außen vor«.

Mehr noch: Was geschieht dabei mit seinem natürlichen Forschungsdrang, der das Kind unermüdlich wiederholen lässt? Er lässt nach und erstirbt irgendwann, weil das Kind nicht mehr nachvollziehen kann, warum und wie die Geräusche zustande kommen. Es wird abhängig davon, ständig neue Reize und Effekte zu erleben, die von außen an es herangetragen werden, ohne dass es selbst aktiv wird.

Was braucht Ihr Kind?

Als Tüchlein eignen sich weiße oder einfarbige Baumwolltaschentücher oder kleine Servietten. Der Stoff sollte griffig sein, nicht rutschig. Seide ist für ein Kind in diesem Alter ungeeignet, weil sie in feuchtem Zustand (z.B. nass gespeichelt) eine sehr dichte Struktur bekommt und – wenn sie auf dem Gesicht des Kindes liegt – die Atmung beeinträchtigen kann.
Geeignete Spielsachen sind: ein Greifling oder Beißring aus Holz, ein kleiner Becher aus Holz, Bambus oder Geflecht, ein Holzlöffel, ein Greifball aus Peddigrohrgeflecht (der nicht wegrollt, sondern jeweils auf der Lücke liegenbleibt), ein Topflappen sowie ein Knotenpüppchen oder »Schlamperle« (kleine, weiche, mit Rohwolle gefüllte Stoffpuppen, Bezugsadressen siehe Seite 379).
Stellen Sie dem Kind diese Gegenstände nicht alle auf einmal zur Verfügung, sondern nach und nach und mit größerem zeitlichen Abstand und beobachten Sie, wie es damit hantiert. Ordnen Sie die Gegenstände von Zeit zu Zeit neu an, oder tauschen Sie einzelne Dinge gegeneinander aus.
Alles, was Sie dem Kind geben, darf nicht zu klein sein und weder verschluckt noch in Nase oder Ohren gesteckt werden können.

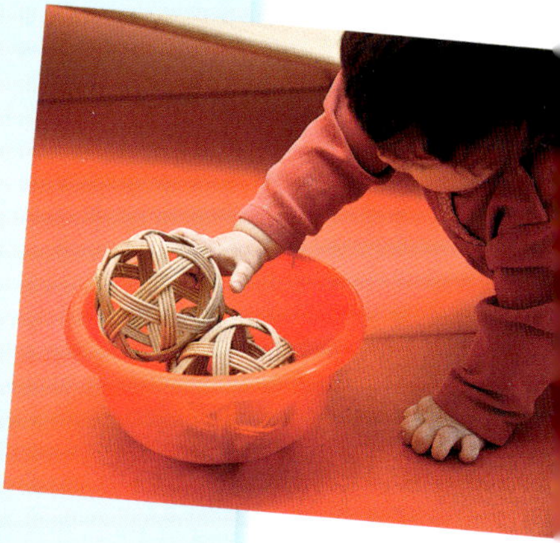

Flechtbälle aus Peddigrohr sind im ersten Lebensjahr ein besonders geeignetes Spielzeug.

Im Freien

Auch im zweiten Lebensvierteljahr können Sie das Kind im Kinderwagen nach draußen stellen – vor allem zum Schlafen. Wenn Sie das Kind im Steckkissen in einen Fellsack legen, ist es sogar im Winter warm genug. Diese Zeit kann den Spaziergang ersetzen, bei dem das Kind still im Wagen liegt.
Wenn Ihr Kind sich zu drehen und aufzurichten beginnt, legen Sie es am besten draußen in ein Spielgitter. Können Sie in seiner Nähe bleiben und es beobachten, genügt auch eine Decke oder ein Schaffell, wobei Sie seinen Bewegungsraum mit Kissen oder zusammengerollten Decken begrenzen können. Auch hierbei müssen Sie auf guten Sonnenschutz achten und darauf, dass das Kind nicht starkem Wind ausgesetzt ist. Es sollte gut angezogen sein und auch im Sommer auf jeden Fall ein Mützchen oder Sonnenhütchen tragen.

Die dritten drei Monate: Zeit der Fortbewegung

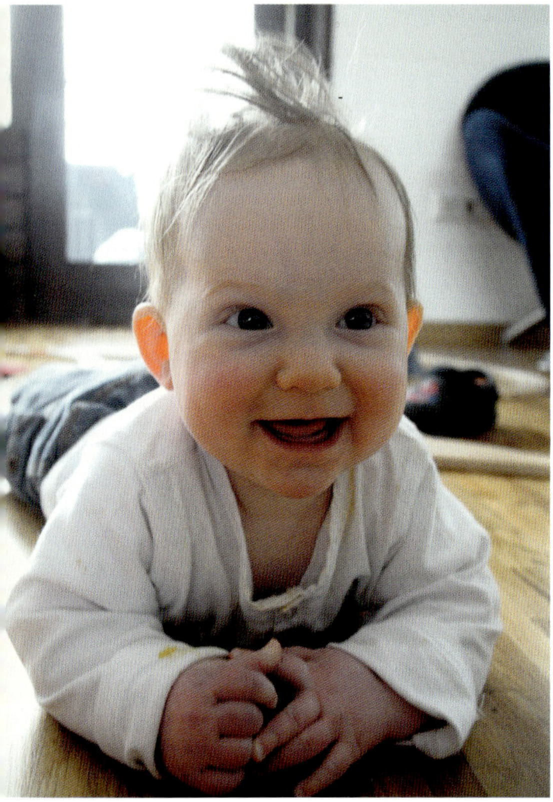

Auf Erkundungstour durch das Wohnzimmer!

Wenn das Kind ungefähr ein halbes Jahr alt ist, beginnt es, den Raum für sich zu erobern. Meist kann es sich bereits drehen und mit robbenden, rollenden Bewegungen von seinem Platz entfernen. Auch nimmt es seine Umgebung anders wahr: Auf der Seite liegend stellt sich ein Gegenstand anders dar als aus der Rücken- oder Bauchlage. Womöglich kann es sich auf dem Bauch liegend schon auf den Händen abstützen und mit dem Kopf um sich schauen – dadurch bekommt es einen größeren Überblick über sein Spielfeld, und sein Erfahrungshorizont erweitert sich um neue Dimensionen.

Es ergreift die Gegenstände ihrer äußeren Form entsprechend und entdeckt dann, dass man noch mehr damit machen kann als sie zu begreifen und zu untersuchen. Es lässt sie fallen und beobachtet aufmerksam, was dabei geschieht: Kullert der Gegenstand, bleibt er liegen, tanzt er, entsteht ein Geräusch? In den Vormonaten hat das Kind begriffen, was rund oder eckig ist – jetzt erforscht es, wie sich die Formen in Bewegung verhalten und wie sie zur Ruhe kommen. Es lässt seinen Flechtball kullern oder ein Plastiktellerchen tanzen, es legt einen Bauklotz zielgerichtet auf die Fläche, weil es bereits erfahren hat, dass er auf der Ecke oder Kante nicht stehen kann.

Es wirft einen Gegenstand weg, achtet auf das dabei entstehende Geräusch, beobachtet ihn, bis er zur Ruhe gekommen ist und holt ihn – sobald es kriechen oder krabbeln kann – zurück. Dabei entdeckt das Kind unendliche Möglichkeiten der Bewegung: Es kann den Gegenstand schieben, schubsen, werfen, rollen, kreiseln lassen, aufstellen, hinlegen, aber auch sich selbst um den still liegenden Gegenstand herumbewegen. Es untersucht ihn nicht mehr nur mit den Händen, sondern auch mit den Füßen und nach wie vor mit dem Mund.

Außerdem beginnt es nun, mit zwei oder mehreren Gegenständen zu hantieren, zu »füßeln« oder sie aneinanderzuschlagen. Es entdeckt, dass es ganz verschiedene Geräusche zustande bringen kann, was immer wieder aufs Neue helles Entzücken hervorruft.

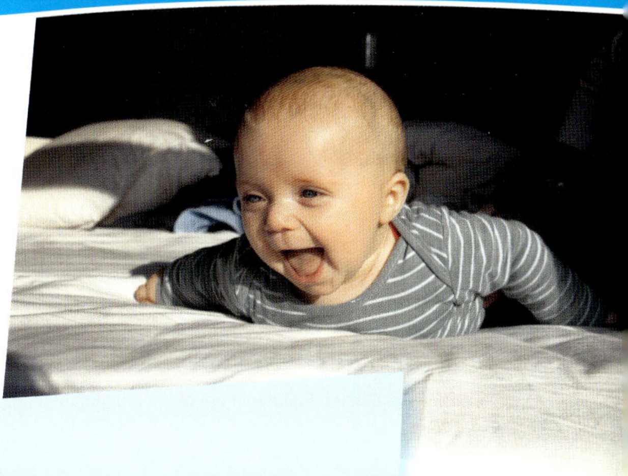

Was braucht Ihr Kind?

Für diese Entdeckerphase kann Ihr Kind gut Gegenstände aus unterschiedlichen Materialien gebrauchen. Aber immer noch gilt: eher weniger als mehr. Sie brauchen im Grunde kein Spielzeug zu kaufen oder sich schenken zu lassen – es genügt, was der Haushalt hergibt: Kochlöffel, Metall- oder Plastikschüsselchen, geflochtene Körbchen, Holzschalen, Serviettenringe, Plastiklöffel, Salatbesteck, Teesieb, Schneebesen, Eierwärmer, Küchenrollenhalter, weiche Haar- oder Nagelbürsten, ein kleiner Eimer aus Plastik oder Emaille, Servietten mit Hohlsaum, ein gehäkelter Topflappen oder Kragen, um die Struktur und die Unterbrechungen im Stoff mit den Fingerchen zu erforschen. Wandern Sie einmal mit den Augen Ihres Kindes durch Haushalt und Küche – Sie werden lauter wunderbare Spielsachen entdecken, die Sie dem Kind gefahrlos geben können, und die sich – sollten sie doch einmal kaputtgehen – leicht wieder beschaffen lassen.
Einen Ball, der wegrollen kann, sollte das Kind erst bekommen, wenn es ihn sich wieder holen kann.

Im Freien

Für das Krabbelkind bieten Garten und Park unendlich viele neue Erlebnisse. Was es dort doch alles zu finden gibt: Steine, Schneckenhäuser, Stöckchen, Blätter, Blüten, Gräser. Auch die Unebenheit einer Rasenfläche oder die schiefe Ebene eines kleinen Abhangs oder Sandhaufens sind neue Herausforderungen.
Wenn Sie das Kind während dieser Zeit nicht gut beaufsichtigen können, damit es nichts Falsches schluckt oder sich an scharfkantigen Gegenständen schneidet, sollten Sie es im Freien warm angezogen ins

Spielgitter legen, wo es sich mit von Ihnen ausgewählten Dingen selbst beschäftigen kann. Sie können ihm dafür andere Spielsachen bereitlegen als innerhalb der Wohnung: draußen zum Beispiel unbearbeitete Rohmaterialien aus der Natur, drinnen bearbeitete Gegenstände. Als Rohmaterialien eignen sich splitterfreie Holzstücke, ein Stück Wurzelholz, Muscheln oder Schneckenhäuser mit runden Kanten, größere Stücke Baumrinde und ein Astholz mit Löchern und Gabeln.
Damit das Kind im Sommer gefahrlos das Element Wasser erkunden kann, können Sie ein Stück Regenrinne maßgenau auf das Spielgitter zuschneiden lassen und dieses z.B. mit Blumenkastenhaltern von außen am Gitter befestigen. Das Kind kann dann die Hand durch das Spielgitter strecken und im Wasser plantschen, sein Tüchlein benetzen und mit Muscheln Wasser schöpfen.

Bekanntschaft mit der Schwerkraft machen – immer wieder wird die Wäscheklammer hinuntergeworfen und wieder aufgehoben.

Die vierten drei Monate: Zeit der Eroberung des Raumes

In den letzten Monaten des ersten Lebensjahres wird das Kind immer beweglicher und entdeckungsfreudiger. Es kann meist schon krabbeln und sitzen, es beginnt sich hochzuziehen und zu stehen, es kann in eine flache Kiste steigen, manchmal unternimmt es auch bereits erste freie Schritte. Es erobert sich mehr und mehr den Raum, es erlebt Höhe und Tiefe, Innen und Außen, Darunter, Darüber und Dazwischen am eigenen Leib. So bringt es sich in ein neues Verhältnis zur Schwerkraft: Es ist etwas anderes, auf einen Gegenstand hinauf- und wieder hinunterzusteigen als etwas aufzuheben oder wegzuwerfen. In dieser Zeit leistet ein Podest gute Dienste.

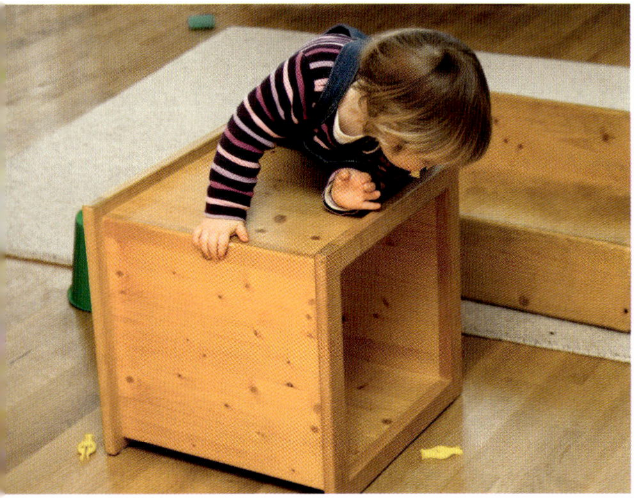

Was braucht Ihr Kind?

Das Kind liebt in diesem Alter große Gegenstände, in die es eigenständig hinein- und herausklettern, die es besteigen und auf die es sich setzen kann: Holzkisten, Kartons, Eimer, Wäschekörbe, ein gut befestigtes schräges Brett, kleine Leitern oder Tritthocker. Behältnisse, in die sich etwas einfüllen lässt, und die es durch den Raum schieben kann, sind besonders begehrt. Auch Becher, Schalen, Schüsseln, die sich stapeln, auseinandernehmen oder befüllen lassen, sind eifrig im Gebrauch. Im Garten oder in der Sandkiste schüttet das Kind mit Ausdauer Sand und Wasser von einem Gefäß ins andere.

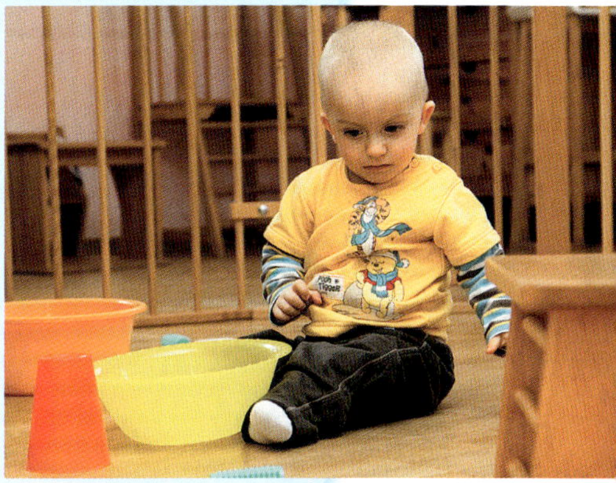

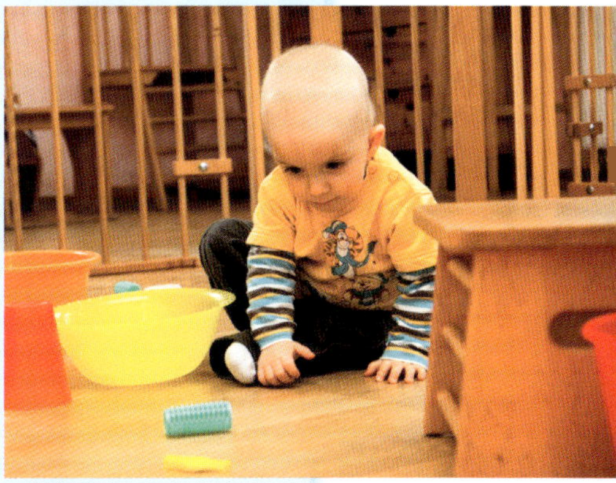

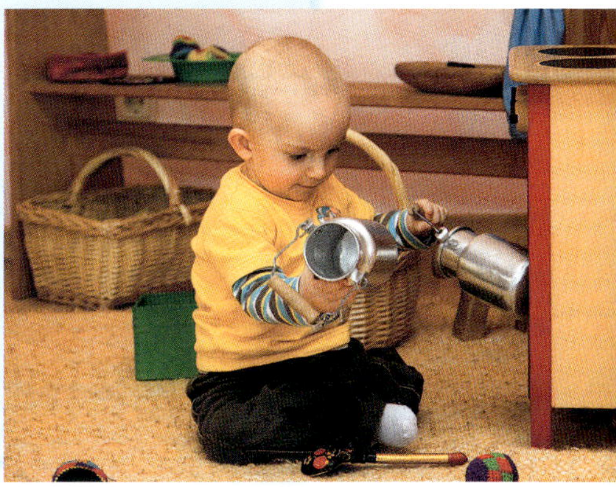

Es ist in der Lage, zwei zusammengehörige Gegenstände in Verbindung zu bringen: Es weiß, dass der Topf einen Deckel hat, es versucht, ein Schraubglas zu öffnen und zu verschließen. Es legt Kleinigkeiten in ein Tüchlein, hält es zusammen und lauscht, was passiert, wenn es diesen »Beutel« schüttelt. Immer wieder von neuem kann es solche Überraschungspakete ein- und auspacken und unermüdlich variieren. Auch beginnt es, gleichartige Gegenstände aneinanderzureihen, nebeneinanderzulegen oder aufeinanderzustellen.

In dieser Zeit kommt es darauf an, dem Kind in der Wohnung eine sichere Zone einzuräumen, in der es gefahrlos tätig werden kann. Dabei ist es sinnvoll, wenn die Grenzen mit den Fähigkeiten des Kindes wachsen. Sie können zum Beispiel in der Küche oder im Wohnzimmer mit Gittern einen Bereich abtrennen, innerhalb dessen das Kind alles machen darf, was ihm einfällt, und der ihm die nötige Bewegungsfreiheit lässt.

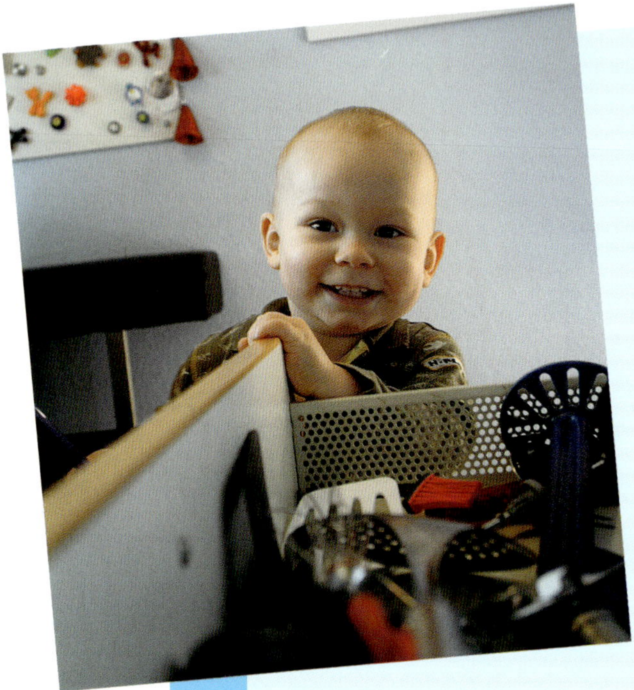

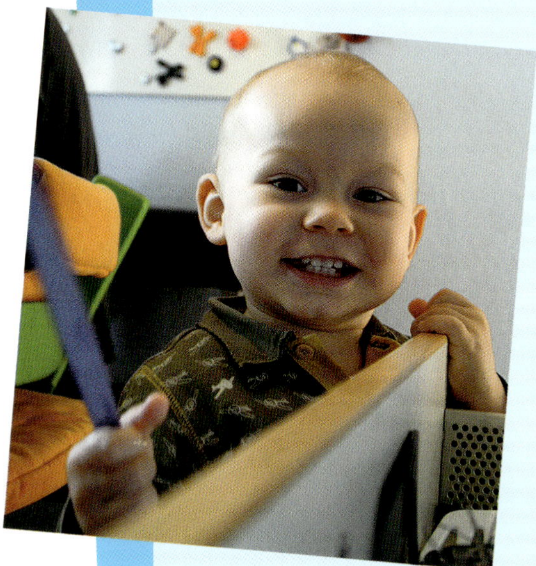

Das gilt auch für den Garten. So kann das Kind für sich sein, ohne dass Sie ständig in Hab-Acht-Stellung sein müssen. Die Begrenzung des Spielbereichs schafft einen Freiraum, in dem das Kind alles tun und lassen kann, was und wie es möchte.

Sie können dem Kind auch eine eigene Schublade in der Küche einrichten, in der es alles vorfindet, womit es spielen und nachahmend »arbeiten« darf. Dann akzeptiert es auch, dass die anderen Schubladen tabu sind. Wenn Sie in der Küche eine Schublade mit Küchenutensilien, im Garten einen Korb mit Muscheln, Schneckenhäusern und Astgabeln, sowie im Spielgitter Greiflinge und Flechtball bereitstellen, ist das Angebot jeweils überschaubar, aber dennoch vielfältig und dem Ort zugehörig. Ein Tüchlein oder Püppchen können dann vielleicht ständige Begleiter sein. Manches Krabbelkind steckt sein Tuch in den Mund und hat es auf diese Weise immer mit dabei, wenn es Hände und Füße braucht, um voranzukommen.

Die Küchenschublade – ein Abenteuerspielplatz in den heimischen vier Wänden!

Selten ein Platz zum Spielen: der Spielplatz

Städtische Spielplätze bieten Kindern im ersten Lebensjahr selten die Möglichkeit, selbstständig etwas tun zu können. Außer einer großen Sandkiste, die leider allzu oft voller Unrat ist, wird es dort nur wenig finden, was es nutzen kann. Wippetierchen, Rutsche, Karussell und Schaukel sind allenfalls für ältere Kinder ein Vergnügen – und immer erst dann, wenn sie in der Lage sind, eigenständig hinauf- und herunterklettern zu können.

Viele Eltern setzen ihr Kind jedoch schon zu einer Zeit auf die Rutsche, in der es noch nicht mal richtig stehen oder gehen, geschweige denn die Leiter der Rutsche erklimmen kann. Es hängt dann am oberen Rand und wird – von Mutter oder Vater einseitig festgehalten – mehr hinuntergeschoben als dass es wirklich von alleine rutscht. Versucht es, die schräge Ebene der Rutsche hochzuklettern (was Kinder ja sehr gern ausprobieren), läuft es ständig Gefahr, die Füße anderer größerer Kinder ins Gesicht zu bekommen – und es macht sich auch nicht sonderlich beliebt, wenn es die Rutsche auf diese Weise für die Älteren blockiert.

Auch Karussell oder Klettergerüst sind für kleine Kinder ungeeignet – sie sind in diesem Alter noch zu hoch und zu unsicher.

Später, wenn das Kind bereits gehen kann und der Spielplatz wieder an Attraktivität gewinnt, sollten Sie das Kind nicht auf irgendwelche Spielgeräte setzen, stellen oder schieben, solange es selbst noch nicht dazu in der Lage ist. Das fällt anfangs vielleicht schwer, weil so viele Mütter und Väter es anders machen – Ihrem Kind tun Sie jedoch den größten Gefallen, wenn Sie es nicht zu etwas animieren, was es noch nicht selbst kann.

Schaukeln wird das Kind erst, wenn es sich eigenständig auf die Schaukel setzen kann. Bis dahin wird es sich bäuchlings über das Sitzbrett legen, vor und zurück laufen, die Füße bleiben dabei auf dem Boden. Später wird es die Füße vorsichtig abheben und sanft hin- und herschaukeln. Mit der Zeit wird es mutiger und legt ein Bein über das Brett, sodass es rittlings darauf sitzen kann – immer noch mit den Füßen am Boden. Es ruckelt ein bisschen hin und her und probiert aus, was es in dieser noch gut abgestützten Position alles machen kann. Ein rundes Schaukelbrett mit einem Seil in der Mitte ist dann sogar leichter zu erklimmen als ein längliches. Ist die Schaukel dafür zu hoch angebracht, verliert das Kind schnell das Interesse und wendet sich anderem zu.

Häufig legt es ein Steinchen auf die Schaukel, stößt diese etwas an und beobachtet, wie das Steinchen herunterkullert – noch mal und noch mal und noch mal. Auch damit macht es sich auf einem Spielplatz wenig beliebt, weil es ja gar nicht richtig schaukelt, die anderen Kinder jedoch mitunter bereits Schlange stehen, um endlich dranzukommen.

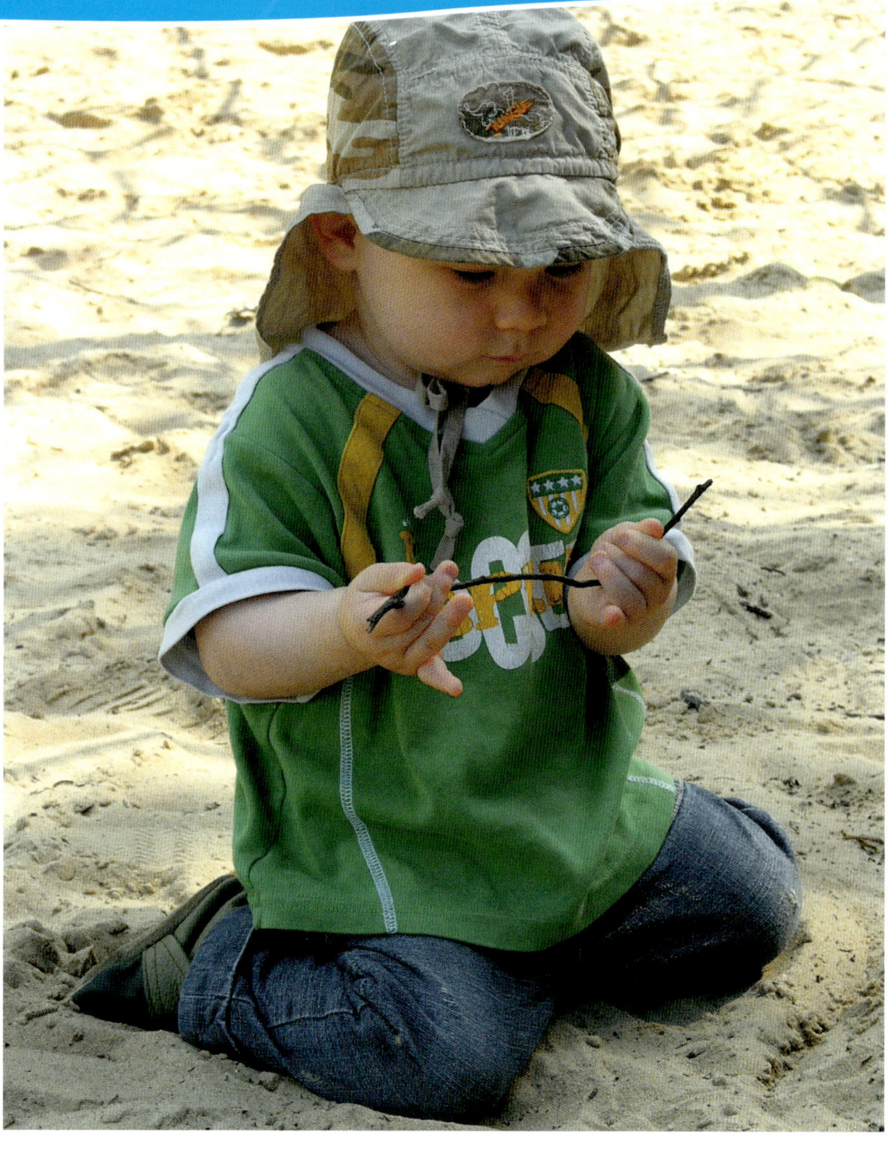

Fundsache im Sand: ein dünnes Ästchen, das nun genauestens untersucht wird.

Um dem Kind Erlebnisse im Freien oder eine Begegnung mit der Natur zu ermöglichen, brauchen Sie keinen Spielplatz. In vielen Gärten lässt sich eine Sandel-Spielecke einrichten, in denen Kinder ungestört mit Sand, Holzstöckchen und Wasser experimentieren können. Auch wenn Sie nur ein Spielgitter haben, können Sie auf dem Balkon oder in einem Hinterhof eine Abenteuer-Spielecke konstruieren, indem Sie an das Spielgitter eine Regenrinne (aus dem Baumarkt) anhängen (siehe Seite 372), sodass das Kind reichhaltige Erfahrungen in der Begegnung mit den Elementen Erde und Wasser machen kann.

Im Freien

Wenn Sie keinen Garten haben, ist ein Park mit großen Grünflächen (sofern es sich nicht um eine Hunde-Spielwiese handelt) ein guter Aufenthaltsort im ersten Lebensjahr. Sie können sich mit dem Kind auf einer Decke im Halbschatten ausbreiten und das Kind die Natur entdecken lassen. Kinder lieben es, immer wieder an diesen Platz zurückzukehren.

Wenn Sie Ihren Garten kindgerecht gestalten können, bieten sich Rundhölzer aus Stämmen verschiedener Höhe und Durchmesser als Einfriedung für einen Sandkasten an. Sie werden zum Sitzen, als Tisch, später auch als Balancierweg oder als schmückende Balustrade genutzt. Ein liegender Baumstamm von circa 1,50 Meter Länge und ca. 40 bis 60 Zentimeter Durchmesser mit naturbelassener Rinde bietet eine gute Gelegenheit zum Tasten, Klettern, Balancieren und Springen.

Der Sandkasten sollte so viel Sand enthalten, dass sich daraus auch ein Haufen schaufeln lässt, der zum Hinaufkriechen und Hinunterrutschen einlädt.

Am Rand des Sandkastens können Sie einen großen, alten Wurzelstrunk deponieren, den Sie aus dem Wald mitbringen oder den Ihnen ein Förster anliefert. Er bietet vor allem später eine ganze Lebenswelt für Bewohner aus der Fantasie des Kindes – Feen, Wichtel, Zwerge, Elfen. Die unregelmäßige Oberfläche ermöglicht in jeder Jahreszeit und aus jeder Perspektive neue Eindrücke.

Je häufiger Sie das Kind barfuß lassen können, desto besser. Es spürt mit den Fußsohlen die unterschiedliche Qualität des Untergrunds: Gras fühlt sich ganz anders an als Steinplatten, Kies, Sand, Moos oder Erde.

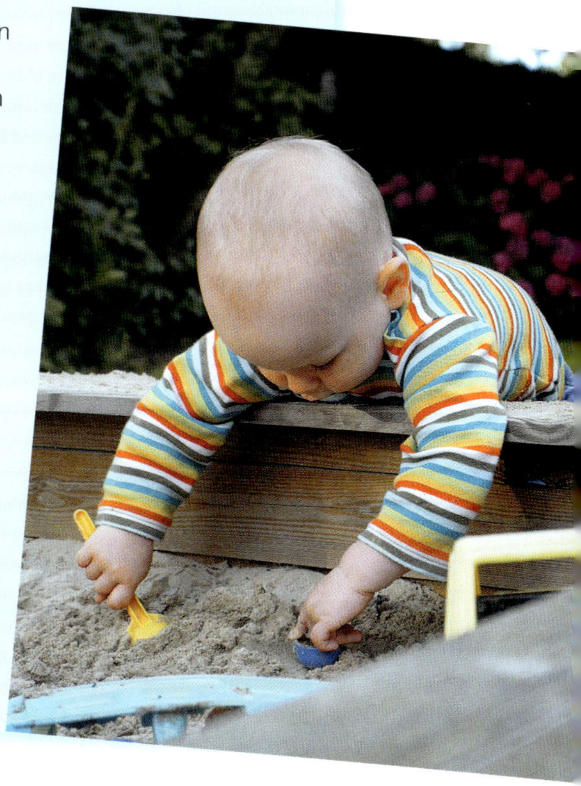

Die Selbstwirksamkeit fördern

Die größte Freude und tiefste Zufriedenheit erlebt Ihr Kind, wenn es sich beim Spielen richtig anstrengen konnte. Genuss ohne Anstrengung macht nicht zufrieden, sondern abhängig vom Auslöser des Genusses. Durch das ungestörte Erleben seiner Selbstwirksamkeit und die mit jeder Wiederholung wachsende Sicherheit bestärkt und motiviert das Kind sich selbst. Die Kinderärztin Emmi Pikler fasst das so zusammen: »Wesentlich ist, dass das Kind möglichst viele Dinge selbst entdeckt. Wenn wir ihm bei der Lösung aller Aufgaben behilflich sind, berauben wir es gerade dessen, was für seine geistige Entwicklung das Wichtigste ist. Ein Kind, das durch selbstständige Experimente etwas erreicht, erwirbt ein ganz andersartiges Wissen als eines, dem die Lösung fertig geboten wird.« Auch die Gymnastiklehrerin und Pädagogin Elfriede Hengstenberg bestätigt: »Wir alle kennen diese ursprünglichen Regungen der Kinder, die immer wieder darauf hinauslaufen, allein probieren zu wollen. Wir sollten nur noch mehr darum wissen, dass die unermüdliche Überwindung von Widerständen aus eigener Initiative dem Kind jene Spannkraft verleiht, die wir ihm zu erhalten wünschen, und dass die Freude an der Auseinandersetzung mit Schwierigkeiten darauf beruht, dass es selbstständig beobachten, forschen, probieren und überwinden durfte.«

Die geteilte Freude – oft genügt schon ein Blick, der signalisiert: »Ich seh dich« oder »Ich nehme dich wahr« – lässt auch Erwachsene teilhaben an dem Wunder der menschlichen Entwicklung.

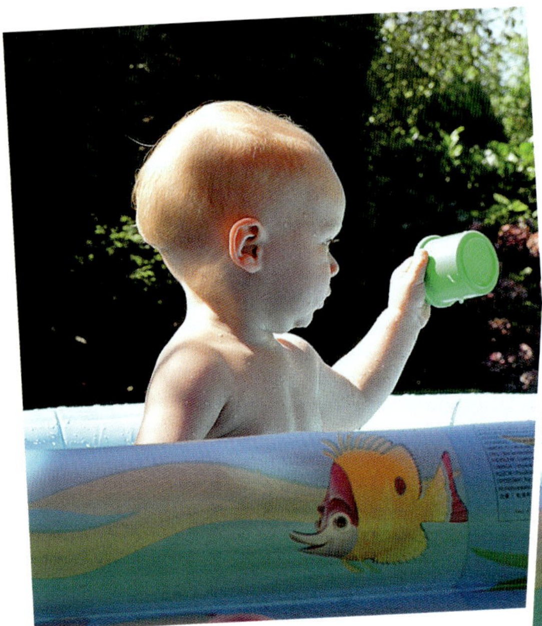

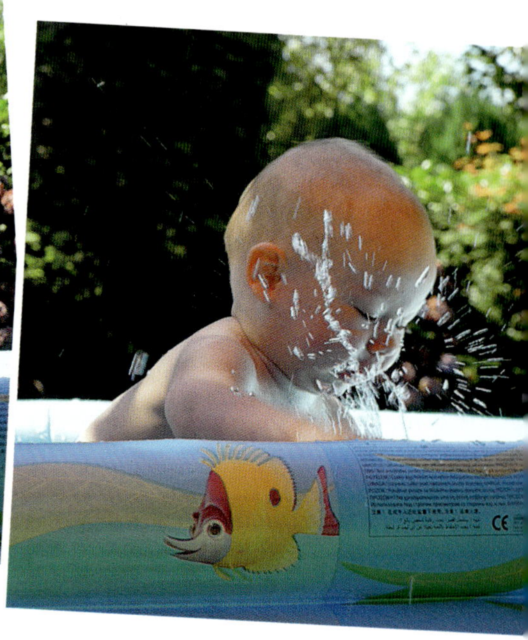

Plantschen, eintauchen, schöpfen und gießen – das Element Wasser bietet viele Möglichkeiten.

Web-Tipps

www.zauberhaftepuppenwelt.de

www.sagapuppen.de
Püppchen und Puppen aus Naturmaterialien

www.basisgemeinde.de
Homepage der Basisgemeinde Wulfshagenerhütten, Hersteller von Spiel- und Bewegungsmaterialien nach Emmi Pikler und Elfriede Hengstenberg; Essbänkchen und Wickeltichaufsätze

www.flechtball.de
Hier bekommen Sie die formschönen und für Säuglinge zum Greifen ideal gestalteten Flechtbälle aus Peddigrohr.

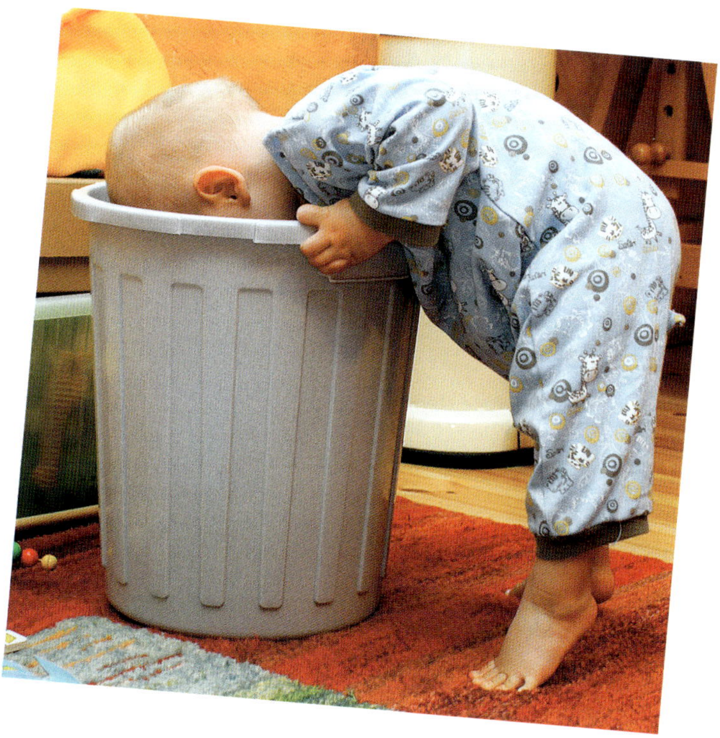

Auf den Zehenspitzen stehen, um der Sache ganz auf den Grund zu kommen!

Nimm mich so, wie ich bin

Birgit Krohmer und Annette Bopp

Was können wir tun? Sollen wir mit dem Kleinkind turnen? Sollen wir ihm die richtige Bewegung beibringen? Welche Maßnahmen hätten Erfolg? Gar keine! Die Frage ist nämlich nicht, wie man den Säugling mit irgendwelchen künstlich konstruierten, findig ausgeklügelten, komplizierten Maßnahmen, mit Turnen und Gymnastik »unterrichten« soll, sich richtig und gut zu bewegen. Sondern es handelt sich einfach darum, dass man dem Säugling die Möglichkeit biete bzw. ihm die Möglichkeit nicht versage, sich seinen Anlagen entsprechend zu bewegen.

Emmi Pikler, Kinderärztin (1902-1984)

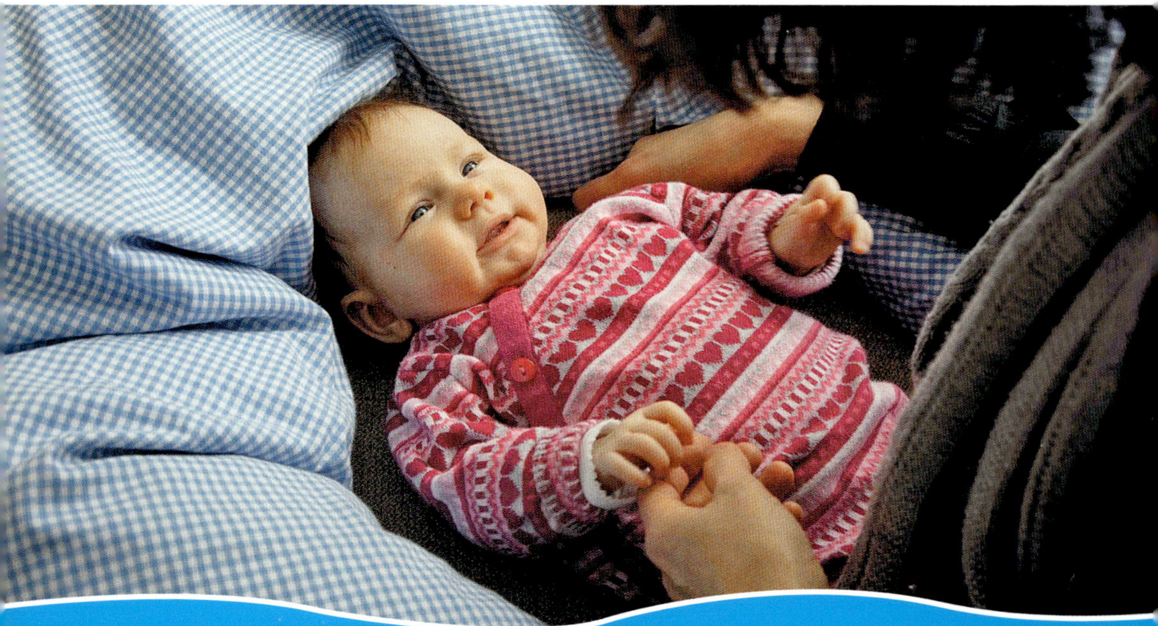

Fragen und Antworten zum Thema Frühförderung und Säuglingsgruppen

Nicht nur jede Geburt ist einzigartig, sondern vor allem jedes Kind, das dabei zur Welt kommt. Viele Eltern sehen jedoch nur noch Tabellen mit Fähigkeiten, über die ein Kind in verschiedenen Altersstufen verfügen sollte. Sie sind besorgt über jede Abweichung von der Norm, befürchten Versäumnisse, wenn das Kind nicht bestmöglich gefördert wird, und buchen Spielgruppen und Babyschwimmkurse, damit ihr Einzelkind schon früh Sozialkompetenz erlangt. Zum Ausgleich braucht es dann Baby-Yoga, um Stress abzubauen ...

Was von dem riesigen Angebot an Elternkursen und Babygruppen ist wirklich sinnvoll? Bedeuten sie eine Förderung für das Kind oder hindern sie es eher daran, sich gesund zu entwickeln und seine Persönlichkeit frei zu entfalten? Annette Bopp und Birgit Krohmer führten dazu einen Dialog.

Annette Bopp: Vor 50 Jahren, in meiner Kindheit, war es exotisch, ein Kind mit vier Jahren in den Kindergarten zu schicken. Heute gehen Mütter und Väter schon mit dem Neugeborenen zu diversen Säuglingskursen. Ich habe neulich eine Mutter getroffen, die mit ihrem neun Monate alten Kind an jedem Wochentag ein anderes Kursprogramm besuchte – vom Babyschwimmen über die PEKiP-Gruppe bis zum SpielRaum und anderem. Ich kann mir gar nicht vorstellen, wie das in einen normalen Familienalltag einzugliedern ist, da gerät ja schon das Baby in Terminstress! Auffällig ist auch, wie viele Kurse für Babys es mittlerweile in jeder Stadt gibt. Worauf ist das zurückzuführen?

Birgit Krohmer: Viele Eltern haben Angst, bei der Förderung ihres Kindes etwas zu versäumen. Werte aus industrieller Tradition, die für die Fließbandarbeit typisch waren, wie »früher«, »schneller«, »besser«, »effizienter« sind auf die Erziehung übertragen worden. Heute herrscht ein teilweise gnadenloser Wettlauf darum, welches Kind zuerst steht oder geht, spricht oder ein Instrument spielt. Schon Babys werden vor Lerncomputer gesetzt, um Fremdsprachen zu lernen oder ihre intellektuellen Fähigkeiten zu schulen. Die erste und grundlegendste Bildung jedoch erfolgt

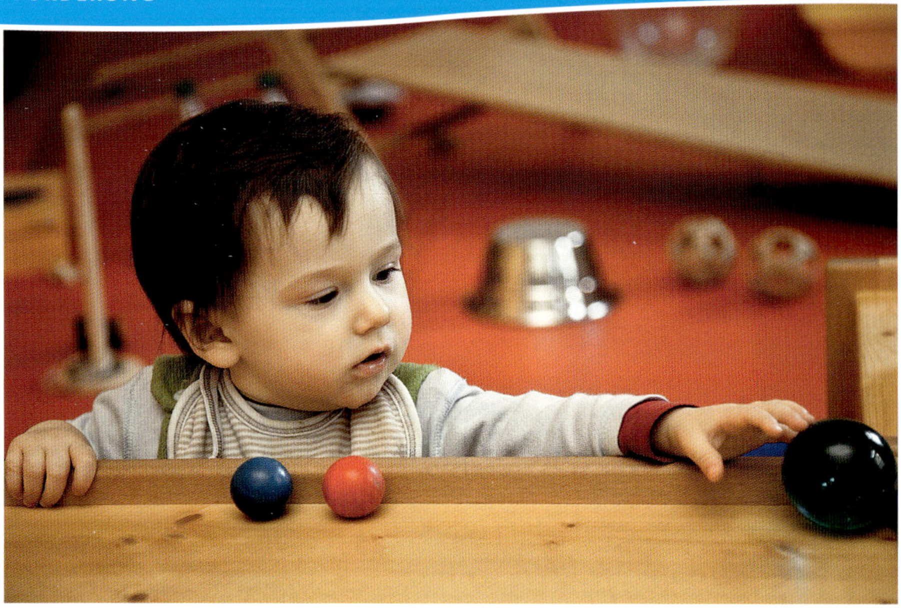

im Ergreifen des Körpers und im Ausreifen der Sinne an realen Erlebnissen, nicht an virtuellen Welten. Überdies wird ignoriert, dass eine Individualität, egal ob klein oder groß, jeweils in ihrem eigenen Zeitmaß reift und nicht in ein Schema gepresst werden kann. Wichtig für eine gelingende Biografie ist nicht der Zeitpunkt, wann sich der Mensch etwas erworben hat, sondern das Selbstbild und der daraus resultierende Lebensmut.

Viele Eltern sind heute orientierungslos – alles ist möglich, alles ist gesellschaftsfähig, alles ist relativ. Woher sollen sie ihre Werte und Maßstäbe beziehen? Sie wollen es nicht machen wie ihre eigenen Eltern, haben aber keine anderen Vorbilder, nach denen sie sich richten könnten. Selbst überfordert, neigen sie dazu, ihre Kinder zu überfördern.

Die Freiheit, die es uns heute ermöglicht, selbstbestimmt zu leben, verlangt Eltern permanent ab, Entscheidungen zu treffen. Das beginnt schon, bevor das Kind geboren ist. Seit 50 Jahren haben wir gute Möglichkeiten der Familienplanung – dank der Pille. Die Freiheit, »Nein« sagen zu können zur Elternschaft, bedeutet jedoch auch ein bewusstes »Ja« zu dem Wunsch nach einem Kind. Nicht selten will es dann aber jahrelang erstmal gar nicht kommen – und so steht ein Elternpaar heute oft schon viele Jahre vor der erhofften Schwangerschaft unter Stress. Ist das ersehnte Wunschkind dann endlich da, wollen die Eltern alles tun, um ihm eine gute Startposition ins Leben zu ermöglichen.

Noch einmal zurück zu der in der Frage erwähnten Mutter, die jeden Tag einen anderen Kurs besucht: Wie mag es sich für ein Kind anfühlen, wenn seine engste Bezugsperson, die Mutter, mit jedem Kurstag andere Werte vermittelt, sich anders verhält, weil sie sich den Vorgaben der jeweiligen Kursphilosophie und -leitung fügt? Einmal liegt oder sitzt das Kind und soll die Angebote der vorbereiteten Umgebung ergreifen, die Mutter beobachtet es nur. Anderntags legt sie sich neben das Kind und ahmt seine Bewegungen nach oder bekommt gezeigt, wie sie diese stimulieren könnte. Zu diesen Beispielen gibt es noch zahllose Variationen verschiedenster Art. Jedem Konzept ist unter dem Standpunkt des Anbieters etwas Positives abzugewinnen, und es verspricht, etwas für die Entwicklung des Kindes zu bewirken. Aber was wird dem Baby im Lauf der Zeit vermittelt? Wie mag es seine Mama in den verschiedenen Rollen, die sie einnimmt, empfinden, worauf kann es sich verlassen als Kind, das gerade erst beginnt, sich und die Welt zu erkunden, wenn es montags andere Maximen gibt als dienstags und mittwochs andere als donnerstags? Umgekehrt: Was haben Eltern für ein Selbstbild, wenn sie sich heute dem einen unterordnen und morgen dem anderen und diesen Widerspruch gar nicht bemerken?

Vielfältig einsetzbar: ein Küchenrollenhalter.

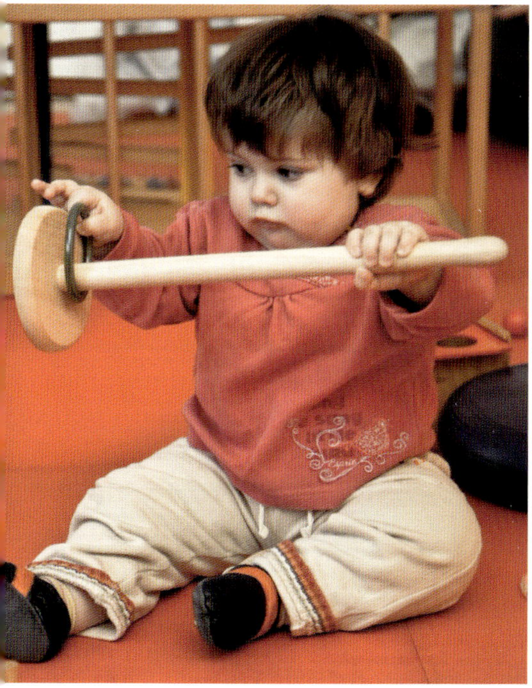

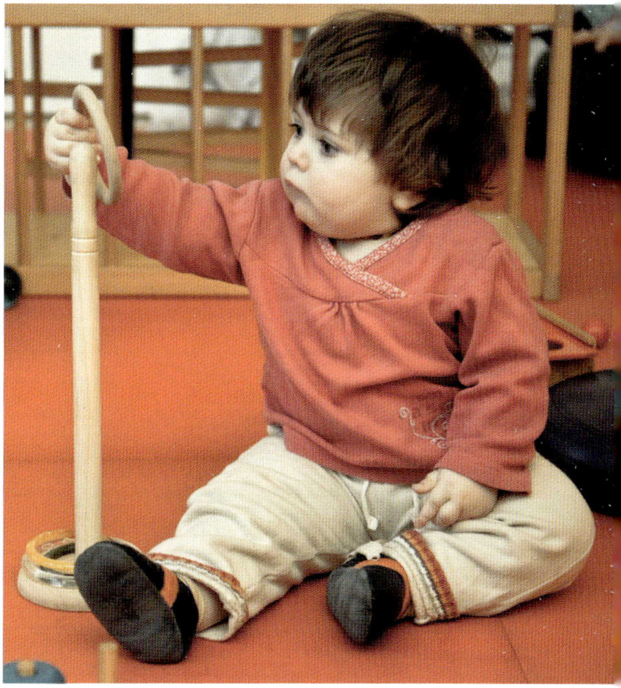

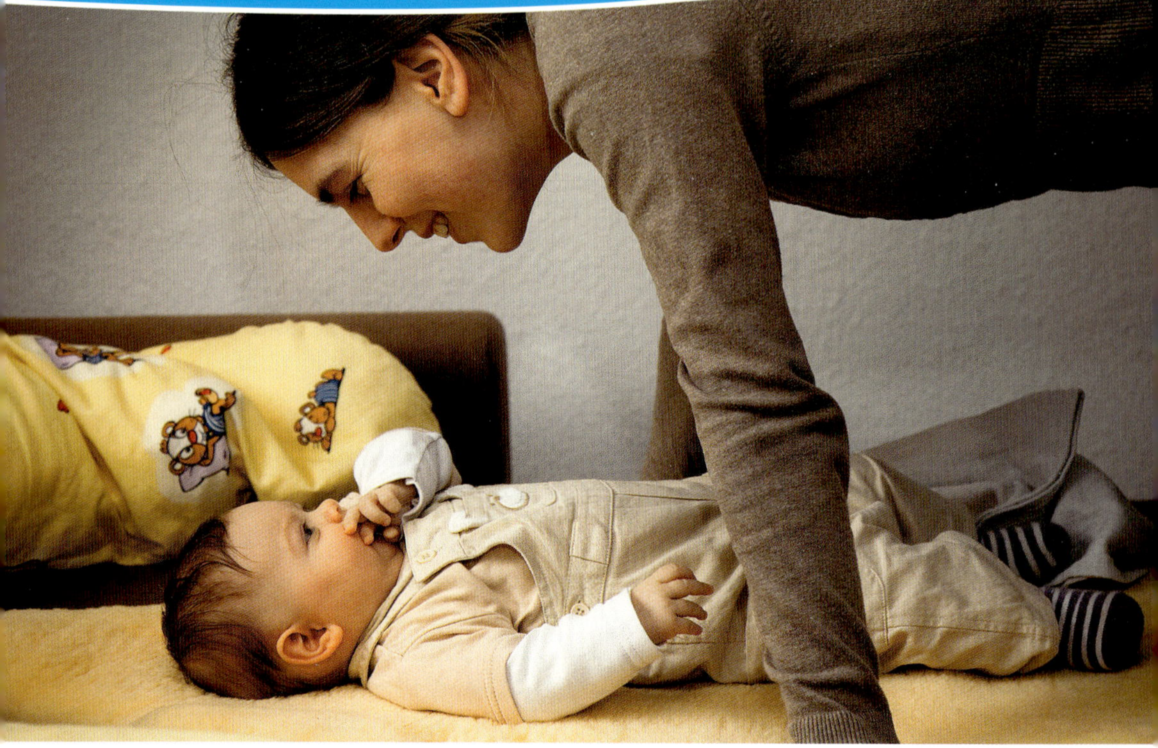

Zärtliches Tête-à-tête zwischen Mutter und Kind

Annette Bopp: Eine Kursleiterin erzählte mir, sie erlebe immer wieder, wie unsicher Eltern im Umgang mit ihrem Kind sind, wie wenig sie sich spontan mit dem Kind verbinden können. Vermutlich hänge das damit zusammen, dass diese Mütter und Väter selbst keine gute Bindung an ihre Eltern erlebt haben. »Sie kommen in Kontakt mit der Einsamkeit in sich selbst – das tut weh und verunsichert im tiefsten Inneren«, meinte diese Kursleiterin. Deshalb suchen sie Orientierung in solchen Kursen. Dort kommen sie in Beziehung – mit sich und mit dem Kind.

Birgit Krohmer: Ja, viele wissen nicht, was sie tun sollen und haben die innere Sicherheit dafür verloren. Mit dem, was sie zu Hause tun, sind sie nicht ausgefüllt – dann fällt ihnen die Decke auf den Kopf. Sie haben selbst keine Vorbilder für eine sinnvolle Ausgestaltung der häuslichen Tätigkeiten und können nicht auf einen reichen Erfahrungsschatz an Erlebnissen und Erfahrungen aus ihrer eigenen Kindheit zurückgreifen. In unserem Zeitalter des »automatisierten« Haushalts kommt es kaum noch auf Fähigkeiten an, die im Rahmen der Hausarbeit eine gewisse Befriedigung darstellen: Selbst kochen ist kaum noch gefordert – dank Fertiggerichten, Tiefkühlkost, Pizza-Service und Babygläschen. Es gibt für die Erwachsenen wenig befriedigende Tätigkeiten und für die Kinder kaum etwas nachzuahmen. In den ersten sieben Jahren lebt das Kind aber unter dem Motto »Vorbild und Nachahmung«, es orientiert sich an seiner Bezugsperson, die es dort erlebt, wo es den Tag verbringt. Es erwirbt dort seine Denkfähigkeit, wo es einen sinnvollen Ablauf von Tätigkeiten mit allen Sinnen erleben und im späteren Leben wiederholen kann.

Ein Beispiel: Ein Kind, das miterlebt, wie der Erwachsene die Möhren auf dem Markt einkauft, zu Hause schrubbt, schält, zerkleinert, kocht, zerdrückt und dann mit einem Klecks Butter versieht, bevor der Möhrenbrei in einer Schüssel zum Essen auf dem Tisch steht, hat eine ganz andere Erfahrung verinnerlicht als ein Kind, dessen Betreuungsperson ein Gläschen in die Mikrowelle stellt und daraus dann den Brei füttert. Das ist nur ein kleines Beispiel und gilt in ähnlicher Form für unzählige Tätigkeiten im Haushalt, die Kinder heute kaum noch miterleben. Wer erntet noch selbst Obst vom Baum? Wer kocht Marmelade? Wer hat einen Gemüsegarten und weckt Bohnen ein? Wer hackt Holz? Wer strickt seine Socken noch selbst? Wer stopft sie, wenn sie ein Loch haben? Wer näht und flickt Wäsche oder Kleider? Wer hängt im Freien Wäsche auf? Wer backt einen Sonntagskuchen? All das sind fast verloren gegangene Tätigkeiten. Dabei geht es mir nicht darum, die »gute, alte Zeit« heraufzubeschwören! Es erfordert heute ein hohes Maß an Entschlusskraft, den häuslichen Alltag mit sinnvollem Tun zu erfüllen. Dass so etwas für ein Kind bedeutsam sein könnte, ist den meisten gar nicht bewusst – und man kann es ihnen auch nicht vorwerfen.

Für die Entwicklung des Babys und Kleinkindes sind solche Tätigkeiten aber enorm wichtig, das müssen wir uns wieder bewusst machen. Warum sind sie wichtig? Weil die Kinder einen zusammenhängenden, sinnvollen Ablauf hören, riechen, sehen, schmecken und so auch einen Prozess von Anfang bis Ende erleben. Im ersten Lebensjahr ahmt das Kind unsere Tätigkeiten noch nicht äußerlich nach, aber es fühlt sich in dieser arbeitsamen Atmosphäre geborgen und eingebettet in einen sinnvollen Zusammenhang.

Anders als früher haben wir heute die große Freiheit, selbst bestimmen zu können, welches sinnvolle Tun im häuslichen Bereich uns am ehesten entspricht. Die einen kochen gerne, die anderen gestalten Wohnung, Haus oder Garten immer wieder neu, wieder andere haben Freude an einem Gemüse- oder Obstgarten, und die nächsten stricken oder nähen wie die Weltmeister. Je freudiger die Erwachsenen bei der Sache sind, desto zufriedener wird auch ihr Kind »arbeiten« und in die geschäftige Atmosphäre eintauchen.

Annette Bopp: Das klingt alles so einfach – warum ist der Alltag für Eltern dann dennoch so anstrengend und kräftezehrend?

Birgit Krohmer: Der Preis für die Freiheit und Selbstbestimmung besteht in der Notwendigkeit, sich zu entscheiden: Wo will ich leben? Wie will ich leben? Ziehe ich zu meinem Partner oder lebe ich mit dem Kind alleine? Wie lange soll ich in Elternzeit gehen? Wer geht in Elternzeit – Mutter, Vater, beide nacheinander? Welche Vorsorgeuntersuchungen lasse ich machen? Wogegen lasse ich mein Kind impfen? In welcher Krippe oder in welchem Kindergarten melde ich es an? Was muss ich tun, damit es sich gut entwickelt? So fehlt meist die Muße, sich für den neuen Lebensabschnitt gut einzurichten. Viele fühlen sich schon vor der Geburt des Kindes ständig überfordert mit dem, was es zu organisieren und zu etablieren gilt. Das Leben mit einem Kind erzwingt solche Entscheidungen tagtäglich – es entwickelt sich von Tag zu Tag weiter, es ist eine Dynamik, die nie aufhört. Das kann durchaus Freude bereiten – schließlich ist das ganze Leben ein dynamischer Prozess, in dem es nie Stillstand gibt. Jeder Tag bietet Gelegenheit zu neuen Erfahrungen! Viele Eltern fühlen sich davon jedoch heillos überfordert. Nicht selten resultiert daraus ein schlechtes Gewissen, den eigenen Erwartungen nicht entsprechen zu können. Die Eltern kompensieren das dann nicht nur durch die Teilnahme an Babykursen, sondern auch durch Konsumverhalten – die Hersteller von Babysachen nutzen das natürlich aus. Wenn man heute unter den einschlägigen Internet-Adressen nachschaut, sträuben sich einem die Haare, was dort alles angepriesen wird und was das Baby angeblich unbedingt benötigt. Den Eltern fehlt oft der innere Bezug zu dem, was sie da kaufen. Wie anders ist es doch, wenn jemand die Decke, mit der das Baby in den ersten Lebensmonaten zugedeckt wird, selbst strickt oder näht! Die Gedanken, die dabei zu dem Kind fließen, und die Freude über das eigene Werk machen das Teil zu etwas Besonderem. Damit entsteht Atmosphäre, und der Erwachsene stellt sich auch innerlich mehr auf das Kind ein.

Annette Bopp: Aber nicht jeder strickt gerne!

Birgit Krohmer: Das ist auch nicht nötig! Man kann das Kinderzimmer neu tapezieren und lasieren! Oder ein Brett schleifen, auf dem es später rutschen kann. Oder eine Kiste zimmern, ein Bild malen. Wenn man etwas handwerklich herstellt, überlegt man sehr genau, was sinnvoll ist. Wenn ich eine Kiste zimmere, weiß ich: Da hinein kann das Kind später seine Bauklötze legen. Wenn ich ein Bild male, habe ich vor Augen, dass es im

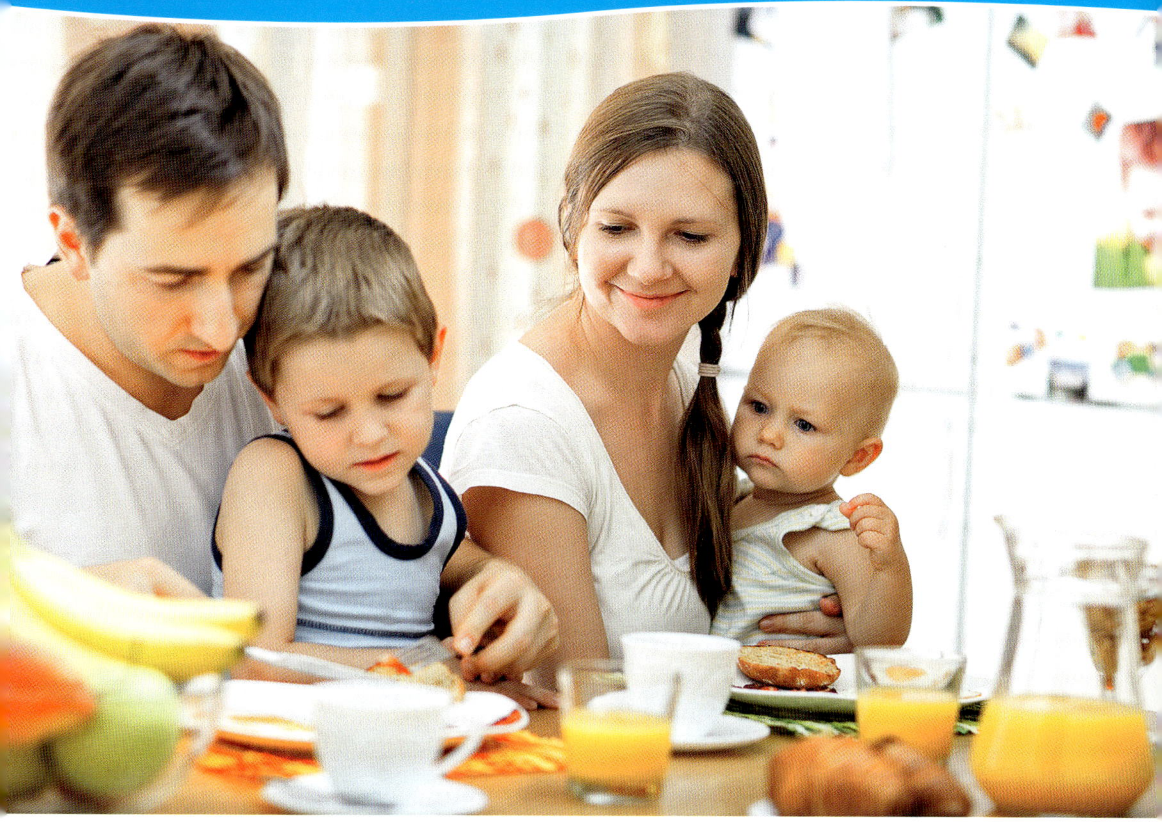

Das gemeinsame Sonntagsfrühstück kann zum schönen Familienritual werden.

Kinderzimmer an einer bestimmten Stelle hängt. Das heißt: Solche Tätigkeiten sind sowohl zielgerichtet als auch mit innerer Beteiligung angefertigt.

Annette Bopp: Und wann sollen Eltern auch das noch schaffen – sie sind doch sowieso schon gestresst genug?!

Birgit Krohmer: Vielleicht könnten sie etwas anderes lassen, um für solche Tätigkeiten mehr Zeit zu haben. Da gilt es, Prioritäten zu setzen und den Alltag daraufhin zu überprüfen, ob mir das, was ich alles so tue, wirklich nutzt und Freude macht. Ein Beispiel: Viele Frauen wollen am Arbeitsplatz bis zum Schluss, bevor sie in den Mutterschaftsurlaub gehen, alles perfekt machen und gut an die Vertretung übergeben. Schwangerschaft ist sicher keine Krankheit, aber bis sechs Wochen vor der Geburt voll im Arbeitsleben zu stehen, ist nicht nur anstrengend, sondern oft auch der Einstimmung und Umstellung auf die neue Lebenssituation nicht zuträglich. Dann bleibt meist nur wenig Energie übrig, um sich auf die Zu-

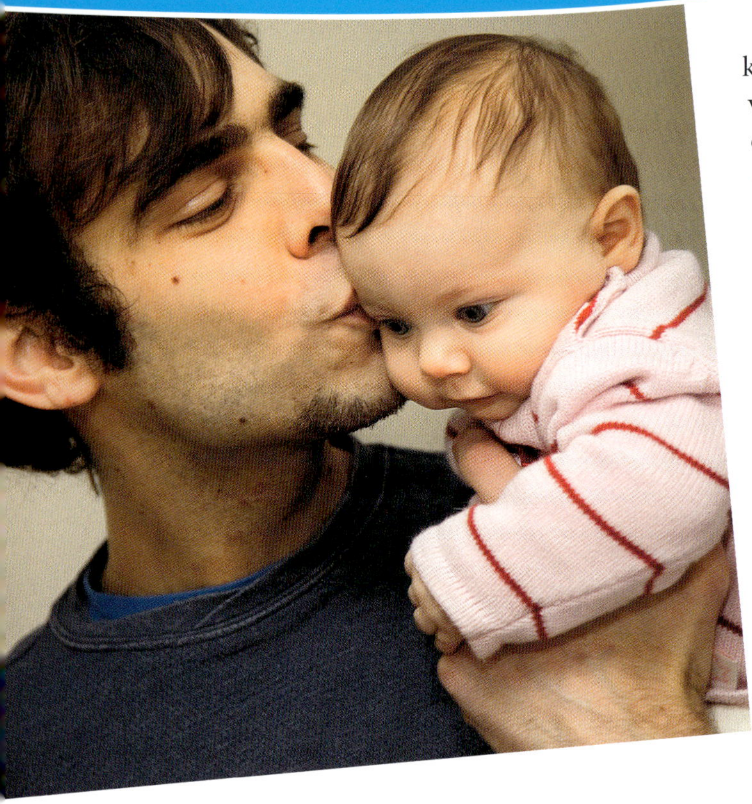

kunftsaufgabe der Elternschaft vorzubereiten. Vielleicht wäre etwas mehr Entlastung seitens der Arbeitgeber und weniger Perfektionsanspruch an sich selbst gesünder, und möglicherweise besteht ja die Möglichkeit, die Aufgaben nicht erst auf den letzten Drücker abzugeben, sondern schon in den Wochen davor, Zug um Zug.

Heute betrifft diese Frage nicht mehr nur Frauen – dank der Möglichkeit, die Elternzeit zu teilen, machen auch Väter die Erfahrung, wie schwer es auszuhalten ist, mit dem Gefühl zu leben, sowohl am Arbeitsplatz wie auch in der Familie nicht zu genügen. Diese gesellschaftliche Aufgabe sollte doch zu lösen sein – nicht nur durch Krippen. Voraussetzung dafür ist eine Offenheit für neue Wege und die Bereitschaft zu konkurrenzfreier Kommunikation – alles sollte erstmal denkbar sein, bevor die Entscheidung getroffen wird. Damit wäre auch für eine zufriedene Paarbeziehung viel erreicht.

In meinen Augen hat die Familie als gesellschaftliche Institution in den vergangenen Jahren zu viel an Wertschätzung verloren. Damit will ich nicht sagen, dass Frauen wieder zurück ins Heim und an den Herd gehören! Familienleben zu gestalten, ist eine Aufgabe, die Männer und Frauen gleichermaßen angeht. Ein Paar, das voll im Berufsleben steht und mehrere Kinder hat, kann durchaus ein schönes Familienleben haben! Dafür brauchen wir Ideen, die nicht mehr aus der Tradition kommen, sondern aus uns selbst. Unsere Werte zu entdecken, unseren Standpunkt zu finden und uns darüber in der Partnerschaft auseinanderzusetzen, ist eine Aufgabe, der wir uns heute stellen müssen. Die besondere Qualität und Chance besteht darin, dass es dafür heute verschiedene Modelle gibt – wir haben da so viel mehr Freiheit als unsere Eltern und Großeltern, ja, als die Menschheit je zuvor! Nutzen wir sie doch endlich!

Wichtig wäre deshalb auch, dass die künftige Generation, also die heutigen Schulkinder, schon früh mit Eltern-Themen wie Elternsein und Erziehung, mit allen dazugehörigen Fähigkeiten bereits in der Schule altersentsprechend in Berührung kommt. Fächer wie Handarbeiten, Kochen, Werken, Malen, Musik oder ein Berufs-, Sozial- und Familienpraktikum sowie ein Schatz an Kulturgut wie Märchen, Sagen, Gedichte und Balladen bilden die Voraussetzung dafür, dass ein Erwachsener gut gerüstet ist für die Aufgabe, Vater oder Mutter zu sein und ein reiches Familienleben gestalten zu können.

Babys brauchen keine Kurse – Eltern brauchen Hilfen

Annette Bopp: Zurück zu den Säuglingskursen. Nutzen die Anbieter die Unsicherheit der Eltern aus wirtschaftlichem Interesse aus, oder steigt die Nachfrage der Eltern nach Kursen? Anders gefragt: Schürt das Angebot die Nachfrage, oder bedingt die Nachfrage ein großes Angebot?

Birgit Krohmer: Beides. Eltern fragen heute nicht nur für sich selbst nach Kursen, sondern setzen auch andere Eltern unter Druck, daran teilzunehmen. Wenn eine Frau heute zufrieden ist mit ihrem Hausfrauendasein, muss sie sich immer wieder rechtfertigen, warum sie »so wenig mit ihrem Kind macht«. Manchen wird sogar unterstellt, womöglich depressiv zu sein oder kein Interesse an der Förderung des Kindes zu haben, weil sie so viel zu Hause bleiben. Es gehört heute schon eine gute Portion Selbstbewusstsein und Widerspruchsgeist dazu, sich solchen Kursen zu verweigern. Es ist aber ganz klar: Kinder brauchen diese Kurse nicht! Wenn Eltern anderen Eltern begegnen wollen oder für sich und ihr Elternsein etwas lernen wollen, können sie dafür ja Kurse besuchen – aber diese müssen nicht über die Kinder definiert sein. Es ist meist das Bedürfnis der Eltern nach Kommunikation, das sie in solche Kurse führt, oder ihre Sorge, etwas zu versäumen, wenn sie es nicht tun. Von den Anbietern wird diese Sorge zusätzlich geschürt.
Eltern sollten sich fragen, mit welchen Motiven sie sich einen Kurs aussuchen und was sie dort suchen. Haben sie ein soziales Bedürfnis, aus den eigenen vier Wänden herauszukommen, sich zu unterhalten, andere Menschen in ähnlicher Lage zu treffen, Erfahrungen auszutauschen?

Oder meinen sie, ihrem Kind etwas Gutes zu tun, indem sie mit ihm in einen dieser Kurse gehen, und wenn ja, auf welche Weise soll es davon profitieren? Nehmen wir das Beispiel Babyschwimmen: »Das Element Wasser ist unseren Babys schon vor der Geburt vertraut.« So heißt es in einer Kursbeschreibung. Wieso braucht das Kind dann einen Kurs für Babyschwimmen? Was hat es davon, in Chlorwasser gehalten zu werden? Warum sollen »Sing-, Schwing- und Kreisspiele den Spaß am Wasser fördern«, wie es weiter in der Werbung heißt? Wieso kann man nicht das Badefest zu Hause genießen? Weiter werben die Anbieter oftmals damit, dass der enge Körperkontakt des Kindes zu den Eltern durch das Babyschwimmen besonders gepflegt werde. Wäre das nicht eher etwas für die heimische Badewanne? Die Eltern hätten dort keinen Termindruck, keine Kosten, keine Wege, kein umständliches Aus- und Anziehen für die Fahrt – und zu Hause etwas Wunderbares miteinander zu tun!
Bei anderen Babykursangeboten sollen Eltern individuelle Fähigkeiten und Bedürfnisse des Kindes wahrnehmen, Signale des Kindes erkennen und angemessen darauf reagieren. Die Babys sollen dort in einer anregenden Umgebung spielen und Fähigkeiten entwickeln. Ist dafür aber tatsächlich eine solche Gruppe nötig? Ist die Umgebung in einem fremden Raum anregender als das vertraute Zuhause? Sind Isomatten, Pezzibälle und Plastikschüsseln überhaupt eine anregende Umgebung für das Kind? Wird das Kind nicht eher aufgeregt statt angeregt? Mehr noch: Brauchen Eltern wirklich den Vergleich mit anderen Babys, um die Individualität ihres eigenen Kindes zu erkennen? Wertschätzung beruht nicht auf Vergleich! Hierzu möchte ich den Musikpädagogen und Lehrer Heinrich Jacoby zitieren: »Das Kind anregen zu müssen, das glauben wir nur, weil wir zu wenig Ahnung davon haben, was jeder Mensch an Entfaltungsmöglichkeiten mit auf die Welt bringt.«

Annette Bopp: Es gibt aber doch sicher auch sinnvolle Kurse. Woran erkenne ich diese?

Birgit Krohmer: Das hängt von den Interessen der Eltern ab und davon, wo sie Hilfe und Unterstützung brauchen. Ich erlebe immer wieder, dass Eltern nicht mehr wissen, was sie mit dem Kind machen sollen, dass ihnen der Blick für seine Entwicklungsschritte und Individualität fehlt. Daran gilt es anzusetzen, und da sehe ich durchaus Handlungsbedarf. Fernsehsendungen wie die *Super Nanny* sind doch vor allem deshalb so erfolgreich, weil sie diese Not aufgreifen und thematisieren. Das Positive daran ist, dass das Problem damit offenkundig wird, dass es nicht mehr tabuisiert

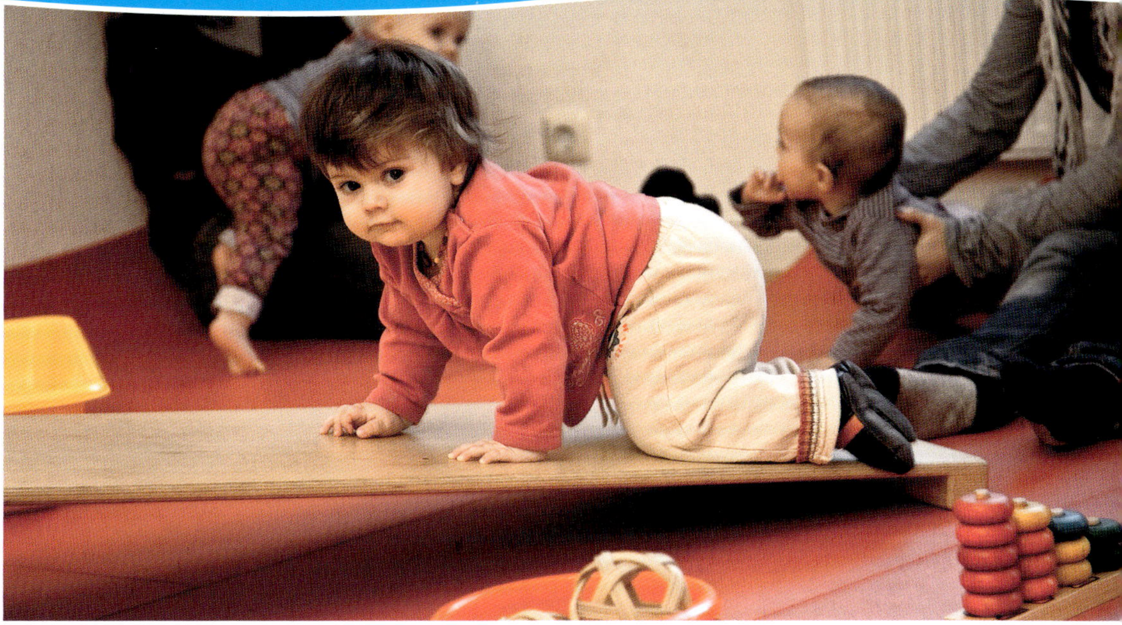

Im ersten Jahr spielen Kinder auch in Babygruppen eher für sich als mit anderen und suchen oft noch die Nähe der Eltern.

ist. Wir brauchen tatsächlich vielfältige Hilfsangebote für die Eltern, die auf der Suche nach Antworten auf ihre Fragen sind. Das sind aber Angebote an die Erwachsenen, nicht an die Kinder. Hier gibt es eine Vielzahl von sinnvollen und hilfreichen Gesprächsgruppen, Informationsabenden und Einzelberatungen bei qualifizierten und erfahrenen Hebammen, Kinderkrankenschwestern, Elternberatern, Pädagogen und Kinderärzten.

Annette Bopp: Und wie steht es um die Sozialkompetenz der Kinder? Viele Einzelkinder wachsen relativ isoliert auf. Brauchen sie nicht solche Begegnungsmöglichkeiten, wie sie Babykurse bieten?

Birgit Krohmer: Das Kind im ersten Lebensjahr braucht keine Gruppe, um Sozialkompetenz zu erwerben, sondern lediglich ein Gegenüber. Es lebt ja nicht alleine, es hat zumindest ein Elternteil oder eine Betreuungsperson um sich! Sozial sein beginnt bereits dabei, dem Briefträger zu winken und der Nachbarin guten Tag zu sagen. Auch muss die Frage erlaubt sein, ob ein Kind im ersten Lebensjahr in einer Babygruppe überhaupt Sozialkompetenz erwerben könnte – in dieser Zeit stehen andere Aufgaben im Vordergrund. Das Kind lernt in einer Gruppe zunächst sowieso immer nur ein einzelnes Kind kennen – meist dasjenige, neben das es gelegt wurde. Die Gruppe als Ganzes bleibt für das Kind abstrakt. Das Modell für das Sozialverhalten des Kindes ist die Beziehung zu den Menschen, mit denen es in Kontakt kommt – am häufigsten sind das die Eltern, Geschwister, Großeltern, Freunde und Babysitter. Hinzu kommen weitere Bezugspersonen wie Tagesmutter oder Kindergärtnerinnen. Viele Kinder werden auch in eine Patchwork-Familie hineingeboren oder leben in einer Wohngemeinschaft. In all diesen Zusammenhängen, in unmittelbarer Begegnung mit der Betreuungsperson und am Vorbild der Erwachsenen oder anderer Kinder lernt das Kind Sozialkompetenz. Prof. Dr. Gerald Hüther, Leiter der Abteilung für Neurobiologische Grundlagenforschung an der Psychiatrischen Klinik der Universität Göttingen, fasst das sehr prägnant zusammen: »Ein Kind braucht drei Dinge: Es braucht Aufgaben, an denen es wachsen kann, es braucht Vorbilder, an denen es sich orientieren kann, es braucht Gemeinschaften, in denen es sich aufgehoben fühlt.«

Annette Bopp: Und wie wächst die Sozialkompetenz konkret? Woran macht sie sich im alltäglichen Zusammensein mit dem Kind fest?

Birgit Krohmer: Zum Beispiel an dem Dialog zwischen Betreuungsperson und Kind bei der Pflege. Dieses Miteinander schult den respektvollen Umgang von ganz allein! Dialogfähigkeit kann schon vom ersten Lebenstag an wachsen! Sie bildet den Boden für jede Sprach- und Beziehungsentwicklung. Eine Mahlzeit bietet mehr als nur Kalorien, und Zuwendung macht nicht nur satt, sondern auch zufrieden. Eine zugewandte Pflege ist die beste Entwicklungsförderung für die Sozialkompetenz, die man einem Kind angedeihen lassen kann.

Wenn Eltern den Eindruck haben, dass ein Kind wirklich mehr Kontakt zu Gleichaltrigen braucht, können sie sich auch mit einer anderen Familie und deren Kindern im gleichen Alter regelmäßig treffen. Auf diese Weise wachsen langfristig tragende Beziehungen, nicht selten sogar Freundschaften fürs Leben. Zudem können sich die Erwachsenen gegenseitig entlasten und somit ein Stück mehr Freiraum erhalten – eine »Win-win-Situation«, an die viel zu selten gedacht wird. Auch können sich mehrere Familien oder Alleinerziehende zusammentun und eine Art »Tagesmutter-Wechsel-Modell« etablieren, wo jeder ein- bis zweimal in der Woche alle Kinder bei sich hat, sodass die anderen in dieser Zeit »kinderfrei« haben. Das Kleinfamilien-Modell »Mama-Papa-Kind« gibt es erst seit wenigen Jahrzehnten. Dass eine Mutter rund um die Uhr für ihr Kind sorgt, war früher eher selten üblich (siehe auch Seite 110). Und eine Mutter, die ihr Kind jemand anderem überlässt oder in eine Krippe gibt, ist noch lange keine Rabenmutter.

Entwicklungsqualität oder Frühförderung?

Annette Bopp: Immer mehr Kinder bedürfen heute angeblich einer Frühförderung. Haben sie das wirklich nötig?

Birgit Krohmer: Ein gesundes Kind, das in einer seinen Bedürfnissen entsprechenden Umgebung aufwächst und sich in Ruhe entwickeln darf, wird durch Frühförderung ebenso gestört wie durch Babykurse. Die Frage ist, aus welcher Motivation Frühförderung erfolgt. Wozu soll sie dienen, und warum ist sie überhaupt nötig? Kinder, die in eine »rollende Zwangsdisco« gesetzt oder besser »gehängt« werden – wie man auf dem Markt erhältliche Lauflernhilfen mit Musik- und Lichteffekten ja nur bezeichnen kann –, brauchen vermutlich Krankengymnastik, Ergotherapie und Sensorische Integration, weil ihre Wirbelsäule zu früh belastet und die Muskulatur schlecht ausgebildet wurde. Auch ist bei ihnen die sinnliche Wahrnehmungsfähigkeit bereits abgestumpft, bevor sie ausreifen konnte. Ansonsten erfolgt Frühförderung vorwiegend, weil ein Kind irgendeine Norm nicht erfüllt und somit in einen Entwicklungsrückstand zu geraten droht oder bereits entwicklungsverzögert ist.

Wer aber bestimmt das? Was ist der Maßstab für eine Entwicklungsverzögerung und wer hat ihn definiert? Aus welchen Normen leitet sich die Bedürftigkeit für Frühförderung ab? Wie wurde sie getestet und wann, unter welchen Bedingungen? Testergebnisse sind hier jedoch viel weniger ausschlaggebend als vielmehr die Beobachtung, ob das Kind sein Entwicklungspotenzial nutzen kann! Ein Kind, das sich aus eigener Initiative selbstständig weiterentwickelt, ist immer auf einem guten Weg – auch wenn es im Schneckentempo zu gehen scheint und nicht mit Siebenmeilenstiefeln. Vielleicht ist es einfach ein gründlicher Mensch und will den nächsten Schritt erst dann ausprobieren, wenn es sicher sein kann, dass er ihm wirklich gelingt. Die Qualität der individuellen Entwicklung ist entscheidend und lässt sich nicht am Zeitbegriff festmachen. Schneller ist nicht gleich besser – jedenfalls nicht bei Menschen.

Man muss sich doch einmal in die Lage des frühgeförderten Kindes hineinversetzen: Es will zum Beispiel etwas langsam und gründlich ausführen und übt sich darin, wieder und wieder. Nach der Hälfte der Zeit, die es dafür bräuchte, befindet jedoch eine Tabelle, dass es jetzt genug und die nächste Aufgabe dran sei, eine schwerere, die auf dem Vorherigen aufbaut. Was geschieht? Es erreicht nur die Hälfte seiner Beweglichkeit und Leistungsfähigkeit. Von Stufe zu Stufe verschlechtern sich die Ausgangsbedingungen. Immer häufiger gelingt etwas nicht, weil Vorstufen nicht so lange wiederholt werden durften, bis der Erfahrungshunger gestillt ist. Wir haben da oft sehr wenig Respekt vor der Natur des Menschen! Wieso liebt das Kind nichts mehr als die Wiederholung? Jeder kennt dieses begeisterte »noch mal – noch mal – noch mal«. Berauben wir das Kind doch nicht der Möglichkeit, so zu üben!

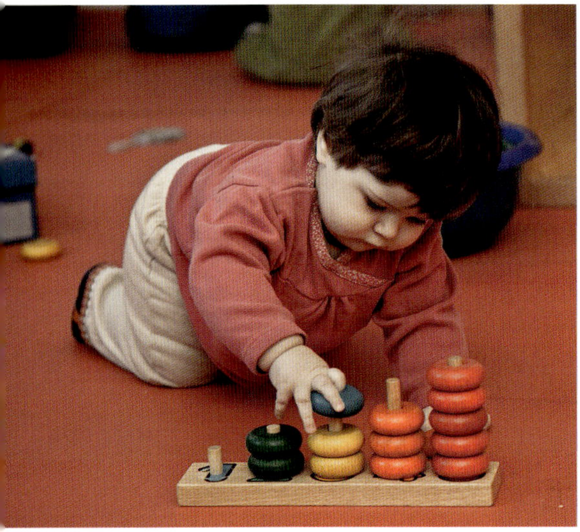

Aufstapeln, umstapeln und wieder auseinandernehmen – Kinder können sich damit stundenlang beschäftigen.

Für die Lebenskraft, die Lebensfreude und den Lebensmut eines Kindes spielt es weniger eine Rolle, ob es bereits fünf Schritte frei gehen oder Drei-Wort-Sätze sprechen kann. Viel wichtiger ist die Veranlagung seines Selbstbildes, seines Selbstgefühls und seines Selbstbewusstseins. Sorgen machen mir viel eher Kinder, die allen Normtabellen entsprechen und sich dennoch nicht folgerichtig entwickeln, die Rückschritte machen, apathisch sind oder stereotype Bewegungen ausführen. Solche Verhaltensweisen zeigen, dass diese Kinder zutiefst unglücklich sind, dass ihnen etwas fehlt und sie Mangel leiden. Der Hirnforscher Gerald Hüther hat das einmal so beschrieben: »Nur das Kind selbst – und niemand anderer – kann entscheiden, ob es mit einer Aufgabe über- oder unterfordert ist. Das ist das Problem jeder ›Frühförderung‹, die wie ein Rasenmäher über die individuellen Besonderheiten und bisherigen Erfahrungshorizonte von Kindern hinweggezogen wird. ›Das Gras wächst nicht höher, wenn man daran zieht‹, würden die Indianer sagen.«

Annette Bopp: Gibt es aber nicht doch auch Situationen, in denen Frühförderung angezeigt ist, und gibt es nicht auch Therapeuten, die Kinder sinnvoll fördern?

Birgit Krohmer: Es gibt viele Fachleute, die Eltern Anregungen geben, wie zum Beispiel der Tagesablauf und das Kinderzimmer so gestaltet werden können, dass das Kind sich gut entwickeln kann. Viele Eltern sind nicht mehr in der Lage, die Bedürfnisse ihres Kindes wahrzunehmen, sie verstehen die Signale nicht, die ein Kind aussendet, und können deshalb auch nicht adäquat reagieren. Sie brauchen Hilfe. In dieser Situation gilt es, keinen Aktionismus an den Tag zu legen oder alles Bisherige über Bord zu werfen. Viel wichtiger ist es, das Kind erst einmal komplett in Ruhe zu lassen und zu schauen: Wo hakt es? Daraus leiten sich dann Konsequenzen ab, die nach und nach eingeführt werden können – so, wie es die Familie verträgt. Änderungen greifen nur dann, wenn jeder Beteiligte von ihrer Notwendigkeit überzeugt ist. In meinen Vorträgen weise ich darauf hin, dass Eltern an dem, was sie bisher gemacht haben, erstmal gar nichts ändern sollen. Denn voreiliges Handeln ist meistens kontraproduktiv, weil es das Kind nur noch mehr verunsichert. Man stelle sich doch mal vor: Der Partner kommt nach Hause und hat plötzlich völlig andere Ansichten als bisher! Wie würde sich das anfühlen? Jeder würde sofort in Abwehrhaltung gehen und misstrauisch werden. Dem Kind geht es nicht anders, wenn Eltern von heute auf morgen alles umkrempeln. Weil es dann nicht sofort so reagiert, wie die Eltern es erwarten, suchen diese ständig neuen Rat. Und so dreht sich das Karussell ständig weiter – mit dem Ergebnis, dass das Kind erst recht konfus wird.

Ein Elternpaar ist dann gut begleitet, wenn es angeleitet wird, sein Kind wahrzunehmen, zu beobachten und dann innezuhalten und zu hinterfragen. Dies kann in einer Gruppe oder durch eine Einzelperson erfolgen, dafür gibt es in vielen Städten Angebote. Aus unguten Gewohnheiten wächst das Kind auch einfach heraus, ohne dass etwas geändert werden muss. Bei jedem Entwicklungsschritt können Eltern neue Gewohnheiten anlegen und sind so auf die Zukunft orientiert. Wenn sie ständig am Alten herumflicken, verlieren sie den Blick für das Künftige und seine Chancen. Eine qualifizierte Begleitung durch Fachpersonen kann Eltern viele Ängste nehmen und sie seelisch frei machen für das Wesentliche: die Begegnung mit ihrem Kind.

Hat ein Kind ausgeprägte Schwächen oder wird seine Entfaltung durch körperliche Schwierigkeiten beeinträchtigt, braucht es erfahrene Fachleute, die einschätzen können, wie diese Auffälligkeiten ausgeglichen werden können. Doch oftmals genügen Kinder einfach nur nicht dem Leistungsanspruch von Eltern oder Umwelt und geraten in eine therapeutische Mühle, die ihnen nicht unbedingt guttut. Als meine Tochter klein war, sprachen mich beim Spazierengehen regelmäßig wildfremde Passanten an, um mir Krankengymnastik für mein Kind nahezulegen – sie lag im ersten Lebensjahr lange Zeit im Kinderwagen ruhig auf dem Rücken und schaute zu den Bäumen, den Wolken oder zu mir. Bewegt hat sie sich zu Hause in ihrem gewohnten Umfeld, nicht jedoch im schaukelnden Kinderwagen. Für Passanten war das offenbar gewöhnungsbedürftig: Kinder in diesem Alter haben sich aufzusetzen und neugierig zu sein für ihre Umgebung. Diesem Druck standzuhalten, ist nicht einfach, für das Kind jedoch das Beste.

Annette Bopp: Was bedeutet Leistungsdruck für das Selbstbild des Kindes?

Birgit Krohmer: Wenn ich nur deshalb mit dem Kind zur Therapie gehe, weil ich mir die Meinung meiner Nachbarin zu eigen mache, stehe ich nicht zu meinem Kind. Ich gebe ihm das Gefühl, nicht zu genügen, irgendwie »falsch« zu sein. Das schwächt sein Selbstbild und auch sein aufkeimendes Selbstbewusstsein nachhaltig – das Kind kann sich dagegen ja noch nicht wehren, es ist noch ganz und gar dem hingegeben, was es von seinen Bezugspersonen gespiegelt bekommt. Wird es in dieser frühen Kindheit auf solche Weise abgewertet, wirkt sich das sicher auch auf sein späteres Selbstbewusstsein aus.

Ein gesundes Selbstbild baut auf eigenständiger Erfahrung auf: Ich kann etwas probieren – wenn es mir misslingt, versuche ich es erneut; gelingt es dann, gehe ich zum nächsten Schritt über. Da Kinder in ihren Experimenten nicht von einem Ziel ausgehen, das es sowieso nur in der Vorstellung des Erwachsenen gibt, sondern absichtslos tätig sind und wahrnehmen, was dabei geschieht, ist die Erfahrung dessen, was nicht funktioniert, genauso lehrreich für Selbst- und Weltbild wie die Erfahrung dessen, was geht.

Indem man ein Kind ständig als ein zu therapierendes Wesen ansieht, weil es Defizite aufweisen könnte – was sowieso höchst selten der Fall ist und das Kind als Mangelwesen definiert! –, spricht man ihm jede eigenständige Lernfähigkeit ab und hindert es somit daran, eigene Lernstrategien zu entwickeln. Das Kind wird als Versager abqualifiziert und damit eine Atmosphäre geschaffen, in der es nur eine Botschaft erhält: So, wie du bist, bist du nicht richtig. So entstehen Entmutigung statt Selbstbewusstsein und Abhängigkeit anstelle von Eigenständigkeit.

In einer gut vorbereiteten Umgebung dagegen, die dem individuellen Entwicklungsstand entspricht, findet ein Kind, das sich wahrgenommen fühlt, die besten Bedingungen, um zu gedeihen.

Annette Bopp: Was wäre notwendig, um diese Bedingungen zu schaffen?

Birgit Krohmer: Gesellschaftlich gesehen bestünde die beste Frühförderung in aufmerksamen und zugewandten Eltern und in Tagesmüttern, -vätern und BetreuerInnen, die so ausgestattet und ausgebildet sein sollten, dass sie in der Lage sind, die Bedürfnisse des Kindes wahrzunehmen. Wenn sie diese erkennen können, ist es nicht mehr schwierig, das Richtige zu tun – oder besser: das Überflüssige zu lassen.

Ich erlebe immer wieder, dass mich Eltern anrufen und sagen: Mein Kind entwickelt sich nicht, ich brauche einen Beratungstermin. Wenn ich aus den Antworten auf meine Fragen den Eindruck habe, dass das Kind gesund ist, die Eltern aber trotzdem sehr besorgt sind, empfehle ich ihnen erst einmal, ein schönes Heft zu kaufen und jeden Tag eine Entdeckung an ihrem Kind einzutragen – ein Wort, ein Satz, eine Beobachtung. Wir vereinbaren einen Termin in frühestens vier Wochen. Häufig sagen sie mir nach zwei bis drei Wochen, dass es ihnen schon viel besser gehe. Nach vier Wochen sagen sie den vereinbarten Termin meist ab. Vor lauter Erwartung, was das Kind zu einem bestimmten Zeitpunkt können muss, haben sie völlig übersehen, was ihr eigenes Kind gerade tut und schon kann. Freuen sich die Eltern an dem, was sie an ihrem Kind entdecken, fühlt es sich angenommen und kann gut gedeihen. Das seelische Gleichgewicht der Eltern oder Betreuenden ist in prägendem Maße Vorbild für das Kind. Das vorurteilsfreie Interesse an seinen Tätigkeiten schafft Raum für Beziehung, die geteilte Freude fördert die Entwicklung.

Ich sehe meine Aufgabe darin, Familien zu begleiten und Eltern in ihrer Kompetenz für das Kind zu bestärken. Es geht nicht darum, ein paar Erziehungstipps zu geben. Es gibt keinen Knopf, an dem man drehen kann, und dann stimmt alles. Das Kind braucht selbstbewusste, aus sich heraus handelnde Erwachsene, die einen eigenen Standpunkt einnehmen, an dem es sich auch innerlich aufrichten kann.

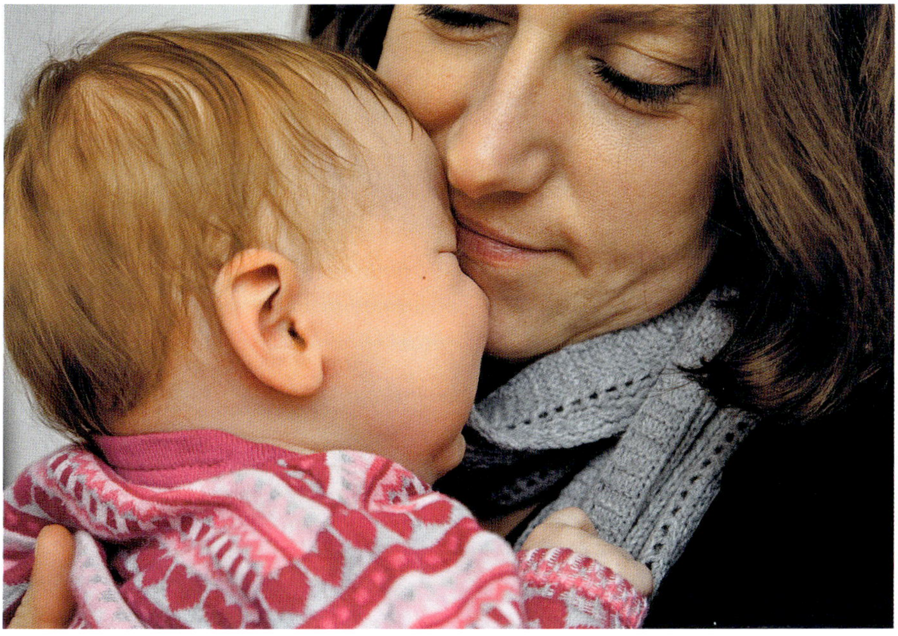

Die meisten Mütter wissen intuitiv, was ihrem Kind fehlt – sie müssen nur lernen, stärker auf diese innere Stimme zu hören.

Erziehung ist Selbsterziehung

Annette Bopp: Woran kann sich das Kind im ersten Lebensjahr orientieren, was kann es nachahmen? Es ist doch vor allem mit sich beschäftigt und damit, sich aufzurichten und seine unmittelbare Umgebung zu entdecken.

Birgit Krohmer: Nachahmen bedeutet nicht nachmachen. Das Kind orientiert sich an der Stimmung der Eltern und der Atmosphäre, die es umgibt. Auf das Kind wirkt, wie wir sind, nicht, wie wir sein wollen oder was wir mit pädagogischer Absicht tun. Das Kind ist wie ein Seismograf, der alle Schwingungen registriert, auch solche, die uns gar nicht bewusst sind. Das kennt jeder: Äußerlich tue ich so, als ginge es mir blendend, aber innerlich brodelt es, und es geht mir überhaupt nicht gut. Das Kind nimmt so etwas wahr und reagiert darauf meist mit Quengeligkeit, Nervosität, Unruhe – genau so, wie es in mir aussieht. Denn innerlich bin ich nervös, unruhig und quengelig. Das Kind zeigt mir, was ich krampfhaft zu verdrängen versuche. Das ärgert mich, und ich denke mir: Auch das noch, das hat mir heute gerade noch gefehlt! Das Kind hat doch alles, was es braucht, es ist satt und warm – alles ist wie immer, warum, zum Teufel, nervt es so? Wenn ich in dieser Situation innerlich einen Schritt zurücktrete und versuche, meinen Anteil daran zu erkennen, wird schlagartig klar: Es ahmt mich nach – aber mein Inneres, nicht mein Äußeres. Vor einem Kind kann man sich nicht verstellen, vor allem nicht vor dem eigenen, dafür sind Eltern und Kind viel zu eng verbunden. Und je kleiner es ist, desto ausgeprägter sind seine Antennen für seine Bezugspersonen. Wenn ich diesen Zusammenhang erkenne, kann ich an der Ursache arbeiten: an mir selbst.

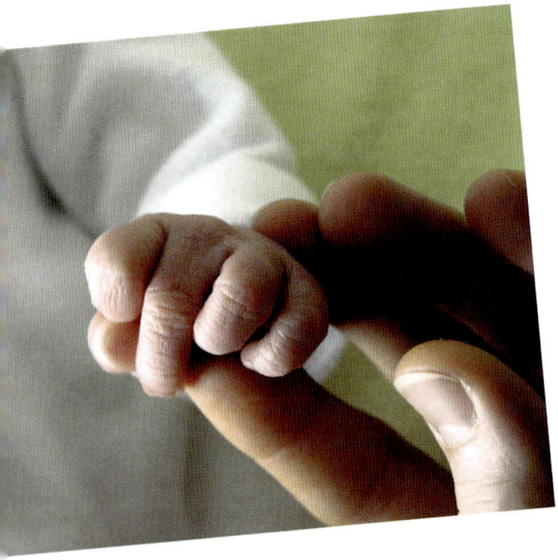

Erziehung ist immer Selbsterziehung! Das Kind ahmt nur nach, was ich bin und wie ich bin. Das Lernen durch Nachahmung liegt in der Natur des Menschen, und somit ist jeder Erwachsene ein Vorbild, egal, ob er sich dessen bewusst ist, ob er es mag, einsieht oder ablehnt, gut oder schlecht findet. Er ist es für das Kind schon allein deshalb, weil er so viel größer ist, weil er unabhängig steht, geht, läuft, spricht und den ganzen Tagesablauf bestimmt.

Der Begriff »Erziehung« ist noch aus der ersten Hälfte des 20. Jahrhunderts negativ besetzt und gleichbedeutend mit preußischem Drill, Gehorsam, Machtmissbrauch. Die antiautoritäre Bewegung der 68er hat damit gründlich aufgeräumt – vielleicht ein bisschen zu gründlich. Heute wissen wir: Kinder, die keinerlei Führung bekommen, werden haltlos. Viele 68er-Sprösslinge sind bei der Erziehung der eigenen Kinder wieder zu autoritären Methoden zurückgekehrt. Für die Kinder ist jedoch weder das eine noch das andere vorteilhaft.

Es geht vorrangig nicht um die Methode der Erziehung, sondern um das Vorbild, um den anwesenden, abwägenden, beobachtenden und entscheidenden Erwachsenen. Seine Werte, welche auch immer es sind, helfen ihm, einen Standpunkt einzunehmen und zu vertreten. Es gibt heute für die Erziehung kaum noch gesellschaftlich anerkannte Regeln oder einen Konsens über das, was richtig ist. Somit entfällt ein Stützkorsett, an dem sich Eltern orientieren können. Die meisten wollen nicht erziehen – weil sie unter Erziehung verstehen, das Kind in seiner Selbstentfaltung durch Vorschriften einzuschränken. Damit überlassen sie das Kind sich selbst – es ist in diesem Alter aber gar nicht in der Lage, Verantwortung zu übernehmen. Damit es sich in Ruhe seinen Aufgaben widmen kann – dem Wachsen und Gedeihen –, braucht es einen Erwachsenen, der ihm den Rahmen dafür schafft und die Verantwortung für das Alltägliche übernimmt. Verweigert der Erwachsene diesen Rahmen und diese Verantwortung, orientiert sich das Kind zwangsläufig an dessen Chaos. Der Erwachsene wird also immer erziehen, er wird immer Vorbild sein – ob er will oder nicht.

Eine in die Zukunft führende, tragfähige Pädagogik benötigt deshalb keine weltanschaulich begrenzten Debatten, sondern Erwachsene, die bereit sind, durch ihre ganze Persönlichkeit Kindheit zu ermöglichen.

Annette Bopp: Worin besteht diese Verantwortung der Eltern, worin drückt sie sich aus?

Birgit Krohmer: Es sind oft ganz triviale Dinge, an denen sich diese Verantwortung festmacht. Wenn ein Baby vor Müdigkeit quengelt, müssen wir es nicht fragen: Willst Du Keks, Banane, Tee oder Saft? Es kann nicht wissen, wo es sich besser beruhigt: auf dem Sofa, im Bett oder im Spielgitter. Es wird nicht in der Lage sein, einzuschätzen, ob es angebracht ist, jetzt spazieren zu gehen oder zwei Stunden später. Solche Fragen brauchen wir dem Kind gar nicht erst zu stellen. Sie würden es nur in einen Entscheidungszwang bringen, dem es allenfalls viele Jahre später gerecht werden könnte. Es ist für das Kind entlastend, wenn es spürt, dass der Erwachsene die Verantwortung für jegliche Entscheidung übernimmt, andererseits aber auch die Signale des Kindes beachtet und einbezieht. Der Erwachsene muss *sich* fragen, was zu tun ist – nicht das Kind. Dann hat das Kind alle Freiheit, sich in Ruhe zu entwickeln und zu gedeihen. Es sehnt sich nach Geborgenheit und Halt und möchte begleitet werden auf dem Weg in die Selbstständigkeit, Schritt für Schritt.

Der französische Schriftsteller Jacques Lusseyran beschreibt das so: »Meine Eltern – das war Schutz, Vertrauen, Wärme. Wenn ich an meine Kindheit denke, spüre ich noch heute das Gefühl der Wärme über mir, hinter mir und um mich, dieses wunderbare Gefühl, noch nicht auf eigene Rechnung zu leben, sondern sich ganz, mit Leib und Seele, auf andere zu stützen, welche einem die Last abnehmen.«

Wenn der Erwachsene keine Verantwortung übernehmen will, unterwirft er sich dem Kind. Dann wird es zum »kleinen Tyrannen«, der bestimmt, was geschieht, und der gezwungen ist, sich immer neue Unarten auszudenken, damit er diese Verantwortung los wird. Das Kind kann diesen Zustand nicht ertragen, es kann sich nicht geborgen und sicher fühlen. Aus scheinbarer Kinderfreundlichkeit kommt es hier zum Rollentausch: Das Kind führt den Erwachsenen und hat keine Kindheit mehr, die sich gerade dadurch auszeichnet, dass noch keine Verantwortung zu tragen ist.

Annette Bopp: Da kann einem aber ganz schön mulmig werden, welche Verantwortung Eltern tragen …

Birgit Krohmer: Ein Kind braucht keine perfekten Eltern! Es braucht Eltern, die in dem, was sie tun, authentisch sind. Wenn Eltern sich etwas abringen, was nicht ihrer Überzeugung entspricht, spürt das Kind, dass es nicht von Herzen kommt. Die Diskrepanz zwischen Sein und Schein verwirrt das Kind. Es empfängt eine doppelte Botschaft, die es nicht einordnen kann.

Viel besser ist es, wenn Erwachsene tun, was ihnen und ihren Möglichkeiten entspricht. Auch hier gilt: weniger ist mehr. Eine Mutter, die nicht gerne singt, braucht ihrem Kind keine Schlafliedchen zu singen – sie kann auch vor sich hin summen. Vor dem Essen muss die Familie kein Gebet sprechen, wenn es dazu keinen Konsens gibt – es reicht, kurz innezuhalten, sich als sinnliches Erlebnis für das Kind die Hände zu reichen und »guten Appetit« zu wünschen.

Erwachsene sind auch dadurch Vorbild, dass sie bereit sind, sich selbst immer wieder infrage zu stellen. Es gibt ja für alles mehrere Möglichkeiten, und im Nachhinein sieht man manches anders. Wenn Eltern offen dafür sind, ihr Verhalten zu überdenken und bereit sind zur Veränderung,

ist das vorgelebte Selbsterziehung und für Kinder eine gute Orientierung fürs ganze Leben, denn dieses fordert auch immer wieder Kompromisse, Zugeständnisse und Veränderungen.
Die Beweglichkeit und Flexibilität, die sich das Kind im Leiblichen erwirbt, steht ihm später als Erwachsener auf anderen Ebenen, im Seelisch-Geistigen und im Sozialen, zur Verfügung. Aufrichtung hat etwas mit Aufrichtigkeit zu tun. Wir können einen Standpunkt einnehmen, Rückgrat zeigen, Stehvermögen beweisen und Fingerspitzengefühl entwickeln – alles Begriffe, die das Kind im ersten Lebensjahr durch ungehindertes Bewegungsspiel erwirbt. Auch daran wird deutlich, wie fundamental gerade in dieser Zeit die Weichen für das ganze Leben und die Lebenstüchtigkeit gestellt werden.

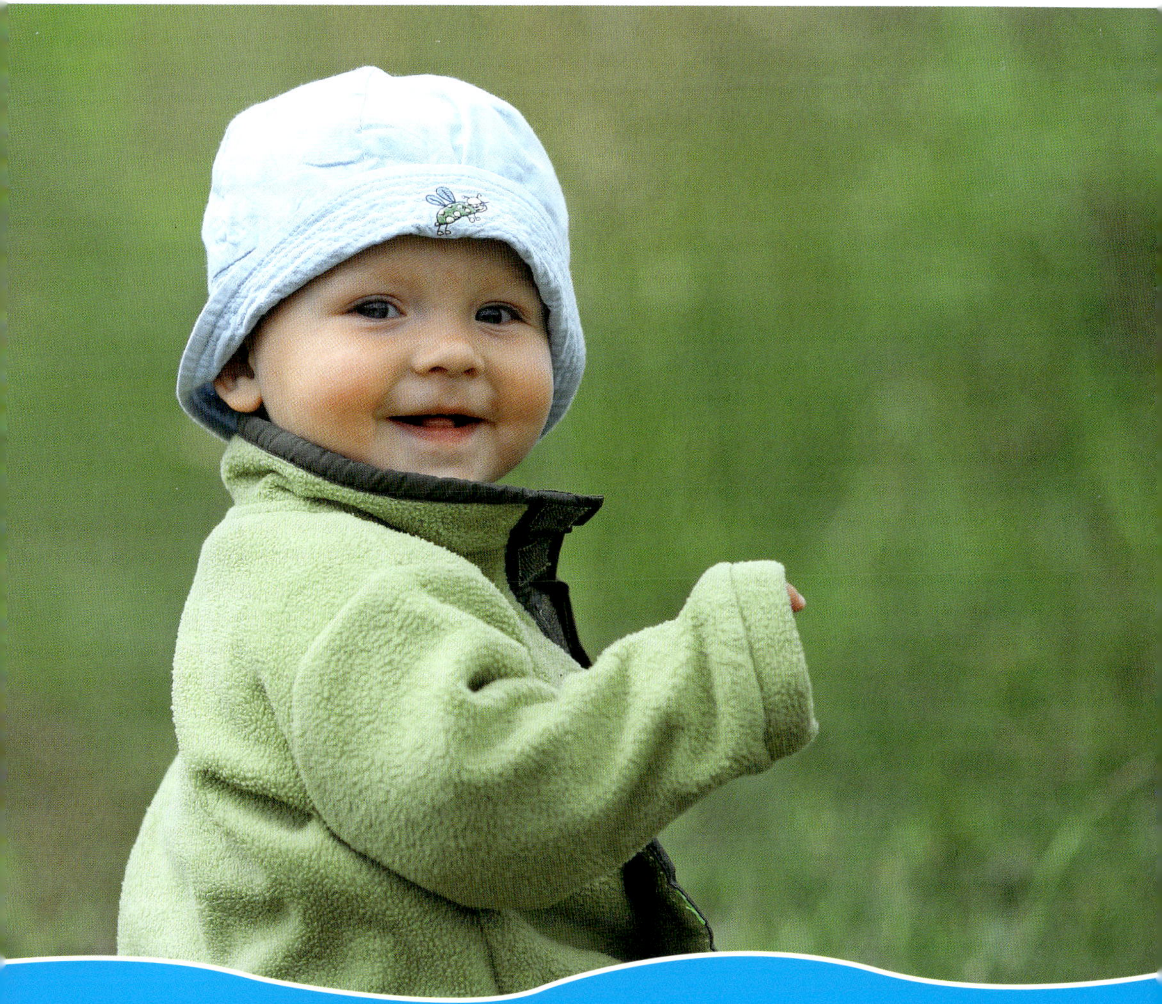

Anhang

Literaturempfehlungen

Auer, Wolfgang-M.: Sinnes-Welten. Die Sinne entwickeln, Wahrnehmung schulen, mit Freude lernen, Kösel-Verlag

Bergmann, Wolfgang: Die Kunst der Elternliebe, Beltz-Verlag

Bergmann, Wolfgang: Gute Autorität. Grundsätze einer zeitgemäßen Erziehung, Beltz-Verlag

Bergmann, Wolfgang: Warum unsere Kinder ein Glück sind. So gelingt Erziehung heute, Beltz-Verlag

de Jong, Theresia Maria/Kemmler, Gabriele: Kaiserschnitt. Wie Narben an Bauch und Seele heilen können, Kösel-Verlag

Gaskin, Ina May: Die selbstbestimmte Geburt. Handbuch für werdende Eltern, Kösel-Verlag

Gerber, Magda: Dein Baby zeigt Dir den Weg, Arbor-Verlag

Glöckler, Michaela/Goebel, Wolfgang: Kinder-Sprechstunde, Verlag Urachhaus

Hüther, Gerald/Bonney, Helmut: Neues vom Zappelphilipp. ADS verstehen, vorbeugen und behandeln, Patmos-Verlag

Hüther, Gerald/Nitsch, Cornelia: Wie aus Kindern glückliche Erwachsene werden, Verlag Gräfe und Unzer

Jaffke, Freya: Spielzeug, von Eltern selbstgemacht, Verlag Freies Geistesleben

Kirkilionis, Evelin: Bindung stärkt. Emotionale Sicherheit – der beste Start ins Leben, Kösel-Verlag

Kitchenham, Susanne/Bopp, Annette: Beckenboden-Training. Erspüren, entspannen und kräftigen Sie Ihre weibliche Basis, Trias Verlag

Köhler, Henning: War Michel von Lönneberga aufmerksamkeitsgestört? Der ADS-Mythos und die neue Kindergeneration, Verlag Freies Geistesleben

Kühlewind, Georg: Sternkinder. Kinder, die uns besondere Aufgaben stellen, Verlag Freies Geistesleben

Kühne, Petra: Säuglingsernährung. Stillen und vegetarische Breikost, Arbeitskreis für Ernährungsforschung (Broschüre)

Kutik, Christiane: Kutik, Christiane/Ott-Heidmann, Eva-Maria: Das Jahres-

zeitenbuch. Anregungen zum Spielen, Basteln und Erzählen, Verlag Freies Geistesleben
Kutik, Christiane: Erziehen mit Gelassenheit, Verlag Freies Geistesleben
Lange, Petra: Hausmittel für Kinder, Rowohlt Taschenbuch
Leboyer, Frédérick: Geburt ohne Gewalt, Kösel-Verlag
Leboyer, Frédérick: Sanfte Hände. Die traditionelle Kunst der indischen Baby-Massage, Kösel-Verlag
Lothrop, Hannah: Das Stillbuch, Kösel-Verlag
Marcovich, Marina/de Jong, Theresia Maria: Frühgeborene – zu klein zum Leben? Geborgenheit und Liebe von Anfang an. Die Methode Marcovich, Kösel-Verlag
Neumann, Bernd/Baisch, Volker: Das Väter-Buch, Trias Verlag
Odent, Michel: Geburt und Stillen. Über die Natur elementarer Erfahrungen, C.H. Beck
Ott-Gmelc, Jutta/Böning, Verena: Geburt erleben. Zwischen Niederkommen und Hochgefühl, Verlag Urban & Fischer
Pikler, Emmi: Friedliche Babys, zufriedene Mütter, Herder Verlag
Pikler, Emmi: Lasst mir Zeit, Pflaum Verlag
Reese, Imke/Schäfer, Christine: Allergien vorbeugen, Systemed Verlag
Renz-Polster, Herbert/Menche, Nicole/Schäffler, Arne: Gesundheit für Kinder. Kinderkrankheiten verhüten, erkennen, behandeln, Kösel-Verlag
Renz-Polster, Herbert: Kinder verstehen. Born to be wild: Wie die Evolution unsere Kinder prägt, Kösel-Verlag
Richter, Robert/Schäfer, Eberhard/Brendli, Reinhard/Vignati, Heidemarie: Das Papa Handbuch. Alles, was Sie wissen müssen zu Schwangerschaft, Geburt und dem ersten Jahr zu dritt, Verlag Gräfe und Unzer
Röhrbein, Ansgar: Mit Lust und Liebe Vater sein: Gestalte die Rolle deines Lebens, Carl Auer Verlag
Schneider, Vimala: Babymassage. Praktische Anleitung für Mütter und Väter, Kösel-Verlag
Uhlemayr, Ursula: Wickel und Co: Bärenstarke Hausmittel für Kinder, Urs-Verlag
Vagedes, Jan/Soldner, Georg: Das Kinder-Gesundheitsbuch. Kinderkrankheiten ganzheitlich vorbeugen und heilen, Verlag Gräfe und Unzer
van Leeuwen, Marjolein/Moeskops, Jos/Berger, Frank: Jahreszeiten-Tische. Anregungen für die Gestaltung des Jahreslaufs in der Familie, Verlag Freies Geistesleben
Woitinas, Siegfried: Wer sind die Indigo-Kinder? Herausforderungen einer neuen Zeit, Verlag Urachhaus

AutorInnen und Herausgeberinnen

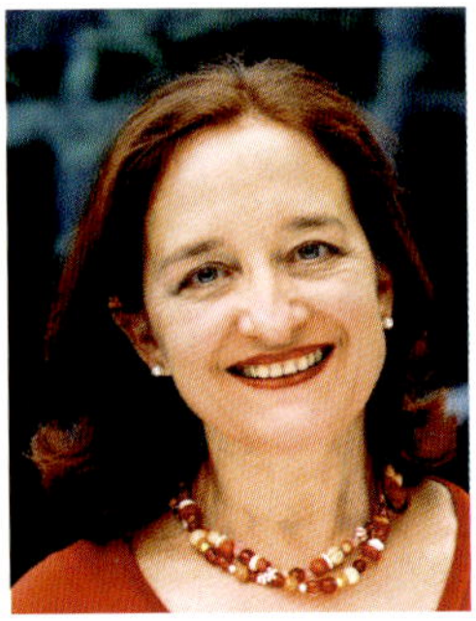

Annette Bopp, geboren 1952, ist Diplom-Biologin, freie Journalistin für Medizin und Kultur und erfolgreiche Sachbuchautorin zu Gesundheits- und Familienthemen. Für ihre Arbeit wurde sie mehrfach ausgezeichnet, unter anderem mit der »Goldenen Feder« der Deutschen Gesellschaft für Gynäkologie und Geburtshilfe. Sie lebt mit ihren beiden Kindern (geb. 1991 und 1998) in Hamburg.
www.annettebopp.de

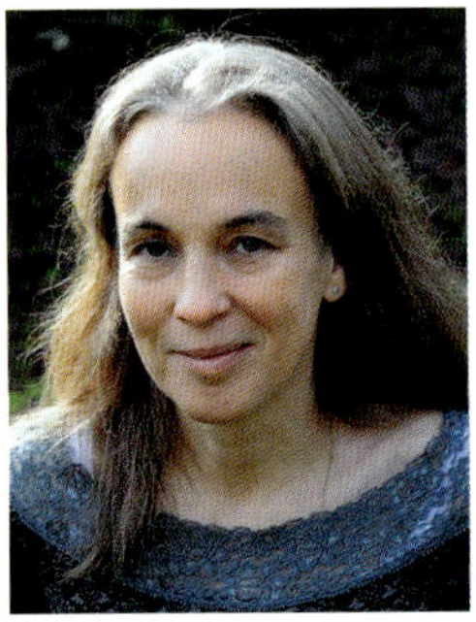

Birgit Krohmer, geboren 1962, ist Waldorfkindergärtnerin, Eurythmistin und Heileurythmistin. Sie zählt zu den profiliertesten Vertreterinnen der Pädagogik der ungarischen Kinderärztin Emmi Pikler und ist seit vielen Jahren in der Fortbildung von Erzieherinnen, Eltern, Hebammen und Physiotherapeuten im In- und Ausland tätig. Gemeinsam mit ihrem Mann und ihren drei Kindern (geb. 1993 und – Zwillinge – 1995) lebt sie in Freiburg.
www.birgitkrohmer.de

Susanne Kitchenham, geboren 1944, ist ausgebildete Hebamme und seit 40 Jahren als solche im Krankenhaus sowie in der häuslichen Betreuung tätig. Seit Jahrzehnten hat sie sich vor allem der Fortbildung von Hebammen und Krankengymnastinnen im Bereich Beckenboden verschrieben. Sie ist mehrfache Mutter und Großmutter und lebt in der Nähe von Lüneburg.

Prof. Dr. Hermann Bullinger, geboren 1948, ist Professor für Methoden der Sozialen Arbeit und Väterforscher. In der Arbeit mit Vätern hat er über viele Jahre Erfahrungen gesammelt und ist selbst Vater eines erwachsenen Sohnes. Hermann Bullinger lebt mit seiner Lebensgefährtin in Kassel.

Hannah Lothrop, 1945-2000, war Psychologin, Psychosynthese-Therapeutin und Atemtherapeutin nach Prof. Ilse Middendorf. Sie gilt als die Pionierin der ganzheitlichen Geburtsvorbereitung für Paare und der Stillgruppenbewegung in Deutschland. Mit ihrer beeindruckenden Kompetenz und ihrer besonderen Ausstrahlung hat sie Tausenden von Müttern und Kindern den besten Start ins Leben bereitet und den Weg für ein liebevolles Miteinander gezeigt.

Dr. Renate Rustemeyer, geboren 1953, ist Ernährungswissenschaftlerin und Mutter zweier erwachsener Söhne. Auf ihrem Spezialgebiet Kinderernährung berät sie hauptsächlich junge Eltern, gibt MultiplikatorInnen-Fortbildungen und ist Autorin zahlreicher Veröffentlichungen. Gemeinsam mit ihrem Mann lebt sie bei Freiburg.

Joachim Kunze, geboren 1957, ist seit vielen Jahren als Musiker und Klangtherapeut tätig. Im Rahmen eines Programms der Bundesregierung zur Innovationsförderung entwickelte er ein Verfahren, um Unsicherheiten der Gleichgewichtsregulation mithilfe von Akustik dauerhaft zu verbessern. Solche Unsicherheiten zeigen sich in Form von Hyperaktivität und Koordinationsschwächen bis hin zu Schwindel. Er lebt in Hamburg und leitet dort das Institut für Otopädie.
www.ototraining.de

Bildnachweis

BananaStock RF: 231, 324

Annette Bopp: 39, 47 r., 112, 114, 128, 129 l.,130, 136, 155, 178, 262 r., 263 r., 264, 266, 270, 271, 273, 298, 313, 321, 339, 359, 367

Stephan Brendgen: 15, 45, 152, 232, 330, 361

Anne Eickenberg: 404 o.

Fancy RF: 87, 90, 93, 98, 141, 168 l., 186, 197, 199, 220, 222/223, 244

Fotolia: 16/17 (runzelkorn), 20 l. (sonya etchison), 21 (R.-Andreas Klein), 58 (auremar), 167 (Dmitry Naumov), 248 (Günter Menzl), 276 (Sandy Schulze), 283 u. (Dron), 284 (Dan Race), 287 (Alexandra Belikova), 302 (Marc Roche), 308 (Dron)

Sacha Hartges: 52/53, 67, 72, 82/83, 105, 108, 115, 120, 121, 123, 138 r., 142, 163, 180, 182 o., 184, 187, 188, 194, 195, 204, 205, 206, 208, 213, 216, 217, 221, 224, 234, 235, 239 u., 260, 262 l., 263 l., 268, 272, 295, 333, 335, 342, 346, 347, 350, 360, 362, 363, 366, 369, 371, 372, 373, 380, 382, 383, 384, 388, 391, 394, 397

iStockphoto: 22 (Pgiam), 24 (CarlssonInc), 25 (RapidEye), 27 (gaiamoments), 37 (thelinke), 46 r. (rest), 48 (reflekta), 49 (slovegrove), 51 (StaffordStudios), 55 (HannesEichinger), 62 (NatesPics), 68 (J-Elgaard), 71 (sturti), 73 (molka), 76 (IdeaBug Media), 91 (emreogan), 97 (bholland), 102 (jenjen42), 103 u. (1001nights), 129 r. (Libortom), 132 (dszc), 134 (damircudic), 137 (ZoneCreative), 156 (dra_schwartz), 172 (damircudic), 238 (tupikov), 243 (Goldmund), 257, 282 (Perdix), 314 (mikeuk), 326 (ChrisSteer), 343 (bmcent1), 344 (ArtisticCaptures), 357 (Laoshi)

Kösel-Verlag: 281, 283 o., 309

Birgit Krohmer: 179, 190, 193, 236, 237, 246, 250, 356 o.

Mauritius Images/Pixtal RF: 198 u.

Armin Metzger: 57

PhotoAlto/Véra Atchou RF: 95

PhotoAlto/ZenShui RF: 88

PhotoDisc RF: 131

Privat: 165, 200, 404 u.

Ingrid Schröder: 229

Christoph Seeberger: 38 l., 40. Die Bilder entstanden im Geburtshaus Nannhofen bei München.

Shutterstock: 18 (Vivid Pixels), 20 r. (Sean Prior), 26 (Vivid Pixels), 43 (Lena S), 44 und 46 l. (Schalke fotografie | Melissa Schalke), 54 (benicce), 64 (Vladimir Melnik), 74 (Piotr Marcinski), 75 (Rafal Olkis), 79 (Warren

Goldswain), 78 (Nicholas Sutcliffe), 84 (Sean Prior), 86 (greenland), 96 (Yuri Arcurs), 100 (NatUlrich), 101 (ducu59us), 103 o. (Svetlana Larina), 106 und 109 o. (Monkey Business Images), 109 u. (didon), 110 (Ingrid Balabanova), 117 (Stuart Monk), 118 (Marcin-linfernum), 119 (Toranico), 125 (Adam Borkowski), 126 (BlueOrange Studio), 145 (Jose AS Reyes), 149 (Loskutnikov), 160 l. (Sherrianne Talon), 160 r. (Christi Tolbert), 161 (Andreja Donko), 182 u., 198 o. (Kokhanchikov), 211 (Orange Line Media), 215 (mypokcik), 233 (Dean Mitchell); 239 o. (Kati Molin), 252 (Mika Heittola), 258 (SvetlanaFedoseyeva), 267 (iwka), 274/275 (Eric Gevaert), 277 (Stanislav Fridkin), 278 (Christophe Testi), 280 o. (Shawn Hine), 280 u. (DonaldBowers), 285 (Dmitry Naumov), 289 (Serafima), 291 (Adam Przezak), 293 (GM Vozd), 294 (Lagrima), 296 (Marina Dyakonova), 297 (Hannes Eichinger), 300 (Brian Goodman), 301 (Johan Humblet), 306 (Dainis), 307 (Serhiy Kobyakov), 311 (VladGavriloff), 315 (children photos), 316 (StockLite), 318 (Sherrianne Talon), 325 (MAGDALENA SZACHOWSKA), 345 (Julian Schattner), 349 (Stanislav Fridkin), 353 (Vladimir Melnik), 354 (Ivan Nikolaevich), 355 (greenland), 387 (BlueOrange Studio), 401 (Pawel Cebo)

Elisabeth Steffe: 50, 61, 159, 201, 202

Béla Stetzer: 241

Stockdisc RF: 66

Carsten Strübbe: 35, 36, 139 l., 140, 150/151, 157, 168 r., 169, 174, 175, 176, 185, 214, 218, 328/329, 337, 341, 356 u., 370, 374, 376, 377, 378, 379, 398

Sandra Totzek: 113, 247

Kerstin Zellner: 38 r., 138 l., 139 r.

Quellen

S. 41/42: WHO, »Geburt ist keine Krankheit«, in: Appropiate Technology for Birth, Fortaleza 1985

S. 86: Barbara Sichtermann, Vorsicht Kind, © Klaus Wagenbach, Berlin 1982/2002

Einige Quellenangaben waren trotz Bemühungen des Verlags nicht oder nur ungenau möglich. Der Verlag ist für weiterführende Hinweise dankbar.

Anmerkungen

1 Hildebrandt, Tina, Sußebach, Henning: »Singen oder Schreien – egal! Hauptsache, laut«, in: *DIE ZEIT* Nr. 1/2010, 30.12.2009
2 Statistisches Bundesamt 2008
3 Statistisches Bundesamt, Pressemitteilung Nr. 283 vom 29. Juli 2009
4 Jacoby, Anne, Vollmers, Florian, »Akademiker im Fortpflanzungsstress: Kinder, Karriere, Krise?«, in: *FAZ hochschulanzeiger.de*, 16. Mai 2006
5 Sprothen, Vera »Courage, Mutter! Karriere, Kinder, Kompromiss«, in: *Spiegel Online*, 23. Juni 2004
6 Jacoby, Anne, Vollmers, Florian, a.a.O.
7 ebenda
8 ebenda
9 von Elm, Kirstin: »Kind und Karriere: Gibt es den richtigen Zeitpunkt?«, in: *www.karriere.de*, 1.4.2008
10 Jacoby, Anne, Vollmers, Florian, a.a.O.
11 *Focus Online*, 5.6.2007
12 ebenda
13 ebenda
14 ebenda
15 Jacoby, Anne, Vollmers, Florian, a.a.O.
16 Sprothen, Vera, a.a.O.
17 *Badische Zeitung*, 19.11.2007
18 »Krippenausbau geht nicht schnell genug voran«, in: *Welt Online*, 20. November 2009
19 *Süddeutsche Zeitung*, 28. Juni 2010

Register